하타요가의 철학과 수행론

THEORY AND PRAXIS OF HAṬHAYOGA BASED ON THE *HAṬHAPRADĪPIKĀ* AND THE *JYOTSNĀ*

금강대학교 불교문화연구소
금강인문총서 ❻

하타요가의 철학과 수행론

박영길 저

씨아이알

머리말

하타요가가 추구하는 궁극적 목표는 여타의 내적 수행법과 마찬가지로 삼매를 통한 자아실현이다. 하타요가에서 삼매는 '한 대상에 대한 집중→총지→선정'과 같은 정신적 훈련을 통해서 성취되는 것이 아니라 잠들어 있는 꾼달리니(kuṇḍalinī)를 각성시킨 후 수슘나 나디(suṣumnānāḍī)를 통해 정수리(mūrdhan)의 브라흐마란드흐라(brahmarandhra)에 머물게 할 때 성취된다는 점에서 고유한 측면을 지닌다.

1450년에 성립된 하타요가의 고전 『하타(요가)쁘라디삐까』에 따르면 삼매는 정신적 훈련 내지는 심리적 조작을 통해서 다시 말해서 '마음으로써 마음을 무화시킴'으로써도 가능하고 '마음과 세트로 작용하는 쁘라나(prāṇa)를 소멸시킴'으로써도 가능하다. 이 중에서 하타요가가 취하는 방법은 쁘라나를 소멸시킴으로써 마음을 소멸시키는 것이다. 물론 여기서의 '쁘라나의 소멸'이란 말 그대로 쁘라나가 소실되어 없어지는 것이 아니라 쁘라나가 수슘나로 진입하고 상승해서 정수리의 브라흐마란드흐라에 머무는 것 혹은 쁘라나가 수슘나로 진입하고 상승하므로 수슘나를 제외한 여타의 나디(nāḍī)들에서 쁘라나가 없어진 상태를 의미한다. 수슘나는 여타의 나디와 달리 꾼달리니가 각성된 이후에 활성화되는 특별한 나디이자 '각성된 꾼달리니'가 상승할 수 있는 유일한 통로이다. 따라서 수슘나가 활성화되었다는 것은 꾼달리니가 각성되었다는 것을 의미하고 반대로 이다(iḍā)와 삥갈라(piṅgalā)가 활동한다는 것은 꾼달리니가 수슘나로 진입하지 못했다는 것을 의미한다. 바로 이 꾼달리니, 즉 '질적인 변화를 겪은 쁘라나'를 조절하고 운용함으로써 삼매가 성취된다는 하타요가에 따르면, 삼매는 심리적인 사건일 뿐만 아니라 온 몸으로 경험되는 전체적 사건이고 따라서 하타요가의 이상인 자아실현은 의식 세계의 전환뿐만 아니라 신체적 변혁도 포함한다.

하타요가 문헌은 '각성되기 이전의 꾼달리니'를 '둘둘 말려있다는 의미'에서 꾼달리니로 표현하지만 일단 각성된 후엔 쁘라나(prāṇa)로 표현한다. 이 점에서 '각성된 꾼달리니의 형질(形質)'이 정액과 같은 액체가 아니라 쁘라나, 즉 '몸 안에서 움직이는 바람'(śarīrāntarvartī vāyu)이라는 것을 알 수 있는데, 바로 이 쁘라나의 생성과 조절 그리고 보존과 운용이 하타요가 수행의 근간을 이룬다. 이 중에서 쁘라나를 생성시키고 조절하는 기법이 쁘라나야마(prāṇāyāma, 호흡수련)이고 쁘라나를 보존하고 운용하는 기법을 무드라(mudrā)라 할 수 있는데, 쁘라나야마와 무드라는 하타요가의 정의, 즉 '쁘라나를 상징하는 하(ha)'와 '아빠나(apāna)를 상징하는 타(tha)'의 '결합(yoga)'이라는 하타요가의 정의에 부합하는 수행법이라고 할 수 있다. 하타요가가 '하(ha)와 타(ṭha)의 결합(yoga)', 즉 '위쪽에 있는 쁘라나(=ha)와 하기 성향의 아빠나(=ṭha)의 결합(yoga)'을 중요시하는 이유는 쁘라나와 아빠나가 결합된 이후에 꾼달리니가 각성될 수 있기 때문이다.

꾼달리니를 각성시키고 상승시키는 전문적인 기법이 무드라(mudrā)인데 마하무드라, 샥띠짤라나 등 꾼달리니의 각성과 상승과 관련된 무드라의 공통점은 '들숨 후 멈춤'(들숨 후 그 숨을 최대한 참는 것' (pūrakaprāṇāyāma, =kumbhaka)에서 실행된다는 것이다. 무드라가 꿈브하까(들숨 후 멈춤)와 병행해서 실행된다는 점에서 무드라를 수련할 수 있는 전제 조건은 호흡법(prāṇāyāma)에 통달하는 것이고 호흡을 수련하기 위해서는 아사나(āsana)를 통해 쁘라나를 축적할 수 있는 몸을 먼저 만들어야 한다. 하타요가의 3대 수행법이라 할 수 있는 아사나(āsana), 호흡수련(prāṇāyāma), 무드라(mudrā)의 기법은 그 이전부터 존재했던 것으로 보이지만 9-12세기부터 하타요가의 특유의 수행법으로 체계화된다. 하타요가는 13세기부터 인도 전역으로 확산되고 1450년 경 스와뜨마라마(Svātmārāma)의 『하타(요가)쁘라디삐까』(*Haṭha(yoga)pradīpikā*)에 의해 수행 체계가 완성되고 그 후 주류 수행법이 되었다.

천년동안 하타요가의 전통이 유지되었고 또 100여 개가 넘는 문헌이 현존하지만 하타요가에 대한 연구는 빈약한 편이고, 국내 학계에서뿐만 아니라 외국에서도 하타요가는 미개척 분야에 속한다. 통찰력과 혜안을 지녔던 선구적인 연구서들이 없었던 것은 아니지만 하타요가가 학계의 수면 위에서 논의된 것은 비교적 최근의 일이고 아직 하타요가 전체의 윤곽을 개설할 수 있을 만큼 자료가 축적된 것은 아니다. 하타요가에 대한 정의, 영역, 목표는 물론이고 연대기적 정황이나 맥락을 제공하는 묵시적 합의가 빈약할 뿐만 아니라 비판이건 찬성이건 논의를 열게 해주는 가설이나 쟁점조차 적다는 점에서 하타요가에 대한 연구는 서두에서부터 난관을 겪을 수밖에 없다. 오류와 실수를 두려워하지 않은 가설적인 논의 그리고 그것에 대한 검증과 비판을 통해 자료가 축적되고 공유될 때 하타요가 연구는 궤도에 진입할 수 있을 것이다. 이 점에서 밝힐 것은 본서가 결코 하타요가의 철학과 수행론에 대한 완결판이 아니라는 것이다. 그 반대로 향후의 연구를 위한 기초 자료이자 시론이고 여기엔 가설적인 논의도 포함한다. 근래에 주목할 만한 논문을 발표하고 있는 멀린슨(Mallinson, James), 버치(Brich, Jason) 그리고 위자스틱(Wujastyk Dominik) 박사 등의 도움으로 나름대로 하타요가에 대한 윤곽을 그리려 했으나 필자의 일천한 능력 탓에 간과한 부분도 적지 않을 것이다. 후배들의 叱正에 귀 기울일 것이다.

본서에서 다룬 내용은 스와뜨마라마(Svātmārāma)『하타(요가)쁘라디삐까』(*Haṭha(yoga)pradīpikā*) 그리고 이 문헌에 대한 브라흐마난다(Brahmānanda)의 주석『월광』(*Jyostnā*)에 의거한다.『하타(요가)쁘라디삐까』와 주석서『월광』은 하타요가 문헌 중에서 백미이자 하타요가의 수행체계를 정립했다는 점에 이견이 없을 것이다. 하지만 두 문헌의 사상을 하타요가 전체로 확대하는 것은 다소 무리한 시도일 수도 있다. 그렇지만『하타(요가)쁘라디삐까』가 고락샤나타 이래, 스승에서 제자로 전수되던 구전적 가르침뿐만 아니라『고락샤사따까』,『고락샤빠드핫띠』,『바시슈타상히따』,『요가야갸왈까』,『쉬바상히따』를 비롯한 전대 문헌의 가르침을 집성하면서 사실상 하타요가의 수행체계를 정립했다는 점에서 그리고 스와뜨마라마 계열의 요가가 하타요가의 주류를 형성했다는 점에서 두 문헌을 하타요가의 근간으로 간주해도 크게 틀리지 않을 것이다.

본서는 전체 4부로 구성되어 있다. 제1부에서는 하타요가의 기원과 전개, 정의 등을 개괄하였고 제2부에서 4부까지는 각각 아사나, 호흡법, 무드라를 다루었다. 하타요가의 명상은 무드라에 의거한 명상이라는 점에서 별도로 다루지 않고 제4부에서 다루었다. 이 중에서 제2부의 2장은 2010년『인도연구』제15권 1호에 수록된「84좌법설의 원형과 문헌적 근거」를 보완한 것이고 제3부 1장은 2008년『인도철학』제25집에 수록된 「『하타요가쁘라디삐까』에서 쁘라나야마의 의미와 실천법」을 토대로 당시 원고의 제약으로 다루지 못한 내용과 미비한 내용을 보충하였다.

본서는 2004년부터 약 3년간 청담수련원에서 작성했던 초고에 의거한다. 초고가 완성될 무렵 프로젝트의 연구원으로 참여하게 되면서 마무리할 시간을 갖질 못했다. 마음의 짐으로 남아 있었지만 다행히 금강대학교 불교문화연구소의 배려로 인문총서 시리즈로 빛을 볼 수 있게 되었다. 하지만 인문총서의 성격상, 매뉴얼적인 면을 가급적 배제하고 원전의 의미를 밝히는 것으로 방향을 바꾸었다. 하타요가를 자구(字句)대로 실행하는 것은 바람직한 것이 아니고 더욱이 실천적인 기법은 개인의 기질을 고려해야 하고 또 국내의 기후에 맞추어 재해석해야 할 부분도 있다는 점에서 이 부분을 누락시킨 것을 아쉽게 생각한다. 실천적인 내용은 다음 기회에 좀 더 자유로운 형식으로 다룰 것이다.

하타요가를 처음 접했던 것은 석사 시절인 '94년이다. 당시 대선배였던 안승준, 임승택 선배의 손에 이끌려 한국요가연수원에서 이태영 선생님을 사사할 수 있었던 것은 큰 행운이었다. 당시 함께 하타요가를 배우고 가르쳤던 강명희, 심준보, 차상엽, 이영진 선생과의 추억이 새롭다. 졸고가 누가 되지 않았으면 한다.

출판을 기획하고 제작을 총괄한 도서출판 씨아이알의 유은경 편집장님께 감사드린다. 그리고 번거로웠을 요구를 꼼꼼히 챙겨주시고 배려해주신 출판부의 이정윤 선생님께도 다시 한 번 깊이 감사드린다.

일러두기

1. 산스끄리뜨 발음 표기

① va는 '바'와 '와'의 중간음이고 자음 앞에서는 '와'에 가깝게 들리지만 여기서는 첫 음절일 경우엔 '바'로 표기하고 그 외에는 '와'로 표기했다. 하지만 널리 통용되는 단어는 그대로 표기하였다.(ex: 쉬바: Śiva)

② 무성무기음(ka, ca, ṭa, ta, pa)의 경우 경음으로 표기했고 유성대기음(gha, jha, ḍha, dha, bha)의 경우 'ㅎ'를 붙여 구별했다.

③ 치찰음 śa, ṣa 의 경우 후속 모음에 따라 쉬, 샤, 슈 등으로 표기했다.

④ 그 외에는 일반적으로 통용되는 관례대로 표기하고 필요할 경우 괄호 속에 원문을 병기하였다.

2. 페이지 및 행간 표시

주석서 『월광』의 원문과 번역을 기록할 경우 원문의 페이지와 행을 표기했다.

(ex. Hp-Jt. IV.33, *p.* 148, *ll.* 11-12)

하지만 『하타(요가)쁘라디삐까』의 경우 게송 번호만으로도 원문을 쉽게 찾을 수 있으므로 페이지와 행을 표기하기 않았다.

3. 보충 기호

① [ ] : 원문에 없는 단어 혹은 내용이지만 운율적 표현이 함축하

는 의미 혹은 보충해야 할 단어를 [ ]안에 삽입하였다.

② () : 괄호를 통해 원문의 의미를 보충하였다. ex: 가운데 길(중도, =수슘나)로 보내야 한다.

4. 주요 용어, 한글 번역어

① 쁘라나야마(prāṇāyāma)

하타요가에서 '쁘라나야마'의 정확한 의미는 '호흡(prāṇa)의 멈춤(āyāma)'이다. 하지만 이 번역어는 '호흡 수련'의 수행론적 의미를 전달하는 데 한계가 있다.(ex: 그러므로 최선을 다해 매일 '호흡의 멈춤'(prāṇāyāma)를 수련해야 한다.) 따라서 의미 전달을 위해 쁘라나야마를 문맥에 따라 호흡 수련, 호흡법으로 번역하였다. 한편, prāṇāyāma의 여러 명칭과 관련해서는 '쁘라나야마'로 음사하고 괄호에서 번역을 삽입했다.

ex: '뿌라까 쁘라나야마(들숨 후 멈춤)에 통달한 후'

② 꿈브하까(kumbhaka)

『하타(요가)쁘라디삐까』의 전문 용어 꿈브하까는 지식(止息: 숨을 멈추는 것)으로 번역할 수 있다. 『하타(요가)쁘라디삐까』에서 지식엔 두 종류가 있지만 실제 수련에서는 모두 '들숨 후 그 숨을 최대한 유지하는 것'을 의미하므로 '뿌라까 쁘라나야마(들숨 후 멈춤)'와 동일하다. 하지만 8종류의 뿌라까 쁘라나야마를 꿈브하까 또는 사히타 꿈브하까로 통칭하거나 또는 '하타요가의 호흡수련 행위'를 꿈브하까로 통칭할 경우엔 꿈브하까로 음역하였다.

③ 아사나, 체위, 좌법

아사나(āsana)의 의미는 역동적인 체위 동작을 의미할 때도 있고 연화좌, 결가부좌와 같은 동적인 좌법을 의미할 경우도 있으며, 양자를 포함할 경우도 있다. 공작 체위와 같은 역동적인 체위와 관련될 경우엔 āsana를 '체위'로 번역하였고, 정적인 좌법을 의미할 경우엔 '좌법' 혹은 '-좌'(ex: 연화좌, 결가부좌)로 번역하였고 양자를 포함하는 경우엔 '아사나'로 음역하였다.

④ 마음

『하타(요가)쁘라디삐까』에서 '마음'을 뜻하는 단어는 마나스(manas)와 찟따(citta)이다. 하지만 『하타(요가)쁘라디삐까』는 두 단어를 특별하게 구별하지 않고 동의어로 사용하므로(ex: IV. 21-24). 본서에서도 두 단어를 모두 '마음'으로 번역하였다. 『하타(요가)쁘라디삐까』가 두 단어를 혼용한 이유는 16음절(8x8)의 아누스뚭 운율을 유지하기 위한 것으로 판단된다.

⑤ 쁘라나, 숨, 기

『하타요가의 등불』은 '호흡', '호흡에너지', '숨'을 의미하는 단어로 prāṇa외에 vāta, māruta, marut, vāyu, prāṇavāyu, samīraṇa, anila와 같은 8종류의 단어를 사용하지만 운율을 고려한 동의어이다. 하지만 문맥에 따라 prāṇa나 vāyu 등이 '호흡 에너지'를 의미할 경우도 있다. 예를 들면 '콧구멍으로 흡입한 숨(prāṇa, vāyu, anila, …)' 등이 호흡법과 무드라를 통해 질적인 변화를 일으켜 '수슘나로 진입하고 상승하는 주체'로서 prāṇa, vāyu 등으로 표현되기도 한다. 여기서의 prāṇa나 vāyu 등은 모두 '호흡의 에너지', 혹은 '에너지화된 숨'을 의미하는데, 이 경우엔 '기(氣)'로 번역했다.

목차

제 1 부

하타요가의 영역과 수행 전통

I. 하타요가 전통의 성립과 현재

1. 하타요가 전통의 전개

하타요가에서 삼매는, 인체 내에 잠들어 있는 꾼달리니(kuṇḍalinī)[1]를 각성시킨 후 수슘나 나디(suṣumnānāḍī)를 통해[2] 정수리(mūrdhan)의

---

1) 각성되기 이전의 꾼달리니는 회음부의 물라드하라 짜끄라 혹은 배꼽 주위의 깐다(kanda)에서(꾼달리니가 잠들어 있는 곳의 위치에 대해서는 본서 4부 I-1을 참조) '똬리를 틀고 잠들어 있는 뱀'으로 묘사된다.
"꾼달리니는 뱀처럼 똬리를 틀고 있다고 말해진다."
kuṇḍalī kuṭilākārā sarpavat parikīrtitā | Hp. III.108a.
"깐다 위에서 8번 둘둘 감긴 형태를 취한 꾼달리니 샥띠는
입으로써 '브라흐만의 문(=수슘나) 입구'를 막은 채로 [잠들어] 있다."
kandordhvam kuṇḍalīśaktir aṣṭadhā kuṇḍalākṛtī |
brahmadvāramukhaṃ nityam mukhenācchādya tiṣṭhati ‖ GoŚ. 47.
그 외에도 다음과 같은 표현이 『하타(요가)쁘라디삐까』에서 발견된다.
"브라흐만의 문 앞에서 잠든 여신"(Hp. III.5); "잠자고 있던 꾼달리니는"(Hp. III.68); "잠자고 있는 위대한 여신은"(Hp. III.106); "깐다 위에서 잠든 꾼달리니 샥띠는"(Hp. III.107); "잠자고 있는 뱀의 꼬리를"(Hp. III.111)
2) "그것으로 인해 잠자고 있던 꾼달리니의 강렬한 불꽃은 완전히 각성된다…
[꾼달리니는] 각성된 후에 브라흐마 나디(nāḍī) 안으로 들어간다."

브라흐마란드흐라(brahmarandhra)로 끌어 올릴 때 성취된다.[3] 꾼달리니가 상승해서 브라흐마란드흐라에 도달할 때 하타요가가 완성된다는 점

---

tena kuṇḍalinī suptā saṃtaptā saṃprabudhyate | ⋯
brahmanāḍyantaraṃ vrajet | Hp. III.68b-69a.
"꾼달리니가 각성될 때 쁘라나는 수슘나 속으로 들어간다⋯"
kuṇḍalībodhe sati suṣumnāyāṃ praviṣṭe prāṇe ⋯ | Hp-Jt. III.12. (*p.* 76, *ll.* 19-20)
꾼달리니는 각성된 후 수슘나로 진입하고 상승하면서 여섯 개의 짜끄라를 개화시킨다.
"잠들어 있는 꾼달리니가 스승의 은총에 의해서 깨어날 때
그때 모든 연꽃들, 즉 여섯 짜끄라들이 열린다."
suptā kuṇḍalī guroḥ prasādena yadā jāgarti budhyate
tadā sarvāṇi padmāni ṣaṭcakrāṇi bhidyante. Hp-Jt. III.2. (*p.* 73, *ll.* 12-14)

3) "쁘라나와 아빠나가 결합할 때 꾼달리니가 각성한다.
꾼달리니가 각성된 후 쁘라나는 수슘나의 길을 따라 브라흐마란드흐라로 간다.
그곳에 도달할 때 '마음의 고정'(=삼매)이 이루어진다."
prāṇāpānayor aikye kuṇḍalinībodho bhavati |
kuṇḍalinībodhe suṣumnāmārgeṇa prāṇo brahmarandhraṃ gacchati |
tatra gate cittasthairyaṃ bhavati | Hp-Jt. I.48. (*p.* 27, *ll.* 1-3)
브라흐마난다의 해설에서 하타요가 수행의 요체를 다음과 같이 요약할 수 있다.
① 잠들어 있는 꾼달리니는, 아빠나(apāna)와 쁘라나가 결합된 이후에 각성된다. 아빠나는 '하기(下氣) 성향의 숨'(apāne 'dhogamanaśīle vāyau. Hp-Jt. III.66. *p.* 97, *l.* 10; adhogatim apānaṃ. Hp. III.62a)이고, 쁘라나는 가슴에 있는 혹은 상승하는 숨인데, 양자를 결합시키는 방법은 '들숨 후 그 숨을 참은 상태'(=뿌라까 쁘라나야마)에서 '물라 반드하 무드라'(회음 수축)를 실행함으로써 아빠나를 위로 끌어 올리는 것이다.
② '각성된 꾼달리니'가 진입하고 상승하는 통로는 수슘나 나디(suṣumnānāḍī)이다. 수슘나는 여타의 나디(nāḍī)들과 달리 꾼달리니가 각성된 이후에 활성화되는 나디이고, 수슘나 나디가 활성화될 때 삥갈라(piṅgalā), 이다(iḍā) 등의 나디는 '죽는다'고 표현된다. 삥갈라와 이다가 살아 있다는 것은 쁘라나가 두 나디로 흐르는 것 그리고 꾼달리니가 각성되지 않았다는 것을 의미하고, 두 나디가 죽는다는 것은 '모든 쁘라나'(각성된 꾼달리니)가 수슘나로 진입한 것을 의미한다. (이 점에 대해서는 본서 1부 II-3항목을 참조)
③ 수슘나 나디로 진입하고 상승하는 주체인 '각성된 꾼달리니'는 쁘라나(prāṇa)로 표현되므로 '각성된 꾼달리니의 형질(形質)은 정액과 같은 액체가 아니라 쁘라나이다. (이 점에 대해서는 본서 제4부 II-3항목을 참조)
④ '각성된 꾼달리니' 즉 '질적인 변화를 겪은 쁘라나'가 수슘나로 상승해서 최종적으로 도달하는 곳은 정수리의 브라흐마란드흐라이다.
⑤ '쁘라나'(= 각성된 꾼달리니)가 브라흐마란드흐라에 도달할 때 삼매가 성취된다.(아래의 각주 15-17을 참조)

에서 하타요가 수행의 일차적 목표를 꾼달리니의 각성이라고 규정할 수 있다.

1450년에 성립된 하타요가의 고전 『하타(요가)쁘라디삐까』(*Haṭhayoga-pradīpikā*)가 '모든 요가의 토대를 꾼달리니'로 선언한 바 있고[4] 또 주석서 『월광』(*Jyotsnā*)이, '꾼달리니를 각성시킬 수 없는 요가 혹은 꾼달리니를 각성시키는 것을 목표로 하지 않는 요가'를 무가치한 것으로 간주했다는 점에서[5] 꾼달리니의 각성과 상승을 하타요가의 시작이자 끝이라고 할 수 있다.

더 나아가 『게란다상히따』(*Ghreṇḍasaṃhitā*)는, 꾼달리니가 각성되지 않는 한 인간도 동물과 다를 바 없을 뿐만 아니라 결코 지혜를 얻을 수 없다고 한다.

> 물라드하라[짜끄라]에서 뱀처럼 세 바퀴 반을 감은 채 잠들어 있는 꾼달리니… 그녀가 [인간의] 몸속에서 잠자고 있는 한, 인간은 동물과 다를 바 없으며 수천 번이나 요가를 수련한들 지혜는 일어나지 않을 것이다.[6]

『하타(요가)쁘라디삐까』를 비롯한 하타요가 문헌이 '각성되기 이전의 꾼달리니'를 '둘둘 말려 있다'는 의미에서 꾼달리니로 표현했지만 일단 각성된 이후, 즉 수숨나로 진입하고 상승하는 주체로서의 꾼달리니(각성된 꾼달리니)를 '쁘라나'(prāṇa)로 표현했다는 점에서 '각성된 꾼달리니

---

4) "그와 같이 모든 요가의 가르침들을 지탱하는 것은 꾼달리니이다."
sarveṣāṃ yogatantrāṇāṃ tathādhāro hi kuṇḍalī ‖ Hp. III.1b.
"모든 요가가 꾼달리니에 의거한다는 것에 대해서 말하고자 한다."
kuṇḍalyāḥ sarvayogāśrayatvam āha- Hp-Jt. III.1. (*p.* 73, *l.* 4)

5) "꾼달리니를 각성시킬 수 없는 '일체의 요가 수련법들은' 쓸모가 없기 때문이다."
kuṇḍalībodhaṃ vinā sarvayogopāyānāṃ vaiyarthyād | Hp-Jt. III.1. (*p.* 73, *ll.* 8-9)

6) mūlādhāre ⋯ kuṇḍalī ⋯ bhujagākārā sārdhatrivalayānvitā ‖ yāvat sā nidritā dehe tāvaj jīvaḥ paśur yathā | jñānaṃ na jāyate tāvat koṭiyogaṃ samabhyaset ‖ GhS. III.40-41.

의 형질(形質)'이 정액과 같은 액체가 아니라 몸 안에서 움직이는 '바람'(Śarīrāntarvartī vāyu), 즉 쁘라나 (prāṇa)라는 것을 알 수 있는데[7] 바로 이 쁘라나의 생성과 조절 그리고 보존과 운용이 하타요가 수행의 근간을 이룬다. 이 중에서 쁘라나를 생성시키고 조절하는 기법이 쁘라나야마(prāṇāyāma)[8]이고 쁘라나를 보존하고 운용하는 기법을 무드라(mudrā)[9]

---

7) 위의 각주3)에서 알 수 있듯이 『하타(요가)쁘라디삐까』는 '각성되기 이전의 잠재적인 에너지'를 샥띠, 꾼달리니 등으로 표현하지만 '일단 각성된 이후'엔 '쁘라나'라는 단어로 대체한다. 아래의 인용문도 동일하다.
"그것에 의해서 그 꾼달리니는 수슘나의 입구를 완전히 떠난다.
그러므로 이 쁘라나는 수슘나 속으로 자연스럽게 들어간다.
tena kuṇḍalinī tasyāḥ suṣumnāyā mukhaṃ dhruvam |
jahāti tasmāt prāṇo 'yaṃ susūmnāṃ vrajati svataḥ ‖ Hp. III.118.
브라흐마난다는 이 부분을 다음과 같이 보다 자세히 해설한다.
"그것, 즉 위로 끌어올림으로써 그 꾼달리니는, 잘 알려진 수슘나의 입구를, 즉 입구의 길을 완전히, 단호히 떠난다, 진입한다. 그러므로 다시 말해서 [수슘나의] 입구를 떠났으므로 이 쁘라나 바유는 저절로, 본능적으로 수슘나로 진입한다." tenordhavākarṣaṇena kuṇḍalinī tasyāḥ prasiddhāyā suṣumnāyā mukhaṃ praveśamārgaṃ dhruvaṃ niścitaṃ jahāti tyajati | tasmān mārgatyāgād ayaṃ prāṇavāyuḥ svataḥ svayam eva suṣumnāṃ vrajati | Hp-Jt. III.118. (*p.* 117, *ll.* 16-18)
꾼달리니의 형질(形質)에 대한 보다 자세한 논의는 박영길(2011), pp. 121-154 및 본서 제4부 II-3항목을 참조.

8) 쁘라나야마(prāṇāyāma)를 편의상 '호흡수련', '호흡조절'로 번역할 수 있지만 정확한 의미는 '호흡을 멈추는 것'이다. 『하타(요가)쁘라디삐까』에 따르면 '호흡을 멈추는 것'엔 세 종류가 있는데, 첫 번째는 '숨을 내쉰 후 진공상태를 유지하는 것'이고 두 번째는 '들숨 후 그 숨을 최대한 유지하는 것'이다. 전자는 레짜까 쁘라나야마(날숨 후 멈춤, recakaprāṇāyāma)으로 불리고 후자는 뿌라까 쁘라나야마(들숨 후 멈춤, pūrakaprāṇāyāma)로 명명되는데 바로 이 뿌라까 쁘라나야마는 꿈브하까(kumbhaka)로도 불린다. 하타요가 문헌이 실제로 설명하는 것은 뿌라까 쁘라나야마(들숨 후 멈춤, 꿈브하까)인데 뿌라까 쁘라나야마의 종류는 웃짜이(ujjāyī), 풀무(bhastrikā) 등 8가지이다. 이 8가지 꿈브하까는 기본적으로 '들숨 후 그 숨을 최대한 유지한다는 점'에선 동일하지만 숨을 마시는 방법과 내쉬는 방법에 차이가 있다. 8가지 꿈브하까, 즉 '들숨 후 숨을 참은 상태'가 노력하지 않아도 자연스럽게 연장되는 것이 세 번째 쁘라나야마인 꿈브하까 쁘라나야마(kumbhakaprāṇāyāma: 멈춤에 의한 멈춤)인데, 이것은 께왈라 꿈브하까(kevalakumbhaka: '완벽한 멈춤')로도 불린다.

9) 무드라(mudrā)의 종류와 각각의 수행적 목표는 다양하지만 중요한 것은 마하반드하, 웃디야나 반드하, 샥띠짤라나 등 꾼달리니를 각성시키고 상승시키는 행법이다. 이 무드라들은 공통적으로 '들숨 후 그 숨을 유지한 상태(꿈브하까, =뿌라까 쁘라나야마)에서 실행된다.

라 할 수 있는데, 양자는 하타요가의 정의, 즉 '쁘라나를 상징하는 하(ha)'와 '아빠나를 상징하는 타(ṭha)'의 '결합(yoga)'이라는 하타요가의 정의에 부합하는 수행법이라 할 수 있다.[10] 하타요가가 '하기 성향의 아빠나'[11]와 '상기 성향의 쁘라나'의 결합을 중요시하는 이유는, 쁘라나와 아빠나가 결합된 이후에 비로소 꾼달리니가 각성될 수 있기 때문이다.[12]

하타요가의 삼매는 '한 대상에 대한 집중'(ekāgratā)→ 총지(dhāraṇā) → 선정(dhyāna)이라는 일련의 심화 과정 내지는 심리적 훈련의 정점에서 도달되는 것이 아니라 쁘라나의 조절(쁘라나야마)과 운용(무드라)을 통해 꾼달리니를 각성시킨 후, '각성된 꾼달리니', 즉 질적 변화를 겪은 쁘라나가 수슘나로 상승해서 정수리의 브라흐마란드흐라에 도달할 때 성취된다'[13]는 점에서 고전요가의 방법과 구별된다. 정신적 훈련 또는 심리적 조작이 아니라 '쁘라나의 조절과 운용'을 통해 삼매를 성취한다는 하타요가의 방법론은 기본적으로 '쁘라나(prāṇa)와 정(精, bindu)과 마음(citta)'을 하나의 세트로 보는 특유의 입장에 근거한다.[14] '쁘라나가 동요

---

10) 하타요가에 대한 정의는 본서 1부 제II장을 참조.

11) 아빠나(apāna)를 아래로 흐르는 성향의 숨으로 표현된 예는 다음과 같다.
"아래로 흐르는 아빠나를"
adhogatim apānaṃ··· Hp. III.62a.
"아빠나, 즉 하기 성향의 숨이"
apāne 'dhogamanaśīle vāyau ··· Hp-Jt. III.66(*p.* 97, *l.* 10)

12) "쁘라나와 아빠나가 결합할 때 꾼달리니가 각성한다. 꾼달리니가 각성된 후 쁘라나는 수슘나의 길을 따라 브라흐마란드흐라로 간다. 그곳에 도달할 때 '마음의 고정'(=삼매)이 이루어진다."
prāṇāpānayor aikye kuṇḍalinībodho bhavati | kuṇḍalinībodhe suṣumnāmārgeṇa prāṇo brahmarandhraṃ gacchati | tatra gate cittasthairyaṃ bhavati. Hp-Jt. I.48. (*p.* 27, *ll.* 1-3); 보다 자세한 것은 본서 제4부의 I-2항목을 참조.

13) 위의 각주 12를 참조.

14) 정(精, bindu), 쁘라나(prāṇa), 마음(citta)은 각각 도가의 정(精), 기(氣), 신(神)의 기능과 유사하다.

하면 마음이 동요하고 쁘라나가 소멸되면 마음도 소멸한다'[15]는 표현에서 알 수 있듯이 하타요가의 방법은 '쁘라나를 소멸시킴으로써' 마음을 소멸시키는 기법을 취한다.[16] 하지만 여기서 말하는 쁘라나의 소멸이란, 말 그대로 쁘라나가 소실되어 없어진다는 것이 아니라 쁘라나가 수슘나를 통해 정수리의 브라흐마란드흐라에 도달해서 머무는 것을 의미한다.[17] 쁘라나의 조절과 운용을 통해서, 다시 말해서 '인체 안에서 돌아다니는 바람'(śarīrāntarvartī vāyu)을 통제하고 조절함으로써 마침내 '질적 변화를 겪은 쁘라나'(각성된 꾼달리니)가 척추 속의 수슘나로 상승해서 브라흐마란드흐라에 머물 때 삼매가 성취된다는 하타요가에 따르면[18] 삼매는 심리

---

15) "기(氣, vāta)가 동요하면 마음이 동요한다. [기가] 안정되면 [마음도] 안정될 것이다."
cale vāte calaṃ cittaṃ niścale niścalaṃ bhavet | Hp. II.2a.
"마음이 사라진다면 기가 소멸하고, 기가 소멸하면 마음도 소멸한다."
mano yatra vilīyate pavanas tatra līyate |
pavano līyate yatra manas tatra vilīyate || Hp. IV.23.
이 점에 대해서 보다 자세한 것은 본서 II-3 '하타요가의 고유성' 항목을 참조

16) "마음을 소멸시키기 위해서 쁘라나를 소멸시키는 수단인 무드라를 여기서 설하는데…"
cittalayāya prāṇalayasādhanībhūtāṃ mudrāṃ vivakṣus··Hp-Jt. IV.36. (*p.* 149, *l.* 8)

17) "다양한 아사나와 다양한 꿈브하까들 그리고 무드라에 의해서
위대한 삭띠(=꾼달리니)가 각성된 후 쁘라나는 허공(=브라흐마란드흐라)에서 소멸한다."
vividhair āsanaiḥ kumbhair vicitraiḥ karaṇair api |
prabuddhāyāṃ mahāśaktau prāṇaḥ śūnye pralīyate || Hp. IV.10.
브라흐마난다는 주석에서 '쁘라나가 브라흐마란드흐라에서 소멸한다'는 것의 의미를 다음과 같이 해설한다.
"쁘라나가 브라흐마란드흐라에 머무는 것이 [쁘라나의] 소멸이다. 쁘라나가 소멸할 때 마음도 또한 소멸한다·· 그때 인간은 살아 있으면서 해탈한다."
prāṇasya brahmarandhre nirodho layaḥ prāṇalaye jāte mano 'pi līyate | ··· tadā jīvann eva muktaḥ puruṣo bhavati | Hp-Jt IV.16. (*p.* 141, *ll.* 5-9)

18) "쁘라나와 아빠나가 결합될 때 꾼달리니가 각성한다.
꾼달리니가 각성된 후 쁘라나는 수슘나의 길을 따라 브라흐마란드흐라로 간다.
그곳에 도달할 때 '마음의 고정'(=삼매)이 이루어진다."
prāṇāpānayor aikye kuṇḍalinībodho bhavati |
kuṇḍalinībodhe suṣumnāmārgeṇa prāṇo brahmarandhraṃ gacchati |
tatra gate cittasthairyaṃ bhavati. Hp-Jt. I.48. (*p.* 27, *ll.* 1-3)

적인 사건일 뿐만 아니라 척추와 뇌, 혈관, 피부 등 온 몸으로 경험되는 전체적 사건이다. 물론 이러한 사고는 '하타요가의 최종 경지'가 정신적인 혹은 의식 세계의 변혁뿐만 아니라 신체적 변혁도 포함한다는 것을 경험한 결과에서 나온 것이라 할 수 있다. 하타요가 문헌은 하타요가가 완성된 경지를 삼매, 불이(不二, advaita), 라자요가[19], 마논마니(manonmanī) 등으로 불렀다.[20]

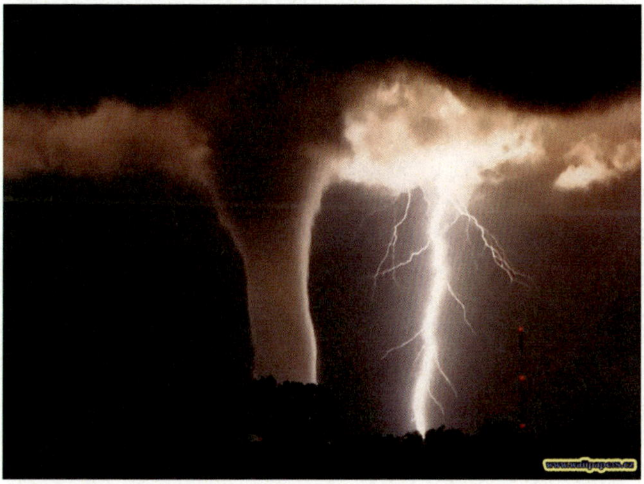

응집된 바람의 힘을 보여주는 토네이도. 신체 안에 있는 바람(prāṇa) 역시 응집될 경우 토네이도와 같은 강력한 힘을 지니게 된다. 생명의 근원이라 할 수 있는 바로 이 쁘라나를 조절하고 운용할 경우 장기나 혈액, 세포 등은 물론이고 의식 세계까지 근본적으로 바꿀 수 있다는 것이 하타요가의 입장이다.

하타요가는 쁘라나(prāṇa), 즉 '몸 안에서 움직이는 바람'(śarīrāntavartī vāyu)을 조절하고 운용하는데 특화된 전문적인 수행법이다. 하타요가 문헌은 쁘라나야마(prāṇāyāma)와 무드라(mudrā)를 통해 '응집된 바람(쁘라나)'을 꾼달리니(Kuṇḍalinī)로 표현한다.
(사진: http://severe-wx.pbworks.com/w/page/15957991/Tornadoes)

19) 하타요가 문헌에서 '라자요가'는 하타요가나 만뜨라요가와 구별되는 특별한 테크닉을 갖춘 요가의 일종이 아니라 '삼매'의 동의어이다. 이 점에 대해서는 아래의 각주 및 본서의 II-1 '하타요가의 목표' 항목을 참조.
20) "라자요가, 삼매, 운마니, 마논마니, 불멸, 불이 … 생해탈 … 제4위는 동일한 말이다."
rājayogaḥ samādhiś ca unmanī ca manonmanī |
amaratvaṃ … advaitaṃ jīvanmuktiś ca … turyā cety ekavācakāḥ ‖ Hp. IV.3-4).
보다 자세한 것은 본서의 '하타요가의 목표' 항목을 참조.

하타요가가 신체를 '신의 사원'으로 보고 금강석과 같은 강인한 체력을 요구하는 이유는 하타요가의 이상이 저 멀리 하늘에서 성취되는 것이 아니라 자신을 변혁시킴으로써 성취된다는 것을 자각한 결과로 볼 수 있는데, 신체를 신체(神體)로 변혁시키기 위한 하타요가의 연금술은 고행이나 목적 없는 수행과 엄격히 구별된다.[21] 하타요가 문헌이 지나친 채식은 물론이고[22] 단식이나 고행을 금기시하며[23] 그 반대로 충분한 영양소를 섭취할 것을 강조했던[24] 이유는 하타요가의 기법이 사실상, 쁘라나라는 에

---

21) 하타요가가 고행으로 오해된 것은 18-19세기 도시를 떠돌며 고행을 시연하는 사두들이 하타요가로 오인되면서 부터이다. 아래의 각주) 89-90과 해당 본문을 참조

22) "과도한 채식을 피해야만 한다."
śākotkaṭaṃ varjyam ‖ Hp. I.60.
『게란다상히따』는 "[하루에] 한 끼만 먹는 것과 굶는 것"(ekāhāram niśāhāraṃ. GhS. V.31)도 해로운 것으로 규정한다.

23) "단식 등 신체에 고통을 주는 것을… 피해야 한다."
varjayed … upavāsādikāyakleśavidhiṃ.. ‖ Hp. I.61; GhS. V.31.

24) 하타요가 문헌은 비교적 자세하게 음식을 규정하는데, 주요한 요지는 다음의 인용문에서 알 수 있듯이 영양소가 풍부하고 체력을 강화시키는 음식 또는 '자신에 몸에 적합한 음식'이다.
"수행자는 [영양이] 풍부한 음식물 , 향긋한 음식, 부드러운 음식, 우유, 체력을 강화시키는 음식, 마음에 끌리는 음식을 적절하게 먹어야 한다."
puṣṭaṃ sumadhuraṃ snigdhaṃ gavyaṃ dhātuprapoṣaṇam |
manobhilaṣitaṃ yogyaṃ yogī bhojanam ācaret ‖ Hp. I.63.
부적당한 음식과 영양가가 없는 음식은 I.59-60에서 열거되고 있다.
초보자의 경우 중요시되는 덕목은 절식(mitāhara)과 소식(laghvāhāra)이다. 『하타(요가)쁘라디삐까』에 따르면 절식이란 위의 3/4 까지(caturthāṃśa-vivarjita) 쉬바(Śiva)를 즐겁게 하기 위해 섭취하는 것이다. 주석가 브라흐마난다는 위의 2/4를 음식으로 채우고 1/4을 물로 채우고 나머지 1/4는 기가 흐를 수 있게끔 비우는 것으로 해설한다. 『게란다상히따』 V.21의 설명 역시 브라흐마난다의 해설과 일치한다.
하지만 소식(laghvāhāra)과 절식(mitāhāra)은 초보자에게 해당되지 무드라를 수련하는 고급 수행자에게는 해당되지 않는다.
『쉬바상히따』는, 배가 고프거나 부른 상태에서 호흡을 수련하지 말 것을 당부하지만 고급 수행자는 이에 구애받지 말고 식사할 것을 말한다.
sadyo bhukto 'pi kṣudhite nābhyāsaḥ kriyate budhaiḥ ‖ Śs. III.41c.
tato 'bhyāse sthirībhūte na tādṛṅniyamagrahaḥ ‖ Śs. III.42b.
『하타(요가)쁘라디삐까』 역시 무드라를 수련하는 고급 수행자의 경우 충분한 음식을 섭취

너지를 생성시키고 운용하는 것이 전부이기 때문이다.[25] 하지만 비록 천 년동안 지속되었을 만큼 하타요가가 보편적인 것이라 해도 하타요가의 인체 연금술은 누구에게나 공개된 만인의 것도 아니고[26] 또 누구나 선택할 수 있는 행법도 아니다. 자격을 갖춘 입문 제자, 더 정확히는 하타요가를 수행하기에 적합한 근기나 조건을 갖춘 출가자를 중심으로 전승되어 왔다.[27]

하타요가 전통의 성립과 전개

하타요가의 인체 연금술은, 수숨나 나디가 언급된 우빠니샤드 그리고 『바가바드기따』의 호흡제의(prāṇāyāmayajña)에서도 그 흔적이 발견되지만 체계화된 것은 9세기 전후이고 문자화된 것은 11-12세기경으로 추정된다. 하지만 하타요가의 수행법이 고락샤나타(Gorakṣanātha)에 의해 홀연히 등장했던 것으로 보이지는 않는다. 일례로, 지혜를 얻는 장애 요소 중 하나로 '[자격도 없으면서] 제멋대로 주황색 옷을 걸치고 귀걸이를 한

할 것을 당부한다.
"항상 수련하는 수행자에겐 소화의 불이 증대된다.
그에겐 충분한 음식이(āhāraḥ) 섭취되어야만 한다.
만약 음식이 부족하면 [소화의] 불은 곧바로 [신체를] 태운다."
nityam abhyāsayuktasya jaṭharāgnivivardhinī |
āhāro bahulas tasya saṃpādyaḥ sādhakasya ca ||
alpāhāro yadi bhaved agnir dahati tatkṣaṇāt | Hp. III.80-81a.

25) 쁘라나야마와 무드라로써 조절하고 운용할 수 있는 쁘라나 자체가 빈약하다면 하타요가의 목적은 결코 성취될 수 없다. 하타요가가 요구하는 강인한 신체란 나르시즘에 빠진 바디빌더의 몸이 아니라 '쁘라나와 정력으로 충만한 몸'이다.

26) 『하타(요가)쁘라디삐까』와 같은 하타요가 문헌은 하타요가의 기법을 일반인에게 누설하지 말 것과 비밀의 준수를 수없이 당부한다. 하타요가 문헌은 '이 문헌을 통해 요가에 입문하려는 사람' 혹은 '초보자'를 위한 문헌이 아니라 동일전통권의 수행자를 위한 문헌이고 이 점에서 스승의 도움 없이 자구대로 행하는 것은 위험하다.

27) 하타요가를 수련할 수 있는 자격 조건 및 하타요가가 출가자를 중심으로 전승되었다는 점은 본서 II장 중 '비밀의 준수와 스승의 중요성' 항목을 참조.

자, 해골을 지닌 자들'[28]을 언급했던 『마이뜨리 우빠니샤드』를 들 수 있다. 만약 여기서의 '주황색 옷에 귀걸이를 착용한 자들'(kaṣāyakuṇḍalinaḥ)이 '고락샤나타가 속한 바로 그 깐파따(Kānphaṭa)派[29]의 선조들'이라면 하타요가의 주류인 깐파따 요가 수행자들의[30] 역사는 아득한 옛날로 거슬러 갈 것이다. 또한 '해골을 소지한 자들'(kāpālin)이 문자 그대로 까빨리까(Kāpālika)[31]를 의미하고 바로 이 까빨리까 중 한 명이 15세기 문헌인 '『하타(요가)쁘라디삐까』 I.8에서 33번째 스승으로 열거된 까빨리까(Kāpālika)'와 관련되거나[32] 또는 III.96에 설명된 까빨리까파(派)의 가르

---

28) atha ye cānye ha vṛthā kaṣāyakuṇḍalinaḥ kāpālino 'tha ye cānye … Mait-Up. VII.8.

29) 깐파따(Kānphaṭa) 요가는 큰 귀걸이를 착용하는 것으로 알려져 있다. 엘리아데는 다음과 같이 말한다.

"상당수의 요가수행자들은 자신을 고락샤나타(Gorakṣnātha/ Gorakhnāth)의 제자라고 주장하고 스스로를 '고락크나티'(Gorakhnātis) 혹은 '깐파따 요기'(Kānphaṭa Yogīs)라고 부른다. 깐파따라는 단어는, 입문식 때 큰 귀걸이가 들어갈 수 있게끔 입문자의 귀를 찢는다(kān=귀, phaṭa=찢다)는 사실에서 유래한다." Eliade(1990), p. 301.

한편, 단어 깐파따를 kān(귀)와 phaṭa(혹은 phāṭā)로 분석한 경우는 카카르의 논문(Khakhar. 1878, pp. 47-48)에서도 발견되고 레너드(Leonard. 1878, p. 299)에서도 발견되는데, 레너드는 마치 '코를 뚫는' nakṭi처럼 kānphaṭā 역시 문자적으로 '귀를 찢는 것'을 의미한다고 한다.

부이(Bouy, 1994, 10)도 깐파따를 '찢어진 귀'(kān-phaṭa)로 분석하고, 귀를 찢는 시기를 입문식의 최종 단계로 본다.

30) 고락샤나타는 깐파타파의 요가 수행자이자 하타요가의 개조로 알려져 있다. 고락샤나타와 깐파따에 대한 자세한 논의는 브릭스(Briggs)의 『고락크나트와 깐파따 요기들』(*Gorakhnāth and the Kānphaṭa Yogīs*)를 참조.

31) 브릭스(Briggs, 2009, p. 225)에 따르면 까빨리까는 마하라쉬뜨라에서 성립된 6세기 문헌 『10 왕자들의 행적』(*Daśakumāracarita*)을 비롯해서 8세기에 성립된 브하브후띠(Bhavabhūti)의 희극 『마라띠 마드호와』(*Mālatī Mādhava*)에서도 등장한다. 또한 브릭스(Briggs, 2009, p. 224)에 따르면, '인도를 방문했던 현장도 두개골을 소지한 자를 보고 묘사했던 것'으로 보인다.

32) allāmaḥ prabhudevaś ca ghoḍācolī ca ṭiṇṭiṇiḥ |
bhānukī nāradevaśca khaṇḍaḥ kāpālikas tathā ‖ Hp. I.8.

한편, 박치(Bahchi. 1934, p. 19)에 따르면 『사라라 딴뜨라』(Śāraratantra)에서 12명의 까빨리까 스승과 12제자가 언급되었다. 박치는 다음과 같이 말한다. "『사라라딴뜨라』

침(Kāpālike khaṇḍamate)[33]과 관련될 경우에도 하타요가의 기원은 더 소급될 것이다.[34]

또한 하타요가의 핵심 개념이라 할 수 있는 수슘나 및 72,000개의 나디(nāḍī)가 이미 古 우빠니샤드에 언급되거나[35] 혹은 암시되었고[36] 특히 고락샤나타보다 수백 년 전의 철학자인 샹까라(700-750 C.E.)가 수슘나[37], 72,000개의 나디[38] 등 '후대에 체계화된 하타요가의 전문 용어'를 정확히 알고 있었다는 것도 주목할 수 있다. 8세기 전반의 샹까라가, '훗날 하타요가의 수행법과 전문 용어로 굳어진 꿈브하까(kumbhaka)와 쁘라나야마(prāṇāyāma)의 의미를 정확히 알고 있을 뿐만 아니라[39] 그가 정의한 아

(Lévi- Le Nepal I. p. 355. n2; Tucci- J.A.S.B 1930, I, p. 132)에서 쉬바(Śiva)의 12명의 화신으로서의 12 스승과 12명의 제자들과 같은 24명의 까빨리까(Kāpālikas)가 언급되었다. 12제자들 중에서 미나나타, 고락샤, 짜르빠타(Carpaṭa)와 그 외의 이름이 발견된다."

33) "시원한 중간의 물줄기가 사용되어야 한다. 아마롤리 [무드라]는 까빨리까派의 교의이다. niṣevyate śītalamadhya dhārā kāpālike khaṇḍamate 'marolī ‖ Hp. III.96b.

34) 18세기에 성립된 『게란다상히따』에서 성자 게란다로부터 요가의 가르침을 배우는 제자의 이름은 짠다까빨리(Caṇḍakāpāli)인데, 이 이름의 의미는 '해골을 지닌 짠다'이다. 짠다까빨리라는 이름에서 짠다는 까빨리까 수행자로 추정된다.

35) hitā nāma nāḍyo dvāsaptatiḥ sahasrāṇi··· Bṛhad-Up. II.1.19; 자세한 것은 본서 II.3의 1)번 항목을 참조.

36) Chānd-Up. VIII.6.6, Kaṭha-Up. II.3.6, Praś-Up. III.8, Mait-Up. VI.21. 이 중에서 Mait-Up에서는 suṣumnā라는 명칭이 등장하지만 나머지 우빠니샤드에서는 '심장에 있는 백한 개의 나디 중 하나'(śataṃ caikā ca hṛdayasya nāḍyaḥ)로 언급되는데, 샹까라는 이 나디를 수슘나라고 풀이한다.(ex: ekā suṣumnā nāma. Kaṭha-Up-Śbh. II.3.16)

37) suṣumnā, Tait-up-Śbh. I.6.2; Praś-up-Śbh. III.7.

38) nāḍyaḥ ··· dvāsaptatiḥ sahasrāṇi. Bṛhad-up-Śbh. II.1.19.

39) "아빠나에, 즉 아빠나의 작용에 쁘라나를, 즉 쁘라나의 작용을 바친다는 것은 '뿌라까로 불리는 쁘라나야마'를 실행하다는 의미이다. 그와 같이 다른 사람은 쁘라나에 아빠나를 바치는데 그것은 그들이 '레짜까로 불리는 쁘라나야마'를 행한다는 의미이다. 쁘라나와 아빠나의 흐름이란 입과 코에 의해서 숨이 나가는 것이 쁘라나의 흐름이고 그것과 반대로 아래로 향하는 것이 아빠나의 [흐름]인데, [바로] 이 쁘라나와 아빠나의 흐름을 통제한 후, 즉 [쁘라나와 아빠나의 흐름을] 중지시킴으로써 쁘라나야마에 전념하는데, [이것이] 쁘라나야마의 목표인 '꿈브하까로 불리는 쁘라나야마'를 [그들이] 행한다는 의미이다."(apāna iti | apāne 'pānavṛttau juhvati prakṣipanti prāṇaṃ prāṇavṛttiṃ pūrakākhyaṃ prāṇāyāmaṃ

빠나(apāna)[40] 개념은 그로부터 수백 년 후에 성립하는 고락샤나타 계열의 하타요가 용어와 정확히 일치한다. 이 사실은 샹까라 이전 시대에도 고전 요가와 별개로 '하타요가적 인체 연금술'이 존재했다는 것을 의미할 것이다. 또한, 8세기 불교 딴뜨라 문헌인 『비밀집회(秘密集會)딴뜨라』(*Guhyasamājatanta*) 등에서 '딴뜨라의 대안으로, 하타요가가 제시되었다'는 점에서[41] 하타요가의 성립 시기는 향후 연구에 따라 좀 더 거슬러 올라갈 것이다.

특히, 빠딴잘리 요가에 계승되지 않았던 '고-우빠니샤드의 수슘나 개념'이 그 이후의 하타요가 문헌에서 등장한다는 점에서 그리고 8세기의 샹까라가 '빠딴잘라 요가 외의 다양한 요가 문헌을 알고 있었다는 점'에서 빠딴잘리 요가를 '그 이전부터 전해지던 모든 요가를 완전히 통합한 것' 혹은 '유일무이한 요가 체계' 내지는 '유일무이한 권위를 지닌, 요가의 모든 것'으로 단정하는 것은 다소 섣부른 것으로 판단된다.[42] 빠딴잘

---

kurvantīty arthaḥ | prāṇe 'pānaṃ tathā 'pare juhvatī recakākhyaṃ ca prāṇāyāmaṃ kurvantīty etat | prāṇāpānagatī mukhanāsikābhyāṃ vāyor nirgamanaṃ prāṇasya gatis tadviparyayeṇādhogamanam apānasya te prāṇāpānagatī eva ruddhvā nirudhya prāṇāyāmaparāyaṇaḥ prāṇāyāmatatparāḥ kumbhakākhyaṃ prāṇāyāmaṃ kurvantīty arthaḥ ||29|| BG-Śbh. IV.29.

샹까라는, 훗날 하타요가 문헌에 등장하는 세 가지 쁘라나야마, 즉 '뿌라까 쁘라나야마'(pūrakaprāṇāyāma, 들숨 후 그 숨을 멈추는 것), '레짜까 쁘라나야마'(recakaprāṇāyāma: 날숨 후 숨을 멈추는 것), '꿈브하까 쁘라나야마'(kumbhakaprāṇāyāma: 멈춤에 의한 멈춤)를 정확히 알고 있었을 뿐만 아니라 '쁘라나야마'가 '호흡을 멈추는 것'이라는 것도 정확하게 알고 있다.

40) '아빠나(apāna)가 하기(下氣) 성향의 숨'이라는 하타요가 특유의 입장도 『바가바드기따』 IV.29에 대한 샹까라의 주해에서 발견된다. "…그것(=쁘라나)과 반대로 아래로 흐르는 아빠나…."(tadviparyayeṇādhogamanam apānasya. BG-Śbh. IV.29)

41) 그 외에 10-11세기의 『시륜(時輪) 딴뜨라』(*Kalacakratantra*)를 비롯한 불교 딴뜨라 문헌이 '하나의 대안으로서 하타요가'를 제시한 바 있고 이에 대한 뿐다리까(Puṇḍarīka)의 주석서 『무구정광』(無垢淨光, *Vimalaprabhā*)은 하타요가를 설명한 바 있다. 보다 자세한 것은 본서 II-1 '하타요가의 정의' 중 '불교 딴뜨라 문헌' 항목을 참조.

42) 이 점에서 포이에르슈타인과 같이 베다나 브라흐마나 문헌에서 발견되는 요가적 요소를 무조건적으로 빠딴잘리 요가의 전사(前史)로 연결시키는 것엔 다소 무리가 있는 것으로 판단

라 요가의 성립이나 흥망과 '전혀' 무관하게 스승에서 제자로 전승되던 여러 요가 전통 중에서 까빨리까(Kāpālika)[43] 수행자들과 까울라 샤이비즘(Kaula Śaivism)의 나타 요기(nāthayogī)[44]들 그리고 깐파따 요가(kānphaṭayoga)[45]를 비롯한 다양한 수행법이 8-9세기부터 '꾼달리니의 각성과 상승을 근간으로 하는 요가'로 성립되어 하타요가[46]로 불리게 될 것으로 추정된다.

하타요가를 가르친 최초의 스승은, '아디나타(Ādinātha), 즉 쉬바(Śiva)'에게서 요가를 배운 맛첸드라나타(Matsyendranātha)[47]로 알려져 있다. 전통적으로 맛첸드라나타는 5-6세기 인물로 약 10세기까지 생존했던 것으로 전해지고 또 그의 12제자 중 한 명이 깐파따 요기(kānphaṭayogī)이자 하타요가의 개조인 고락샤나타(Gorakṣanātha, 힌디로 Gorakhnāth)[48]로 전

된다. 그 이유는, 빠딴잘라 요가(Pātañjalayoga)의 철학적 의의나 중요성과 별개로 장구한 요가사(史)에서 볼 때 오히려 빠딴잘리 요가가 가장 이례적이고도 혁신적이었던 한 지류였을 가능성도 적지 않기 때문이다. 일례로 수슘나를 중요시하는 연금술적인 요가 전통이 『요가경』에서 누락되었지만 8세기의 샹까라가 수슘나를 알고 있었다는 것은 빠딴잘리 요가가 모든 요가를 통합한 유일무이한 요가 전통이 아니라는 것을 의미한다.

43) 8-9세기의 까빨리까는 샤이비즘 계열로 알려져 있다.

44) 맛첸드라나타는 까울라파의 나타 또는 요기니 까울라(Yoginī Kaula) 전통에 속한 것으로 알려져 있다.

45) 고락샤나타는 깐파따 요기이자 하타요가의 개조로 알려져 있다.

46) 나타요가(nāthayoga 혹은 nāthyoga)와 하타요가(haṭhayoga)는 거의 동일한 의미로 사용된다.

47) 박치(Bagchi. 1934, p. 12, 13, 21, 23, 24)에 따르면 맛첸드라나타는 티벳에서 루이빠(Lui pā)와 동일 인물로 간주되고 네팔에서 맛첸드라나타는 관세음보살로 숭배되었다. 또한 박치(Bagchi, 1934, p. 13, 21)에 따르면 전통적으로 네팔에서는 맛첸드라나타가 고락샤나타의 스승으로 알려져 있고 맛첸드라나타는 미나나타와 동일시되었다.
맛첸드라나타의 명칭은 마찬다(Macchanda), 마차그하나(Maccaghna) 등 지역과 언어에 따라 다양하게 불렸다.

48) 고락샤나타는 네팔에서 '왕국의 신'(rāṣṭradevatā)로 간주되며, 네팔인은 '고락샤(Gorakṣa, 혹은 Gorakha)의 보호를 받는 사람'이라는 의미에서 고르카(Gorkhā-s)로도 불린다. 이 점에 대해서는 EnIP. Vol.XII(2008), p. 440을 참조.

해진다.[49] 하지만 학계에서는 대체로 맛첸드라나타의 생존 시기를 9세기 혹은 10세기로 보고[50] 고락샤나타의 생존 시기 역시 맛첸드라나타보다 몇 백 년 후인 12세기로 추정한다. 고락샤가 맛첸드라의 직제자가 아니었을 가능성은 『하타(요가)쁘라디삐까』 I.5-8에 열거된 계보에서도 드러나는데, 여기서 고락샤나타는 '아디나타(쉬바)의 제자인 맛첸드라나타' 이후 네 번째 스승인 미나(Mīna) 다음에 등장하므로 고락샤나타는 미나나타의 제자로 추정된다. 또한 『고락샤샤따까』(*Gorakṣaśataka*, Briggs본) 제2송에서 "신령스런 미나나타에서 귀의합니다"(śrī mīnanātham bhaje)는 내용이 발견되므로(White. 1996, 770 n.55에 따르면 미나나타에 대한 귀경게는 대부분의 필사본에서 발견됨), 고락샤가 미나나타의 제자였을 가능성이 더 높은 것으로 보인다. 하지만 미나(mīna)와 맛츠야(matsya)가 모두 물고기를 의미한다는 점에서 아마도 미나와 맛첸드라가 동일 인물로 오해되어 12세기의 고락샤가 '그보다 훨씬 앞 세대 사람인 맛첸드라나타'의 제자로 알려졌을 가능성도 있다.[51]

---

49) 일반적으로 맛첸드라나타는 약 5세기나 6세기에 활동하되 약 400년을 살면서 10세기의 고락샤나타에게 하타요가를 가르친 것으로 전해진다. 하나의 예는 그하로떼-데브나타(Gharote & Devnath, 2006), p. 5를 참조.
한편, 박치(Bagchi. 1934, pp. 25-27)는 맛첸드라나타와 고락샤타나가 10세기 전반(900)에 생존했던 것으로 본다.
한편, 돌보빈다 샤스뜨리(Dolgobinda Shastri)에 따르면, 인도와 네팔에서 고락샤나타와 맛첸드라나타는 나타파의 양대 인물로 각각 쉬바와 비슈누의 화신으로 숭배되어왔다. 이 점에 대해서는 EnIP. Vol. XII(2008), p. 440을 참조.

50) 멀린슨(Mallionson. 2011d)은, 맛첸드라나타가 1100년의 아비나와굽타(Abhinavagūpa)의 『딴뜨라아로까』(*Tantrāloka*)에서 '꿍꾸남바(Kuṅkuṅāmbā)의 배우자인 마찬다(Macchanda, =Matsyendra)'로 언급했다는 점에서 맛첸드라나타가 9-10세기에 데칸(Deccan) 지역에서 살았을 것으로 추정한다.

51) 브릭스(Briggs. 2009, 284)는 각주 4에서 "Śrī Mīnanāth = Matsyendra"로 미나나타와 맛첸드라나타를 동일시한다. 한편, 박치(Bagchi. 1934, p. 19)는 『하타(요가)쁘라디삐까』 I.5-8송에서 열거된 계보가 불교의 84성자의 이름을 포함하고 있을 뿐만 아니라 오기가 있다는 것을 지적하고 또 미나나타와 맛첸드라나타를 다르게 열거하는 목록을 비교적 후대에 작성된 것이라고 말한다.

브릭스(Briggs)에 따르면 1290년경에 마라티(Marathī)로 작성된 『갸네스와리』(*Jñāneśvarī*)의 저자 갸나데와(Jñānadeva)가 자신을 고락크나타(Gorakhnātha)의 영적 전통을 계승한 세 번째 사람'이라고 밝혔는데,[52] 이 계보가 직계도가 아닌 영적인 계보라는 것을 감안해도 고락샤나타가 생존했던 시기의 하한선은, 갸나데와보다 앞선 12세기로 추정된다.[53]

맛첸드라나타의 것으로 알려진 저작이 다수 현존하는데 대표작은 『까울라갸나니르나야』(*Kaulajñānanirṇaya*)이다.[54] 센샤르마(Sensharma)는 『까울라갸나니르나야』를 비롯한 맛첸드라나타의 작품 콜로폰에 "avatārati"라는 표현이 발견된다는 점에서[55] '맛첸드라나타가 직접 저술활동을 했던 것이 아니라 제자가 작성할 수 있게끔 계시했던 것'으로 파악한다. 센샤르마에 따르면, 맛첸드라는 위대한 성자이지만 어부출신의 문맹이었고 따라서 제자로 하여금 빠르와띠와 쉬바의 대화형식으로 자신의 가르침을

---

52) Briggs(2009), pp. 241-242; Bagchi(1934), p. 25를 참조.

53) 키스(Kiss. 2009, p. 28)에 따르면, 13세기에 성립된 『맛첸드라상히따』에서 고락샤나타가 언급되었으므로, 고락샤나타의 생존 시기에 대한 최대치의 하한선은 13세기 전반이 될 것이다. 부이(Bouy, 1994, 15)에 따르면, 14세기에 작성된 유명한 문집인 『샤랑가드하라빠드하띠』(*Śāraṅgadharapaddhati*, Peterson의 교정본 4372-4373, pp. 662-3)가 고락샤나타를 언급하므로 고락샤나타가 생존했던 시기의 하한선은 13세기이다. 물론 부이는 엘리아데의 의견을 받아들여 고락샤나타의 생존 시기를 대략 9-12세기경으로 추정하고 있다(p.15).

54) 센샤르마(Sensharma.1994, pp. 38-39)에 따르면 이 문헌은 24개의 장(paṭala)로 구성된 방대한 문헌이고 딴뜨라 문헌에서 일반적으로 발견되는 주요 개념, 예를 들면 우주의 창조, 파괴, 꿀라의 특징. 요가의 신통력, 오류의 제거, 선정, 요가, 만뜨라, 신체 내에 있는 연꽃들(=짜끄라) 등 대부분을 다루고 있다. 센샤르마는 이 문헌의 콜로폰 "mahākaula mahādevī śatair daśabhiḥ samitam | jñānasya nirṇaye sāraṃ nāmnā sāhastrikaṃ matam | "에 의거해서 이 문헌이 약 1,000개의 게송으로 구성되었을 것으로 추정한다. 하지만 센샤르마의 지적대로 박치 박사의 출판본엔 800개의 게송이 수록되었으므로 아마도 사본의 앞부분이 소실된 것으로 판단된다.

55) 센샤르마(Sensharma. 1994, p. 39)에 따르면 『까울라갸나니르나야』 콜로폰과 포스트 콜로폰은 다음과 같다.
마지막 콜로폰: "iti jñānanirṇaye(=kaulajñānanirṇaye) mahāyauginikaula śrimat matsyendrapādāvatārite candradvīpa vinirgate caturviśaṃtitamaḥ patalaḥ"; 포스트 콜로폰: "iti mahākaule jñānanirṇaye sāraṃ śrimat matsyendrapādāvatā(rite samāptam)"

저술하게 했다는 것이다.[56] 맛첸드라나타의 것으로 귀속된 그외의 작품은 『아꿀라비라딴뜨라』(*Akulavīratantra*), 『꿀라난다딴뜨라』(*Kulānandatantra*), 『갸나까리까』(*Jñānakārikā*), 『까마키야구햐싯드히』(*Kāmākhyāguhyasiddhi*), 『요가비사야』(*Yogaviṣaya*)이고 13세기에 편집된 『맛첸드라상히따』(*Matsyendrasaṃhitā*)도 현존한다.

고락샤나타의 작품으로는 『고락샤사따까』(*Gorakṣaśataka*), 『비베까마르딴다』(*Vivekamārtaṇḍa*), 『아마라우그하쁘라보드하』(*Amaraughaprabodha*) 등이 있고 그 외에도 그의 것으로 귀속된 다수의 문헌이 현존한다.[57]

『하타(요가)쁘라디삐까』가 33명의 나타(nātha)를 열거했다는 점에서[58] 맛첸드라나타와 고락샤나타 외의 초기 스승들이 있었다는 것을 알 수 있고 또 전통적으로 84명의 도사들과 잘란드하라나타(Jālandharanātha)[59]를 비롯한 9명의 도사[60]도 있었던 것으로 전해지지만 현재로서는 초기 하타요가사(史)나 초기 스승들의 생애를 정확하게 재구성할 수 있는

---

56) 이 점에 대해서는 Sensharma(1994), p. 39를 참조.

57) 고락샤나타의 것으로 알려진 문헌은 다음과 같다.
Gorakṣasaṃgraha, Yogamārtaṇḍa, Siddhasiddhāntapraddhatī, Gorakṣavacanasaṃgraha, Carpataśataka, Gorakhbodh, Yogabīja, Amanaskayoga, Āṣṭāṅgayoga, Amaraughaśāsana, Amaraughaprabodha, Gorakṣasiddhāntasaṅgrahaḥ, Jñānāmṛta, Mārtaṇḍagrantha, Yogatārāvalī. 이 중에서 고락샤나타의 진작은 『고락샤사따까』를 비롯한 몇 개일 것으로 추정되고 대부분 13-4세기에 현재의 형태를 갖추었을 것으로 보인다. 한편, 고락샤의 것으로 알려진 *Haṭhayoga*는 현존하지 않는다.

58) 하지만 "등등의 위대한 달인들이 하타요가를 수련함으로써"(ity ādyo mahasiddhā haṭhayogaprabhāvataḥ. Hp. I.9)라는 표현이 있으므로 33명 이상의 스승이 있었다는 것을 알 수 있다.

59) 잘란드하라나타는 일반적으로 편잡 출신으로 벵갈에서 활동했으며 맛첸드라나타의 제자이자 깐하빠(Kānhapā)와 고삐짠다(Gopīcanda)의 스승으로 말해지기도 한다.

60) 잘란드하라나타(Jālandharanātha), 깐하빠(Kānhapā), 짜우랑기(Cautaṅgī), 까르빳(Carpat), 브하라뜨리하리(Bhartṛhari), 고삐짠다(Gopīcanda), 라딴나타(Ratannātha), 다르마나타(Dhrmanātha), 마츠나타(Mastnātha). 한편 84명의 도사(Siddha)에 대한 민담이나 전설도 적지 않지만 84와 그것의 배수는 완벽함을 뜻하는 숫자(ex: 하타요가의 84아사나, 『까미수뜨라』의 84체위, 불교의 8만4천 법문, 8만4천 불사리 등)이고 숫자 9 역시 완벽함을 상징한다.

자료는 남아 있지 않다.[61)]

하타요가가 널리 보급되고 알려진 시기는 10세기 전후로 추정된다. 그것은 10-11세기 인물인 아드바야바즈라(Advayavajra)의 『세까니르데샤』(*Sekanirdeśa*)와 『짜뚜르무드란와야』(*Caturmudrānvaya*)가 하타요가(haṭhayoga)를 언급했고 11세기의 『시륜(時輪) 딴뜨라』(*Kālacakratantra*)도 8세기의 『비밀집회(秘密集會)딴뜨라』(*Guhyasamājatanta*)와 마찬가지로 '하나의 구원론적인 대안으로 하타요가'를 제시한 바 있기 때문이다.[62)]

특히 11세기의 뿐다리까(白蓮, Puṇḍarīka)는 『시륜(時輪) 딴뜨라』에 대한 자신의 주석 『무구정광』(無垢淨光, *Vimalaprabhā*)에서 하타요가의 기법을 '쁘라나를 가운데로 강력하게 진입시키는 것' 그리고 특히 '빈두(bindu: 精)를 보전하는 것'으로 설명했는데, 이것은 『하타(요가)쁘라디삐까』를 비롯한 전통적인 하타요가의 수행 기법(케짜리와 바즈롤리 무드라)과 정확히 일치하는 것으로 판단된다.[63)] 이 사실은 10세기 전후에 하타요가의 기법이 보급되고 알려졌다는 것을 의미할 것이다.

부이(Bouy. 1994, 11)의 지적대로 12-13세기부터 하타요가는 북인도에서 인도 전역으로 확산되고 네팔과 티벳까지 전해졌다. 또한 이 시기에 '구전으로 전해지던 초기 스승들의 가르침'이 편집되어 『고락샤샤따까』(*Gorakṣaśataka*), 『비베까마르딴다』(*Vivekamārtaṇḍa*) 등도 현재의 형태를 갖추게 된 것으로 추정된다. 또한 이 시기에 『고락샤빠드하띠』(*Gorakṣapaddhati*), 『요가비자』(*Yogabīja*), 『아마라우가쁘라보드하』(*Amaraugha-prabodha*)를 비롯해서 고락샤의 것으로 귀속된 다수의 문헌이 성립된 것

---

61) 박치(Bagchi. 1934)와 브릭스(Briggs, 2009) 그리고 화이트(White, 1996)에서 알 수 있듯이 맛첸드라나타와 고락샤나타는 물론이고 잘란드하라나타, 깐하빠, 짜우랑기, 고빠짠다 등 초기 하타요가 스승들의 일화나 전설은 네팔이나 티벳은 물론이고 인도 내에서도 벵갈, 펀잡 등 지역에 따라 제각각이다.

62) 보다 자세한 것은 본서 II-1. '하타요가의 정의' 중 '불교 딴뜨라 문헌'을 참조

63) 보다 자세한 것은 본서 제1부 II-1. '하타요가의 정의' 중 '불교 딴뜨라 문헌'을 참조

으로 보인다. 그 외에 비루빡샤(Virūpākṣa)의 『아므릿따싯드히』(*Amṛtasiddhi*), 닷따뜨레야(Dattatreya)의 『요가샤스뜨라』(*Yogaśāsatra*)를 비롯해서 『요가야갸왈꺄』(*Yogayajñavalkya*), 『맛첸드라상히따』(*Matsyendrasaṃhitā*)와 같은 독창적인 문헌도 성립한다.

14-15세기에 성립된 주요한 문헌은 『바시슈타상히따』(*Vasiṣṭhasaṃhitā*)의 「요가편(篇)」(Yogakāṇḍa), 『쉬바상히따』(*Śivasaṃhitā*)를 비롯해서 아디나타(Ādinātha)의 『케짜리 비드야』(*Khecārividyā*) 그리고 고락샤나타의 것으로 알려진 『아마나스까요가』(*Amanaskayoga*)와 『싯드하싯드한따빠드하띠』(*Siddhāsiddhāntapadhati*) 등이다. 1450년경엔 하타요가의 고전이자 하타요가의 수행 체계를 완성한 『하타(요가)쁘라디삐까』도 성립한다. 14-15세기부터 『요가쭈다마니 우빠니샤드』, 『요가꾼달리 우빠니샤드』와 같은 일군의 요가 우빠니샤드 문헌과 고락샤나타의 것으로 귀속된 문헌이 거의 대부분 성립하면서 18세기까지 하타요가는 전성기를 누리게 된다.

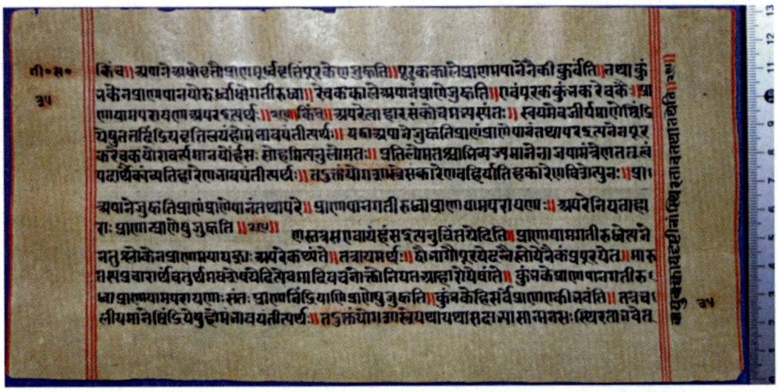

MS. *Subodhinī* 단편(F.35v)

하타요가가 전성기를 누렸던 1450년경에 작성된 *Subodhinī*는 『바가바드기따』 IV.29에 설명된 '호흡제의'(prāṇāyāmayajña)를 하타요가의 호흡법(prāṇāyāma)으로써 해설한다. 일례로 *Subodhinī*는 '쁘라나를 아빠나에 바친는 것'의 의미를 '들숨(혹은 날숨)을 날숨(혹은 들숨)에 바치는 것'으로 해설하는 것이 아니라 '숨을 마심으로써 위에서 움직이는 쁘라나를 하기 성향의 아빠나에 바침으로써 쁘라나와 아빠나를 결합하는 것'으로 해설한다. '하기(下氣, adhovṛttau)성향의 아빠나(apāna)', '꿈브하까로써 들숨과 날숨의 흐름을 통제하는 쁘라나야마'와 같은 전형적인 하타요가 개념으로써 『바가바드기따』의 호흡제의를 해설했다는 점(자세한 논의는 박영길. 2012를 참조)에서, 15세기 이후 하타요가의 영향력을 짐작할 수 있다.

부이(Bouy, 1994, 10)에 따르면, 15세기 말부터 불이론 베단따 학자들도 나타(nātha)파의 요가 문헌에 관심을 기울였을 뿐만 아니라 고락샤의 작품과 『하타(요가)쁘라디삐까』를 권위 있게 인용하기 시작했고 18세기 불이론 학자들 사이에서 『하타(요가)쁘라디삐까』를 비롯한 하타요가 문헌이 지닌 권위는 확고했던 것으로 보인다.

17-18세기에도 수많은 문헌이 새롭게 등장하는데, 대표적인 것은 박학다식한 학자이자 수행자였던 순다라데와(Sundaradeva, 약 1675-1775년)의 3대 저작, 『하타산께따짠드리까』(*Haṭhasanketacandrikā*), 『하타따뜨와까우무디』(*Haṭhatattvakaumudī*), 『쁘라나와꾼달리』(*Pranavakundalī*)를 비롯해서 쉬리니와사요기(Śrīnivāsayogī)의 『하타라뜨나왈리』(*Haṭharatnāvalī*, 1625-1695), 쉬바난다 사라스와띠(Śivānanda Sarasvatī)의 『요가찐따마니』(*Yogacintāmaṇi*, 16-17세기), 브하데와미쉬라(Bhavadeva Miśra)의 『육따브하바데와』(*Yuktabhavadeva*, 1623년경), 『게란다상히따』(*Gheraṇḍasaṃhitā*, 18세기) 등이다. 17세기 이후에 성립된 문헌은 『요가찐따마니』, 『육따브하와데와』와 같이, 독창적인 수행법을 제시하기보다는 전대의 수행법을 총정리하고 망라한 방대한 문헌들이 주류를 이룬다. 하지만 이 시기에도 라그후비라(Laghuvirā)의 『꿈브하까빠드하띠』(*Kumbhakapaddhati*)와 같이 꿈브하까와 같은 단독 행법만을 전문적으로 설명한 독창적인 문헌도 성립하고 특히 『하타(요가)쁘라디삐까』에 대한 주석서인 브라흐마난다의 걸작 『월광』도 성립되었다.

하지만 현재까지 출판되거나 알려진 하타요가 문헌은 40개 전후에 불과하고 나머지 100여 권은 아직 필사본으로 남아 있으므로 이 문헌들에 대한 연구가 진행되어야 온전한 하타요가 문헌사를 구성할 수 있을 것이다.

19세기와 20세기 초에도 『호흡의 승리』(*Pavanavijaya*), 나타 아고라난다(Nāth Aghorānanda)의 『요가까르니까』(*Yogakarṇikā*), 사띠야데와(Satyadeva)의 『요가의 연금술』(*Yogarahasya*)과 같은 새로운 문헌과 『요가쁘라까쉬까』(*Yogaprakaśīkā*)와 같은 주석서나 편집서들이 등장했고[64] 또 기존의 하타요가 문헌에 대한 필사본도 적지 않게 제작되고 유통되었지만[65] 영국 강점기부터 점차 쇠락하게 된다.[66]

하타요가가 영국 강점기부터 쇠락한 이유를 단정할 순 없지만 그 중에 한 요인으론 '미래의 계승자를 잃어버린 것'을 들 수 있는데 하타요가가 미래의 계승자를 잃게 된 '내적 요인' 중 하나는 하타요가 특유의 폐쇄성과 은둔성이다. 하지만 하타요가가 출가자를 중심으로 폐쇄적으로 전승된 것은 불가피한 것이기도 한데 그것은 수행 특성상, 하타요가가 아무 사람을 통해 누구에게나 보급될 수 있는 보편적인 것이 아니기 때문이다.[67] 그 이유는 말할 것도 없이 '호흡과 무드라를 수련하기에 합당한 조건을 갖추지 않는 사람'에게 하타요가란 맨손으로 독사를 잡으려는 것과 마찬가지로 위험할 뿐만 아니라 만인의 명약이 있을 수 없듯이 하타요가의 인체 연금술 역시 '하타요가를 수행하기에 적합한 사람에게만' 유익할 뿐, 다른 사람에겐 독약이 될 수도 있기 때문이다. 오히려 하타요가에서 칭송되는 미덕은 하타요가를 널리 알리는 것이 아니라 '비밀을 지키는 것'[68]이었다. 이와 같은 이유에서 주로 출가자나 입문 제자를 통해서 전

64) 발라끄리쉬나(Bālakṛṣṇa)의 『요가쁘라까쉬까』는 『하타(요가)쁘라디삐까』에 대한 주석서로 전체 10장으로 재편집되었다.

65) 오래된 필사본도 상당히 많지만 대부분의 하타요가 필사본은 18-19세기에 제작된 것으로 보인다.

66) 하나의 예이지만 『하타(요가)쁘라디삐까』가 18-19세기까지 사라다, 벵갈리, 타밀, 까나다 등 다양한 문자로 필사되었다는 점에서 하타요가가 여전히 인도 전역에서 인기를 누렸다는 것을 알 수 있다.

67) 이 점에 대해서는 본서 II장 '비밀의 준수와 스승의 중요성' 항목을 참조.

68) "비밀이 지켜질 때 힘을 지니지만 반대로 공개되면 효력을 상실할 것이다."
bhavet vīryavatī guptā nirvīryā tu prakāśitā ‖ Hp. I.11b.
"성심을 다해 [비밀로] 보호해야하며 어느 누구에게도 전수해서는 안 된다."
gopanīyā prayatnena na deyā yasya kasyacit ‖ Hp. II.18b.
보다 자세한 것은 본서 II-3의 '비밀의 준수와 스승의 중요성' 항목을 참조.

수될 수밖에 없었던 하타요가는 영국 강점기부터 시작된 도시화 등 사회 변화로 인한 출가자의 감소 그리고 체위 요가의 보급과 확산 그리고 '체위요가로 오해된 하타요가에 대한 비판'과 맞물려 '미래의 계승자'를 거의 잃게 된 것으로 보인다.

테오 버나드(Theos Bernard)의 사례에서 알 수 있듯이 하타요가는 20세기 초에도 북인도의 랑치(Ranchi)를 비롯해서[69] 고락크뿌르 등에서도 전통적인 방식대로 전승되었고 또 1891년 이후의 인구조사 자료에서 알 수 있듯이 적지 않은 깐파따 요기들이 활동했던 것으로 추정된다.[70] 하지만 현재의 하타요가는 리쉬케시나 히말라야 일대에서 꾼달리니 요가, 끄리야 요가라는 명칭으로 명맥을 유지하는 것으로 보인다.

현대 체위요가의 성립

현대 체위 요가[71]의 원류가 되는 새로운 요가는 19세기 말 마이소르 왕국의 끄리쉬나마짜르야(Tirumalai Krishinamacharya 혹은 Krishnamacaiar)[72]와 그의 아들 데시까짜르(T.K.V. Desikachar) 그리고 세 제자 아이엥가(B.K.S. Iyengar)와 빳따브히 조이스(K. Pattabhi Jois)[73], 인드라 데비(Indra Devī)에 의해 성립한다.

현대 요가의 기원을 연구했던 호에만(Sjoman)에 따르면[74] 마이소르

---

69) 테오 버나드는 북인도의 랑치(Ranchi) 일대에서 전통적인 방법대로 하타요가를 배웠는데, 그에 따르면 당시까지 『하타(요가)쁘라디삐까』의 수행법이 전수되었다는 것을 알 수 있다. 버나드의 저술(*Haṭha Yoga: The Report of a Personal Experience*)은 1944년 컬럼비아대학에서 처음 출판되었다.

70) 이 점에 대해서는 Briggs(2009[1st.1938]), pp. 4-6을 참조.

71) 현대 요가의 유형을 한 마디로 규정할 수 있는 것은 아니다. 현대의 요가 전통을 연구했던 미켈리스는 현대 요가의 유형을 네 가지로 분류하는데, 그 중에서 한국이나 인도, 서양에서 가장 널리 알려진 것은 체위 중심적인 요가이다. 체위 중심적인 현대 요가를 '요가'로 규정할 수 있을지는 의문이지만 여기서는 논의를 위해 '체위 중심적인 현대의 요가'를 체위 요가로 부르기로 한다.

72) 끄리쉬나마짜르야는 아사나의 교본이라 할 수 있는 『요가마까란다』(*Yogamakaranda,*

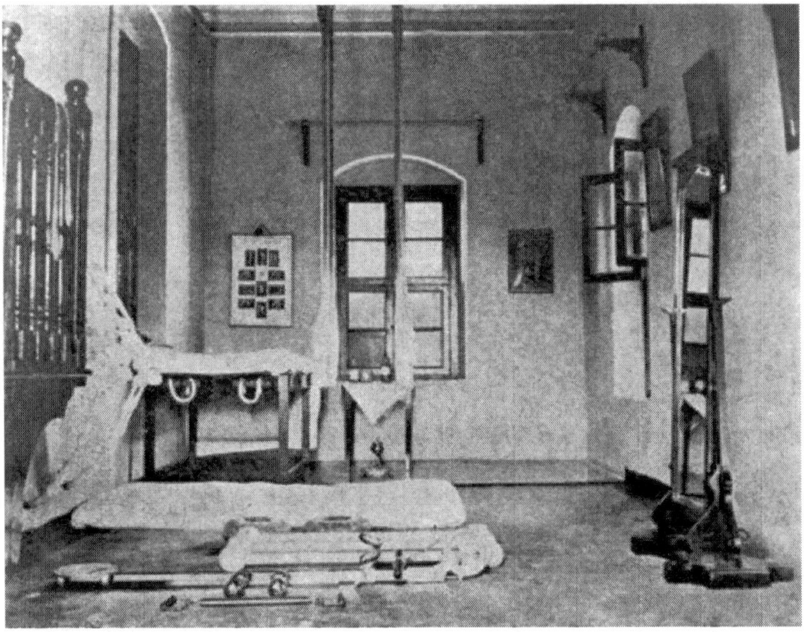

끄리쉬나마짜르야의 『요가마카란다』(*Yogamakaranda*) p. 10에 수록된 당시 수련도장(yogasala) 내부 사진. 하타요가의 아사나는 호흡과 무드라를 수련하기 위한 이완법이지만 여기서의 아사나는 근력 강화와 유연성 자체가 목적이 된다. 각종 도구가 설치된 이 수련 센터에서 '꾼달리니를 각성시킬 수 있는 호흡법과 무드라, 명상'이 실행되었을 것으로 보이지는 않는다.

왕궁의 요가는 주로 체조서인 『뷔야야마디삐까』(*Vyāyāmadīpikā*)와 레슬링 교본인 『말라뿌라나』(*Mallapurāṇa*)[75)]에 근거하는데 끄리쉬나마짜르야가 개발한 체위는 까나다(kannaḍa) 필사본 『쉬리따뜨바니드히』(*Śrīttatvanidhi*)의 삽화대로 레슬링장의 기둥(mallakhāmba)이나 밧줄(rajju, 로프)을 이용해서 유연성을 키우는 데 중점을 두는 운동법이다.

1934년)와 『요가사나가루』(*Yogasanagalu*)와 같은 저서를 남겼다.

73) 조이스와 아이엥가는 각각 아쉬땅가 요가(Aṣṭaṅga Yoga), 아이엥가 요가(Iyengar Yoga)를 만들었다.

74) Sjoman(1996), pp. 56-60. 쇼에만(Norman E. Sjoman)은 남인도 마이소르 사라스와띠 브한다르 도서관(Sarasvati Bhandar Library)에 소장된 까다나(Kannaḍa)어로 된 도해 필사본 『쉬리따뜨바니드히』(*Śrītattvanidhi*)의 삽화와 번역을 수록해서 출판했다.

75) 『말라뿌라나』의 성립 시기는 12-13세기 설 외에 1640년 설도 있다.

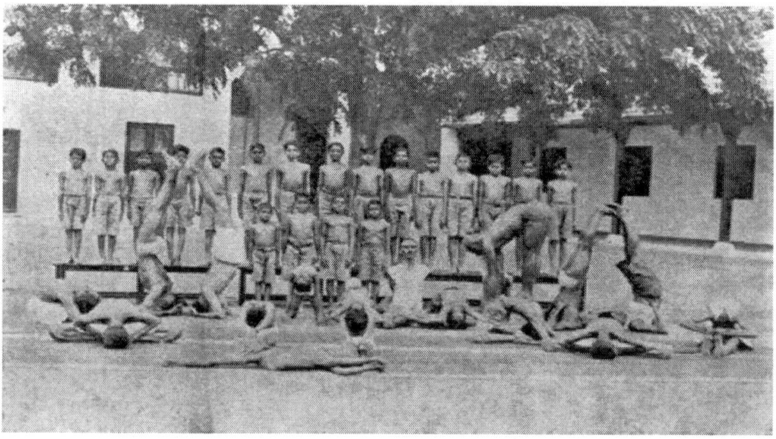

끄리쉬나마짜르야의 『요가마카란다』(*Yogamakaranda*) p. 11에 수록된 체위 시연 사진. 현대 체위 요가의 원류가 된 마이소르 왕국의 요가는, 꾼달리니의 각성을 통한 해탈을 추구하는 하타요가적 수행법이 아니라 운동법에 가깝다.

호에만(Sjoman. 1996, 54-55)의 지적대로 『뷔야야마디삐까』 제II장에 설명된 막대기(daṇḍa)를 이용한 실습이나 엎드려 팔굽혀 펴기의 변형들이 끄리쉬나마짜르야의 빈야사(Vinyāsa-s)의 근간이 되는데, 여기서의 요가는 전통적인 요가 체위(āsana)와 레슬링(malla) 그리고 서양의 체조와 병합된 것이고 실습이나 경연 등을 통해 하나의 운동법으로 성립한다.

마이소르의 레슬링 요가(mallayoga) 혹은 체위 요가는 영국에 대한 문화적 저항 운동의 일환으로 적극적으로 홍보되고 또 도제로 전수되던 하타요가와 달리 아쉬람을 중심으로 일반인에게도 보급되면서 '초능력자 내지는 도사로 알려진 나타파 수행자의 요가'에 대한 환상과 결부되며 인기를 누리게 된다. 그리고 아이엥가와 조이스를 비롯해서 데샤이(Yogi Amrit Desai)[76], 인드라 데비 등이 새롭게 만든 체위 요가가 전 세계로

76) 데샤이는 끄리빠루(Kripalu)요가를 창시했다.

보급되고 또 미국의 그호쉬, 산체스, 비끄람[77], 다르마 미뜨라 등의 체위 요가가 인도로 역수입되면서 체위 요가는 사실상 현대 요가의 주류를 형성한다.

현대 요가에서 체위는 원전적 근거나 의의와 별개로 '자신이 할 수 있는 동작이면 모두 체위로 명명되고' 또 체위 그 자체가 목적이 된다. 또한 현대의 체위 요가에서 체위는 하타요가와 달리 '호흡과 무드라를 위한 준비 과정(필수적인 준비 과정)'이 아니라 체위 자체가 전부이며 요가의 목적 역시 '삼매를 통한 독존' 혹은 '꾼달리니의 각성을 통한 해탈'이 아니라 '체위를 통한 건강 증진이나 미용' 등 세속적 번영으로 바뀌게 된다.

뷔네만(Bühnemann)의 지적대로[78] 요가의 영역이 수행(asceticism)에서 체육(athletics)으로 바뀌게 된 것에 대한 우려와 비판이 없었던 것은 아니다. 이 비판은 '영적인 각성을 소홀히 한다'는 맥락에서 제기되는데 그것은 요가를 '깨달음을 위한 방법(수행법)'에서 '세속적인 번영의 수단'으로 바꾸어 버린 것에 대한 비판이라고 할 수 있다. 왜냐하면 고전 요가와 마찬가지로 하타요가도 '세속적인 것에 대한 이욕(離慾)'에 의거해서 '내재된 불멸성을 찾거나' 혹은 '해탈을 추구하는' 반면 현대의 체위요가는 그 반대로 이욕이 아니라 '세속적인 번영' 자체가 목적이기 때문이다.[79]

뷔네만에 따르면 빳따브히 조이스의 아쉬땅가 요가나 아이엥가를 포

---

77) 뷔네만(Bühnemann. 2010, pp. 73-79)에 따르면 그호쉬(Bishnu Charan Ghosh)는 캘리포니아의 베벌리힐즈에서 요가를 가르쳤는데 그의 제자 중 한 명이 훗날 '미국요가협회(USYA)의 협회장을 역임하고 현재는 멕시코의 카보 산루카스(Cabo San Lucas, Baja)에서 요가첼린저를 가르치는' 산체스(Antonio Sanchez)이고 또 한 명의 제자가 비끄람요가와 핫요가를 만든 비끄람(Bikram Choudhury)이다.

78) 뷔네만(Bühnemann. 2010, 56-57)을 참조

79) 이 점에서 현대요가는 아유르베다와 밀접하게 관련되는 경향도 있다. 건강은 중요한 것이고 또 건강해야만 하타요가를 완성할 수 있지만 건강은 하타요가의 목표가 아니라 중요한 조건이다.

함한 아이엥가 요가의 추종자들 그리고 끄리빠루(Kripalu) 요가를 창시한 아므릿뜨 데사이 등 체위 요가 스승들은 거의 비슷하게 '『요가경』 II.29 경문'에서 하나의 변호거리를 찾게 된다. 그것은 한결같이, '체위(āsana)를 실행하는 과정에서 선정, 삼매와 같은 여덟 지분을 모두 경험한다'는 것이다.[80] 하지만 현대 요가 스승들이 『요가경』을 들먹이지만 『요가경』의 수행 체계를 이해했거나 또는 '무사(無司, nirvicāra)삼매에서 발현되는 지혜(ṛtaṃbharāprajñā)' 그리고 '바로 그 지혜가 남긴 지멸의 잠세력' 마저도 소멸된 무종삼매(nirbījasamādhi)를 알고자 했던 것은 아니다. 현대의 요가 스승들이 받들었던 『요가경』이란 사실상 '팔지요가의 지분을 하나씩 열거하고 있는 『요가경』 2.29경문'[81]이고 중요한 것은 『요가경』

---

80) 뷔네만(Bühnemann. 2010, 56-57)은 다음과 같이 말한다.
"이 문제와 관련해서 빠타비 조이스(Pattabi Jois)의 아쉬땅가요가(Aṣṭāṅgayoga)와 아이엥가 요가(Iyengar Yoga)를 추종하는 스승들 그리고 아이엥가(B.K.S. Iyengar) 자신을 포함한 대부분은 약간의 차이는 있지만 거의 비슷한 견해를 취한다. 끄리파루(Kripalu)요가를 창시한 요기 아므릿뜨 데사이(Yogi Amrit Desai, b.1932)는, 체위를 실행하는 과정에서 팔지요가의 모든 지분이 현전하는 것을 암시하는 경험에 대해서 말한다.

'체위를 행하면서 저는 무의식적으로 그리고 자연스럽게 아사나(체위), 쁘라나야마(특별한 호흡 패턴), 쁘라띠야하라(외향적인 것에서 내면화), 드흐라나(집중), 드흐야나(깊은 명상) 그리고 궁극적으로 삼매(우주적 의식과의 완벽한 합일)와 같은 아쉬땅가 요가의 모든 단계로 한꺼번에 들어갔습니다. 일반적으로 위에서 열거한 단계들은 직선적으로 그리고 수행자의 의지에 의해 진행될 것입니다. 그러나 제 경우, 이것은 하나에서 다음 단계로 자연스럽게, 무의지적으로 진행되었으며 계속되는 각 단계들이 다음 단계에 도움을 주었으며 모든 것은, 자기-초월성에 대한 요가적 체험의 절정을 체험할 때까지 진행되었습니다. 이와 같은 삼매의 마지막 단계에서 때때로 움직임은 지속되었고 혹은 신체는 완벽한 침묵으로 가라앉았습니다.'(Desai, 1985: Ⅰ-4)

그럴지도 모르겠다. 하지만 요가에 대한 고전 문헌을 연구한다면 '다양한 체위의 실습만을 요가로 간주하는 현대 요가 스승의 해석'이 요가의 고 문헌들에서 지지되지 않을 뿐만 아니라 또 체위를 예비적인 수련 토대로 간주하는 전통적인 요가 문헌의 견해와도 다르다는 것을 알 수 있다."

81) 뷔네만(Bühnemann, 2010, 55)은 다음과 같이 말한다. "하지만 현재의 인도나 서구의 수많은 요가 단체에서 실습하는 체위는 요가의 원전에 직접적인 근거를 두고 있는 것도 아니며 혹은, 달리 말해서 원전과 관련될 만한 것도 없다. 이 점은, 심지어 『요가경』의 가르침

의 사상이나 수행 원리가 아니라 '아쉬땅가'라는 단어 하나이다.[82] 뷔네만에 따르면, 아이엥가를 비롯한 현대 요가 스승이 공통적으로 주장하는 것은 '체위를 실행하는 과정에서 아쉬땅가의 모든 지분을 경험한다'는 것이고[83] 실제로 그들은 '호흡을 병행하면서 물 흐르듯이 자연스럽게 체위를 진행하는 연속적인 체위 동작'을 개발하고 그것을 빈야사(Vinyāsa) 혹은 아쉬땅가 빈야사 또는 아쉬땅가 요가로 불렀다.

『요가경』에 따르면 '연화좌와 같이 안정되고 편한 아사나(āsana)'를 취한 후 '한 대상에 대한 집중'(ekāgratā) → 총지(dhāraṇā) → 선정(dhyāna) → 삼매(samādhi)[84]와 같은 일련의 심화과정으로 진행되는 것이지만 현대 요가 스승의 주장은 '체위를 연속적으로 물 흐르듯이 자연스럽게 실행하는 과정에서 삼매를 포함한 모든 지분이 경험된다'는 것이다. 물론 현대 체위 요가 스승의 주장대로, 레슬링장의 기둥이나 로프에 매달리는 훈련 혹은 도구를 이용한 훈련을 통해 유연성을 키운 후 '곡예적인

과 자신들의 교과목 사이에 유사성조차 거의 없음에도 불구하고 맹목적으로 『요가경』의 원문을 거론하는 현대의 요가 단체들도 마찬가지이다. 『요가경』의 가르침과 자신들의 [체위]요가가 무관함에도 불구하고 그들이 『요가경』을 들먹이는 것은 『요가경』이 서구에서 가장 널리 알려진 문헌이고 위대한 고문헌으로 믿어졌기 때문이고 또 다수의 번역이 있어 쉽게 입수할 수 있었기 때문이다. 그들이 『요가경』과 같은 권위있는 문헌의 원문을 언급했던 것은 그것이 자기 단체의 명성을 높이고 또 자신들의 가르침에 정통성이라도 더해줄 것으로 생각했기 때문일 것이다."

82) 아이엥가는 『요가경』에 대한 해설서를 남겼지만 그의 실천 방법론과는 완전히 유리된 것이므로 아마도 『요가경』의 권위를 빌어 '자신의 요가에 대한 정통성'을 부여하려 했던 것으로 보인다. 현대의 체위 요가 스승들이 유전적 친연성이 거의 없는 『요가경』를 맹목적으로 받드는 대신 하타요가 문헌을 외면했다는 것은 결코 놀라운 일이 아니다. 후술하겠지만 현대의 스승들이 하타요가 문헌을 외면했던 이유는, '쁘라나야마와 무드라를 중요시하는 하타요가 문헌'이 그 어떤 것보다 체위 요가의 존립 근거를 위태롭게 하기 때문이다.

83) 뷔네만(Bühnemann. 2010, 55-56)을 참조.
한편, 뷔네만(Bühnemann. 2010, 56. 각주53)에 따르면, '아이엥가(Iyengar. 1989, p. 50 이하)는 심지어 금계와 권계도 아사나를 수행하기 위해 준수되어야 할 원칙으로 해석'한다.

84) 여기서의 삼매(팔지요가의 지분으로서의 삼매)는 "선정의 대상만이 빛나고 말하자면, '자신의 본성이란 것'이 텅 빈 것처럼 된 상태"로 정의된다.

체위 동작을 실행하면서' 삼매를 포함한 팔지요가의 상야마가 모두 체험될지도 모른다.[85] 구름을 보거나 물을 마시면서도 도통할 수 있기 때문이다. 하지만 고전 요가와 하타요가에서의 명상은 붕붕 떠다니면서 행하는 것이 아니라 냉엄한 땅바닥에 안정된 삼각형의 밑변을 고정한 연화좌(padmāsana) 혹은 '뒤꿈치로 회음부를 강력하게 압박한 달인좌(siddhāsana)'를 취한 이후 쁘라나를 통제했을 때 비로소 실행될 수 있는 별도의 훈련(내지칙)이라는 것이다.[86]

『요가경』에 언급된 팔지요가의 호흡법과 상야마 조차 모두 체위(āsana)에 종속시키는 대담한 시도는 현대 요가 스승들이 결국, 자신들이 신주처럼 받드는 『요가경』을 이해하지 못했을 뿐만 아니라 당시까지 전통이 유지되었던 '하타요가의 무드라'를 전수받을 행운을 끝내 얻지 못했을 뿐만 아니라 '꾼달리니의 각성'이라는 축복을 누리지 못했다는 것을 반증한다.

---

85) 마치 무용처럼, 일련의 체위과정에서 몰아경에 들어가는 것은 불가능한 일이 아니다. 그 외에도 일시적인 몰아경을 가능케 해주는 것은 얼마든지 있다. 하지만 일시적인 몰아경이 아니라 의식 세계의 완전한 변혁 내지는 습기와 에고, 집착이 완전히 탈각된 영원한 현재를 사는 삶을 가능케 할지는 별개의 문제이다.

86) "아사나는 하타요가의 첫 번째 지분이므로 먼저 설명되었다."
haṭhasya prathamāṅgatvād āsanaṃ pūrvam ucyate | Hp. I.17a.
"그와 같이 아사나를 수련함으로써 피로가 사라진 최고의 요가행자들은 나디정화, 무드라 등으로 호흡을 수련해야 한다."
evam āsanabandheṣu yogīndro vigataśramaḥ |
abhyasen nāḍikāśuddhiṃ mudrādipavanakriyām ‖ Hp. I.55.
고전 요가에서도 아사나 다음으로 실행해야 할 것은 쁘라나야마이다. 뷔야사(Vyāsa)는 주석에서 말한다.
"아사나에 통달한 후에 [해야 할 것은] 외부의 공기를 마시는 들숨, 뱃속의 공기를 내뱉는 날숨, 양자의 흐름이 차단되어 [들숨과 날숨] 두 가지가 없어진 상태인 쁘라나야마이다.
satyāsanajaye bāhyasya vāyor ācamanaṃ śvāsaḥ kauṣṭhyasya vāyor niḥsāraṇaṃ praśvāsah tayor gativiccheda ubhayābhāvaḥ prāṇāyāmaḥ. YsBh. II.49.

하타요가 문헌의 망각

현대 요가 스승들에 의해 요가는 더 널리 보급되고 확산되었지만 한 가지 역설적인 것은, 체위 요가 스승들이 '유전적 친연성이 더 멀고' 또 '이해하지도 못했던 『요가경』을 맹목적으로 받들면서 하타요가 문헌을 외면했다는 것이다. 그 이유는 두말할 바 없이 뷔네만이 지적했던 대로, 『요가경』은 쉽게 구할 수 있었던 문헌일 뿐만 아니라 또 근대 인도학자들에 의해 널리 알려진 『요가경』을 들먹이는 것이 자신들의 요가에 정통성을 더해줄 것으로 생각해서였을 것이다.[87] 반면 하타요가 문헌과의 결별은 불가피했던 것으로 판단되는데 그 이유는 '꾼달리니를 각성시키기 위한 호흡과 무드라 수련에 대부분의 분량이 할애된 하타요가 문헌'이[88] 그 어떤 것보다 심지어, 『요가경』보다 '체위 요가의 존립 근거'를 더 위태롭게 했기 때문이다. 하타요가 문헌이 실제 요가도장에서 애물단지로 전락하거나 금서(禁書)처럼 수장고에 잠들어 있는 것은 우연이 아닐 것이다.

하타요가의 불행은 학계에서도 거의 외면되었다는 것이다. 하타요가가 학계에서 외면된 것은 역설적으로 근대 인도학이 태동되고 시작되던 19세기부터이다. 일차적인 이유는 그 당시 도시를 떠돌며 고행을 시연하는 사두들이나 트릭으로 공중 부양을 하며 요기 행세를 하거나 체위 동작을 취하는 산야신들 그리고 시골의 아그호리(Aghorī)들이 하타요가 수행자로 오인되었기 때문이다.[89] 또한 '하타요가를 스와뜨마라마의 하타쁘라

---

87) 뷔네만(Bühnemann. 2011), p. 55.

88) 체위의 효과와 중요성 그리고 방법을 설명하는 데 많은 공을 들였을 것이란 통념과 달리 실제 하타요가 문헌이 중요하게 다루고 많은 분량을 할애한 것은 호흡법과 무드라이고 체위는 그것을 위한 하나의 필수적인 예비 단계일 뿐이다. 더욱이 예비단계의 체위 중에서도 중요시되는 것은 곡예적인 동작이 아니라 달인좌와 연화좌 등 호흡과 무드라 명상에 필요한 체위이다.

89) 엘리아데(Eliade. 1990, 299)는, 17세기에 성립된 『다비스딴』(*Dabistān*) 그리고 인도를 여행하는 유럽인들이 '밤에 공동묘지에서 술과 불에 탄 시체를 먹는 아그호리(Aghorī)들'과

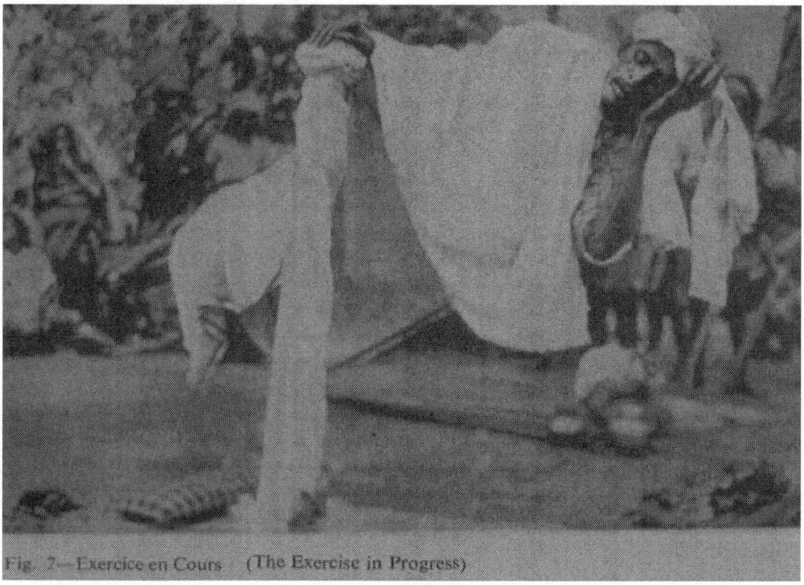
Fig. 2—Exercice en Cours (The Exercise in Progress)

널리 알려져 있듯이 지팡이 옆에서 옷으로 가려진 'ㄷ' 혹은 'ㄹ' 형태의 받침대가 공중부양 트릭의 비밀이다. 하지만 1947년에 인도를 여행했던 저명한 요가학자 필리오잣의 저서(Filiozat, 1991, p. 356)에 수록되었을 만큼 유명한 공중부양 사진 중 하나이다.

디삐까에서 다루어진 요가로 파악하되, 바로 그 하타요가를 한 발로 서 있거나 … 거꾸로 선 상태에서 연기를 흡입하는 것 등 상당한 고행을 수반하는 것'으로 이해하는 경향은 모니에르-윌리엄스[90]를 비롯한 19세기 학자들에게 만연한 것이었다. 물론 현재도 이런 편견에서 자유로운 것은 아니다.

하지만 더 결정적인 것은 하타요가가 '현대 요가 스승의 체위 요가 혹은 레슬링요가'로 오인되고 비판되면서부터이다. 대표적인 예는, 빠딴잘리의 『요가경』에 설명된 '정신적'(mental) 요가를 라자요가와 동일시

'해골을 들고 다니는 까빨리까'(Kāpālika)를 혼동했고 이들을 요기로 오해했다고 말한다.

90) Monier-Willams(1899), p. 1287.

하고 하타요가를 육체적(physical) 요가로 간주한 후 하타요가를 열등한 것으로 간주했던 비베까난다(Vivekananda, 1863-1902)에서 발견된다.[91] 비베까난다의 의도는 당시부터 유행했던 '체위 요가'의 세속지향성을 비판함으로써 요가의 수행론적 가치, 말하자면 '영성 계발 수단으로서의 요가'가 지닌 원래적 가치를 회복시키려는 시도 중 하나로 평가될 수 있고 또 그가 요가의 원래적 가치를 빠딴잘리 요가 또는 정신적인 수양에서 찾으려했던 것은 정당하다. 또한 서구 세계에 알려야 할 인도의 유산을 '당대 서구인에게 인기 있던 체위 요가나 고행'이 아니라 정신적 유산으로 보았던 것도 정당한 것이다. 하지만 그가 당시 유행하고 확산되는 체위 요가를 하타요가로 오인하고[92] 하타요가를 비판했던 것은 불행한 일이다.[93] 특히 입문 제자를 통해서 전수되는 은둔적인 하타요가의 특성을 고려할 때, 비베까난다의 오해와 비판이 라마끄리쉬나 붐을 타고 확산되면서 '하타요가를 계승할 미래의 수행자'를 몰아내고 또 '미래 학자들'의 관심을 초기부터 차단했다는 것은 아쉬울 수밖에 없을 것이다. 그 이유는 망각된 하타요가의 빈틈을 채운 것이 오히려 아이엥가와 조이스, 데샤이

---

91) 이 점에 대해서는 미켈리스(Michelis, 2004, pp. 178-180)을 참조.
한편, 버치(Birch. 2012, p. 530)에 따르면 다스굽따(Dasgupta. 1962, p. 7)도 하타요가를 '빠딴잘리의 올바른 요가학파에서 타락한 유산'으로 간주한 바 있다. 한편, 뷔네만(Bühnemann, 2011, 42)의 지적대로, 비베까난다는 라자요가를 '빠딴잘리의 요가'로 규정했지만 그것이 문헌적 근거를 지닌 것은 결코 아니다. 문헌마다 라자요가와 하타요가의 의미는 달랐다. 예를 들면 『요가쉬까 우빠니샤드』(136cd-138)는 라자요가를 '피와 정액의 결합'으로 이해하고 14세기의 비드야란야(Vidyārāṇya)는 *Aparokṣānubhūti* 143-4에 대한 주석에서 라자요가를 '15지분으로 구성된 베단따적 요가'로 해석하고 빠딴잘리의 요가를 하타요가로 해석한 바 있다. 이와 유사하게 *Āgamaprakāśa*도 하타요가를 빠딴잘리 요가로 해설한 바 있다. 보다 자세한 것은 뷔네만(2011, 35-43)을 참조.

92) 현대의 체위요가와 전통적인 하타요가 사이의 공통점은 체위(āsana)를 실행한다는 것뿐이다. 이 점은 고전 요가도 마찬가지이다. 하타요가에서 아사나는 호흡과 무드라를 수련하기 위한 하나의 예비동작인 반면 체위요가에서 체위는 수행의 전부이다. 하타요가의 수행기법은 꾼달리니의 각성에 초점이 있는데 꾼달리니의 각성을 통해 도달되는 경지는 삼매이다.

93) 비베까난다 자신도 '쁘라나의 조절'을 강조했지만 쁘라나야마가 하타요가의 핵심 수행법이라는 것을 알지 못했던 것으로 판단된다.

를 비롯한 마이소르 전통의 레슬링적 요가와 비끄람, 그호쉬 등 서구에서 역수입된 체위 요가이고 여기에 심리적 이완요법조차 요가로 둔갑함으로써 요가는 이욕에 의거한 수행법으로서의 역할을 상실하고 반대로 세속적인 번영의 수단으로 바뀌었기 때문이다.

비베까난다의 오해와 편견과 달리, 하타요가가 추구하는 것은 '비베까난다의 라자요가'와 마찬가지로 삼매를 통한 의식 세계의 변혁이고 하타요가의 방법론 역시 '비베까난다의 라자요가'와 마찬가지로 쁘라나의 조절에 의거한다. 하타요가는 체위 요가와 달리 쁘라나를 조절하고 운용하는 수행법, 다시 말해서 꾼달리니를 각성시키고 상승시키기 위해 특화된 수행법이고 수행의 목표는 삼매이다.

하타요가의 공백과 재조명

지난 100년 동안 이루어진 고전 요가에 대한 학문적 성과에 비추어 하타요가에 대한 연구는 걸음마 단계라 할 수 있다. 고전 요가가 학계의 관심을 끈 이유는 의심할 바 없이, 고전 요가 문헌에 담긴 고유한 수행체계와 독창적인 철학 자체이다. 「삼매품」만으로도 고전 요가의 가치와 권위는 결코 퇴색하지 않을 것이다. 하지만 하타요가를 공백으로 남겨둔 상태에서 심화된 고전 요가 연구가 오히려 실천 요가와 더 단절되거나 실천가를 격리시키는 악순환을 야기했던 것도 사실이다.

분명한 것은 고전 요가의 철학적 가치와 중요성과 별개로, 이욕과 수행의 길로 들어서려는 실천가에게 고전 요가 문헌만을 강요할 수 없다는 것이다. 그 이유는 실제로, '정신적 변혁이나 각성'을 위해 실제로 요가에 입문하려 했던 사람들 중 대부분이, 근기나 성향 혹은 스승의 부재로 고전 요가의 높은 문턱에서 좌절하고 체위 요가로 눈을 돌리거나 혹은 실망해서 되돌아 간 사례가 적지 않았기 때문이다. 물론 고전 요가의 주석서를 읽으면서도 그 속에 담긴 수행 비전(秘傳)을 간파하지 못하는 것은 지나치게 하타요가 문헌에 길들여졌거나 혹은 아둔함 때문일 수도 있다. 하지만 학자적 관심이나 고전 요가 문헌의 철학적 가치와 별개로, 실제로 바닷물에 뛰어든 사람들 중 얼마만큼이 『요가경』과 주해서들에서 부유·부영법을 배우고 익혔을지 혹은 위안으로 삼으며 염송할 경문이라도 발견했을지 모르겠다.

어쩌면 『요가경』은 새로운 요가전통을 개시한 문헌이기보다는 '그 이전부터 전수되어왔던 다양한 요가전통'을 객관적으로 혹은 주관적으로 혹은 수세기에 걸쳐 정리했던 백과사전 자체로 완결된 작업일 수도 있다. 그 이유는 빠딴잘리 요가의 영속성을 증명할 수 있는 수행자 집단의 실존 여부나 수행법의 실체조차 불분명하기 때문이다. 만약 빠딴잘리 요가의 실천 전통이 계승되었다고 한다면 『마르깐데야뿌라나』, 『스깐다뿌라나』의 「까쉬깐다」, 『요가와시쉬타』 등 '요가의 가르침을 담고 있는 문헌'들이나 그 외의 문헌에서 최소한 '빠딴잘리 전통권의 요가수행자나 수행 전통이 실존했음을 암시하는 흔적'이 발견되어야 할 것이다. 하지만 그러한 사례는 물론이고 1,500년 이상의 장구한 세월 동안 '빠딴잘리요가 특유의 구체적인 수행법을 담고 있는 문헌'조차 없다는 점에서 빠딴잘리 요가가 수행자를 통해 대대로 전수되었을 가능성, 다시 말해서 '스승에서 제자로 대대로 전수된 전통'(guruparaṃparārūpād āgataṃ saṃpradāyam)이 존재했을 가능성은 희박한 것으로 판단된다. 그 반대로, 현재로선 고전 요가의 영속성이란 학자들의 작업, 다시 말해서 '베단따 학자들의 겸업 주석서'나 그 이후 학자들의 주석서를 통해서 학적 계보만 추정될 뿐이다.[94]

하타요가가 모든 문제점을 해결할 수 있다는 것은 아니다. 하지만 하

94) 16세기에 이르러서야 비갸나빅슈의 『요가사라상그라하』라는 독립적인 문헌이 등장하지만 그것 역시 '빠딴잘리요가 특유의 구체적인 수행법'을 제시하기보다는 자구 해석에 치중하는 전대의 주석서들과 크게 다를 바 없다.

타요가를 공백으로 남겨두는 것과 그렇지 않은 것의 결과는 결코 사소하지 않을 것이다. 하타요가를 공백으로 남겨두는 한 학자와 실천가의 단절은 메꾸어지지 않을 것이고 또 체위 중심적인 현대 요가의 세속성에 이욕과 수행적 목표를 부여하는 것도 쉽지 않기 때문이다. 또한 하타요가가 망각된 상태에선 체위 요가에 대한 의존도가 높아질 수밖에 없고 드물게 고전 요가에 눈을 돌릴지라도 재차 체위 요가로 되돌아가거나 또는 요가 자체를 외면하는 악순환이 쉽게 개선되지 않을 것이기 때문이다.

이 점에서 지난 백 년 동안 학계에서 거의 망각되었던 하타요가의 고전을 주목할 필요가 있을 것이다. 하타요가 문헌은 한편으론 현대의 체위 요가 스승들에 의해 외면되었고 한편으론 하타요가를 체위 요가로 오인했던 학자들에 의해서도 거의 외면되었다. 하지만 하타요가에 대한 편견이나 통설과 달리 하타요가의 고전은 현대의 체위 요가와 달리 결코 신체적 나르시즘이나 미용, 건강과 같은 세속적인 번영을 말하는 것이 아니다. 하타요가의 목표는 삼매를 통한 의식 세계의 변혁이다. 쁘라나의 조절과 운용을 통한 하타요가의 방법론, 즉 꾼달리니의 각성을 통한 하타요가적 변혁은 심리적 차원에서의 변혁뿐만 아니라 세포, 혈관, 척추, 신경계, 뇌 등 온 몸으로 경험되는 전체적 변혁이다. 삼매가 심리적인 사건일 뿐만 아니라 온 몸으로 경험되고 온 몸의 새로운 탄생을 수반한다는 하타요가의 통찰은 '인간에 대한 더 포괄적이고 치열한 탐구 결과'일 수도 있다. 이 점에서 9세기, 12세기, 15세기의 르네상스를 거치면서 진화된 하타요가의 연금술이 배제된 요가사, 다시 말해서 '빠딴잘리 요가 전통을 통해 우리가 알고 있는 요가'란 어쩌면 요가의 전부가 아니라 '그 이후 천 년간 지속된 연금술적 요가가 누락된' 전반부에 불과할지도 모른다.

근래, 하타요가 문헌의 전체 규모가 서서히 파악되고 또 유럽의 젊은 학자들에 의해 본격적인 연구가 시작되었다는 것은 희망적이다. 하지만 아직까지 대부분의 하타요가 문헌은 '아직 존재한다는 사실조차 알려지지 않은 채' 학자들의 손길을 기다리며 필사본실 수장고에 잠들어 있다. 우빠니샤드를 포함한 아득한 고대부터 있었던 불멸, 해탈에 대한 열망이 인간의 유전자에 남아 있는 한 요가 전통은 지속될 것이다. 실천 체계를 갖춘 하타요가를 재조명하고 문헌을 발굴하는 것은 요가사(史)에서도 특히 비옥했던 대지를 회복하는 것이고 실천가와 학자가 딛고 설 요가의 대지를 풍요롭게 할 것이다.

2. 하타요가 연구의 어제와 오늘

하타요가가 학계에서 본격적으로 조명되기 시작한 것은 비교적 최근의 일이다. 그 이전에도 혜안을 지닌 선구적인 성과물이 없었던 것은 아니지만 여타의 인도학 제분야에 비해 축적된 성과물은 빈약한 편이다. 멀린슨(James Mallinson), 버치(Jason Birch), 키스(Csaba Kiss) 등 촉망받는 소장학자들의 성과물에서 알 수 있듯이 최근 연구의 특징은 유럽 특유의 문헌학적 방법론이 적용되기 시작했다는 점이다. 근대 인도학이 출항과 동시에 견지했던 유럽의 문헌학적 방법론이 이제 비로소 하타요가 연구에 적용되기 시작했다는 점에서 인도학의 한 분야로서의 하타요가는 이제 걸음마를 시작했다고 할 수 있다. 유럽식 문헌학적 연구 방법론의 공과와 약점을 논의하는 것은, '아직 존재한다는 사실조차 알려지지 않은 채 필사본실 수장고에서 잠들어 있는' 100여 종의 하타요가 문헌들을 고려한다면 사치스런 논쟁일 것이다.

최근의 문헌학적 연구를 가능케 했던 큰 전환점으론 부이(Christian Bouy)의 1994년 작 『나타파 요가 수행자와 요가 우빠니샤드들』(*Les Nāthayogin et les Upaniṣads*)을 들 수 있다. 부이의 연구는 '하타요가 연구의 큰 걸림돌이자 공백으로 남겨진 연대기적 단서들을 제공한다'는 점에서 그 이후의 학자들이 하타요가를 학계의 수면 위에서 논의하는 것을 가능케 해주었다고 평가될 수 있다.

주요 연구서

하타요가 연구사는 1938년에 출판된 브릭스(Geroge Weston Briggs)의 『고라크나타와 깐파타 요기들』(*Gorakhnāth and the Kānphaṭa Yogīs*)로 거슬러 간다.[95] 브릭스의 저작은 고락샤나타와 깐파따 교단의 성립, 활동 지역을 포함한 교단사 연구 그리고 역사적 인물로서의 고락샤나타, 그리고 고락샤나타를 포함한 나타파 전통의 수행법을 조명한 기념비적 성과물로 평가될 수 있다.[96] 브릭스는 최초의 하타요가 문헌으로 알려진 『고락샤샤따까』(*Gorakṣaśataka*)의 원문과 번역이 수록되어 있는데, 이것은 고락샤계열의 하타요가 문헌에 대한 출발점이기도 하다. 브릭스는 200개의 게송으로 구성된 『고락샤빠드하띠』의 전반부 100게송을 『고락샤샤따까』라고 주장했고[97] 이 주장이 학계에서 오랫동안 통용되었지만 아직까지 최초의 하타요가 문헌으로 알려진 『고락샤샤따까』의 원문의 정확한 형태를 아직까지 단정할 수 있는 것은 아니다.[98]

빠라보드흐 찬드라 박치(Prabodh Chandra Bagchi) 박사는 맛첸드라

---

95) 브릭스의 『고라크나타와 깐파타 요기들』은 1973년 델리에서 재출판된 후 2007, 2009년까지 계속 출판되고 있다.

96) 나타파 수행자 계보 등은 훗날 화이트(David Gordon White, 1996 80-93)에 의해 보다 자세히 연구되었다.

97) Briggs(2009^1st.1938^), p. 257.

98) 브릭스의 번역과는 다른 새로운 교정본이 까이왈야담마의 스와미 꾸발야난다와 슈끄라에 의해 1958년 *Yoga-Mīmaṃsā* 7. 4호에 게재된 바 있고 2006년엔 번역, 주해 등과 함께 단행본으로도 출판되었다. 이 교정본은 런던의 인도 사무국 사본 도서관(India Office MSs. Library)에 소장된 필사본 <Sanskrti MS. Keith 5765-1-0, 1664 B. Gorakṣa Śataka>에 의거한 것이다. 하지만 이 사본이 오리지널인지 아니면 샤따까(100)이라는 것을 염두에 두고 후대에 작성된 것인지는 향후의 연구 과제이다. 최근엔 새로운 필사본에 의거한 멀린슨의 번역(Mallinson 2011a, pp. 266-272)도 출판된 바 있다.

나타에 대한 선구적인 성과물을 남겼는데 『까울라갸나니르나야와 맛첸드라학파의 단편들』(*Kaulajnananirnaya and Some Minor Texts of the School of Matsyendranath*)은 『꿀라난다딴뜨라』(*Kulānandatantra*), 『까울라갸나니르나야』(*Kaulajñānanirṇaya*), 『아꿀라비라딴뜨라』(*Akulavīratantra*), 『갸나까리까』(*Jñānakārikā*) 등 맛첸드라나타의 것으로 알려진 문헌의 원문을 수록하고 있다. 박치 박사의 저서에 수록된 원문은 1934 미카엘 메기(Michael Magee)의 영역되어 출판되었고 1986과 2007년 바라나시의 Prachya Prakashan에서 재출판되었다. 1986, 2007년 출판본은 영어 번역을 수록하고 있지만 산스끄리뜨 원문은 수록되지 않았다. 한편 1834년에 출판되었던 그의 또 다른 역작 *Kaulajnana-nirnaya of The School of Matsyendranatha -Text Edited with an Exhaustive Introduction* 역시 메기(Michael Magee)에 의해 영역되어 1986년에 출판되었다.

박치 박사와 유사하게 말릭(Smt. Kalyani Mallik)의 1954년 저서, 『싯드하싯드한따빠드하띠와 나타요기들의 몇몇 단편들』(*Siddha-siddhānta-paddhati and other works of the nātha yogīs*)은 고락사나타의 것으로 알려진 다수의 원문을 수록해서 출판했는데 여기에 수록된 주요한 저작은 『싯드하싯드한따빠드하띠』를 비롯해서 『아마라우그하쁘라보드하』(*Amaraugha-prabodha*), 『요가마르딴다』(*Yogamārtaṇḍa*), 『요가비사야』(*Yogaviṣaya*) 등이다.

한편, 하타요가의 또 다른 원류라 할 수 있는 까빨리까와 깔라무카 수행 전통에 대한 연구서로는 1972년에 발표된 로렌젠(David N. Lorenzen)의 역작, *The Kāpālikas and Kālāmukhas: Two lost Śaivite Sects*을 들 수 있다.

하타요가의 입문서이자 요가에 대한 고전적인 연구서는 1954년에 출판된 엘리아데(Mircea Eliade)의 방대한 저작, 『요가: 불멸성과 자유』(*Le*

Yoga. Immortalité et Liberté. Paris: Librairie Payot)이다. 이 책은, 영어로 작성되어 루마니아어로 번역되었고 다시 그의 친구들에 의해 불어로 재 번역되어 1936년에 출판된 『요가: 인도 신비주의의 기원에 대한 연구』(*Yoga: Essai sur les origines de la mystique indienne*)의 오류를 수정하고 자료를 보완한 개정판으로 1958년엔 트레스크(Willard R. Trask)의 영어 번역으로도 출판되었다.[99] 엘리아데는 요가의 기원과 전개, 요가와 딴뜨라, 요가와 연금술 등 고전 요가와 하타요가를 포함하는데 그 중에서도 6-8장은 현재로서 가장 훌륭한 하타요가 입문서로 평가될 수 있다. 본서는 1989년에 한글로 번역 출판되어 많은 도움을 주고 있지만 아쉽게도 누락된 부분이나 오역이 적지 않게 발견된다.

1958년 헤이그에서 출판된 노보트니(Fausta Nowotny)의 *Eine durch Miniaturen erläuterte Doctrina mystica aus Srinagar*는 12짜끄라의 도해와 설명을 담은 스크롤 필사본에 의거해서 교정본과 번역 그리고 주요 개념에 대한 해설과 사본 이미지를 담고 있다. 일반적으로 짜끄라의 수는 문헌에 따라 4개, 6개, 7개로 설명되는데 후기로 갈수록 증가해서 20개 이상이 된다. 짜끄라의 수가 증가하는 것은 후대로 갈수록 인간에 대한 탐구가 심화된 결과로 볼 수도 있는데 노보트니의 필사본 외에도 12짜끄라에 대한 해설을 담고 있는 도해 필사본이 최소 2개 더 존재하므로 추가적인 연구가 필요하다고 할 수 있다. 한편, 노보트니는 1976년 쾰른에서 『고락샤샤따까』(*Das Gorakṣaśataka*)를 출판한 바 있다. 하지만 노보트니가 수록하고 연구했던 『고락샤샤따까』의 원문은 브릭스의 판본과 상당히 다른 이본으로 『비베까마르딴다』(*Vivekamārtaṇḍa*)의 원문과 거의 일치한다.

---

99) 이 점은 엘리아데(Eliade, 1990)가 서문(pp. xx-xxi)에서 밝힌 내용이다.

짜끄라에 대한 연구서로는 타라 미쉘(Tara Michaël)의 1979년 작, 『미묘한 신체와 원인적인 몸: <여섯 짜끄라에 대한 해설> 및 꾼달리니 요가에 대한 몇몇 산스끄리뜨 문헌들』(*Corps Subtil Et Corps Causal: <La Description Des Six "Cakra"> et Quelques Testes Sanscrits Sur Le Kuṇḍalanī Yoga*)을 들 수 있다. 미쉘은 미나나타의 것으로 알려진 『요가 비사야』, 고락샤나타의 『싯드하싯드한따빠드하띠』 그리고 뿌르나난다(Pūrṇānanda)의 『여섯 짜끄라에 대한 해설』(*Saṭcakranirūpaṇa*)을 번역하고 또 27개의 짜끄라에 대한 설명과 삽화를 담고 있는 스크롤 사본을 번역하고 연구하였다.

1988년 베네르지아(Aksaya Kumar Benerjea)의 『고락샤와짜나상그라하에 나타난 고락크나트의 철학』(*Philosophy of Gorakhnath with Goraksa-Vacana-Sangraha*)은 고락샤나타의 사상에 대한 훌륭한 개설서로 평가된다. 부록으로 『고락사와짜나상그라하』의 원문이 수록되어 있는데[100], 제목에서 알 수 있듯이 이 문헌은 고락샤나타의 가르침을 집성한 후대 문헌으로 추정된다. 하지만 『고락사와짜나상그라하』는 고락샤 계열의 하타요가에서 중요한 개념인 짜끄라, 꾼달리니, 쁘라나, 나디를 비롯해서 무드라, 쁘라나야마와 같은 실천 기법을 체계적으로 설명하고 있다는 점에서 번역과 연구가 필요하다고 할 수 있다.

1995년엔 고전 요가와 하타요가의 주요 문헌을 번역하고 연구했던 작품으로는 베네르지(Sures Chandra Benerji)의 1995년, 『요가의 기원과 발전에 대한 연구』(*Studies in Origin and Development of Yoga*)를 들 수 있다. 베네르지의 저서는 쉽게 구할 수 있는 개설서로서 애용되지만 부정확한 내용도 적지 않게 발견된다.

---

100) 베네르지아는 원문의 출처에 대해 언급하지 않았고 또 아직까지 『고락사와짜나상그라하』라는 사본이 존재하는지 여부도 알려지지 않았다.

하타요가 연구사에서 하나의 획기적인 전환점이 되는 저서는 부이(Christian Bouy, 2011년 작고)의 1994년 저서, 『나타파 요가수행자와 요가 우빠니샤드들』(*Les Nāthayogin et les Upaniṣads*)이다. 부이는 소르본느(Paris IV)에서 가우다빠다의 『아가마샤스뜨라』로 박사학위를 받은 후 한 권의 하타요가 연구서를 남겼지만 문헌학적 성과가 반영된, 신뢰할 수 있는 정보를 담고 있는 역작이다. 비록 부이의 연구 대상은 14세기 전후에 성립된 요가 우빠니샤드군(群)에 한정되지만 그 이전의 고락샤나타와 전성기 하타요가 문헌 그리고 17세기 하타요가 문헌에 대한 역사적 맥락을 제공한다는 점에서 '향후에 진행될 하타요가 연구'의 토대가 된다.

화이트(David Gorden White)의 1996년 작 『연금술적 신체』(*The Alchemical Body*)는 하타요가의 신체 연금술에 대한 포괄적인 내용을 담은 걸작으로 하타요가 원문만으로는 파악하기 힘든 개념들 그리고 맛첸드라나타, 고락샤나타의 생애, 하타요가의 스승 계보 등 하타요가를 위한 교양서, 학술서로서 높은 가치를 지닌다.

하타요가에 대한 문헌학적 성과물로는 멀린슨의 2003년 저작 『아디나타의 께짜리비드야』(*Khecarīvidyā of Ādinātha*)를 들 수 있다. 멀린슨의 성과는 텍스트 비평뿐만 아니라 빨리 삼장, 하타요가 문헌 등을 통해 케짜리무드라의 기원, 원형 등 개별 수행법에 대한 연구 모델이 된다. 한편, 동학인 키스(Kiss)는 『맛첸드라상히따』의 일부분에 대한 교정과 연구로 옥스퍼드에서 박사학위논문(2009)을 받았고 버치(Birch)는 고락샤나타의 것으로 전해지는 『아마나스까요가』에 대한 문헌 연구로 박사학위논문을 진행하고 있다.

멀린슨이나 버치와 마찬가지로 실천가이기도 한 본(Bonn) 대학의 브뢰우티감(Uwe Bräutigam)은 『하타(요가)쁘라디삐까』와 주석서 『월광』

(*Jyotsnā*) 제I장에 대한 교정과 연구로 박사학위 논문을 진행하고 있는데, 성공적인 작업이 된다면 동학, 마스(Philip Maas)의 『삼매품』이 고전 요가 연구자에게 던진 파급효과만큼 하타요가계에도 적지 않은 파급 효과를 줄 것으로 기대된다.

2007년에 출판된 뷔네만(Gudrun Bühnemann)의 『요가의 84아사나 전통』(*Eighty-four Āsanas in Yoga*)은 하타요가의 개별 수행법 전통에 대한 최초의 성과물이다.[101] 뷔네만의 저서는, 영국 도서관에 소장된 '84 아사나의 도해를 담고 있는 사본'의 정체를 규명한 그녀의 2007년 논문의 증보판이라 할 수 있는데, 84아사나 전통의 개시와 전개 그리고 현대 요가의 체위법의 연원과 변형을 연구하고 있다.

최근엔 나타(nātha)파 수행자들과 관련된 성과물이 발표되었는데, 대표적인 것은 로렌젠과 무노즈(Adrián Muñoz)가 공동으로 편집한 2011년 작 『요가의 영웅 그리고 시인들』(*Yogi Heroes and Poets*, New York: SUNY)이다. 모두 8편의 논문이 수록되어 있는데 근·현대의 나타전통(논문1, 3, 6)과 고락샤와 까비르의 관계(논문2), 요가적 신체(논문5), 맛첸드라나타와 관련된 전설(논문6), 미나나타와 관련된 전설(논문7) 그리고 마지막으로 키스(Csaba Kiss)는 13세기 문헌 『맛첸드라상히따』를 다루고 있다.

야곱센(Knut A. Jacobsen)이 편집한 2012년의 『요가의 초능력』(*Yoga Powers: Extraodinary Capacities Attained Through Mediation and Concentration*, Leiden·Boston: Brill)은 '초능력'을 수행의 장애로 보는 전통적인 시각과 달리 적극적인 측면에서 해석하는데, 이 점은 '삼매를 통해 얻는 초능력이 의도적인 것이 아니고'(akalpita) 최종적인 목표로 나

101) 번역: 박영길, 『요가의 84가지 체위법 전통』 (용인: 도서출판 여래, 2011)

아가는 요기들의 지표로 파악하려는 야곱센의 서문에서 드러난다. 모두 17편의 논문이 수록되었는데 분야는 마하바라따(2편), 불교(3편), 자이나(1편), 빠딴잘리 요가(3편), 샤이바 딴뜨라(1편), 하타요가(2편), 수피(2편), 현대인도와 서양(3편)이 수록되어 있다. 이 중에서 하타요가와 관련해서 멀린슨(James Mallinson)은『요가비자』(*Yogabīja*)와 닷따뜨레야의『요가샤스뜨라』(*Yogaśāsatra*) 그리고 인도에서의 현장 조사를 통해 하타요가의 초능력 역시 '의도하지 않은 것'(akalpita)이라는 것을 밝히고 초기 문헌인『불멸의 성취』(*Amṛtasiddhi*)의 akalpita siddhi와 비교해서 연구하였다.

근래에 출판된 논문 모음집으론 *Tantra In Practice*(Princeton University Press, 2000)의 후속편이라 할 수 있는 *Yoga In Practice*(Princeton University Press, 2012)가 있는데 여기엔 멀린슨(Mallinson)이 새로운 필사본에 의한『고락샤사따까』의 번역(pp. 257-272)과 해제가 수록되어 있다.[102)]

하타요가와 관련된 사전류 문헌도 다수 출판되었는데 그 중에서 널리 알려진 것은 계속 증보된 포이에르슈타인(Georg Fuerstein)의 *The Shambhala Encyclopedia of Yoga*(1997) 그리고 신작 *The Shambhala Encyclopedia of Yoga and Tantra*(2011)이다. 포이에르슈타인의 사전은 학자를 위한 것이기 보다는 일반 대중을 위한 백과사전이지만 입문서로서의 가치를 지닌다. 전문적인 사전으로는 까이왈야담마에 출판된 1991년 증보판 *Yoga Kośa*(325p)를 들 수 있다. 이 사전은 약 3,000 용어의 의미와 용례를 산스끄리뜨 원전에서 찾고 분류했다는 점에서 유용하며, 향후에 진행될 보다 광범위한 요가사전 편찬 작업의 토대 자료가 될 것이다. 한편,

---

102) 또 다른 논문집으론 야콥센(Knut A. Jacobsen)이 편집한 헌정논문집 *Theory and Practice of Yoga –Essays in Honour of Gerald James Larson* (Leiden·Boston: Brill. 2005)가 있지만 분야는 주로 고전 요가에 한정된다.

항목은 다소 적지만 유용한 사전은 꾸마르 라이(Ram Kumar Rai)의 1982년 개정판 *Encyclopedia of Yoga*(441p)를 들 수 있다.

2008년엔 라슨(Gerald James Larson)과 브핫따짜르야(Ram Shankar Bhattacharya)가 공동으로 편집한 *Encyclopedia of Indian Philosophy Vol. XII. Yoga: India's Philosophy of Meditation*(785p)이 출판되었다. 제1부는 요가철학에 대한 개설로 고전 요가와 하타요가 그리고 현대요가를 다루고 있는데 하타요가에 대해서는 다소 피상적이다. 제2부는 28개의 고전 요가 문헌과 26개의 하타요가 문헌 그리고 20개의 요가우빠니샤드에 대한 발췌 역을 담고 있다.

라이덴(Leiden)의 명가, 브릴(Brill)의 2011년 판 *Brill Encyclopedia on Hinduism*은 하타요가와 관련된 항목을 새롭게 수록했는데, 한정된 항목이긴 하지만 방대하고 자세한 설명을 담고 있다. 현재까지 3권이 출판되었는데 하타요가와 직접적으로 관련된 항목은 멀린슨(Mallinson, James)이 집필한 Haṭhayoga, Śāktisam and Haṭhayoga, Nāth Sampradāya 항목이다. 멀린슨의 설명엔 비록 가설적인 내용이 포함되어 있고 따라서 검증되어야 할 사항도 있지만 하타요가를 개괄하는 토대 자료이자 향후 연구의 방향을 제시하는 이정표로 평가될 수 있다.

그 외에 하타요가와 직접적으로 관련된 것은 아니지만 부루너(H. Brunner)와 오베르하머(G. Oberhammer), 파도(A. Padoux)가 공동으로 집필한 『딴뜨라용어사전』(*Tāntikābhidhānakośa*)도 유용한데 현재 'Ḍ' 항목까지 두 권이 출판되었다.[103]

딴뜨리즘 연구서에서도 하타요가와 공유하는 내용을 담은 성과물들이

103) *Tāntikābhidhānakośa. Dictionnaire des termes techiques de la littérature hindoue tantrique, A Dictionary of Technical Terms from Hindu Tantric Literautre, Wörterbuch zur Terminology hinduistischer Tantren*(2 vols.). Wien: Verlag, Der Österreichischen Akademie Der Wissenschaften. 2000-4.

적지 않은데, 주목할 수 있는 것은 실번(Lilian Silburn)의 1983년 작, 『심연의 에너지 꾼달리니』(*La Kuṇḍalinī ou L'énergie des profoundeurs*)이다.[104] 꾼달리니는 하타요가의 시작이자 목표이지만 꾼달리니에 대한 문헌 연구는 빈약하다. 이 점에서 하타요가와 정보를 공유하는 딴뜨리즘 문헌은 하타요가 연구의 지평을 넓혀준다고 할 수 있다.

이 점에서 딴뜨리즘과 하타요가에 대한 탁월한 입문서라 할 수 있는 1918년 우드로페(Sir John Woodroffe)의 『뱀의 힘』(*The Serpent Power*)을 선구적인 저작물로 들 수 있다. 이 문헌은 꾼달리니, 짜끄라와 같은 하타요가의 핵심 개념과 실천법을 다루고 있고 후반부는 『삿뜨짜끄라니루빠나』(*Saṭckranirūpaṇa*), 『빠두까빵짜까』(*Pādukāpañcaka*)의 원문과 번역 그리고 역자의 주석을 수록하고 있다. 이 문헌은 1918년 런던에서 출판되었고 인도에서도 몇 차례 인쇄되었는데 산스끄리뜨 번역상의 문제도 다소 발견되지만 딴뜨리즘과 하타요가에 대한 탁월한 개설서로 평가되고 있다. 뮐러-오르테가(Paul Eduardo Muller-Orterga)의 1989년 저서, *The Triadic Heart of Śiva: Kaula Tantricism of Abhinavagupta in the Non-Dual Shaivism of Kashmir* 그리고 고우드리안(Teun Goudriaann)이 편집했던 기념논문집 *Ritual and Speculation in Early Tantrism: Studies in Honor of André Padoux*도 같은 맥락에서 공유될 수 있다.

이와 더불어 로나블라(Lonavla)의 까이왈야담마(Kaivalyadhama)와 로나블라 요가연구소(Lonavla Yoga Institute)에서 지속적으로 하타요가 문헌을 발굴하고 출판하는 것도 새로운 추동력이다. 두 단체의 출판본은 비록 몇 개의 필사본에 의거한 교정본이지만 거의 대부분 존재 사실조차 알려지지 않은 새로운 문헌이라는 점에서 향후 연구의 토대가 될 것이다.

---

104) 1988년, 자크 곤티에(Jacques Gontier)에 의해 영역되어 뉴욕주립대에서 출판되었다.

3. 하타요가 연구의 과제와 전망

2003년, 라우틀리지(Routledge)에서 『케짜리비드야』(*Khecarīvidyā*)에 대한 비판적 교정과 번역이 출판됨으로써[105] 오랫동안 망각된 하타요가 문헌이 다시 빛을 보게 되었다. 『케짜리비드야』는 하타요가 문헌에 대한 최초의, 엄밀한 문헌학적 연구 성과이자 망각된 하타요가 문헌에 대한 성공적인 발굴 사례로 평가될 수 있다. 케짜리는 하타요가 문헌이 강조하는 무드라이지만 비의적 성격으로 인해 수행자의 접근을 허용치 않았던 난해한 행법이었지만 '케짜리 무드라만을 단독적으로 해설하는 문헌'을 통해 이 무드라의 실체 그리고 역사적 배경에 대해 다가설 수 있게 되었다.

『케짜리비드야』의 출현으로 하타요가 문헌 목록이 하나 더 추가되었지만 그럼에도 불구하고 간과할 수 없는 사실은 멀린슨의 학위논문이 출판되기 전까지는 '이 문헌이 존재한다는 것'조차 거의 알려지지 않았다는 점이다. 9-12세기의 여명기와 15-16세기의 전성기를 지나 19세기에 이르기까지 작성된 하타요가 문헌의 수는 적지 않았을 것으로 짐작되지만 1890년대부터 현재까지 출판된 하타요가 문헌은 40개 전후에 불과하다.

근래, 까이왈야담마의 철학경전연구과(Philosophico-Literary Research Department)가 출판한 하타요가 필사본 카탈로그[106]를 통해서 어렴풋하게나마 하타요가 문헌의 실체를 짐작할 수 있게 되었지만 목록에서 누락되거나[107] 소장 목록을 공개하지 않은 아쉬람의 사본들 그리고 소재를 파

---

105) 2007년 출판본은 2003년 멀린슨(James Mallinson)이 옥스퍼드에 제출했던 박사학위 논문에 대한 개정본이다.

106) 이 카탈로그는 까이왈야담마의 Philosophico-Literary Research Department에서 편집되어 1989년에 처음 출판되었고 2005년에 증보판으로 출판되었다. *Descriptive Catalogue of Yoga Manuscripts(updated)*, Lonavla: The Kaivalyadhama S.M.Y.M. Samiti, 2005(1st. 1989). 이하 KDCYM으로 略

107) 예를 들면 『하타(요가)쁘라디삐까』의 경우 KDCYM에 따르면 필사본의 수는 약 260개이지만 논자는, 목록에서 누락된 80여 개의 사본을 추가로 발견할 수 있었다. 그 외에도 적지 않은 사본, 문헌이 위 목록에서 누락되어 있다.

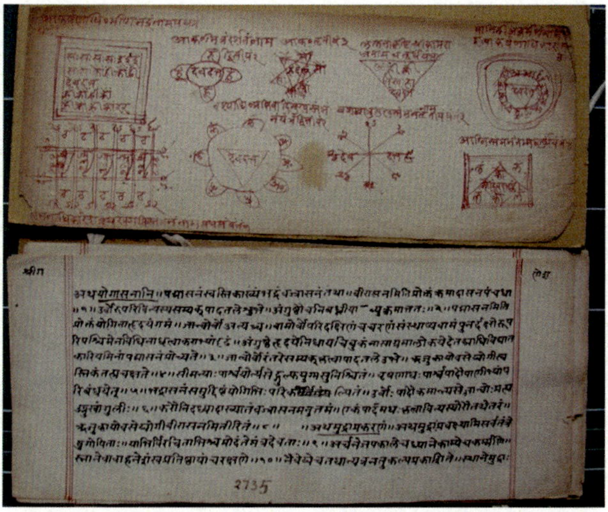

아직 공개되지 않은 하타요가 필사본, 『무드라의 행법』(*Mudrākaraṇa*) 중 일부(LPU: Woolner Collection: MS. Nr. 2735)

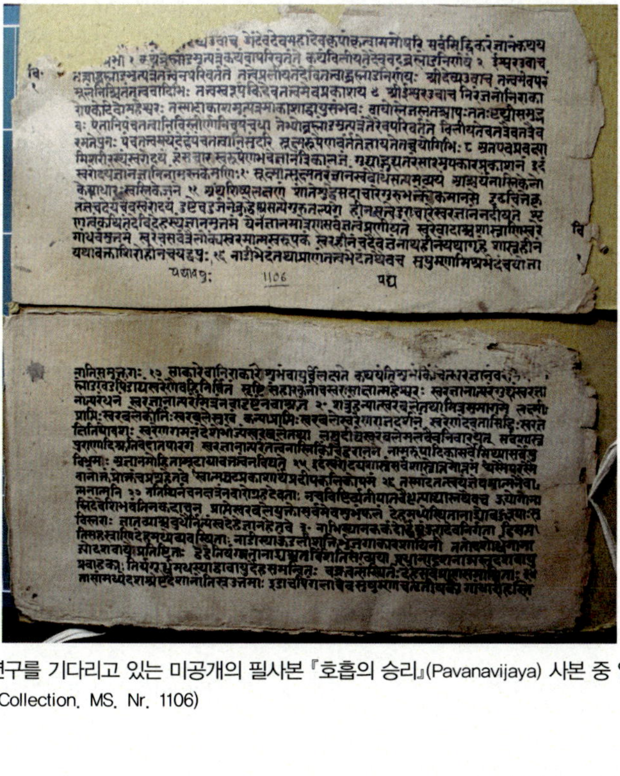

학자의 연구를 기다리고 있는 미공개의 필사본 『호흡의 승리』(Pavanavijaya) 사본 중 일부(LPU: Woolner Collection. MS. Nr. 1106)

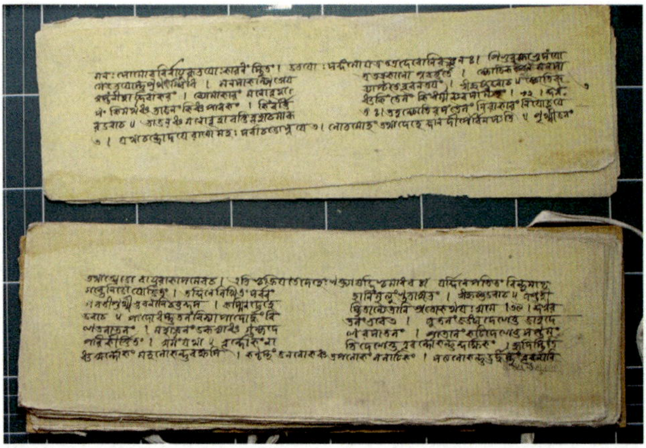

미공개의 필사본 *Hariharasaṃvada* 필사본의 일부(LPU: Woolner Collection: MS. Nr. 6108. Vaṅgala)

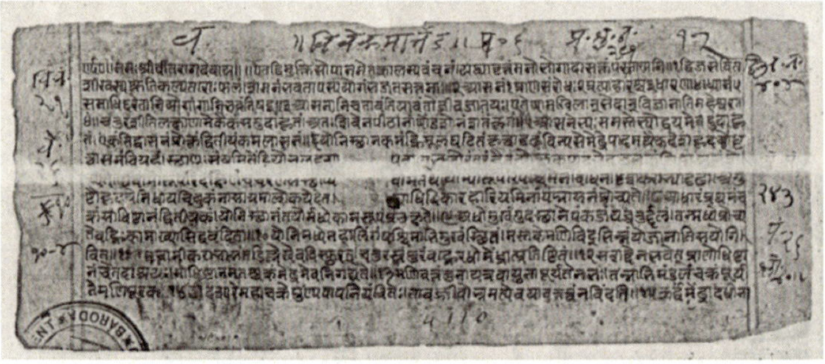

1477년에 필사된 고락샤나타의 『식별의 태양』(*Vivekamārtaṇḍa*) 중 첫 번째 폴리오(사진: James Mallinson)

악할 수 없는 개인 소장본까지 포함하면 100종류의 하타요가 문헌이 공개되지 않은 채 사본실 수장고에 잠들어 있는 것으로 보인다. 초기 하타요가 문헌이라 할 수 있는 『불멸의 성취』(*Amṛtasiddhi*)를 비롯해서 『웃디야나 반드하』(*Uḍḍiyānakabandha*), 『샹브하비 무드라』(*Śāmbhavīmudrā*), 『꿈브하까쁘라나야마』(*Kumbhakaprāṇāyāma*)와 같은 단독 행법을 설명하는 다수의 사본이 있고 또 『무드라의 정의』(*Mudrālakṣaṇam*), 『무드라까리까』(*Mudrākārikā*), 『나디 총의 본성』(*Nāḍicakrasvarūpam*)과 같은 귀중한 필사본들이 현존하지만 대부분 '그것이 존재한다는 사실'조차 알려지지 않았다. 따라서 사본실 수장고에 잠들어 있는 미공개의 하타요가 사본의 현황을 파악하고 개별 문헌에 대한 텍스트 비평을 포함한 문헌학적 연구와 번역이 필요하다고 할 수 있다. 여기서는 아직 출판되지 않은 미공개의 사본 중 중요한 문헌을 소개함으로써 하타요가 연구의 과제를 점검하고 또 하타요가 문헌의 전체 규모를 파악하고자 한다.

미공개의 필사본

약호

ABSV: Lalbhai Dalpatbhai Bharatya Sanskrit Vidyamandir, Ahmedabad
ADL: Adyar Library and Research Centre, Adyar Madras.
AGJ: Ganganath Jha Research Institute(Ganganath Jha Kendirya Sanskrit Vidyapitha) Allahabad.
BHU: Banaras Hindu Univ. Baranasi.
BMSM: Library of H. H. Maharaja of Bikaner.
BOI: Oriental Institute, Baroda.
CASB: Asiatic Society of Bengal Oriental Library, Calcutta.
ESV: Sanskrit Vidyāpeetham near Yamuna Kinare, Etawah(U.P.)
JMCP: Maharaja of Jaipur Meseum, City Palace, Jaipur.
JMMPP: Maharaja Mansingh Pustak Prakash, Jodhpur.
JORI: Oriental Research Institute, Jodhpur.
LPU: Punjab Univ. Library, Lahore
KUL: Kurukshetra Visvavidyalaya, Kurukshetra.
LUL: Lucknow Univ. Library, Lucknow.
MGOL: Government Oriental Manuscripts Library, Madras.
MyGL: Government Oriental Livrary, Mysore.
NGMCP. The Nepalese-German Manuscript Cataloguing Project.
PBISM: Bharat Itihas Samshodhak Mandal, Pune.
PBORI: Bhandarkar Oriental Research Institute, Pune.
PHJJ: Shri Hemachandra Jain Jñānamandir, Patan.
PHSS: Hindi Sahitya Sammelana, Prayaga.
PIFI: Institute Francais D'Indologie, Pondicherry.

TPG: The Palace Granthappura(Library), Trivandrum
TSM: Sanskrit Mss. in the Palace at Tanjore.
TUK: Univ. of Kerala, Trivandrum.
UOI: Oriental Mss. Library, Ujjain.
VSC: Sanskrit College, Varanasi.
VSUL: Sanskrit Univ. Library, Varanasi.
WPP: Pajna Pathasala, Wai.

C: Complete, F: Folios(s), Gr: Grantha, Inc: Incomplete, Mal: Malayalam, Nan: Nandīnagari, Nw: Newari, Pl: Palm leaf, V: Bengali, Dr: Dravida, Ś: Śaradī, Saṃ: Saṃvat. Te: Telugu.

① 초기 스승의 가르침 모음집

맛첸드라나타와 고락샤나타의 작품은 거의 대부분 출판되었지만 그 외에도 다수의 문헌들이 필사본으로 현존한다. 이 중에서 흥미로운 것은 초기 스승들의 가르침을 후대에 집성한 것으로 추정되는 다수의 필사본들이다. 이 중에는 『아디나타(Ādinātha)[108]의 말씀』 그리고 맛첸드라나타와 동일 인물로 알려진 미나나타(Mīnanātha)의 『요가집성』(*Yogasaṃgraha*) 그리고 맛첸드라나타와 동시대 인물 혹은 약간 앞선 것으로도 알려져 있는 잘란드하라의 가르침 모음집(『잘란드하라 상히따』, *Jālandharasaṃhitā*) 등도 포함된다. 이와 더불어, 가상의 대화록으로 추정되는 『닷따뜨레야와 고락샤의 대화』(*Dattātreyagorakṣasaṃvāda*) 그리고 벵갈리 문자로 된 『마찬디-미나타나의 사상』(*Macchandimīnāthamatam*)도 남아 있다.[109]

108) 여기서의 아디나타는 하타요가를 가르친 최초의 스승, 즉 쉬바를 의미할 수도 있고 『케짜리비드야』의 저자 혹은 제3의 인물일 수도 있다.

109) 맛첸드라나타는 지역에 따라 마찬다(Macchanda), 마찬디(Machandi), 마차흐하나(Maccaghna) 등으로 불리기도 했지만 일반적으로 미나나타와 맛첸드라나타는 동일한 인물로 간주되는데 위 필사본 역시 제목만 놓고 보면 동일 인물이라는 자료가 추정된다. 하지만 이 사본의 제목은 『마찬디와 미나나타의 사상』으로도 번역될 수 있으므로 제목만으론 어떠한 단정도 불가능하다.

닷따뜨레야의 가르침을 집성한 『닷따뜨레야의 가르침』(*Dattātreyatantra*), 『닷따뜨레야의 깨달음』(*Dattātreyabodha*)과 같은 필사본도 존재하는데 여기서의 닷따뜨레야는 널리 알려진 문헌인 『요가샤스뜨라』(13세기)의 저자일 수도 있고 혹은 '『마르깐데야 뿌라나』에서 요가를 가르친 스승' 일 수도 있다. 한편, 마르깐데야의 요가 사상을 집성한 것으로 추정되는 『마르깐데야의 요가』(*Mārkaṇḍeyayoga*) 필사본도 존재한다.

사본명(저자:사본의 수)	주요 소장처 및 고유 번호(특징)
Ātmabodha(Gorakṣanātha:3)	① TUK. Nr.6310-H (Pl.Gr)
	② TUK. Nr.13533N (Pl.Mal)
	③ TUK. Nr.13752X (Pl.Mal)
Ādināthavākya(Ādinātha:2)	① JORI. Nr.1281
	② JORI. Nr.1282 (F1 소실)
Āṣṭāṅgayoga(Gorakṣanātha:16)	①-⑬ JORI. Nr.1257-1269
	⑭-⑯ JORI. Nr.1270(1-4)
Āṣṭāṅgamudrāṣṭaka(Grokṣanātha:1)	JORI. Nr.1225 (F1)
Dattātreyatantra(5)	① PHSS. Nr.2458-918 (F46)
	② PHSS. Nr.2537-1-1450 (F30)
	③ TUK. Nr.7688 (C)
	④ TUK. Nr.7713 (Inc)
	⑤ TUK. Nr.10172 (Inc)
Dattātreyabodha(4)	① BOI Nr.7970d (Pl.Gr; Ff31-41)
	② MGOL Nr.D-4346 (Gr; F13=Ff.230-243)
	③ MGOL Nr.D-4347 (Pl.Gr; F15 Ff.59-74)
	④ MGOL Nr.R-2831b (Pl.Gr)
Dattātreyagorakṣasaṃvāda(4)	① MGOL. Nr.R15971 (F2)
	② JORI. Nr.1556 (F81)
	③ JORI. Nr.1557 (F128)
	④ JORI. Nr1558 (F28)
Jālandharavidhānakathana(2)	① JORI. Nr.1500A (F3, From Gorakṣasaṃhitā)
	② JORI. Nr.1500B (F3, From

	Gorakṣasaṃhitā)
Jālandharasaṃhitā(2)	① JORI. Nr.2249c (V, F.142)
	② JORI. Nr.1502 (F138)
Kāpālikatantra(with Comm.)	TUK. Nr.7475 (C)
Macchandimīnāthamatam(1)	ADL. Nr.11F-3 (V, F4)
Mārkaṇḍeyayoga(1)	MGOL. Nr.D4353 (Gr, F28, Begins on Ff251b)
Mudrāprakaraṇa(Macchindranātha)	UOI. Nr.11736 (F2, C)
Nāthacaitra(2)	① JORI. Nr.1644 (F77, 1st-2nd Prabandha)
	② JORI. Nr.1645 (F185, 1st-2nd Prabandha)
Nāthaparaṃparā(1)	JORI. Nr.2210 (F1, C)
Nāthapaśnottaramālā(1)	JORI. Nr.1655 (F4, C)
Nāthamārgayogaśāsatra(1)	WPP. Nr. L.no.6-3 | 399 (F.13. Inc. Śake1717)
Nathanirukta(1)	JORI. Nr.1649 (F2, C)
Yogasaṃgraha(Mīnanātha:1)	JORI. Nr21966 (F7)

② 하타요가 강요서 및 주석

고락사나타와 동시대 혹은 그 이후에 성립된 문헌 중 가장 오래된 것은 비루빡사(Virūpākṣa, 혹은 Virūpākṣasiddha 혹은 Virūpa로도 불림)의 『불멸의 성취』(*Amṛtasiddhi*: 혹은 *Amṛtasiddhiyoga*로도 불림)이다.[110] 이 문헌은 11세기에 성립된 것으로 추정되는데[111] 약 6개의 필사본이 현존한다. 『불멸의 성취』의 작자로 비루빡사(Virūpākṣa)의 가르침 모음집으로 보이는 『비루빡사빵짜시카』에 대한 비드야짜끄라바르띠(Vidyācakravartī)의 주석서 『비루빡사빵짜시까뷔야캬』(*Virūpākṣapañcāśikāvyākhyā*) 필사본도 현존한다. 아직 저자가 밝혀지지 않은 『요가정요집성』(*Yogasārasaṃgraha*)[112]도

---

110) 『하타(요가)쁘라디삐까』의 계보에 따르면 비루빡사는 '7번째 스승인 고락사나타' 다음으로 열거된다.
śrī ādināthamatsyendraśābarānandabheiravāḥ |
cauraṅgīmīnagorakṣavirūpākṣabileśayāḥ ‖ Hp. I.5.

111) Mallinson(2011b), 771b.

112) 비가나빅슈의 *Yogasārasaṃgraha*와 별도의 작품이다.

귀중한 문헌인데, 이 문헌의 14장은 꾼달리니를 정의하고 15장은 수슘나 나디를 설명하는 것으로 보인다.

미공개의 필사본 중 귀중한 자료는 『고락샤샤따까』에 대한 2개의 주석서이다. 필사본에 따라 『고락샤샤따까』의 구성과 내용이 다르고 출판된 세 종류의 원문(번역포함) 역시 모두 다르다는 점에서 네와리 문자로 필사된 두 주석서는 『고락샤샤따까』의 원문을 복원하는 데 중요한 자료가 될 것으로 보인다.

흥미로운 것은 『고락샤샤따까』와 유사한 명칭의 『맛첸드라샤따까』(*Matsyendraśataka*)라는 필사본이 현존한다는 것이다. 이 필사본은 아마도 『고락샤샤따까』를 염두에 두고 후대에 작성된 것으로 추정되는데 제목 그대로 약 100개의 게송으로 맛첸드라나타의 요가를 요약한 것으로 추정된다.

고락샤나타의 것으로 알려진 『싯드하싯드한따빠드하띠』에 대한 주석서인 『싯드하싯드한따빠드하띠 해설』(*Siddhasiddhāntapaddhativyākhyā*)도 3종류의 필사본이 존재하는데 이 필사본 역시 기존에 출판된 *Siddhasiddhāntapaddhati*의 다소 모호한 원문을 교정하는 데 중요한 자료가 될 것이다. 고락샤나타의 『식별의 태양』(*Vivekamārtaṇḍa*)에 대한 주석서 『식별의 태양에 대한 설명』(*Vivekamārtaṇḍaṭīkā*)도 동일한 이유에서 중요하다고 할 수 있다. 그 외의 미공개 사본 중 14세기 인물인 샤랑가드하라[113]의 『팔지요가』(*Āṣṭāṅgayoga*)』, 그리고 두 명의 저자에 의해 작성된 『요가의 등불』(*Yogapradīpā*) 등도 현존하고, 니띠야나타(Nityanātha)의 『싯드하싯드한따빠드하띠』 필사본도 존재한다.

---

113) 14세기에 생존했던 것으로 추정되는 샤랑가드하라의 것으로 귀속된 또 하나의 문헌은 『샤랑그드하빠드하띠』(*Śāraṅgdhapaddhati*)인데, 뷔네만(Bühnemann. 2011, p. 39)에 따르면 이 문헌 (157-168송)은 하타요가의 전통을 ① 고락샤와 그의 추종자들의 요가 ② 마르깐데야와 그 추종자들의 요가와 같은 두 종류로 언급한다.

Amṛtasiddhi(Virūpākṣnārtha:1) JMMPP. Nr.1241.

Amṛtasiddhi(2) ① NGMCP. Nr.E1501-11 (Nw, F15)

② NGMCP. Nr.E655-39 (Nw, F21)

Amṛtasiddhiyogaḥ(Virūpākṣasiddha:5)

① ADL. Nr.75278 (Pl.Gr, F16)

② BOI. Nr.7970b (Pl, Ff20-23)

③ MGOL. Nr.D4341 (Pl.Gr, F30)

④ MGOL. Nr.D4342 (Pl.Gr)

⑤ MGOL. Nr.R2881n (F15, Saṃ1745)

Āṣṭāṅga Haṭhayoga(Sāraṅgadhara:1)

PHSS. Nr.5642 (Ff4-11, 9-22 Inc. Old)

Āṣṭāṅgayoganirṇaya(Śaṅkarācārya:2)

① BOI. Nr.4108 (F2)

② TPG Nr.549 (Gr)

Avadhūtagītā(Dattātreya:3) ① ESV. Nr.66[P3]

② PBISM. Nr.25 | 13 (F.15)

③ TUK. Nr.6303C (Pl.Gr, C)

④ ESV. Nr.67[P3]

Avadhūtagīta Saṭīka(Paramānanaṭrtha: 3)

① TUK. Nr.T49 (C)

② TUK. Nr.8981 (Pl.Mal,Gr, Inc)

③ TUK. Nr.C-1034 (Pl.Mal, Inc)

Āṣṭasiddhivivaraṇa(1) MGOL. Nr. R(a)14253

Hariharayoga(1) ① TSM. Nr.6754 (F12)

Hariharasaṃvāda(4) ② BHU. Nr.C4277 (Ś; F11)

③ VSUL. Nr.29861 (F11)

④ LPU. Nr.6108 (V; F22.)

Gorakṣaśatakabhāṣā(1) ① NGMCP. Nr.A62-17 (Nw, F8)

Gorakṣaśatakavyākhyā(1) ① NGMCP. Nr.A62-28 (Nw, F28)

Matsyendraśataka(2) ① NGMCP. Nr.B39-11(1) (Nw, F38)

② NGMCP. Nr.A63-18 (Nw, F15)

Siddhasiddhāntapaddhati(Nityanātha:4)

① BOI. Nr.2367

② VSC. Nr.1937 (F8, Inc)

③ VSUL. Nr.29901 (F11, C)
④ VSUL. Nr.3007 (F8, Inc)

Siddhasiddhāntapaddhativyākhya(Śaṅkaranātha: 1)
LPU. Nr.8193 (F177, Pl.Ke)

Siddhasiddhāntapaddhativyākhya Ṭīkā Nāthanirvāṇa(1)
JORI. Nr.2176 (F112, C)

Siddhasiddhāntapaddhativyākhya Bhāṣāṭīkā(1)
JORI. Nr.2166B (F34, C)

Tattvabindūyoga(Rāmacandra Paramahaṃsa: 4)

Virūpākṣapañcāśikāvyākhyā(Vidyācakravartī:2)
① LPU. Nr.8059 (F27, Pl.Dr)
② LPU. Nr.8221 (Ff67-81, Pl.Dr)

Vivekamārtaṇḍaṭīkā Yogitoṣiṇi(Bhiṣma Bhaṭṭa: 3)
① JORI. Nr.2027 (F67, C)
② JORI. Nr.2028 (F15, Inc)
③ JORI. Nr. 2030 (F2, Inc)

Vivekamārtaṇḍaṭīkā Muktimañcikā(1)
① JORI. Nr.2029(C. composed. in V.S.1876)

Yogabījaprakaraṇa(Ādinātha:1) JMCP. Nr.120-5(3) (F11, C, 19th.)

Yogadīpikā(Viśvambhara:1) BOI. Nr.653 (F16)

Yogadīpikā(Nārāyaṇa Paṇḍita:1) MyGL. Nr.5101-Na38-Pa (C)

Yogadīpikā(Devīprasāda:1) LUL. Nr.520-D-37y(45707)

Yogakārikā Ṭippaṇa(1) JORI. Nr.1848(b) (F3. Inc, 17th.)

Yogakramadīpikā(1) VSUS. Nr.29942 (F8, C)

Yogamārttaṇḍa(Gorakṣanātha:4) ① JORI. Nr.37175 (F10, C, V.S.1868)
② TPS. Nr.9911 (Pl.Te, Inc.)
③ MGOL. Nr.R-2831J (Pl.Te, Inc)
④ MGOL. Nr. R-4407 (Pl.Te, Inc)

Yogapradīpa(Kedāranātha:7) ① UOI. Nr.4552 (V, F6, Inc.)
② ABSV. Nr.9544 (F17)
③ JORI. Nr.1852(A) (F10, C, 18th.)
④ JORI. Nr.2098 (F2, Inc. 18th.)
⑤ PHJJ. Nr.1641-8 (Ff35-40)

⑥ PHJJ. Nr.4664 (F11, saṃ1713)
⑦ PHJJ. Nr.6595/3 (F2)

Yogapradīpa(Śubhacandrācārya:5)
① PHJJ. Nr.7008 (F6, saṃ1709)
② PHJJ. Nr.7856/1 (F3, 15th.)
③ PHJJ. Nr.9629 (F2, 18th.)
④ PBORI. Nr.169(2): A-1882-83uc (F2, C)
⑤ PBORI. Nr.147: 1871-22uc (F5, C)

Yogaprakaraṇam(Pūrṇānanda:1) AGJ. Nr.4730-15 (Ma, F7, C)

Yogaratnapradīpīkā(Bhogīśvarayogin:5)
① ADL. Nr.PM-11 (Te, F16, Inc)
② ADL. Nr.TR-1166 (F91, Inc)
③ ADL. Nr.72244 (Pl.Te, F14, Inc)
④ ADL. Nr.PM-1430 (P.Gr, F31, Inc)
⑤ MGOL. Nr.D-4365 (P.Gr, F61)

Yogaratnapradīpīkā(Sadāśivayogīnātha:1) ADL. Nr.8-J-11 (Āg, F.61)

Yogaratnākara(Viśveśvarānanda:1) BMSM. Nr.1228 (P.Mai, F11, C)

Yogaratnākara(Rāmānandayogin:1) MGOL. Nr.D-188-74

Yogaratnāvalī(Nāgārjuna:1) BHU. Nr.C-3792 (F.31, Inc, saṃ1840)

Yogaratnāvalī(Śrīkanda Śivapaṇḍita:1) PHJJ. Nr.2790 (F7, 17th.)

Yogarahasya(Parameśvarayogin:2)
① ADL. Nr.67780 (Pl.Gr, F3, C)
② ADL. Nr.67731 (Pl.Gr, F6, C)

Yogarahasya(1) MGOL. Nr.D-4366 (Pl.Te, F9, C)

Yogatattva(1) MGOL. Nr.R-1419a-5 (Pl.Gr, Inc)

Yogatattvadīpikā(Aṣṭāvakra: 1) MGOL. Nr.D-4355 (P.Gr, F2, C)

Yogaviṣaya(Sadāśiva Brahmendra:2)
① MGOL. Nr.D015841 (Pl.Gr, F3, C)
② MGOL. Nr.D-17373 (Pl.Te, F9, Inc)

Yogasārasaṃgraha(Puruṣottamatīrtha:2)
① PBORI. Nr.614: 1887-91(uc) (F20, Inc, saṃ1683)
② VSUL. Nr.3009 (F16, C)

③ 아사나와 관련된 사본

산스끄리뜨 문헌에서 아사나의 수는 제한적이지만 18세기 이후 깐나다(kannaḍa)로 작성된 『쉬리따뜨바니드히』(*Śrītattvanidhi*)의 경우엔 122개의 아사나가 설명되고 힌디(Hindī) 문헌인 자야따라마(Jayatarāma)의 『조가쁘라디빠까』(*Jogapradīpakā*, 혹은 *Jogapradīpyakā*)는 84개의 아사나가 설명된다.[114] 하지만 두 문헌에서 설명된 아사나들이 그 이전의 산스끄리뜨 문헌에서 설명된 아사나와 종류를 달리하는 전혀 새로운 것이라는 점에서 전통적인 하타요가 문헌과 그 이후 문헌 사이에 공백이 있다는 것을 알 수 있다. 하지만 그 공백을 메울 수 있는 단서가 현재로서는 분명치 않다. 18세기 이후에 작성된 것으로 짐작되는 아래의 아사나 관련 산스끄리뜨 사본이 당대에 유행했던 새로운 아사나를 수록할 가능성도 있지만 대부분 소작(小作)이다.

Āsananirūpaṇa(1)	JORI Nr.1292b(Ff2-3)
Āsanabandha(1)	PBISM Nr.2171.
Āsanamantraḥ(2)	① TUK Nr.7674J(Pl.Mal)
	② TUK Nr.9140J(Pl.Gr)
Āsanamudrādinirūpaṇam(1)	VSUL Nr.30114(F7-8)
Āsanalakṣaṇam(1)	PBISM Nr.64(F1)
Āsanavidhi(8)	① PBISM NR.693(F2)
	② - Nr.90-1331(F1, old)
	③ - Nr.29-5433(F4)
	④ - Nr.94-67(F14)
	⑤ - Nr.95-69(F1)

---

114) 『조가쁘라디빠까』의 84아사나(Ff.3-86)와 24개의 무드라(Ff.81-117)를 그림으로 표현한 도해 사본이 '영국 도서관(British Library, 서가 기호 Add. 24099)에 소장되어 있다. 이 사본의 정체를 규명했던 뷔네만(Bühnemann 2007, 156-176)에 따르면 이 사본은 힌디와 브라즈 브하샤(Braj Bhāṣā), 카리 볼리(Kharī Bolī)의 혼성어이며 1830년에 작성되었다.

	⑥ - Nr.33-168(F11)
	⑦ - Nr35-255(F8)
Āsanāni(1)	VSUL Nr.29893(F11)

④ 호흡수련 관련 사본

근래에 발견된 사본 중 대단히 흥미로운 문헌은 『꿈브하까의 방법』(*Kumbhakapaddhati*)이다. 이 문헌은 후대에 성립되었지만 약 70여 종류의 꿈브하까를 설명하는 전문적인 문헌이라는 점에서 가치가 있다. 이와 유사하게 『16개의 쁘라나야마』(*Ṣodaśaprāṇāyāma*)는 16 쁘라나야마의 기법을 설명하고 또 『꿈브하까 쁘라나야마』(*Kumbhakaprāṇāyāma*)는 께왈라 꿈브하까를 전문적으로 해설한 문헌으로 짐작되지만 현재까지 발견된 사본은 모두 불완전한 단편이다.

Kumbhakaprāṇāyāma(1)	BHU. Nr.C4203 (Ś, F4, Inc)
Prānādikṛtyam(1)	VSUL. Nr.29877 (V, F3, C)
Prāṇāyāma(Īśvara: 1)	PBISM. Nr.39 | 85 (Ff4-5, Inc)
Prāṇāyāma(1)	NGMCP. Nr.E1651-21(9) (Nw, F31)
Prāṇāyāmaprakāra(2)	① NGMCP. Nr.E1609-12(4) (Nw, F36)
	② NGMCP. Nr.E1609-12(5) (Nw, F35)
Prāṇāyāmapraśaṃsā	VSUL. Nr.19876 (F1, C)
Prāṇāyāmavidhi(2)	PBISM. Nr.91 | 21-A(uc) (Ff2-4, Inc.)
Prāṇatoṣaṇitantram(Rāmatoṣaṇa Bhattacārya:1) ESV. Nr.1119[p33]	
Prāṇavābhāsa(1)	NGMCP. Nr.E1651-21(8) (Nw, F31)
Ṣodaśaprāṇāyāma(1)	JORI. Nr.13075 (F5, C, Saṃ.1649)

⑤ 무드라 관련 사본

무드라는 하타요가의 핵심 기법이므로 대부분의 문헌에서 설명되고 있다. 하지만 무드라는 특성상 비의적인 내용이 많고 스승 혹은 스승의 역할을 대신할 주석서 없이는 실행하기 어렵다는 점에서 특정 무드라를 단독으로 설명하는 문헌은 대단히 귀중하다고 할 수 있다. 근래에 발굴되고 조명된 『케짜리비드야』(*Kechārividyā*)의 예에서 알 수 있듯이 케짜리만을 전문적으로 설명하는 문헌을 통해 '단 몇 개의 게송으로만 설명된 난해한 케짜리 무드라'의 전모를 파악할 수 있게 되었고 또 케짜리 무드라의 원형 및 성(性)적인 것과 관련된 변형 과정을 추적할 수 있게 되었다. 이와 유사하게 단독 행법을 담고 있는 미공개의 사본들이 남아 있는데, 하타요가의 주제와 관련해서 중요한 것은 『웃디야나 무드라』(*Uḍḍīyānamudrā*), 『잘란드하라 무드라』(*Jālandharamudrā*), 『웃디야나 반드하』(*Uḍḍīyānakabandha*), 『물라반드하의 기법』(*Mūlabandhaprakāra*), 『샨키니 무드라에 대한 해설』(*Śāṅkarīmudrāyvyākhyā*), 『샹브하비 무드라』(*Śāṃbhavīmudrā*)이다.

한편 네와리 문자로 작성된 『도립행』(*Viparītakaraṇī*) 필사본은 아직까지 정체가 모호한 도립행 무드라의 정확한 형태를 파악하는데 중요한 단서가 될 것으로 추정된다. 현존하는 하타요가 문헌에 따르면 도립행 무드라의 형태는 물구나무서기로 추정되지만 '누운 상태에서 두 발을 하늘로 들어 올리는 동작'(전신 체위 혹은 어깨서기 체위) 또는 '전신 체위에서 엉덩이를 뒤로 뺀' 반-전신체위 등으로 약간의 논란이 있다. 이 필사본을 통해 이 무드라의 정확한 형태를 파악할 수 있을 것으로 추정된다. 하지만 18세기 이전의 하타요가 문헌이 이 무드라의 명칭을 '위빠리따까라니'(Viparītakaraṇīmudrā)로 표현했던 것이 아니라 '까라니 위빠리리따캼'(Kāraṇīṃ Viparītākhyām)으로 표현했으므로(본서 제3부 '도립행으로 불리는 무드라' 항목을 참조) 이 필사본은 18세기 이후에 필사되었을 가능성이 있으므로 약간의 주의가 필요할 것으로 보인다. 『무드라 송』(*Mudrākārikā*)을 비롯한 그 외의 필사본들은 무드라 전체를 설명하는 것으로 추정되는데, 무드라만을 위한 문헌이므로 역시 보다 심화된 내용을 담고 있을 것으로 추정된다. 한편, 두 개의 필사본 『무드라의 정의』(*Mudrāla-*

kṣaṇaṃ)와 『공표된 무드라에 대한 해설』(*Viniyuktamudrālakṣaṇa*)는 동일한 문헌으로 추정된다.[115)]

Jālandharamudrā(1)	NGMCP. Nr.E.1651-21(6) (Nw, F31)
Jālandharapīṭhadīpikyāyāḥ(Prahitādānanda: 1)	
Mudrālakṣaṇaṃ(8)	① PIFI. Nr.RE20837 (Pl)
	② TUK. Nr.4290U (Pl.Gr)
	③ TUK. Nr.7436
	④ TUK. Nr.8404
	⑤ TUK. Nr.L537C (PL.Mal)
	⑥ TUK. Nr.4984 (Inc)
	⑦ TUK. Nr.2261B (Pl.Nan, C)
	⑧ LPU. Nr.2735 (F8, C)
Viniyuktamudrālakṣaṇa(1)	LPU. Nr.2384 (F6. C. Śaka 1774)
Mudrāpaṭalam(1)	ESV. Nr.112[P-344]
Mudrāprakaraṇa(2)	JORI. Nr.1815 (F6, C)
	MOGO. Nr.D18634 (F2. C)
Mudrāprakaraṇa(Macchindranātha:1)	UOI. Nr.11736 (F2, C)
Mudrāprakāśa(Rāma Kiśor:1)	ESV. Nr.112[P-114]
Mudrānighaṇṭu(1)	TUK. Nr.1968H(C)
Mūlabandhuprakāra(2)	① JORI. Nr.1816 (F6, C)
	② JORI. Nr.1817 (F6, C)
Mudrākārikā(1)	UOI. Nr.3929 (C)
Uḍḍīyānakabandha(1)	BHU. Nr.C-2704 (F1, 31)
Uḍḍīyānamudrā(1)	NGMCP. Nr.E.1651-21(5) (Nw, F31)
Śāṅkarīmudrā Vyākhyā(1)	JORI. Nr.2066 (F4, C)
Śāmbhavī Mudrā(1)	MGOL. Nr.D4382 (F1, Inc; Begins on F22a)
Sodaśamudrālakṣaṇam(Śuka Yogin: 2)	
	① TSM. Nr.6727 (F1)
	② TSM. Nr.6385 (F1)
Viparītakaraṇī(1)	NGMCP. Nr.E1651-21(5) (Nw, F31)

115) 이것은 2009년 필자가 라호르의 편잡대학 사본실에서 살펴본 기억에 따른 것이다.

⑥ 꾼달리니, 짜끄라, 나디

짜끄라(cakra)에 대한 고전은 1577년에 작성된 뿌르나난다 야띠(Pūrṇānanda Yati)의 『쉬리따뜨와찐따마니』(*Śrītattvacintāmaṇī*) 제6장인 『여섯 짜끄라에 대한 해설』(*Ṣaṭcakranirūpaṇa*)로 알려져 있다. 하지만 짜끄라에 대한 설명보다는 상징적인 묘사에 더 치중되어 있고 짜끄라의 각성법 혹은 개화되는 메커니즘에 대해서는 거의 언급되지 않았다. 이 점에서 단편적인 문헌이긴 하지만 『여섯 짜끄라에 대한 논의』(*Ṣaṭcakranirṇaya*), 『여섯 짜끄라의 다양성』(*Ṣaṭcakrabheda*), 『여섯 짜끄라에 대한 고찰』(*Ṣaṭcakravicāra*), 『여섯 짜끄라에 대한 탐구』(*Ṣaṭcakravivecana*) 등과 같은 새로운 필사본에도 주목할 수 있다.

한편, 짜끄라의 수는 후대로 갈수록 점차 증가하는데 현존하는 스크롤 사본들의 경우 보통 12개의 짜끄라가 설명되고 어떤 사본에서는 27개의 짜끄라가 설명된 경우도 있다. 짜끄라의 수가 증가하는 것은 인체에 대한 논의나 통찰이 확대된 결과로도 볼 수 있는데 현재까지 스크롤 사본에 대한 논의는 각각 1개의 사본에 의거한 노보트니와 미셀의 선구적인 연구만 남아 있다.[116] 아래의 목록 중 JORI에 소장된 11605번 필사본은 헤마짠드라 수리의 『여섯 짜끄라』(*Ṣaṭcakram*)를 아마도 18개의 짜끄라로 증가시켜서 그림으로 묘사한 스크롤 사본일 가능성이 높다.

『나디 총』(*Nāḍicakram*)와 『나디 총의 본질』(*Nāḍcakrasvarūpam*)은 72,000개 혹은 그 중에서 중요시되는 14개 전후의 나디들을 설명하는 것으로 추정되는데, 14나디의 시작점과 역할 등에 대한 설명이 문헌마다 다소 분분하다는 점에서 검토가 필요할 것이다.

Candranāḍīsūryanāḍīkathana(1)	NGMCP. Nr.F227-43(2) (Nw, F17)
Kalājñāna(1)	NGMCP. Nr.E1651-21(2) (Nw, F31)

---

116) Nowotny(1958); Michaël(1979)

Kuṇḍalinīcālana(1)	NGMCP. Nr.E1651-21(3) (Nw, F31)
Kuṇḍalinīpañcakādinirupaṇa(1)	ADL. Nr.70290 (Pl.Te, F3, C)
Kuṇḍalinīskandharaśmiprakaraṇa(1)	NGMCP. Nr.P31-8(3) (Nw, F10)
Kuṇḍalinīyogādivarṇana(1)	NGMCP. Nr.E2083-23 (Nw, F10)
Nāḍicakram(4)	① AGJ. Nr.4371-16 (F2, C)
	② TUK. Nr.12951C (F15, Inc)
	③ VSUL. Nr.19879 (F3, C)
	④ VSUL. Nr.29945 (2, Inc)
Nāḍcakrasvarūpam(1)	MyGL. Nr.2466-Pr.
Nāḍīprakāśa(1)	NGMCP. Nr.B164-1 (Nw, F15)
Nāḍīsodhana(1)	NGMCP. Nr.E1651-21(10) (Nw, F31)
Nāḍīśuddhi(1)	TUK. Nr.TM188BI (F.300; C)
Piṅgalā kā(y)a vicāra(1)	NGMCP. Nr.E1651-21(1) (Nw, F31)
Ṣaṭcakrādicintanakrama(2)	NGMCP. Nr.H211-2(1) (Nw, F25)
Ṣaṭcakrakrama(Brahmānanda:1)	CASB. Nr.I-G-7 (V)
Ṣaṭcakranirṇaya(1)	KUL. Nr.Ha50887 (S, F7)
Ṣaṭcakrabheda(1)	BHU. Nr.C-5580 (Ś, F15)
Ṣaṭcakram(Hemacanḍra Sūri:1)	JORI. Nr.11605 (Scroll of 18 illustrations; Inc)
Ṣaṭcakrasacitravarṇana(2)	① NGMCP. Nr.E972-20(3) (Nw, F45)
	② NGMCP. Nr.E972-20(3) (Nw, F45)
Ṣaṭcakraparicaya(1)	NGMCP. Nr.E1614-30(1). (Nw, F202)
Ṣaṭcakraprakāśa(1)	NGMCP. Nr.M93-1 (Nw, F24)
Ṣaṭcakravivecana(1)	PBISM. Nr.1637 (F6, C)
『12 짜끄라에 대한 도해 사본』들[117)]	Punjab: Lahore Museum(1)
	Delhi: Folk Museum(1)
	Ian Wicher(1)

117) 도해 사본의 경우, 명칭은 거의 기록되지 않지만 아마도 『12짜끄라에 대한 해설』 혹은 『27개의 짜끄라에 대한 해설』 등으로 추정할 수 있을 것이다.

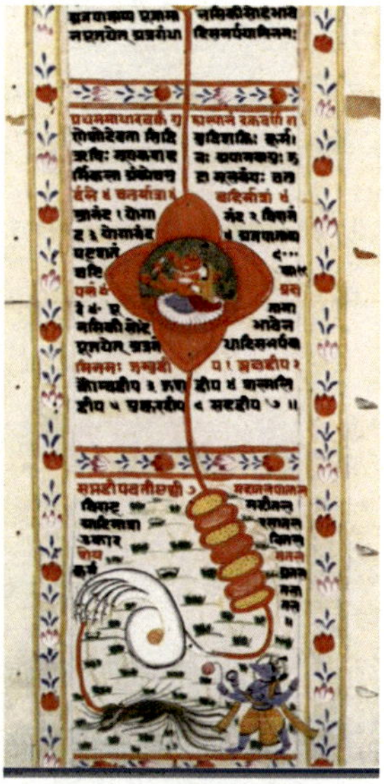

12개의 짜끄라를 설명하는 도해 사본 중 첫 번째 짜끄라인 물라드하라 짜끄라(사진: Ian Wicher: Mookherjee 1982, p.34에서 인용)

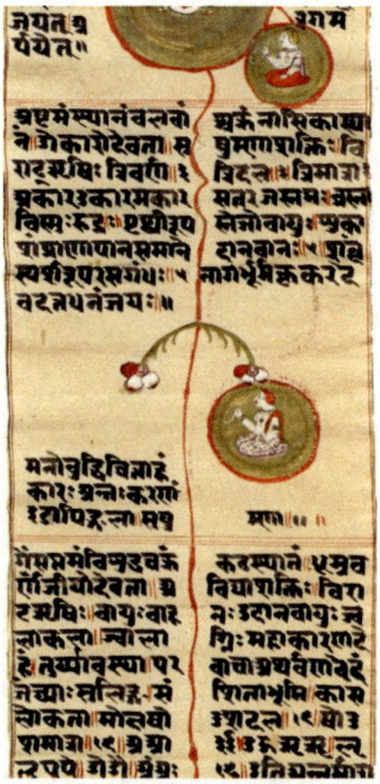

12짜끄라에 대한 설명을 담고 있는 도해 사본(미완성) 단편 중 여덟 번째 짜끄라인 발라왐(Valavaṃ) 짜끄라와 일곱 번째 짜끄라인 비슷다 짜끄라의 일부(개인 소장)

아직 출판되지 않은 하타요가 필사본을 대강 살펴보았지만 소장 목록을 공개하지 않은 아쉬람의 사본들 그리고 소재를 파악할 수 없는 개인 소장본까지 포함하면 더 많은 문헌이 존재하고 있을 것으로 판단된다. 아울러 현재까지 출판된 약 40여권의 문헌에 대해서도 검토가 필요하다고 할 수 있는데, 그것은 출판본의 경우 특정한 필사본 혹은 부분적인 사본들에 의거한 편집본으로 중요한 사본이 누락된 경우가 많기 때문이다.

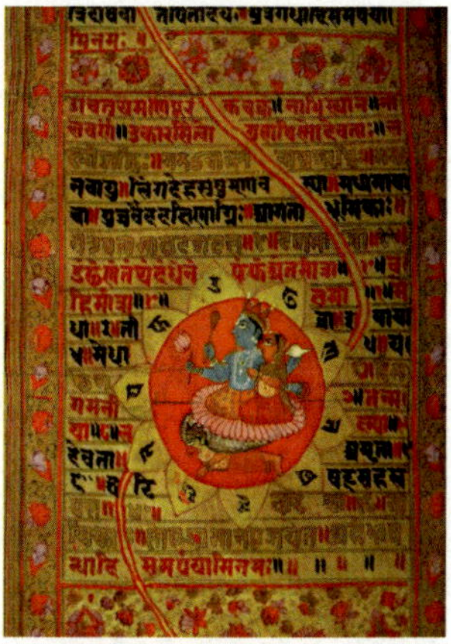

12개의 짜끄라에 대한 설명과 그림을 담고 있는 스크롤 사본 중 네 번째인 마니뿌라짜끄라에 대한 설명 (Lahore, Lahore박물관 소장)

하나의 단적인 예로 최초의 하타요가 문헌으로 알려진 『고락샤사따까』를 들 수 있다. 이 문헌은 필사본에 따라 제목 그대로 100개(śataka)의 게송으로 구성된 경우도 있고 200개의 게송으로 이루어진 사본도 있으며 '특정 사본군'에 의거해서 편집된 출판본 역시 게송의 수와 내용은 조금씩 다르다. 현재로선 이 문헌의 원문이나 원형에 대해 단언할 수 없다.

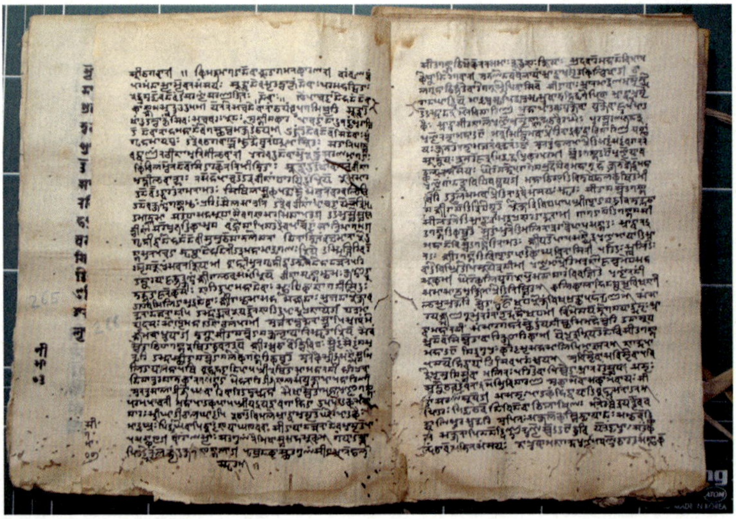

최초의 하타요가 문헌으로 알려진 『고락샤샤따까』 필사본 중 아직 공개되지 않은 샤라다(Śārada) 필사본의 일부(LPU: Woolner Collection: MS. Nr. 5972)

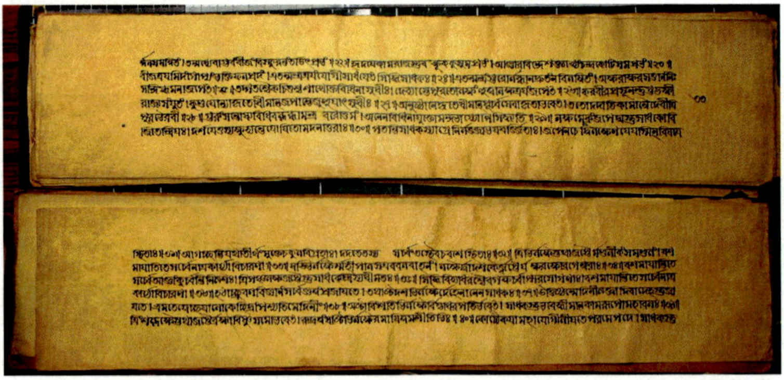

벵갈 문자로 필사된 『쉬바상히따』(*Śivasaṃhitā*) 중 일부(LPU: Woolner Collection: MS. Nr. 6103)

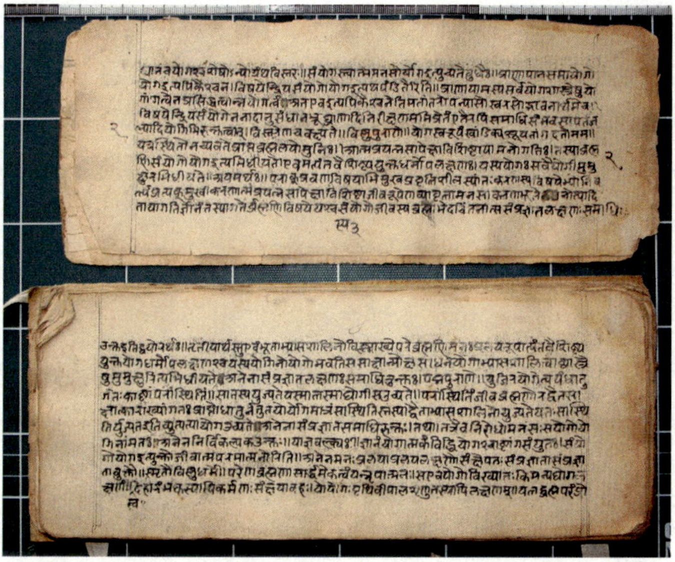

새롭게 발견된 쉬바난다 사라스와띠(Śivānanda Sarasvatī)의 『요가찐따마니』(*Yogacintāmaṇi*)필사본 중 일부(LPU: Woolner Collection, MS. Nr. 6922, Śaka 1552). 16–17세기에 성립된 『요가찐따마니』는 전대의 요가 기법을 망라한 기념비적인 문헌이다.

II. 하타요가의 정의와 영역

1. 하타요가의 의미와 정의

하타요가(haṭhayoga)는 '하(ha)와 타(ṭha)의 결합(yoga)'이라는 이중 복합어[1]로 분석될 수도 있고 동격한정 복합어인 '강력한 요가' 또는 격한정 복합어인 '힘에 의한 요가'로 분석될 수도 있다. 이 중에서 첫 번째 분석인 '하와 타의 결합'은 고대 문헌에서 흔히 발견되는 유사 어원학 내지는 심정적인 어원 분석에 의거한 해설이지만 하타요가의 목표와 방법적 특징을 명확하게 제시한다. 나머지 둘은 19세기부터 널리 통용된 것으

1) 여기서의 하타요가는 병렬복합어 'haṭha'가 'yoga'를 한정하는 격한정복합어 제6격으로 분석된다.

로 하타요가의 외형적 특징을 염두에 둔 새로운 해설이라고 할 수 있다. 이 중에서 일반적으로 통용되는 것은 현대 학자들의 해설, 즉 '강력한 요가' 또는 '힘에 의한 요가'이다. 하지만 이 해설이 원전적 근거를 지니거나 혹은 하타요가의 수행방법론과 목적을 온전하게 전달하는 것으로 판단되지는 않는다. 다수의 하타요가 문헌이 하타요가를 하(ha)와 타(ṭha)의 결합(yoga)으로 정의했음에도 불구하고 이 정의는 학계에서 거의 통용되지 않았는데, 그것은 아마도 하타요가가 연구되기 전인 19세기부터 이미 하타요가를 역동적인 혹은 격렬한 요가로 보는 인식이 학계에서 더 널리 통용되었기 때문으로 보인다. 또한 비록 초기 번역서나 현대의 교양서 혹은 매뉴얼에서도 '하와 타의 결합'이라는 정의가 등장하기도 하지만 '학자들을 만족시킬 수 있는 원전적 근거'를 제시한 예가 거의 없었다는 것이[2] 오히려 이 정의를 상징적인 혹은 비의적인(esoteric) 의미로 인식되는데[3] 일조했을 것이다.[4]

여기서는 먼저 예비적으로 8-11세기의 불교 딴뜨라 문헌에서 처음으로 등장하는 하타요가라는 용어를 검토하고 그 다음에 현대 학자들의 해석을 점검한 후 마지막으로 하타요가 문헌에서의 정의를 살펴볼 것이다.

---

2) 예를 들어 초기 번역가로 널리 알려진 바수(Srisa Chandra Vasu)는 1895년에 번역한『게란다상히따』의 서문(p. xxii)에서 하타요가를 '하와 타의 결합', '태양과 달의 결합', '쁘라나와 아빠나의 결합'으로 정의한 바 있다. 하지만 이 정의는『게란다상히따』에서 발견되지 않으므로 원문이나 전거를 제시해야 하지만 누락되어 있다.

3) 심지어 포이에르슈타인(Geroge Feuerstein, 1990)은『요가사전』에서 '하와 타'라는 두 음절이 '태양과 달의 소우주적인 측면'을 나타내는 것으로 빈번하게 설명되었다'고 말하고 이러한 분석이 심오하고 비밀스런 의미를 지닌다고까지 말한 바 있다. 이 점에 대해서는 haṭha-yoga 항목(p. 133)을 참조.

4) 엘리아데(Eliade. 1990, 228-229)도, 하타요가를 '하(ha)와 타(ṭha)의 결합(yoga)'으로 풀이하는『고락샤빠닷띠』의 해석이 딴뜨라의 가르침과 일치한다는 것을 밝혔지만 아쉽게도 전거는 제시되지 않았다.

1) 8-11세기의 불교 딴뜨라 문헌에서의 하타요가

하타요가(haṭhayoga)라는 용어는 8세기의 불교 딴뜨라 문헌에서 최초로 등장한다.[5] 8세기의 『비밀집회(秘密集會) 딴뜨라』(*Guhyasamājatantra*) 제18장 161송은[6], 제자가 6개월 동안에도 3가지 방법으로도 보리(bodhi)를 얻지 못했을 경우 하나의 대안으로 하타요가를 제시한 바 있다.[7] 물론 버치의 지적대로 『비밀집회 딴뜨라』가 하타요가를 정의했던 것은 아니다.[8] 이와 유사하게 10-11세기 문헌인 『시륜(時輪) 딴뜨라』(*Kālacakratantra*) 역시, 만뜨라 수행자들이 감관의 철수(pratyāhāra) 등으로써도 원하는 것을 얻지 못할 경우 하나의 대안으로 '비음(秘音, nāda)의 수행을 통해서 그리고 정(精, bindu)을 보존함으로써 강력하게(haṭhena) 연꽃의 금강(kuliśa)과 보석(maṇi)에 넣어야 한다'는 것을 말한다.[9] 흥미로운 것은 뿐다리까(Puṇḍarīka)가, 『시륜 딴뜨라』에 대한 주석 『무구정광』(無垢淨光, *Vimalaprabhā*)[10]에서 위의 'haṭhena'를 '하타요가로써'로 파악하고서 하

---

5) Birch(2012), p. 535.

6) 버치(Birch. 2012, 535, 각주58)에 따르면 유케이 마츠나가(Yukei Matsunaga)는 『비밀집회(秘密集會)딴뜨라』(*Guhyasamājatanta*)의 성립 시기를 8세기로 보지만 제XVIII장의 성립 시기를 8세기 후반으로 본다.

7) darśanaṃ yadi saṇmāsair yad uktaṃ naiva jāyate |
ārabheta tribhir vārair yathoktavidhisambaraḥ ‖ XVIII.161.
darśanaṃ tu kṛte 'pi evaṃ sādhakasya na jāyate |
yadā na sidhyate bodhir haṭhayogena sādhayet ‖ XVIII.162.
jñānasiddhir tadā tasya yotenaivopajāyate ‖ XVIII.163a. 원문은 Birch,(2012), p. 535의 각주 59에서 재인용.

8) 버치(Birch. 2012, 535)에 따르면 아드바야바즈라(Advayavajra: 10-11세기)의 『세까 니르데샤』(*Sekanirdeśa*), 『짜뚜르 무드란와야』(*Caturmudrānvaya*)에서도 하타요가(haṭhayoga)라는 용어가 발견되지만 이 문헌들이 하타요가를 정의했던 것은 아니다.

9) pratyāhārādibhir vai yadi bhavati na sā mantriṇām iṣṭasiddhir nādābhyāsād dhaṭhenābjagakuliśamaṇau sādhayed bindurodhāt | *Kālacakratantra*. IV.119cd. 원문은 Birch(2012), p. 535의 각주 61에서 재인용.

10) 버치(Birch. 2012, 535. 각주 62)는 스페라(Sferra. 2005, 265-266)에 의거해서 뿐다리까의 『무구정광』(*Vimalaprabhā*)이 성립된 시기를 11세기로 간주한다.

타요가의 기법을 설명했다는 점이다. 뿐다리까에 따르면 하타요가는 나다(비음)의 수행을 통해 강력하게 쁘라나를 가운데로 운반한 후 지혜의 연꽃에 빈두를 보존하는 것이다.[11)]

뿐다리까가 설명했던 하타요가가 고락샤나타와 스와뜨마라마 계열의 바로 그 하타요가를 지칭할지는 그 자체만으론 분명치 않다. 하지만 뿐다리까가 설명한 하타요가의 기법인 '쁘라나를 가운데로 강력하게 진입시키는 것' 그리고 특히 '빈두(bindu: 精)를 보전하는 것'은 『하타(요가)쁘라디삐까』를 비롯한 전통적인 하타요가의 수행법과 정확히 일치하는 것으로 판단된다. 그 이유는 하타요가에서 '가운데' 혹은 '가운데 길'은 수슘나(suṣumnā)를 의미하고[12)] 바로 이 수슘나로 쁘라나를 진입시키고 상

---

11) "이제 하타요가가 설명된다. 여기서, 감관의 철수 등을 통해서 영상을 보았음에도 불구하고 쁘라나를 통제하지 못함으로써 '영속적인 찰나'(akṣrakṣaṇa)가 일어나지 않는다면 그 때는 비음(秘音) 수련을 통해서 쁘라나를 강력하게 '가운데 길(통로)'로 밀어 넣은 후 지혜의 연꽃 속의 금강과 보석에 있는 정(精, bodhicitta), 즉 bindu를 통제할 때, '영속적인 찰나'는 진동없이 성취될 것이다. 이것이 하타요가이다."
idānīṃ haṭhayoga ucyate | iha yadā pratyāhārādibhir bimbe dṛṣṭe saty akṣarakṣaṇaṃ notpadyate ayantritaprāṇatayā tadā nādābhyāsād dhaṭhena prāṇaṃ madhyamāyāṃ vāhayitvā prajñābjagatakuliśamaṇau bodhicittabindunirodhād akṣarakṣaṇaṃ sādhayen niḥspandeneti haṭhayogaḥ || *Vimalaprabhā* Vol. 2, p. 212. 원문은 Birch(2012), p. 535에서 재인용.
버치(Birch. 2012, 535)에 따르면 하타요가에 대한 뿐다리까의 설명은 아누빠마라끄시따(Anuparamakṣita)의 『사당가요가』(*Ṣaḍaṅgayoga*)를 비롯해서 나로빠(Nāropā)의 『세꼿데샤띠까』(*Sekoddeśaṭīkā*) 그리고 라비쉬리가냐(*Raviśrījñāna*)의 『아므릿따까니까』(*Amṛtakaṇikā*)에서 거의 똑같이 앵무새처럼 반복된다.

12) 『하타(요가)쁘라디삐까』에서 '중앙'(madhya)이라는 단어는 '두 눈썹 가운데(미간)' 또는 '중앙 나디(수슘나'를 의미하는데, 쁘라나의 작용과 관련될 경우 및 이다와 삥갈라와 같은 나디가 언급될 경우, '가운데'는 모두 수슘나를 의미한다.
"수슘나를 여는 법을 배우고서 숨을 가운데로 흐르게 한 후 브라흐마란드흐라에 채워야 한다."
jñātvā susūmnā sadbhedaṃ kṛtvā vāyuṃ ca madhyagam |
…brahmarandhre nirodhayet || Hp. IV.16
"중앙에, 즉 가운데 나디(=수슘나)에 집중해야 한다.
madhye madhyanāḍyāṃ niyojayet. Hp-Jt. III.20(*p.* 79, *l.* 16)

승시키는 것이 하타요가의 핵심 기법이고 또 쁘라나가 수슘나를 통해 브라흐마란드흐라에 도달할 때 하타요가가 완성되기 때문이다.[13] '빈두를 보전하는 것'(bindudhāraṇa) 역시 하타요가에서 대단히 중요시되는데 단적인 예는 '동요된 정은 물론이고 자궁에 떨어진 정액조차 환수해야 할 것을 강조하는' 바즈롤리 무드라(vajrolīmudrā)와 사하졸리 무드라(sahajolīmudrā)에서 잘 알 수 있다. 하타요가가 빈두의 보전을 중요시하는 것은[14] 무드라를 통해서 '무형의 에너지로서의 정(精, bindu)' 혹은 기화(氣化)된 정(=

"왼쪽과 오른쪽 나디에 있는 기(māruta)가 가운데(=수슘나)로 흐를 때"
savyadakṣiṇanāḍīstho madhye carati mārutaḥ | Hp. Ⅳ.43
"태양과 달 사이에 [있는] '지존적인 것(=수슘나) 속에서'"
sūryācandramasor madhye nirālambāntare. Hp. Ⅳ.45.

13) "쁘라나와 아빠나가 결합될 때 꾼달리니가 각성한다.
꾼달리니가 각성된 후 쁘라나는 수슘나의 길을 따라 브라흐마란드흐라로 간다.
그곳에 도달할 때 '마음의 고정'(=삼매)이 이루어진다."
prāṇāpanayor aikye kuṇḍalinībodho bhavati | kuṇḍalinībodhe suṣumnāmārgeṇa prāṇo brahmarandhraṃ gacchati | tatra gate cittasthairyaṃ bhavati. Hp-Jt. I.48. (*p.* 27, *ll.* 1-3)

14) 무드라를 통한 정의 보존은 고락샤의 것으로 귀속된 『고락샤시따까』, 『비베까마르딴다』(*Vivekamārtaṇḍa*)와 13세기 닷따뜨레야의 『요가샤스뜨라』(*Yogaśāstra*)에서도 발견되며, 특히 『하타(요가)쁘라디삐까』의 바즈롤리 무드라, 케짜리 무드라에서 자세히 설명된다. 『하타(요가)쁘라디삐까』와 『고락샤시따까』는 다음과 같이 말한다.
"여성의 음문에'(nārībhage) 떨어진 정액을 [바즈롤리의] 수련을 통해서 위로 끌어올려야 한다.
떨어진 자신의 정(精) 조차 위로 끌어올리고서 보존해야만 한다."
nārībhage patadbindum abhyāsenordhvam āharet |
calitaṃ ca nijaṃ bindum ūrdhvam ākṛṣya rakṣayet ‖ Hp. Ⅲ.87.
"설사 동요되어 정(精)이 요니 만달라에 도달될지라도
요니 무드라를 통해 고정하고 모으고 위로 끌어들이는 것이 가능하다."
calito 'pi yadā binduḥ saṃprāpto yonimaṇḍalam |
vrajaty ūrdhvaṃ hṛtaḥ śaktyā nibaddho yonimudrayā ‖ Hp. Ⅲ.43; GoŚ. 71.
하지만 정이 동요되어 '구체화된 것, 즉 정액으로 변한 것' 자체가 이미 '소실된 것'이고 따라서 정액은 환수할 수 있는 대상이 아니다. 그럼에도 불구하고 『하타(요가)쁘라디삐까』는 정액은 물론이고 심지어 자궁에 떨어진 정액조차 환수해야 한다고 말했다는 것은 동요되거나 떨어진 정액조차 환수해야 할 만큼 '정의 보전'이 중요하다는 것을 역설하는 것으로 파악된다.

빠라나)을 수슘나로 끌어올려야 하지만 '정이 없다면 수슘나로 상승할 주체가 없는 것'과 마찬가지이기 때문이다.

비록 뿐다리까가 하타요가를 정의했던 것은 아니지만 그가 『시륜 딴뜨라』의 'haṭhena'(강력하게)라는 단어의 의미를 '빠라나를 강력하게 수슘나로 진입시키는 요가로써'라고 해설했다는 것만으로도 그의 해설은 맛첸드라나타와 고락샤나타로부터 스와뜨마라마로 계승된 전통적인 하타요가의 수행 기법을 근·현대의 학자들보다 더 온당하게 파악했던 것으로 판단된다.

2) 근·현대 학자들의 해석과 재해석

근대 인도학이 개시된 시기부터 많은 학자들이 하타요가를 정의했지만 그 정의들이 문헌적 근거를 지닌 것은 아니다. 근·현대의 학자들은, 하타요가의 원전은 물론이고 하타요가의 핵심 기법을 거의 이해하지 못한 상태에서 지나칠 정도로 어원에 매달린 것으로 파악된다. 하지만 뷔네만, 마이어호페의 지적대로 haṭha의 어원이 분명하지 않을 뿐만 아니라[15] 하타요가 문헌이 하타요가를 강력하거나 역동적인 요가로 규정했던 예도 발견되지 않는다. 그럼에도 불구하고 19세기 이후 대부분의 학자들은 하타요가를 '강력한 요가' 내지는 고통을 야기하는 '격렬한 요가'로 파악하거나 정의한다. 물론 하타(haṭha)를 '힘, 무력, 격렬함'으로 파악했던 것은 아마도 어원서인 『드하뚜빠타』(*Dhātupāṭha*)나 사전 『아마라꼬샤』(*Amarakośa*)

---

15) 뷔네만(Bühnemann, 2011, 40-41)은, 각주에서 "하타(haṭha)의 어원을 확실하게 설명할 수 없다"는 마이어호페(Mayrhofer. 1986-2000, Vol.3: 530-531, s.v. haṭha)의 말을 인용하며 어원적으로 하타(haṭha)를 설득력 있게 설명할 수 없다는 것을 지적했다.
모니에르-윌리엄스(p. 1278a) 역시 haṭh(3인칭 단수: haṭhati)가 *Dhātupāṭha* ix. 50에서 발견된다고 말하면서도 이 어근을 "아마도 억지로 만들어진 것"으로 추정한다. 하지만 현재까지도 haṭha를 단순히 haṭh('힘으로써 다루는 것' 혹은 '억압하는 것')에서 파생한 것으로 보고 하타요가를 '신체적인 노력을 동반하는 훈련'으로 파악하는 것이 일반적이다. 예일례로, EnIP Vol.XII(2008), p. 141을 들 수 있다.

를 염두에 두었거나[16] 혹은 그외의 문헌에서 부사적으로 사용된 'haṭhāt'의 일반적 의미를 하타요가에 대입한 결과로 보인다.[17] 하지만 이러한 일반적 의미를 '하타요가에 대한 정의'로 적용할 수 있을지에 대해 고민했던 것으로 보이지는 않는다.

후술하겠지만 하타요가를 강력한 요가 혹은 역동적인 요가로 정의하는 것은 '해석 또는 관점에 따라' 아주 부당한 것도 아니고 불가능한 것도 아니다. 하지만 문제는, 19세기의 학자들이 하타요가를 '강력한 요가' 혹은 '힘에 의한 요가'로 파악한 이면에 깔린 전제가 '하타요가가 고행이나[18] 육체적인 운동만을 강조한다는 선입견' 그리고 바로 이와 같은 오해에 의거해서 하타요가가 명상적인 요가에 비해 저급하다는 편견[19]과 맞물려 있다는 점이다. 앞서 언급했듯이 '스와뜨마라마(Svātmārāma)의 하타

16) 이 가능성을 제시한 것은 버치(Jason Birch)이다. 버치의 각주(26)에 따르면, 빠니니(335)는 'haṭha balātkāra iti'(강력하게/힘으로 하는 것)와 더불어 'haṭha plutiśaṭhatvayoḥ'(뛰어 오름 혹은 다루게 힘들게 된 [이라는 의미]에서)뛰어 오르다 혹은 사악해지다[라는 의미]속에)와 같은 세 가지 해석 가능성이 있다. 버치의 각주(27)에 따르면 *Amarakośa* 2869에 "prasahya tu haṭhārthakam"이라는 표현이 있다. 이 점에 대해서는 Birch(2012), p. 529를 참조.

17) 『하타(요가)쁘라디삐까』에서도 haṭhāt라는 단어가 드물게 발견되기도 하지만 그것은 '하타요가의 수행적 특징'이나 정의 혹은 규정과 관련된 맥락이 아니라 '…의 결과로 각성된 샥띠가 강력하게(haṭhāt) 상승한다' 같이 특정 결과에 대한 일반적인 표현일 뿐이다. 이 점에서 더 빈번한 용어는 balāt(힘껏, 혹은 강하게)이다. 하지만 오히려 실제 수행과 관련해서 더 빈번한 표현은 'śanaiḥ'(천천히, 조심스럽게)와 'śanaiḥ śanaiḥ'(아주 천천히 혹은 대단히 조심스럽게)이다.

18) 버치(Birch. 2012, 529-530)에 따르면, 'Böthlingk and Roth(1899, 250)는 하타요가를 "엄청난 자기 학대를 포함하는 요가의 일종"으로 규정하고 있으며 모니에르-윌리엄스의 경우도 이와 다르지 않다. 버치는 모니에르-윌리엄스를 비롯한 학자들의 주장이 하타요가 문헌에 의거한 것이 아니라 뿌라나에서 발견되는 다양한 고행(tapas)법과 혼동된 것이라고 비판한다.

19) 이러한 편견은, 빠딴잘리의 『요가경』에 설명된 '정신적'(mental) 요가를 라자요가와 동일시하고 하타요가를 육체적(physical) 요가로 간주한 후 하타요가를 열등한 것으로 간주했던 비베까난다 이래의 일반적 경향이다. 이 점에 대해서는 미켈리스(Michelis, 2004), pp. 178-180을 참조.

요가'를 거꾸로 선 상태에서 연기를 흡입하거나 상당한 고행을 수반하는 요가로 보는 경향은 모니에르-윌리엄스[20]를 비롯한 19세기 학자들에게 만연한 것이었고 또 '끄리쉬나마짜르야, 데시까짜르야, 아이엥가(B.K.S Iyengar)로 이어지는 마이소르 전통의 레슬링 요가(mallayoga)나 여타의 체위 중심적 요가' 혹은 고행을 하타요가로 오인했던 것은 비베까난다 이후의 일반적 경향이었다.

20세기의 학자들도 전대의 유산에서 완전히 자유로운 것은 아니다. 브릭스(Briggs)나 로렌젠(Lorenzen)을 비롯한 초기의 하타요가 연구자들은 물론이고 하타요가에 편견이 없는 학자들조차 거의 대부분 하타요가를 '강력한 요가', '격렬한 요가'로 파악했다는 것은[21] 하타요가의 원래적 성격과 별개로 이미 하타요가에 대한 이미지가 고정되고 또 언어로 약정된 것처럼 통용되었다는 것을 의미한다. 물론 현대 학자들이 하타요가를 강력하고 역동적인 요가로 파악했던 것은 '하타요가 문헌 자체의 정의'를 알지 못했기 때문에 혹은 '샹야마가 중요시되는 고전 요가'에 비해 무드라(mudrā)라는 강력한 수행법이 추가된 하타요가가 더 격렬하고 역동적이라는 것을 염두에 둔 것으로 짐작된다. 후자와 관련해서 말하자면, 아사나와 쁘라나야마는 고전 요가에서도 중요한 지분이고 또 「신통품」에서

---

20) Monie-Williams(1899). p. 1287; 한편 하타요가를 '고행을 야기하는 것'(duḥkhada)으로 보는 시각은 『라그후요가바시스타』(*Laghuyogavasiṣṭha*)에서도 발견된다. 하지만 여기서의 하타요가가 고락샤나타 이래의 하타요가, 다시 말해서 스와뜨라라마의 하타요가를 의미할지는 별개의 문제이다. 중요한 것은 후술할 '하타요가 문헌 내에서의 정의'이지, 부정확한 지식을 담을 수밖에 없는 타인의 평가가 아니라는 것이다. 그 이유는 표준적인 사전 혹은 현대와 같은 '모범적인 자료공유 네트웍'을 구비하지 못했던 시대, 특히 인도문헌에서 타학파에 대한 아전인수격의 해석에서 자유로운 예는 별로 없기 때문이다.

21) 버치(Birch, 2012, 530)에 따르면 엘리아데는 하타요가를 '격렬한 노력'(violent effort'; Eliade 1958, 228), 라르손은 '격렬한 요가' (exertion-yoga: Larson 2009, p. 492), 다스굽타는 '대단히 격렬한 것'(a very strenuous: Das Gupta 1979, p. 180), 화이트는 '격렬한 노력에 의거한 방법'(a method of violent exertion: White 1996, p. 5), 로렌젠은 '강력히 억압하는 요가'(yoga of forceful suppression: Lorenzen 1989, p. 214)로 본다.

열거된 '결과들'은 하타요가의 결과만큼이나 강력한 것이며 이 점에서는 고전 요가를 '강력한 요가'로 규정하지 못할 이유도 없다.[22)] 반대로 하타요가가 '팔지요가의 내지칙'에 상응할 만한 심화적인 명상법(ex: 무드라 명상)을 결여한 것도 아니고 또 하타요가의 모든 기법이 사실상 그리고 '오직' 삼매를 위해서만 존재하므로 하타요가를 '삼매지향적인 요가'로 파악하는 것도 불가능한 것은 아니다.

일단 언어로 통용될 경우 좀처럼 생명력을 잃지 않는다는 것을 고려할 때, 오히려 인구에 회자되는 대로 하타요가를 강렬한 요가, 역동적인 요가로 파악하되 하타요가의 본질적 의미를 강조하거나 혹은 하타요가 본연의 수행적 의미와 목표에 비추어 재해석할 필요가 있을 것이다. 이 점에서, '체위중심적인 것 혹은 고행과 같은 비본질적인 요소'를 배제하고 하타요가 본연의 수행적 의미와 목표를 부각시키고자 했던 최근의 시도에 주목할 수 있다. 대표적인 학자는 뷔네만(Gudrun Bühnemann)과 버치(Jason Birch)이다.

뷔네만과 버치 역시 하타요가를 '힘에 의한 요가', '강력한 요가'로 파악한다. 하지만 두 사람의 새로운 해설에서 관건이 되는 것은 '강력한 것' 내지는 '힘'의 정체이다.

뷔네만은 '하타요가'를 '힘에 의한 요가'로 규정한다.[23)] 그녀에 따르면 '힘에 의한 요가'에서 중요한 것은 '역동적인 체위'를 통한 유연성 회복이나 건강이 아니라 '인체에 내재되어 있는 꾼달리니라는 에너지를 각성시키는 것을 목표로 해서' 쁘라나를 수슘나로 끌어 올리는 것이다.[24)]

---

22) 같은 맥락은 아니지만 14세기의 저명한 베단따 학자인 비드야란야가 『직접적 체험』(*Aparokṣānubhatī*) I.43-44 대한 주석에서 빠딴잘리의 요가를 하타요가로 규정한 바 있고 『아가마쁘라까샤』(*Āgamaprakāśa*)도 하타요가를 빠딴잘리의 요가로 간주한 바 있다. 이 점에 대해서는 뷔네만(Bühnemann. 2012), pp. 38-39를 참조

23) 뷔네만(Bühnemann. 2011), p. 36.

24) 뷔네만은 다음과 같이 말한다. "이와 같은 해석은 '인체에 있는 꾼달리니(kuṇḍalinī)라는 에너지의 각성'을 목표로 하고 또 '쁘라나(prāṇa)를 수슘나(suṣumnā) 나디로 끌어올림으

말하자면, '쁘라나를 수슘나 나디로 끌어올림으로써 수행자를 불멸의 존재로 만드는 쁘라나야마와 무드라'가 '힘'을 지닌 것이고 바로 이 방법이 하타요가의 핵심이라는 것이다.

뷔네만이 하타요가를 격한정 복합어 제3격인 '힘에 의한 요가'로 파악해서 쁘라나야마와 무드라라는 '수행 방법'의 강력함을 강조했다면 버치는 쁘라나야마와 무드라를 통해 얻게 된 '결과'의 강력함을 강조한다. 버치는 하타요가를 동격한정복합어, '강력한 요가'로 파악하되 '강력한 것'의 정체를 수행의 결과, 즉 '꾼달리니나 아빠나 혹은 빈두가 위로 상승하는 것의 강력함'으로 해석한다.[25)]

뷔네만과 버치의 해설은 비록 하타요가를 '강력한 요가, 역동적인 요가, 격렬한 요가'로 파악하는 전대의 해설에서 벗어나지 않지만 하타요가의 방법적 특징과 목표를 온당하게 밝히면서 하타요가를 재해석했다고 판단되고 또 두 학자의 해석대로라면 하타요가를 '강력한 요가', '힘에 의한 요가'로 파악하는 것은 정당하다. 하지만 이것 역시 하나의 해설이다. 뷔네만과 버치가 말하고자 했던 것은 하타요가 문헌 내에서 발견된다.

3) 하타요가 문헌의 정의

하타요가를 정의했던 문헌에 따르면 하타요가는 '하'(ha)와 '타'(ṭha)의 '결합'(yoga)로 분석된다. 여기서의 '하'와 '타'의 의미는 두 가지인데 첫 번째는 '하'를 태양으로, '타'를 달로 보는 것이고 두 번째는 '하와 타'를 각각 쉬바(Śiva)와 샥띠(Śakti)로 보는 것이다. 이 경우 하타요가는 '태양과 달의 결합' 그리고 '쉬바와 샥띠의 결합'을 의미할 것이다.

로써 수행자를 불멸의 존재로 만들고자 하는' 수행법과 일치한다. 후자의 경우 그것이 요가의 목표라는 것은 HP1.9cd, Hp1. 2.3cd(Hp2. 4.6cd) 그리고 Hp1. 2.40d(Hp2. 4.28d)에서 명확하게 표현되고 있다." 뷔네만(Bühnemann. 2011), p. 36의 각주 21.

25) 이 점에 대해서는 Birch(2011), p. 527, 548을 참조

(1) 태양(ha)과 달(ṭha)의 결합(yoga)

하타요가에 대한 정의는 『요가비자』(*Yogabīja*)와 『싯드하싯드한따빠드하띠』(*Siddhasiddhāntipaddhati*)[26]를 비롯해서 『하타(요가)쁘라디삐까』에 대한 주해서 『월광』(*Jyotsnā*), 『하타라뜨나왈리』, 『요가쉬카 우빠니샤드』 등에서도 발견되는데 내용은 거의 유사하다.

> '하'(ha)라는 말은 태양(sūrya)을, '타'(ṭha)라는 말은 달(indu)로 말해졌다.
> 태양과 달이 결합하므로 하타요가로 말해졌다.[27]

> '하'(ha)라는 말은 태양(sūrya)을 지칭하고 '타'(ṭha)라는 말은 달(candra)로 말해졌다.
> 태양과 달이 결합하므로 하타요가로 말해졌다.[28]

하타요가에 대한 위 문헌의 정의와 분석은 '엄밀한 어원 분석'과 거리가 있는 유사어원학적 해설이다. 하지만 베이더(Jonathan Bader)의 지적대로, '사띠얌'(satyam)에 대한 우빠니샤드의 해설에서 알 수 있듯이[29]

---

26) 『요가비자』와 『싯드하싯드한따빠드하띠』는 하타요가의 개조인 고락샤(Gorakṣa) 혹은 고락샤나타(Gorakṣanāth, Hindi: Gorakhnath)의 작품으로 알려져 있지만 13-14세기 이후에 현재의 형태를 갖추게 된 것으로 추정된다.

27) hakāreṇa tu sūryo 'sau ṭhakāreṇendur ucyate ‖ Yb. 148cd.
sūryācandramasor yogādd haṭhayogo 'bhidhīyate | Yb. 149ab.

28) hakāraḥ kīrtitaḥ sūryaṣ ṭhakāraś candra ucyate |
sūryācandramasor yogādd haṭhayogo nigadyate ‖ SsP. I.69.
『요가쉬카 우빠니샤드』와 『하타라뜨나왈리』의 정의도 이와 거의 유사하다.
hakāreṇa tu sūryaḥ syād sakāreṇendur ucyate |
sūryācandramasor aikayaṃ haṭha ity abhidhīyate ‖ *Yogaśikhopaniṣad*. I.133.
hakāreṇocyate sūryas ṭhakāraś candrasañjñakaḥ |
candrasūrye samībhūte haṭhaś ca paramārthadaḥ ‖ *Haṭharatnāvalī*. I.22.

29) "그 신들은 사띠얌(satyam)에 대해 명상하였다. 사띠얌은 세 개의 음절로 구성된 것인데 '사'(sa)가 한 음절이고 '띠'(ti)가 한 음절이고 '얌'(yam)이 한 음절이다. 첫 번째 음절(sa)

'단어가 담고 있는 비밀은 엄격한 어원적, 분법적 분석뿐만 아니라 심중적인 어원 해설이 제시하는 의미 연상을 통해 그 의미는 더 풍부'해진다.[30)]

두 문헌에 따르면 하(ha)는 태양을 의미하고 타(ṭha)는 달을 의미하므로 하타요가(haṭhayoga)는 '태양(ha)과 달(ṭha)의 결합(yoga)'으로 파악된다. 하타요가를 '태양과 달의 작용'과 관련시킨 사례는, 비록 하타요가를 정의하려는 맥락은 아니지만 초기 하타요가 문헌으로 추정되는 필사본 『불멸의 성취』(*Amṛtasiddhi*)에서도 발견된다.[31)] 또한 하타요가 외의 문헌에서도 하와 타를 각각 태양과 달로 규정한 사례도 발견되는데 예를 들어 바이쉬나와 딴뜨라(Vaiṣṇava Tantric) 문헌인 『자야캬상히따』(*Jayākhyasaṃhitā*)가 '하'(ha)를 '태양'으로[32)] 해설한 바 있고 또 딴뜨라 문헌인 『자야드라타야말라』(*Jayadrathayāmala*)를 비롯해서 '『네뜨라딴뜨라』(*Netratantra*)

과 마지막 음절(yam)은 '진실한 것'이고 가운데 음절(ti)은 '헛된 것'이다. 바로 이 헛된 것(ti)이, '진실한 것'이라 할 수 있는 전후의 두 음절(sa와 yam)에 의해 둘러싸여 '진실한 것'을 구성한다."

… te devāh satyam evopāsate, tad etat tryakṣaraṃ: sa-ti-yam iti. sa ity ekam akṣaram; tīty ekam akṣaram, yam iti ekam akṣaram: prathama uttame akṣare satyam, madhyato 'nṛtam; tad etad anṛtam ubhayataḥ satyena parigṛhītaṃ satyabhūyam eva bhavati… Bṛhad-Up. 5.5.1(베이더. 2011, p. 74에서 인용)

30) 베이더(Bader. 2011, p. 74)는 하이만(Betty Heimann)의 말을 인용하며 다음과 같이 말한다.

"베티 하이만(Betty Heimann)은 고대 문헌에서 발견되는 어원 분석이 '철학적으로는 틀리지만 심리학적으론 타당한 것'이라고 주장한다. 우빠니샤드의 스승이 분석하는 어원은 우리가 기대하는 정확한 어원학적 분석과 별 관련이 없다. 우빠니샤드가 밝히고 있는 몇몇 어원은 '단어와 사람, 세상 그리고 신의 상호 관련성'을 제자에게 일깨우기 위해 단순히 고안된 것으로 보인다."

31) 버치(Birch. 2012, 533의 각주 47)에 따르면 원문은 다음과 같다.

candraṃ caiva yadā sūryo gṛhṇāti cābhramaṇḍalāt |
anyonyaṃ jāyate yogas tasmād yogo hi bhaṇyate ‖ *Amṛtasiddhi*. IV.10.

32) 버치(Birch, 2012, 533의 각주 50)에 따르면 『자야캬상히따』 VI.56에는 다음과 같은 내용이 있다. "태양은 '하음절', 쁘라나, 최고아를 지칭한다"(sūryo hakāraḥ prāṇas tu paramātmā prakīrtitaḥ).

대한 크세마라자(Kṣemarāja)의 주석서'도 '타'(ṭha)를 '달'로 해석한 바 있다.[33] 하지만 위 문헌 자체만으론 '태양과 달'이 각각 무엇을 의미할지는 명확치 않다. 다만 흥미로운 것은 위에서 언급했던 『자야카상히따』가 '하'를 ① 태양 ② 쁘라나 ③ 최고아로 해설했다는 점이다. 『자야카상히따』에서 추측할 수 있는 것은 '하'에 대응하는 짝으로서의 '타'는 ① 달 ② 아빠나 ③ 샤띠가 될 것이고 이 경우라면 아마도 '하와 타의 결합'이 의미하는 것은 ① 태양과 달의 결합 ② 쁘라나와 아빠나의 결합 ③ 최고아와 샤띠의 결합이 될 것이다. 물론 『자야카상히따』가 하타요가를 정의하려는 문헌이 아니므로 '하와 타의 결합'이 무엇일지를 예단할 순 없다. 하지만 놀랍게도 하타요가 문헌(주석서)에서의 하타요가 정의도 '위에서 추측할 수 있는 세 가지 해석 가능성'을 넘어서지 않는다.[34]

위에서 인용했듯이 『요가비자』를 비롯한 하타요가 문헌이 하타요가를 '태양(ha)과 달(ṭha)의 결합(yoga)'로 정의했지만 태양과 달이 각각 무엇을 의미할지는 해설되지 않았다.[35] 하지만 전통적인 하타요가 문헌에서 태양과 달이 상징하는 것은 세 가지이다. 첫 번째는 '태양'을 쁘라나

33) 이것은 샌더슨(Alexis Sanderson)의 도움을 받아 버치(Birch. 2012, p. 533)가 밝혀낸 것이다. 버치에 따르면 Jayadrathayāmala의 *Varṇanāmapaṭla* 편 31송(··· ṭhakāraṃ ca pūrṇacandram ···)은 타(ṭha)를 만월(pūrṇacandra)로 보고 *Netratantra* 17.10-13ab에 대한 크세마라자의 주석(śaśimaṇḍalaṃ ṭhakāram)도 타(ṭha)를 달(śaśi)로 본다. 한편, 버치는 '*Jayadrathayāmala*는 1000-1050년에 생존했던 크세마라자에 의해 인용되었다'는 샌더슨의 주장(Senderson, 2002, pp. 1-2)에 의거해서 *Jayadrathayāmala*가 하타요가 문헌들 보다 앞서 성립된 것으로 본다. Birch(2012), p. 533의 각주 48-49를 참조. 버치의 주장대로라면 '타(ṭha)를 달'로 해석하는 것이 이미 하타요가 이전부터 있었던 셈이다.

34) 한편, 버치(Birch, 2012, p. 533)에 따르면, 『딴뜨라아로까』(*Tantrāloka*)는 '하와 타'를 태양과 달로 풀이하지 않고 각각 들숨과 날숨으로 풀이하고 있다. 『딴뜨라아로까』를 비롯한 딴뜨라 문헌은 '하와 타'의 의미를 해설한 것이지 '하와 타의 결합(yoga)', 즉 하타요가를 정의하려고 했던 것은 아니다.

35) 초기 하타요가 문헌이 태양과 달의 의미를 해설하지 않은 이유는, 아누쉬뚭 운율로 작성된 하타요가 문헌이 학자나 초보자를 위한 문헌이 아니라 동일한 지식을 공유하고 있는 동일 전통권의 수행자를 위한 문헌이므로 굳이 해석할 이유가 없었기 때문일 것이다.

(prāṇa)로 보고 '달'을 하기 성향의 아빠나(apāna)로 보는 것이고 두 번째는 '태양'을 '오른쪽 코에서 시작하는 삥갈라 나디'로 보고 '달'을 '왼쪽 코에서 시작하는 이다'로 보는 것이다.[36] 세 번째는 '태양'을 '복부에 있는 소화의 불'로 보고 '달'을 감로로 보는 것이다.[37] 이 중에서 하타요가에 대한 정의, 즉 '태양과 달의 결합(yoga)'과 실제로 관련되는 것은 첫 번째인 '쁘라나(ha)와 아빠나(ṭha)의 결합(yoga)'이다. 나머지 둘은 '태양과 달'이라는 단어가 상징하고자 하는 혹은 표현하고자 하는 의미하고만 관련될 뿐 실제로 양자의 '결합'(yoga)을 말하거나 '하타요가에 대한 정의'와 관련된 것은 아니다.

하타요가, 즉 '태양(ha)과 달(ṭha)의 결합(yoga)'을 쁘라나(ha)와 아빠나(ṭha)의 결합으로 해석하는 문헌은 『하타(요가)쁘라디삐까』에 대한 브

---

36) 예를 들어 『하타(요가)쁘라디삐까』에 소개된 8종류의 꿈브하까 중 '수르야브헤다나'(sūryabhedana, 태양관통)에서 '태양'은 오른쪽 코에서 시작하는 삥갈라 나디를 의미하고 실제 이 호흡의 방법이나 목적 역시 삥갈라 나디를 활성화시키는 것과 관련된다. 태양과 달이 함께 등장하는 더 직접적인 예는 '한쪽 코를 막고 반대쪽으로 숨을 마시거나 내쉬는 것을 교차하는' 나디정화법(Hp. II.7-8)인데, 여기서 오른쪽 코는 태양으로, 왼쪽 코는 달로 표현된다. 이와 마찬가지로 『하타(요가)쁘라디삐까』 II.7-8에 대한 주석에서도 브라흐마난다는 '태양'을 삥갈라로 '달'을 이다로 해설한 바 있다.
"달 나디, 즉 이다로써 [그리고] 태양 나디, 즉 삥갈라로써"candranāḍyeḍayā(Hp-Jt. II.7, p. 37, *l.* 7), sūryanāḍyā piṅgalayā(Hp-Jt. II.7, p. 37, *l.* 8)
한편, 엘리아데(Eliade, 1990, 239)는 힌두와 불교 딴뜨라에서 이다와 삥갈라가 달과 태양으로 불렸던 것이 보편적이라도 말한다. 그에 따르면 『삼모하나 딴뜨라』(*Sammohanatantra*)도 왼쪽의 나디를 달로 오른쪽의 나디를 태양으로 표현했다.

37) 『하타(요가)쁘라디삐까』는 도립 무드라의 방법을 배꼽이 위로, 입천장이 아래로 그리고 태양을 위로 달을 아래로 하는 것으로 말하는데(ūrdhvanābher adhastālor ūrdhvaṃ bhānur adhaḥ śaśī | karaṇīviparītākhyā … ‖ Hp.III.79.) 주석가인 브라흐마난다는 태양(bhānu)과 달(śaśī)을 각각 '소화의 불'과 '감로'로 해설한다.
"태양이란 불(火)을 본성으로 하는 태양…"
bhānur dahanātmakaḥ sūryā… Hp-Jt. III.78. (*p.* 102, *l.* 10)
"달, 즉 감로(불사)를 본성으로 하는 달…"
śaśy amṛtātmā candro… Hp-Jt. III.78. (*p.* 102, *l.* 11)

라흐마난다(Brahmānanda)[38] 주석 『월광』(*Jyotsnā*)이다. 탁월한 수행자이자 학자였던 브라흐마난다는 『월광』(*Jyotsnā*)에서 『하타(요가)쁘라디삐까』 제I장 1송의 '하타요가'라는 용어를 다음과 같이 해설한다.

하타요가(haṭhayoga)는 하타(haṭha), 즉 하(ha)와 타(ṭha) 다시 말해서 '태양과 달' 양자의 결합(yoga)이다. 이것으로써 '하타'라는 단어가 지시하는 두 가지, 즉 '태양과 달로 불리는 두 가지' 다시 말해서 '쁘라나(prāṇa)와 아빠나(apāna)'의 결합을 본성으로 하는 쁘라나야마(호흡의 멈춤)가 하타요가라는 하타요가의 정의가 성립된다. 그와 같이 고락샤나타는 『싯드하싯드한따쁘라드하띠』에서 다음과 같이 말했다.[39] "하(ha)라는 말은 태양을 지칭하고 타(ṭha)는 달로 말해졌다. 태양과 달이 결합하기 때문에 하타요가로 말해졌다."라고.[40]

---

38) 브라흐마난다(Brahmānada)의 생존 시기는 대략 1700년대 후반에서 1800년대 초반으로 추정된다. 브라흐마난다의 해설은 하타요가 수행자가 아니면 불가능한 상세한 설명이 담겨져 있는데, 이것은 전통적인 하타요가의 수행 기법이 그 당시에도 전수되고 있었고 브라흐마난다도 그 전통에 속했다는 것을 추정케 해준다.

39) 브라흐마난다가 인용했던 고락샤나타의 『싯드하싯드한따쁘라드하띠』는 아마도 『싯드하싯드한따빠드하띠』로 추정된다. 하지만 브라흐마난다가 인용한 문장은 2005년 로나블라에서 출판된 『싯드하싯드한따빠드하띠』에서 발견되지 않는다. 로나블라 본 I.67(p. 23)에 따르면 원문은 단순히 "hṛdaye prāṇavāyur ucchvāsa niḥśvāsakārako hakāra sakārātmakaś ca" (심장에서 쁘라나 바유를 마시는 것과 내쉬는 것이 '하'와 '사'를 본질로 하는 것이다)로 되어 있는데, 각주2에 따르면 브라흐마난다가 인용한 게송은 1954년에 출판된 말릭(Kalyani Mallik)의 교정본에 수록되어 있다. 말릭의 교정본(Mallik, 1954) I.69(p.7)에 따르면 브라흐마난다가 인용한 문장은 하리드와르(Haridwar)의 『싯드하싯드한따빠드하띠』(출판본인지 필사본인지 명확치 않음)에서만 발견된다. 이 점에 대해서는 Mallik 1954, p. 33의 'C'항목을 참조

40) haṭhayogavidyā haś ca ṭhaś ca haṭhau sūryacandrau tayor yogo haṭhayogaḥ, etena haṭhaśabdavācyayoḥ sūryacandrākhyayoḥ prāṇāpānayor aikyalakṣaṇaḥ prāṇāyāmo haṭhayoga iti haṭhayogasya lakṣaṇaṃ siddham ǀ tathā coktaṃ gorakṣanāthena siddhisiddhāntapraddhatau "hakāraḥ kīrtitaḥ sūryaṣ ṭhakāraś candra ucyate ǀ sūryācandramasor yogādd haṭhayogo nigadyate ǁ" iti ǁ Hp-Jt.I.1. (*p.* 2, *ll.* 11-16)

브라흐마난다에 따르면 하타요가는 '태양(ha)과 달(ṭha)의 결합(yoga)'으로 분석되고 여기서의 태양은 쁘라나를 의미하고 달은 아빠나를 의미한다. 따라서 하타요가는 쁘라나와 아빠나의 결합으로 해설된다. 비록 쁘라나와 아빠나의 의미는 산스끄리뜨 문헌마다 제 각각이지만[41) 『하타(요가)쁘라디삐까』와 주석서 『월광』을 비롯한 하타요가 문헌에서 쁘라나와 아빠나의 의미는 일치한다. 그것은 아빠나가 '아래로 내려가려는 성향'(adhogamanaśīla, 하기 성향)의 숨이고 쁘라나가 '위쪽에서 작용하거나 혹은 위로 상승하려는 숨'이라는 것이다.[42) 쁘라나가 '상승하는 숨'(혹은 위쪽에서 작용하는 숨)이고 아빠나가 '하기 성향의 숨'이라고 한다면 양자의 결합, 즉 '태양과 달의 결합'(haṭhayoga)은 '상기 성향의 쁘라나'(ha)와 '하기 성향의 아빠나'(ṭha)의 '결합'(yoga)을 의미하는 것으로 파악된

---

41) 쁘라나와 아빠나의 다양한 의미에 대해서는 박영길(2012), pp, 49-52를 참조

42) 이와 관련된 다양한 용례는 다음과 같다. "아빠나를 위로 끌어올리고서 쁘라나를 목 아래로 내려야 한다."(apānam ūrdhvam utthāpya prāṇaṃ kaṇṭhād adhonayet. Hp. II.47a)

"아래로 흐르는 [성향의] 아빠나를 강제로 상승하게 만드는…"

adhogatim apānaṃ vā ūrdhvagaṃ kurute balāt. Hp. II.62a.

"잘란드하라 무드라를 통해서 숨들, 즉 '쁘라나' 等等의 흐름 다시 말해서 상승하거나 하강하려는 등등의…"

jālaṃdharamudrayā vāyūnāṃ prāṇādīnāṃ gatim ūrdhvādhogamanādi… Hp-Jt. III.26. (*p.* 81, *ll.* 18-19)

"아빠나, 다시 말해서 아래로 흐르는 기를…"

apānam adhogatiṃ vāyum… Hp-Jt. III.61. (*p.* 95, *l.* 16)

"쁘라나와 아빠나 양자, 즉 상승하려는 숨과 하강하려는 숨 양자는…"

prāṇāpānāv ūrdhvādhogatī vāyū… Hp-Jt. III.64. (*p.* 96, *ll.* 17-18)

"물라 반드하 [무드라]를 통해서 아빠나, 즉 아래로 흐르려는 성향의 바유가 상승함으로써, 다시 말해서 위쪽으로 갈 때…"

mūlabandhanād apāne 'dhogamanaśīle vāyau ūrdhvage ūrdhvaṃ gacchatīty | Hp-Jt. III.66. (*p.* 97, *ll.* 10-11)

"지속적으로 아빠나를 위로 끌어 올리고, 채워진 쁘라나를 아래로 내린다면 샥띠(꾼달리니)의 각성을 통해 인간은 비견할 수 없는 지혜를 얻는다."

vāraṃ vāram apānam urdhvam nilaṃ protsārayan pūritaṃ
nyañcan prāṇam upaiti bodham atulaṃ śaktiprabhāvān naraṃ ‖ Hp. I.48.

다. (이 경우 hathayoga는 이중 복합어로서, 병렬 복합어인 hatha가 yoga를 한정하는 격한정 복합어 제6격으로 분석된다.)

하타요가가 '쁘라나와 아빠나의 결합'을 중요시하는 이유는 '하타요가의 일차적 목표인 꾼달리니의 각성'이 오직 '아래로 흐르는 아빠나를 위로 끌어 올려[43] 쁘라나와 결합된 이후'에 가능하기 때문이다.

> 아빠나는 상승함으로써 불꽃의 수레(火輪)에 도달한다… 그 후 불꽃과 아빠나는 원래 뜨거운 본성의 쁘라나와 합쳐진다… 그것으로 인해 잠자고 있던 꾼달리니의 강렬한 불꽃은 완전히 각성된다… [꾼달리니는] 각성된 후에는 브라흐마 나디(수슘나 속의 미세 나디) 안으로 들어간다.[44]

'쁘라나와 아빠나를 결합시키는' 무드라는 공통적으로 세 가지 호흡법(prāṇāyāma) 중 '들숨 후 그 숨을 최대한 유지하는 뿌라까 쁘라나야마'(pūrakaprāṇāyāma), 즉 꿈브하까(kumbhaka) 상태에서 실행된다.[45] 무드라를 통해 쁘라나와 아빠나가 결합할 때 꾼달리니가 각성되고, 각성된 꾼달리니(질적 변화를 겪은 쁘라나)가 수슘나를 통해 브라흐마란드흐라에

---

43) 아빠나를 끌어올려야 할 위치는 '불꽃의 수레'인데 주석서에 따르면 그 위치는 배꼽이다. "불꽃 수레, 즉 불꽃의 수레는 삼각형으로 배꼽에서 아래로 향하고 있다."
vahnimaṇḍalaṃ vahner maṇḍalaṃ trikoṇaṃ nābher adhobhāge 'sti | Hp-Jt. III.66. (*p.* 97, *ll.* 11-12)
물라 반드하는 회음부를 수축함으로써 아빠나를 끌어올리는 것이므로, 아빠나는 회음부 이하의 사지로 내려가는 성향의 숨으로 파악된다.

44) apāna ūrdhvage jāte prayāte vahnimaṇḍalam | …
tato yāto vahny apānau prāṇam uṣṇasvarūpakam | …
tato yāto vahnyapānau prāṇam uṣṇasvarūpakam | …
tena kuṇḍalinī suptā saṃtaptā saṃprabudhyate | …
brahmanāḍyantaraṃ vrajet | Hp. III.66ab-69a.

45) 다시 말해서 '들숨 후 그 숨을 참은 상태'(pūrakaprāṇāyāma, =kumbhaka)에서 물라 반드하를 통해 '아래에 있는' 혹은 하기 성향의 아빠나를 위로 끌어올림으로써' 쁘라나와 아빠나는 결합될 수 있다.

도달할 때 하타요가는 완성된다.

> 쁘라나와 아빠나가 합일할 때 꾼달리니가 각성된다. 꾼달리니가 각성된 후 쁘라나는 수슘나의 길을 따라 브라흐마란드흐라로 간다.[46)]

따라서 브라흐마난다가 하타요가를 '쁘라나(ha)와 아빠나(ṭha)의 결합(yoga)'로 해설했던 것은 '쁘라나야마(정확히는, 들숨 후 그 숨을 참은 상태)와 병행해서 실행되는 무드라'라는 하타요가의 특유의 수행 기법 그리고 꾼달리니의 각성이라는 하타요가의 일차적 목표를 제시하는 해석이라고 할 수 있다. 비록 하타요가를 '쁘라나와 아빠나의 결합'으로 정의하는 것은 심층적인 어원 해설에 의거한 것이긴 하지만 꾼달리니의 각성이라는 하타요가의 방법론과 수행적 목표를 제시하는 것으로 판단된다.

(2) 쉬바(ha)와 샥띠(ṭha)의 결합(yoga)

한편, 하타요가에 대한 또 다른 정의는 『요가마르가쁘라까쉬까』(*Yoga-mārgaprakāśikā*)에서 발견된다. 이 문헌은 하타요가를 '하와 타의 결합'으로 파악하고 '하와 타'를 '쉬바와 샥띠'로 파악한다. 뷔네만에 따르면, 『요가마르가쁘라까쉬까』 137송은 하(ha)라는 음절이 샹까라(Śaṅkara)/쉬바(Śiva)를 지시하고 타(ṭha)가 샥띠(Śakti)를 의미하는 것으로 해석하는데[47)] 여기서 쉬바(ha)는 남성적인 원리이고 샥띠(ṭha)는 여성적인 원리인

---

46) prāṇāpānayor aikye kuṇḍalinībodho bhavati | kuṇḍalinībodhe suṣumnāmārgeṇa prāṇo brahmarandhraṃ gacchati | tatra gate cittasthairyaṃ bhavati | Hp-Jt. I.48. (*p.* 27, *ll.* 1-3)
위 인용문에서 흥미로운 것은 '잠재된 에너지 꾼달리니'가, 일단 각성된 이후엔 '쁘라나'로 표현되었다는 점이다. 여기서 알 수 있는 것은 '각성된 꾼달리니의 형질(形質)이 정액이나 혈액과 같은 액체가 아니라 기체라는 것이다. 이와 관련된 자세한 논의는 박영길(2011)을 참조

47) 뷔네만(Bühnemann, 2011), p. 37을 참조

데, 쉬바(ha)와 샥띠(ṭha)[48]의 결합(yoga)이란 꾼달리니 샥띠를 상승시켜 정수리에 있는 쉬바와 결합시키는 것으로 파악된다.

꾼달리니를 각성시킨 후 꾼달리니(=쁘라나)가 수슘나를 통해 정수리(mūrdhan)의 브라흐마란드흐라에 도달할 때 하타요가가 완성된다는 점에서 『요가마르가쁘라까쉬까』의 정의 역시 하타요가의 목표에 부합하는 해석이라고 할 수 있다.

2. 하타요가의 목표

하타요가의 목표는 15세기의 고전 『하타(요가)쁘라디삐까』에서 직접적으로 제시된다. 직제자 혹은 후대에 덧붙여졌을 것으로 추정되는 1-2송은 스와뜨마라마가 『하타(요가)쁘라디삐까』를 저술했던 목적을 '오직 라자요가를 성취하기 위해서'라고 말하는데[49] 이것은 『하타(요가)쁘라디삐까』의 입장을 잘 요약한 게송으로 판단된다. 왜냐하면 스와뜨마라마 역시, 라자요가의 경지에 도달할 때까지 지속적으로 체위와 꿈브하까, 무드라를 수련할 것[50]을 강조할 뿐만 아니라 라자요가를 알지 못하고 단지 하타요가만을 수행하는 것을 헛수고라고 단언했기 때문이다.[51] 또한 그는

---

48) 하타요가 문헌에서 꾼달리니와 샥띠는 동의어이다.

49) "… 그가 가르친 하타요가의 지혜는 '심원한 라자요가로 상승하길 원하는 자'에게 사다리처럼 …"
…yenopadiṣṭā haṭhayogavidyā | … pronnatarājayogam āroḍhum icchor adhirohiṇīva ‖ Hp. I.1.
"요가수행자인 스와뜨라라마는 … 오직 라자요가(삼매)를 [성취하기] 위해 하타[요가]의 지혜를 가르쳤다."
svātmārāmeṇa yoginā…. kevalaṃ rājayogāya haṭhavidyopadiśyate ‖ Hp. I.2.
"…라자요가를 알지 못하는 사람을 위해서 하타[요가]의 등불을 들었다."
… rājayogam ajānatām | haṭhapradīpikāṃ dhatte… Hp. I.3.

50) "하타요가의 모든 다양한 체위들, 꿈브하까들, 신령스런 행법(=무드라)들은 라자요가라는 목표에 도달할 때까지 수련해야 한다."
pīṭhāni kumbhakāś citrā divyāni karaṇāni ca |
sarvāṇyapi haṭhābhyāse rājayogaphalāvadhi ‖ Hp. I.67.

51) "라자요가를 알지 못하고 단지 하타[요가]만을 행하는 자들[이 있는데],

『하타(요가)쁘라디삐까』 제II장 말미에서도 꿈브하까를 통해 라자요가에 도달할 수 있다는 것을 말했고[52] 무드라를 가르치는 제III장에서도 라자요가가 없이는 체위와 호흡 심지어 무드라도 쓸모없다[53]고 말한 바 있다. 『하타(요가)쁘라디삐까』 IV.103에 따르면 하타요가는 라자요가에 도달하기 위한 방편[54]이다.

하지만 『하타(요가)쁘라디삐까』의 전문 용어 '라자요가'는 하타요가와 대비되는 특별한 유형의 요가 혹은 빠딴잘리 요가[55]를 의미하는 것이 아니라 요가 수행의 정점인 삼매(三昧)의 동의어[56], 즉 수행을 통해 도달

우리는 그 수행자들을 '노력의 결과가 없는 자'들로 생각한다."
rājayogam ajānantaḥ kevalaṃ haṭhakarmiṇaḥ ǀ
etān abhyāsino manye prayāsaphalavarjitān ǁ Hp. IV.79.

52) 께왈라 꿈브하까로써 원하는 만큼 기를 유지하는데(vāyu-dhāraṇāt) 성공한 자는 또한 라자요가의 경지에 도달한다. 여기에는 의심의 여지가 없다. 꿈브하까를 통해 꾼달리니가 각성될 것이고 꾼달리의 각성으로부터 수슘나의 장애가 없어지고 하타[요가]는 완성된다.
śaktaḥ kevalakumbhena yatheṣṭaṃ vāyudhāraṇāt ǁ
rājayogapadaṃ cāpi labhate nātra saṃśayaḥ ǀ
kumbhakāt kuṇḍalībodhaḥ kuṇḍalībodhato bhavet ǀ
anargalā suṣumnā ca haṭhasiddhiś ca jāyate ǁ Hp. II.74b-75)

53) "라자요가가 없으면 대지(=아사나)도, 밤(=꿈브하까)도 빛을 내지 못하며
심지어 다양한 무드라조차 [빛을 내지 못한다]."
rājayogaṃ vinā pṛthvī rājayogaṃ vinā niśā ǀ
rājayogaṃ vinā mudrā vicitrāpi na śobhate ǁ Hp. III.125.

54) "모든 하타요가(haṭha)와 라야요가(laya)는 라자요가를 성취하기 위한 방편들(upāyāḥ)이다."
sarve haṭalayopāyā rājayogasya siddhaye.. ǁ Hp. IV.103.

55) 뷔네만(Bühnemann. 2011, 35-43)의 지적대로 '비베까난다의 설명과 달리, 빠딴잘리의 요가를 라자요가로 규정할 수 있는 문헌적 근거'는 없다. 오히려 14세기의 저명한 주석가였던 비드야란야(Vidyārāraṇya)는 *Aparokṣānubhūti* 143송에 대한 주석에서 하타요가를 빠딴잘리의 요가로 규정하고 라자요가를 15개의 지분으로 구성된 베단따적인 요가로 규정한 바 있다. 『아가마쁘라까샤』도 이와 유사하게 빠딴잘리의 요가를 하타요가로 규정하고 라자요가를 마첸드라나타로부터 전승된 까울라(Kaula)파의 요가로 파악하기도 했다. 『하타(요가)쁘라디삐까』를 비롯한 하타요가 문헌에서의 라자요가는 특별한 유형의 요가 내지는 요가의 일종이 아니라 삼매의 동의어이다.

56) "라자요가, 삼매, 운마니, 마논마니, 불멸, 불이 … 생해탈 … 뚜리야는 동일한 말이다."

된 '경지'(pāda)[57] 혹은 '결과'(phala)[58]이다. 이 점에서 하타요가의 궁극적 목표를 삼매로 규정해도 틀리지 않을 것이다. 특이한 것은 하타요가가 추구하는 삼매의 경지는 '분리', '독존'과 같은 고전 요가의 술어 대신 합일(aikyam), 불이(不二, advaita), 생해탈(生解脫, jīvanmukti), 뚜르야(Turyā) 등 베단따 철학의 최고 경지와 동일시된다는 점이다.[59]

『하타(요가)쁘라디삐까』에 따르면 라자요가, 즉 삼매는 세 가지로 설명되는데 첫 번째는 "소금이 물에 녹아 사라지듯, 마음과 아뜨만이 하나된 상태"[60]이고 두 번째는 "호흡이 사라지고 마음이 소멸됐을 때의 평정심"[61] 마지막 세 번째는 "개아와 최고아가 합일되어 분별이 사라진 상

---

rājayogaḥ samādhiś ca unmanī ca manonmanī |
amaratvaṃ …advaitaṃ jīvanmuktiś ca … turyā cety ekavācakāḥ ‖ Hp. IV.3-4); 이러한 동일화 문장 외에도 『하타(요가)쁘라디삐까』에서 라자요가는 삼매와 호환 가능하다. 예를 들면, "ekībhūtaṃ tadā cittaṃ rājayogābhidhānakam"(Hp. IV.77); 유사한 표현은 『게란다상히따』에서도 발견된다. (iti te kathitaṁ caṇḍa samādhir muktilakṣaṇam | rājayogaḥ samādhiḥ syād ekātmany eva sādhanam | unmanī sahajāvasthā sarve caikātmavācakāḥ ‖ GhS. VII.17)

57) "께왈라 꿈브하까로써 원하는 만큼 숨을 유지할 수 있는 자는 라자요가의 경지에도 도달한다. 여기엔 의심의 여지가 없다."
śaktaḥ kevalakumbhena yatheṣṭaṃ vāyudhāraṇāt ‖ Hp. II.74b
rājayogapadaṃ cāpi labhate nātra saṃśayaḥ | Hp. II.75a

58) "하타요가 수행, 즉 체위와 다양한 꿈브하까들, 신령스런 행법(=무드라)들은 모두 라자요가라는 결과에 도달할 때까지[수련해야 한다]."
pīṭhāni kumbhakāś citrā divyāni karaṇāni ca |
sarvāny haṭhābhyāse rājayogaphalāvadhi ‖ Hp. I.67
수행으로 얻는 주된 결과가 라자요가'라는 것은 브라흐마난다의 주석에서도 발견된다. (rājayoga eva mukhyaṃ phalaṃ··) Hp-Jt. I.2. (*p.* 3, *ll.* 8-9)

59) 바로 위의 각주 56을 참조.

60) "소금이 물에 골고루 섞이듯이 그와 같이 아뜨만과 마음이 하나가 된 것이 삼매라고 불려진다."
salile saindhavaṃ yadvat sāmyaṃ bhajati yogataḥ |
tathātmamanaso aikyaṃ samādhir abhidhīyate ‖ Hp. IV.5.

61) "호흡이 사라지고 마음이 없어질 때 그때의 평정심을 삼매라고 말한다."

태"[62]이다. 이 중에서 첫 번째와 세 번째는 베단따적인 삼매 정의에 가깝고 두 번째는 하타요가 특유의 삼매관이다.

주석가인 브라흐마난다(Brahmānanda)는 두 번째 삼매를 해설하면서 '호흡이 사라진 상태'의 의미를 "꿈브하까를 통해 기(氣)가 동요하지 않게 된 상태"로 풀이하고[63] '마음의 소멸'을 마음이 아뜨만에 속으로 사라진 상태[64]로 그리고 '평정심'을 마음이 아뜨만과 동일한 형태로 전변하여 아뜨만의 형태가 된 것[65]으로 풀이한다. 그리고 그는 이 삼매를 『요가경』에 언급된 등지(等持, samāpatti)와 동일한 것으로 풀이하고[66], 또 이 단계를 라야요가의 단계, 유상삼매(有想三昧)로 파악한다.[67]

---

yadā saṃkṣīyate prāṇo mānasaṃ ca pralīyate |
tadā samarasatvaṃ ca samādhir abhidhīyate || Hp. IV.6.

62) "개아와 최고아가 합일해서 분별이 사라진 '그 동일성'이 삼매라고 말해진다."
tatsamaṃ ca dvayor aikyaṃ jīvātmaparamātmanoḥ |
pranaṣṭa sarvasaṃkalpaḥ samādhiḥ so 'bhidhīyate || Hp. IV.7.

63) "꿈브하까를 행하는 동안 쁘라나, 즉 '신체 안에서 움직이는 공기'가 꿈브하까에 의해 통제된 상태가 쁘라나의 소멸이라고 말해졌다.
kumbhakakāle prāṇaḥ śarīrāntarvartī vāyuḥ kumbhakena niruddhavṛttikaḥ prāṇaḥ kṣīṇa ity ucyate | Hp-Jt. IV.6. (*p.* 125, *ll.* 17-18)

64) "아뜨만에 있는 마음이 아뜨만의 형태로 소멸될 때…"
ātmani sthitasya manasaḥ. ātmākāratā layaḥ tadā… Hp-Jt. IV.6. (*p.* 125, *l.* 19)

65) "평정심은 한 가지 형상이 되는 것을 의미하는데, [그 의미는] 아뜨만에 머문 마음이 아뜨만의 형상으로 전변함으로써 아뜨만이라는 한 형상이 되는 것이다."
samarasatvam ekākāratvaṃ manaś ca ātmani sthitasya ātmākārapariṇāmenātmākāratvam | Hp-Jt. IV.6. (*p.* 135, *ll.* 20-21)

66) 그와 같이 빠딴잘리의 수뜨라는 "마음활동이 지멸되었을 때, 투명한 보석처럼 인식주체, 인식도구, 인식대상 가운데 [어느 것에 의식이] 확립되고 그것에 착색되는 것이 等持(samāpatti)이다."라고 말하고 있다.
tathā ca pātañjalaṃ sūtram "kṣīṇavṛtterabhijātasyeva maṇergrahītṛgrahaṇagrāhyeṣu tatstha tadañjanatāsamāpattiḥ"(YS. I.41)iti | Hp-Jt. IV.3. (*pp.* 125-126, *ll.* 22-2)

67) "위에서 말한 두 게송은 유상삼매(有想三昧, saṃprajñātaḥ samādhir)라고 말해졌다… 유상[삼매], 소연(所緣), 유종자[삼매], 라야[요가]라는 이 말들은 유상[삼매]의 동의어로 알려져 있다."
uktābhyāṃ dvābhyām ślokābhyāṃ saṃprajñātaḥ samādhir uktaḥ … saṃprajñātaḥ sālambanaḥ sabījo layaḥ ete saṃprajñātasya prasiddhāḥ paryāyāḥ | Hp-Jt. IV.6.

브라흐마난다가 『하타(요가)쁘라디삐까』 IV.6에서 설명된 삼매를 빠딴잘라 요가의 유상삼매로 해설했다는 것은 그가 하타요가의 삼매를 빠딴잘라 요가의 삼매 체계와 조화시키려는 의도가 반영된 것으로 판단된다. 이 이유에서 브라흐마난다는 『하타(요가)쁘라디삐까』 IV.7에서 언급된 베단따적 삼매, 즉 '개아와 최고아가 합일되어 분별이 사라진 상태로서의 삼매'를 『요가경』의 무종자삼매(無種子三昧, nirbīja samādhi)와 동일시하고[68] 이 경지를 라자요가, 무상삼매(無想三昧)[69]로 풀이한다.[70]

브라흐마난다가 빠딴잘리의 삼매 체계에 대입시켜 하타요가의 삼매를 설명함으로써 하타요가의 목적이 삼매라는 것을 밝히면서 하타요가적 삼매 체계를 세우지만 그의 해설이 스와뜨마라마의 원의에 부합할지는 의문이다. 또한 하타요가의 삼매가 과연 빠딴잘리의 삼매 체계와 조화를 이룰지도 의심스러울 뿐만 아니라 빠딴잘리의 삼매체계에 대입시킴으로써 '꾼달리니의 각성과 상승에 의거한 하타요가 특유의 삼매 개념'을 지나치

(*p.* 126, *ll.* 4-8)

68) 『월광』은 다음과 같이 해설한다. "이것이 [이른바] 요가 문헌에서 널리 알려진 삼매, 즉 무종자삼매로 불리고 명명되는 그것이다. 그와 같이 빠딴잘리 수뜨라는 '그것마저도 지멸될 때 모든 것이 지멸되었으므로 무종자삼매이다'(YS. I.51)고 말하고 있다."
saḥ yogaśāstraprasiddhaḥ samādhiḥ nirbījaḥ samādhiḥ abhidhīyate kathyate | tathā ca pātañjalaṃ sūtraṃ "tasyāpi nirodhe sarvanirodhān nirbījaḥ samādhiḥ"(YS. I.51) iti | Hp-Jt. IV.7. (*p.* 126, *ll.* 15-17)

69) "이것으로 무상삼매가 설명되었다. … 無想, 무소연, 무종자, 라자요가, 지멸이라는 이 말들은 무상[삼매]와 동의어로 알려져 있다."
anena asaṃprajñātaḥ samādhir ukta … asaṃprajñāto nirālambo nirbījo rājayogo nirodhaś ca ete asaṃprajñātasya prasiddhāḥ paryāyāḥ | Hp-Jt. IV.8. (*p.* 126, *ll.* 17-20)

70) 빠딴잘리의 『요가경』에서 무상삼매는 종자를 가진 것이므로 종자삼매이고 따라서 무종자삼매는 무상삼매를 초월한 삼매로 알려져 있다. 하지만 『요가경』에 대한 뷔야사(Vyāsa)의 주석과 마찬가지로 브라흐마난다 역시 무상삼매와 무종자삼매를 동일한 것으로 말하는데, 그 의도는 무상삼매를 무종자삼매와 동일시하려는 것이 아니라, "무종자삼매는 당연히 대상을 결여하고 있다는 의도"에서 말해진 것으로 파악된다.

게 평면화한 측면도 있다. 그 이유는 『요가경』이, 한 대상에 대한 집중(ekāgratā)에서 시작해서 마음이 한 곳에 고정된 총지(dhāraṇā)[71] 그리고 더 나아가 생각이 통일된 상태인 선정(禪定, dhyānam)[72] 그리고 선정의 대상만이 빛나고 자신의 본성은 마치 텅 빈 것처럼 된 상태로서의 삼매[73]와 같은 일련의 심리적 심화 과정을[74] 언급하지만 하타요가에서는 그런 요소가 언급되지 않기 때문이다.

하타요가에서 삼매는 '고전 요가와 같은 정신 집중과 같은 순수한 정신적 훈련'에 의해서 도달되는 것이 아니라 쁘라나의 조절(쁘라나야마)과 운용(무드라)을 통해 쁘라나(각성된 꾼달리니)가 수슘나로 상승해서 정수리에 도달할 때 성취된다.

> 쁘라나가 수슘나 속으로 흐르고 마음이 허공(=브라흐만) 속으로 들어갈 때 그 때 요가를 아는 자의 업(業)은 모두 뿌리째 뽑힌다.[75]

> 쁘라나가 수슘나로 날아 오른 후 정수리[의 브라흐마란드흐라]로 가기 때문에 '삼매에서 해탈이 획득된다'는 말씀이 있기 때문이다.[76]

---

71) "총지(dhāraṇa)는 마음이 [한] 지점에 고정되는 것이다."
deśabandhaś cittasya dhāraṇā ‖ YS. III.1.

72) "선정(禪定, dhyānam)은 그 지점(tatra)에 생각이 통일된 상태이다."
tatra pratyayaikatānatā dhyānam ‖ YS. III.2.

73) "삼매(三昧, samādhi)는 오직 선정(tad)의 대상만이 빛나는 것이고, 말하자면 '자신의 본성(svarūpa)이란 것'이 텅 빈 것(空, śūnyam)처럼 되는 것이다."
tad evārthamātranibhāsaṁ svarūpaśūnyam iva samādhiḥ | YS. III.3.

74) 이 단계의 삼매는 팔지요가의 마지막 지분으로서의 삼매에 대한 정의로 무상삼매, 무사등지로 분류될 수 있는데 『요가경』에 따르면 궁극적인 삼매는 무사삼매에서 발현된 지혜가 남긴 잠세력이 '끊임없이 표층 의식화하려는 임무를 지닌 잠재력'을 지멸시킴으로써 모든 것이 지멸된 삼매가 무종자삼매이다.

75) suṣumnāvāhini prāṇe śūnye viśati mānase |
tadā sarvāṇi karmāṇi nirmūlayate yogavit ‖ Hp. IV.12.

76) vihaṅgamagatyā suṣumnāyāṃ prāṇasya mūrdhni gamāt "samādhau mokṣam āpnoti" iti vākyāt sahajaiva muktiḥ syād iti bhāvaḥ ‖ Hp-Jt. III.61. (*p.* 95, *ll.* 9-10)

『하타(요가)쁘라디삐까』는 꾼달리니(쁘라나)가 수숨나로 상승해서 브라흐마란드흐라에 도달하는 것을 '쁘라나의 소멸'로 표현하고[77] 바로 이 '쁘라나의 소멸'을 '마음의 소멸'과 동일시한다.[78] 이 점에서 『하타(요가)쁘라디삐까』 IV.6에서 정의된 삼매, 즉 "호흡이 사라지고 마음이 소멸됐을 때의 평정심"은 '상야마와 같은 정신적 훈련이나 심리적 조작'을 통해서가 아니라 '쁘라나의 조절과 운용'에 의해 도달된 최고의 경지라 할 수 있다.

> 쁘라나와 아빠나가 결합될 때 꾼달리니가 각성한다.
> 꾼달리니가 각성된 후 쁘라나는 수숨나의 길을 따라 브라흐마란드흐라로 간다.
> 그곳에 도달할 때 '마음의 고정'(=삼매)이 이루어진다.
> 마음이 고정될 때 곧바로 아뜨만을 직접적으로 체험한다는 의미이다.[79]

하타요가의 목적인 '마음의 소멸'(삼매)은 '하(ha)와 타(ṭha)의 결합(yoga)', 즉 쁘라나와 아빠나를 결합시킴으로써 각성된 꾼달리니(쁘라나)가 수숨나로 상승해서 정수리의 브라흐마란드흐라에 도달할 때 성취된다고 할 수 있다. 이 점에서 브라흐마난다가 '호흡이 소멸되고 마음이 소멸된 평정심'을 빠딴잘리요가의 유상삼매로 보고 또 '개아와 최고아가 합일되어 분별이 사라진 상태로서의 삼매'를 『요가경』의 무종자삼매, 무상삼매로 대입시킨 것

---

77) "브라흐마란드흐라에서 움직이지 않고 머무는 것이 쁘라나의 소멸이다"(brahmarandhre nirvyāpārasthitiḥ prāṇasya layaḥ. Hp-Jt. IV.15. (*p.* 130, *ll.* 4-5)

78) "쁘라나가 브라흐마란드흐라에 머무는 것이 [쁘라나의] 소멸이다. 쁘라나가 소멸할 때 마음도 또한 소멸한다… 그때 인간은 살아 있으면서 해탈한다."
prāṇasya brahmarandhre nirodho layaḥ… tadā jīvann eva muktaḥ puruṣo bhavati | Hp-Jt IV.16. (*p.* 141, *ll.* 5-9)

79) prāṇāpānayor aikye kuṇḍalinībodho bhavati | kuṇḍalinībodhe suṣumnāmārgeṇa prāṇo brahmarandhraṃ gacchati | tatra gate cittasthairyaṃ bhavati | cittasthairye saṃyamād ātmasākṣatkāro bhavatīty arthaḥ ‖ Hp-Jt. I.48. (*p.* 27, *ll.* 1-3)

은 지나치게 빠딴잘리의 삼매체계와 조화시키려 했거나 또는 베단따적인 입장에서 해석했던 것으로 보인다.

3. 하타요가의 고유성

고전 요가와 하타요가는 삼매를 수행의 정점으로 간주하지만 고전 요가는 심리적 조작을 통해 심리 작용을 무화(無化)시키는 방법에 가까운 반면, 하타요가는 쁘라나의 조절과 운용을 통해 심리작용을 무화시키는 방법이라고 할 수 있다. 고전 요가의 명상적 방법론이 보다 일반적이고 보편적인 수행법으로 알려져 있지만 양자의 우위를 논하는 것은 사치일 뿐이다. 각각의 요가는 각각의 방법을 수련할 수 있는 근기를 갖춘 사람에게 유용할 것으로 판단된다. 삼매가 '쁘라나의 조절(쁘라나야마)과 운용(무드라)을 통해 꾼달리니(쁘라나)가 수슘나로 상승해서 정수리에 도달할 때 성취된다'는 하타요가의 수행론은 고전 요가와 구별되는 고유한 측을 지닌다.

1) 수슘나 나디의 역할 강조

빠딴잘라 요가(Pātañjalayoga)와 하타요가의 큰 차이점 중 하나는 나디(nāḍī)의 기능과 역할이 중요시되는지 여부이다. 빠딴잘라 요가에서 이다(iḍā), 삥갈라(Piṅgalā), 수슘나(suṣumnā) 나디의 중요성은 강조되지 않지만 하타요가에서 이 세 나디는 하타요가의 수행법과 목표와 직결된다. 그 이유는 하타요가의 수행 기법이 쁘라나의 조절과 운용과 관련되고 따라서 쁘라나의 통로인 나디는 중요할 수밖에 없기 때문이다.

나디의 수는 문헌에 따라 다른데 『찬도갸 우빠니샤드』와 『카타우빠니샤드』, 『쁘라쉬나우빠니샤드』는 101개의 나디를 언급하지만[80] 『브리

하다란야까 우빠니샤드』는 72,000개의 나디를 언급한다.[81] 초기 하타요가 문헌인 『고락샤사따까』(*Gorakṣaśataka*)는 300,000개[82]와 72,000개[83]를 언급하고 『하타(요가)쁘라디삐까』는 72,000개[84] 그리고 후대 우빠니샤드인 『뜨리쉬키브라흐마나 우빠니샤드』(*Triśikhibrāhamaṇopaniṣad*) 26송과 67송은 각각 101개, 80,000개의 나디를 언급한다. 하지만 실제로 거론되거나 명칭이 밝혀진 나디는 10개에서 14개인데,[85] 그 중에서 호흡

---

80) Chānd-Up. VIII.6.6, Kaṭha-Up. II.3.6, Praśna-Up. III.8

81) hitā nāma nāḍyo dvāsaptatiḥ sahasrāṇi … Bṛhad-Up. II.1.19. 한편 『쁘라쉬나 우빠니샤드』 III.6에 따르면 나디의 수는 굉장히 많다. 101개의 나디들이 각각 100개로 나누어지고 그 각각은 다시 72,000개로 나누어진다.

82) "요가수행자가 자신의 몸 안에 있는 6짜끄라와 16토대, 300,000개의 나디와 5바람(五風)을 알지 못한다면 어떻게 [요가를] 완성할 수 있겠는가."
ṣaṭcakram ṣoḍaśādhāram trilakṣam vyomapañcakam
svadehe yen ajānanti katham sidhyanti yoginaḥ ‖ GoŚ.13(Briggs. 2009[1st.1938], p. 287)
* 1 lakṣa=100,000, trilakṣa=300,000.

83) "수많은(1,000개) 나디 중에서 72개에 주목할 수 있다."
teṣu nāḍīsahasreṣu dvaisptiatir udāhṛtāḥ | GoŚ.26a.

84) "몸속에는 72,000개의 나디 통로가 있다.
dvāsaptatisahasrāṇi nāḍīdvārāṇi pañjare | HP. IV.18a.
"72,000 나디들의 오물을 청소하는데 있어서…"
dvāsaptatisahasrāṇām nāḍīnām malaśodhane | Hp. III.123a.

85) "하지만 그 중에서 중요한 나디들은 14개이다."
pradhānabhūtā nāḍyas tu tāsu mukhyāś caturdaśa ‖ Śs. II.13b.
『바시슈타상히따』의 『요가편』은 다음과 같이 말한다.
"아들아. 모든 나디들 중에서도 중요한 것은 14가지이다."
nāḍīnāmapi sarvāsāṃ mukyāḥ putra catrudaśa ‖ VaS. II.20.
또한 위의 『쉬바상히따』 II.13을 참조.
한편, 10개 혹은 14 나디의 명칭과 위치는 문헌에 따라 조금씩 다르다.
『고락샤사따까』(27-28)은 10개의 나디를 언급하는데, 명칭은 iḍā, piṅgalā, suṣumṇā, gāndhārī, hastijihvā, pūṣa, yaśasvanī, alambuṣā, kuhū, śaṅkhinī이다.
『쉬바상히따』는 14개의 나디를 설명하는데 『고락샤사따까』의 10개에 sarasvatī, payasvinī, vāruṇi, viśvodarī를 추가한다. 한편, 『쉬바상히따』는 『고락샤사따까』의 yaśasvanī와 hastijihvā라는 단어 대신 yaśasvinī, hastijihvikā로 되어 있다.
13세기의 닷따뜨레야(Dattatreya)의 『요가샤스뜨라』(*Yogaśāstra*) IV.25-46송은 suṣumnā,

수행이나 무드라와 관련해서 중요한 것은 이다, 삥갈라, 수숨나이고 이 세 가지 중에서도 특히 중요한 것은 '각성된 꾼달리니'가 상승하는 통로인 수숨나이다.[86)]

하타요가 문헌에 따르면 이다와 삥갈라는 좌우 콧구멍에서 시작하는데 이 두 나디는 일상적인 생명 활동뿐만 아니라 호흡수련과 관련된다. 반면, 가운데에 있는 수숨나는 여타의 나디들과 달리 평소엔 활동하지 않고 오직 꾼달리니가 각성된 이후에 활성화되어 꾼달리니(질적 변화를 겪은 쁘라나)가 상승하는 통로의 역할을 한다. 바로 이 수숨나가 활성화될 때, 다시 말해서 꾼달리니라는 에너지(prāṇa)가 수숨나로 상승할 때 수숨나를 제외한 모든 나디들은 마치 죽은 것처럼 활동을 정지한다.[87)] 바로

---

iḍā, piṅgalā, vāruṇī, alambuṣā, viśvodarā, kuhū, śaṅkhinī, yaśasvinī, puṣā, gāndhārī, hastijihvā와 같은 11개 나디와 그것의 위치를 설명한다.

14세기의 『아난다사무짜야』(*Āandasamuccaya*) 제II장은 iḍā, yaśā, kuhū, piṅgalā, gajajihvām, ulmukā, suṣumnā, pūṣā, gāndhārī, śaṅkhinī와 같은 10개의 나디를 설명한다. 원문은 Katre(1961-2), p. 408을 참조함.

『바시슈타상히따』의 『요가편』 II.21-12은 14개의 나디를 열거하는데 그것은 suṣumṇā, īḍa, piṅgalā, sarasvatī, kuhū, varaṇā, yaśasvinī, pūṣā, payasvinī, śaṅkhinī, gāndhārī, hastijihvā viśvodarā, alambuṣā이다.

쉬리니와사요기(Śrīnivāsayogī)의 『하타라뜨나왈리』(*Haṭharatnāvalī*, 1625-1695년경) 제IV장 31-41송도 14개의 나디들을 열거한다. 특히, 『바시슈타상히따』의 「요가편」(Yogakāṇḍa, II.31-40)과 『육따브하바데와』(*Yuktabhavadeva*, 1623년경) 제III장은 14개의 나디의 시작점과 종착점을 자세하게 설명하고 『고락샤사따까』 29-31은 10나디의 위치를 설명한다.

86) "세 가지 가운데서도 오직 하나 수숨나가 중요한 것이고 요긴드라가 사랑하는 것이다."
tisṛṣv ekā suṣumṇaiva mukhyā yogīndravallabhā | Śs. II.16a.
"그 중에서도 해탈의 길로… 가장 중요한 것은… 수숨나이다."
tāsu mukhyatama … muktimārge suṣumṇā … VaS. II.24.
수숨나의 중요성은 대부분의 하타요가 문헌에서 언급되고 특히 『하타(요가)쁘라디삐까』에서 수숨나의 기능과 역할이 자세히 설명되고 있다.

87) "그와 같이 꾼달리니 샥띠도 재빠르게 꼿꼿이 서게 될 것이다.
그때 [서로] '의지하는 두 통로'(이다와 삥갈라)는 죽은 상태가 된다."
ṛjvībhūtā tathā śaktiḥ kuṇḍalī sahasā bhavet |
tadā sā maraṇāvasthā jāyate dviputāśrayā || Hp. III.12.

이 꾼달리니가 수숨나로 진입하고 상승할 때 그리고 수숨나의 끝인 브라흐마란드흐라에 도달할 때 하타요가는 완성된다.

빠라나와 아빠나가 결합될 때 꾼달리니가 각성한다.
꾼달리니가 각성된 후 빠라나는 수숨나의 길을 따라 브라흐마란드흐라로 간다.
그곳에 도달할 때 '마음의 고정'(=삼매)이 이루어진다.[88]
빠라나가 수숨나 속으로 흐를 때만 마논마니(삼매)가 성취된다.
하지만 다른 수련법은[89] 요가수행자들을 피로하게 할 뿐이다.[90]
마루따(기, māruta)가 중앙의 [나디, 즉 수숨나]로 흐를 때 마음은 움직이지 않으며,
마음이 안정된 상태가 바로 마논마니 경지이다.[91]

브라흐마난다는 이다와 삥갈라가 죽은 상태로 되는 이유를 다음과 같이 풀이한다. "꾼달리니가 각성된 후 빠라나는 수숨나 속으로 들어가기 때문에 두 통로(두 나디)엔 빠라나가 없기 때문이다."
kuṇḍalībodhe sati suṣumnāyāṃ praviṣṭe prāṇe dvayoḥ puṭayoḥ prānaviyogāt | Hp-Jt. III.12. (*p.* 76, *ll.* 19-20)
이 내용이 뜻하는 것은 '꾼달리니가 오직 수숨나와 작용할 뿐'이고 이다와 삥갈라와 무관하다는 것이다. 한편, 이다와 삥갈라(혹은 달과 태양)로 숨이 흐른다는 것은 꾼달리니가 각성되지 않고 또 수숨나가 활성화되지 않았다는 것을 의미한다.
엘리아데(Eliade. 1990, p. 240)의 지적대로 딴뜨라 문헌에서도 이와 유사하게 '이다와 삥갈라의 작용을 멈추고 수숨나를 활성화해라는 내용이 발견된다. "'가운데의 길을 유지해라, 왼쪽과 오른쪽은 덫이다'(Guṇḍari의 *Caryāpad.* 4) … '왼쪽과 오른쪽은 함정이다'(Caryā. 32. Srahapāda; 이와 관련된 내용은 박치(P. C. Bagchi의 *Studies in the Tantras*, p. 61 이하를 참조)".

88) prāṇāpānayor aikye kuṇḍalinībodho bhavati | kuṇḍalinībodhe suṣumnāmārgeṇa prāṇo brahmarandhraṃ gacchati | tatra gate cittasthairyaṃ bhavati | Hp-Jt. I.48. (*p.* 27, *ll.* 1-3)
89) "다른 수행법들이란 수숨나 외의 나디[로 빠라나가 흐르는 것]이다."
itarābhāsāḥ suṣumnetaranāḍyabhāsāḥ | Hp-Jt. IV.20. (*p.* 143, *ll.* 2-3)
90) suṣumnāvāhini prāṇe siddhyaty eva manonmanī |
anyathā tv itarābhyāsāḥ prayāsāyaiva yoginām || Hp. IV.20.
91) mārute madhyasaṃcāre manaḥ sthairyaṃ prajāyate |
yo manaḥ susthirībhāvaḥ saivāvasthā manonmanī || Hp. II.42.

숨, 즉 쁘라나가 중앙 [나디], 다시 말해서 수슘나 속으로 흐르는 것이 '마음 동일성'(삼매)의 원인이다.[92]

> 쁘라나가 수슘나 속으로 흐르고 마음이 허공[93] 속으로 들어갈 때
> 그 때 요가를 아는 자에게 모든 업은 뿌리째 뽑힌다.[94]

수슘나는 이미 古우빠니샤드에 암시되거나 언급되었지만[95] 빠딴잘라 요가에는 계승되지 않았다. 빠딴잘라 요가가 수슘나 개념을 수용하지 않은 것은 '삼매가 수슘나를 매개로, 다시 말해서 각성된 꾼달리니(질적 변화를 겪은 쁘라나)가 수슘나로 진입하고 상승한 이후에 성취된다는 수행 기법'과 달리 상야마라는 정신적인 훈련 혹은 심리적 조작을 강조하기 때문이다.[96] 반면, 하타요가의 삼매는 수슘나를 매개로 성취된다고 할 수 있

---

92) vāyau prāṇe madhyame suṣumnāyāṃ vrajati satīti cittasamatve hetuḥ. Hp-Jt. IV.14. (*p.* 129, *ll.* 10-11)

93) "마음 즉 내적 감관이 허공, 즉 장소와 시간과 물질의 제약을 결여한 브라흐만 속으로 들어간다면"
manase 'ntaraḥkaraṇe śūnye deśakālavastuparicchedahīne brahmaṇi vaśati sati |
Hp-Jt. IV.13. (*p.* 128, *l.* 16)

94) suṣumnāvāhini prāṇe śūnye viśati mānase |
tadā sarvāṇi karmāṇi nirmūlayate yogavit ‖ Hp. IV.12.

95) Chānd-Up. VIII.6.6, Kaṭha-Up. II.3.6, Praś-Up. III.8, Mait-Up. VI.21. 이 중에서 Mait-Up에서는 suṣumnā라는 명칭이 등장하지만 나머지 우빠니샤드에서는 '심장에 있는 백한 개의 나디 중 하나'(śataṃ caikā ca hṛdayasya nāḍyaḥ)로만 언급되는데, 상까라는 이 나디를 수슘나라고 풀이한다.

96) 『요가경주해』가 성립된 6-7세기보다 300년 후대의 학자인 바짜스빠띠 미쉬라(Vācaspati Miśra)가 비로소 『요가경』 I.36을 해설하면서 브라흐마 나디와 수슘나 나디를 언급했지만 『요가경』과 『요가경주해』 자체가 수슘나의 역할과 기능을 강조하거나 중요시했던 것은 아니다. 그 이유는 비록 『요가경』 III.31이 '거북 [모양의] 나디에 대한 총제'를 설명하지만 바짜스빠띠에 따르면 여기서의 나디는 쁘라나의 통로나 수슘나를 의미하는 것이 아니라 '뱀처럼 똬리를 튼 심장의 연꽃'(hṛdayapuṇḍarīka)으로 불리는 나디총(nāḍīcakra: 나디 덩어리)을 의미하기 때문이다. 어쨌든 고전 요가의 주석가로서의 바짜스빠띠가 수슘나, 브라흐마나디라는 용어를 언급했던 것은 흥미롭지만 이미 그 이전 인물인 상까라가 수슘나 개념을 더 정확히 알고 있었을 뿐만 아니라 '72,000개의 나디'까지

는데[97], 하타요가가 수슘나를 중요시하는[98] 이유는 하타요가의 수행이 쁘라나와 아빠나의 결합을 통해 각성된 꾼달리니(쁘라나)가 상승할 수 있는 유일한 통로(nāḍī)이기 때문이다. 이 이유에서 브라흐마란드흐라까지 이어진 수슘나는 '해탈의 길'(mokṣapanthā), '해탈의 문'으로 불리기도 한다.

> 쁘라나가 수슘나를 통해 정수리의 [브라흐마란드흐라]로 가기 때문에 '삼매 속에서 해탈이 획득된다'라는 말이 있으므로 저절로 해탈한다는 의미이다.[99]
>
> 브라흐마란드흐라로 [이어진] 수슘나가 해탈의 길이라고 불렸다.[100]

> 마치 열쇠로(kuñcikayā) 문을(kapāṭam) 열 수 있듯이
>
> 그와 같이 요가 수행자는 하타[요가]를 통해서 [각성된] 꾼달리니로써 해탈의 문(=수슘나)을 열 수 있다.[101]

언급했다는 점에서 놀라운 일은 아니다. 문제는 고전 요가 문헌에서 나디의 역할이나 수슘나의 기능이 강조되거나 혹은 수슘나의 역할이나 작용에 특별한 의미가 부여되지 않았다는 것이다. 그 이유는 고전 요가가 꾼달리니의 각성과 쁘라나의 상승에 의한 해탈, 다시 말해서 수슘나를 매개로 한 해탈을 설명하는 것이 아니라 상야마와 같은 정신적 훈련이나 심리적인 조작에 의거한 방법론을 취하기 때문이다.

97) "삼매를 설명하자마자 삼매를 성취함으로써 그것(바즈롤리 등의 무드라)도 완성된다는 것에 대해서 말한다…. '[삼매는] 숨, 즉 쁘라나가 가운데 다시 말해서 수슘나 속으로 흐를 때 [성취된다]'라고…"
samādhinirūpaṇāntaraṃ samādhisiddhau tatsiddhir ity ahā … vāyau prāṇe madhyame suṣumnāyāṃ vrajati satīti … Hp-Jt. IV.14. (*p.* 129, *ll.* 8-11)

98) "몸 속에는 72,000개의 나디 통로가 있다.
수슘나는 샹브하비의 힘을 지니지만 나머지는 별 의미가 없다."
dvāsaptatisahasrāṇi nāḍīdvārāṇi pañjare |
suṣumnā śāṃbbhavī śaktiḥ śeṣās tv eva nirarthakāḥ || Hp. IV.18.
"세 가지 가운데서도 오직 하나 수슘나가 중요한 것으로 요긴드라가 사랑하는 것이다."
tisṛṣv ekā suṣumṇaiva mukhyā yogīndravallabhā | Śs. II.16a.

99) suṣumnāyāṃ prāṇasya mūrdhni gamāt "samādhau mokṣam āpnoti" iti vākyāt sahajaiva muktiḥ syād iti bhāvaḥ || Hp-Jt. III.60. (*p.* 95, *ll.* 9-10)

100) mokṣapanṭhāḥ suṣumnā sā brahmarandhare prakirtitā | VaS. II.26a.

101) uddhāṭayet kapāṭaṃ tu yathā kuñcikayā haṭhāt |

『하타(요가)쁘라디삐까』는 마지막 게송에서 다음과 같이 말한다.

기(māruta)가 중앙의 길(수슘나)[102]로 흘러 [브라흐마란드흐라 속으로] 들어가지 않는 한,[103]
쁘라나의 통제를 통해서 정(精)이 고정되지 않는 한,
삼매 속에서 본연의 상태에 대한 진리가 생겨나지 않는 한,
그러한 한 지혜를 말하는 것은 위선이고 거짓이고 헛소리이다.[104]

2) 쁘라나의 소멸을 통한 마음의 소멸

하타요가는 고전 요가와 마찬가지로 삼매(=라자요가)를 추구하지만 고전 요가와 달리 '정신 집중과 같은 순수한 정신적 훈련법' 대신 쁘라나의 조절(쁘라나야마)과 운용(무드라)을 통한 삼매를 설명한다. 하타요가가 '쁘라나의 조절과 운용을 통한 기법'을 설명하는 것은 쁘라나(prāṇa, vāta, pavana, samīraṇa, vāyu)와 마음(citta, manas)[105]의 작용을 하나의 세트로 보는 하타요가 특유의 입장에 근거한다.[106]

---

kuṇḍalinyā tathā yogī mokṣadvāraṃ vibhedayet ‖ Hp. III.105.

102) 『하타(요가)쁘라디삐까』에서 '중도'(madhyamārga)는 모두 수슘나를 의미한다.

103) 브라흐마난다는 주석에서 '중앙의 길로'(madhyamārge)의 의미를 '수슘나 속에서'(suṣumnāyām)로 해설하고 마루따의 종착지를 브라흐마란드흐라(brahmarandhara)로 해설한다.
"중앙의 길로, 즉 수슘나 속에서 움직이는 것, 흐르는 것 흐르는 것····· 마루따, 즉 쁘라나 바유가 브라흐마란드흐라에 이르기까지 들어가지 못하는 한"
madhyamārge suṣumnāyāṃ caran gacchan mārutāḥ prāṇavāyuḥ yāvan ···na··· brahmarandharaprarayantaṃ na viśati··· Hp-Jt. IV.114. (*p.* 181, *ll.* 12-13)

104) yāvan naiva praviśati caran māruto madhyamārge
yāvad bindur na bhavati dṛḍhaḥ prāṇavāt prabandhāt |
yāvad dhyāne sahajasadṛśaṃ jāyate naiva tattvaṃ
tāvaj jñānaṃ vadati tadidaṃ dambhamithyāpralāpaḥ ‖ Hp. IV.114.

105) 『하타(요가)쁘라디삐까』는 citta와 manas를 구별하지 않고 혼용하는데 그것은 아누쉬뚭 운율을 고려한 것으로 판단된다. prāṇa, vāta, pavana, samīraṇa의 경우도 동일하다.

106) "마치 우유와 물처럼 마음과 기는 혼합되어 같이 작용을 한다.

기(氣, vāta)가 동요하면 마음(citta)이 동요한다. [기가] 안정되면 [마음도] 안정된다.

부동심을 획득하고자 하는 요가 수행자는 그러므로 기(vāyu)를 통제해야만 한다.[107)]

기(pavana)가 고정되면 그로 인해 마음(manas)도 고정된다.
마음이 고정되면 그로 인해 기도 고정된다.[108)]

마음(citta)이 [작용하는] 두 가지 원인은 훈습(vāsanā)와 기(samīraṇa)이다.
둘 중 하나가 소멸한다면 나머지 두 가지 모두 소멸한다.
마음이 사라진다면 기가 소멸하고,
기가 소멸하면 마음도 소멸한다.[109)]

기가 활동할 때 마음이 활동하고 마음이 활동할 때 기가 활동한다."
dugdhāmbuvat saṃmilitāv ubhau tau tulyakriyau mānasmārutau hi |
yato marut tatra manaḥ pravṛttir yato manas tatra marut pravṛttiḥ || Hp. IV.24.
"그 중에서 하나가 소멸함으로써 다른 것도 소멸하고 하나가 활동함으로써 다른 것도 활동한다.
양자가 활동할 때 모든 감각기관이 활동하고 양자가 소멸할 때 해탈의 경지가 성취된다."
tatraikanāśād aparasya nāśa ekapravṛtter aparapravṛttiḥ |
adhvas tayoś cendrayavarga vṛttiḥ pradhvas tayor mokṣapadasya siddhiḥ || Hp. IV.25.

107) cale vāte calaṃ cittaṃ niścale niścalaṃ bhavet |
yogī sthāṇutvam āpnoti tato vāyuṃ nirodhayet || Hp. II.2.

108) pavano badhyate yena manas tenaiva badhyate |
manaś ca badhyate yena pavanas tena badhyate || Hp. IV.21.

109) hetudvayaṃ tu cittasya vāsanā ca samīraṇaḥ |
tayor vinaṣṭa ekasmin tau dvāv api vinaśyataḥ || Hp. IV.22
mono yatra vilīyate pavanas tatra līyate |
pavano līyate yatra manas tatra vilīyate || Hp. IV.23.
브라흐마난다는 주석에서 다음과 같이 말한다.
"훈습이 소멸되면 기와 마음이 소멸한다. 기가 소멸되면 마음과 훈습이 소멸한다. 마음이 소멸하면 기와 훈습이 소멸한다."
vāsanākṣye samīraṇacitte kṣīṇe bhavataḥ | samīraṇe kṣīṇe cittavāsane kṣīṇe bhavataḥ | citte kṣīṇe samīraṇavāsane kṣīṇe bhavataḥ | Hp-Jt. IV.22. (*p.* 143, *ll.*

위 인용문에서 알 수 있듯이 쁘라나의 소멸과 마음의 소멸은 동일한 것 혹은 동시적인데 이 중에서 하타요가가 선택하는 것은 '마음의 작용을 소멸시키는 방법'이 아니라 '쁘라나를 소멸시키는 방법'이다. 이 점에 대해서 브라흐마난다는 다음과 같이 해설한다.

> 쁘라나와 마음이 소멸하지 않고서는 해탈이 성취될 수 없다고 말해졌다. 여기서는 쁘라나가 소멸됨으로써 마음 역시 소멸된다는 것을 확정해서 말한다.[110]

하지만 여기서의 '쁘라나의 소멸'은 말 그대로 쁘라나가 소멸되어 없어진다는 것이 아니라 ① '쁘라나가 브라흐마란드흐라에 도달하는 것'[111] 혹은 ② '모든 쁘라나가 수슘나로 진입했으므로 수슘나를 제외한 이다와 삥갈라 등의 나디에서 쁘라나가 없어진 것'[112]을 의미한다. 반면 '쁘라나가 살아 있다는 것'은 쁘라나가 이다와 삥갈라로 순환하는 것을 의미하고[113] 동시에 꾼달리니가 각성되지도 않고 수슘나도 활성화되지 않았다는

14-15)

110) prāṇamanasor layaṃ vinā mokṣo na sidhyatīty uktam | tatra prāṇalayena manaso 'pi layaḥ sidhyatīti tallayarītim āha. Hp-Jt. IV.16. (*p.* 140, *ll.* 21-22)

111) "브라흐마란드흐라에서 움직이지 않고 머무는 것이 쁘라나의 소멸이다."
brahmarandhre nirvyāpārasthitiḥ prāṇasya layaḥ | Hp-Jt. IV.15. (*p.* 130, *ll.* 3-4)
"쁘라나가 브라흐마란드흐라에 머무는 것이 [쁘라나의] 소멸이다. 쁘라나가 소멸할 때 마음도 또한 소멸한다… 그때 인간은 살아있으면서 해탈한다."
prāṇasya brahmarandhre nirodho layaḥ… tadā jīvann eva muktaḥ puruṣo bhavati | Hp-Jt IV.16. (*p.* 141, *ll.* 5-10)

112) "꾼달리니가 각성됨으로써 쁘라나는 수슘나 속으로 들어가기 때문에 두 통로(이다와 삥갈라)엔 쁘라나가 없기 때문이다." (kuṇḍalībodhe sati suṣumnāyāṃ praviṣṭe prāṇe dvayoḥ puṭayoḥ prānaviyogāt) Hp-Jt. III.12. (*p.* 76, *ll.* 19-20)

113) 쁘라나가 살아 있는 상태, 즉 쁘라나가 이다와 삥갈라로 흐르는 한 마음은 소멸되지 않는다.
"쁘라나가 살아 있다는 것은 이다와 삥갈라라는 두 [나디] 속으로 흐르는 것이고, 감각기관들이 스스로의 대상을 취하는 것이 살아 있는 것이고, 마음이 살아 있다는 것은 다양한 대상의 형태로 변형되는 것이며…"
iḍāpiṅgalābhyāṃ vahanaṃ prāṇasya jīvanaṃ, svasvaviṣayagrahaṇam indriyāṇāṃ

것을 의미한다.[114] 반면 '쁘라나의 소멸'은 '쁘라나와 아빠나가 결합한 후 꾼달리니가 각성되고 바로 이 꾼달리니(질적 변화를 겪은 쁘라나)가 수슘나로 진입하고 상승해서 정수리의 브라흐마란드흐라에 도달하는 것을 의미한다. 『하타(요가)쁘라디삐까』는 쁘라나가 브라흐마란드흐라에서 소멸되고 마음이 소멸된 상태를 해탈로 설명한다.[115]

쁘라나와 마음을 함께 작용하는 세트로 보고 양자의 소멸을 언급한다는 점에서[116] 그리고 양자를 소멸시키기 위한 방법으로 쁘라나의 소멸에 초점을 둔다는 점에서 하타요가의 기법은 고전 요가와 구별된다.

---

jīvaṃ, nānāviṣayākāravṛtty utpādanaṃ manaso jīvanaṃ. Hp-Jt. IV.15. (*p.* 129, *ll.* 19-20)

114) 왜냐하면 꾼달리니가 각성된 후에는 수슘나만이 활성화되고 수슘나가 활성화될 때 이다와 삥갈라는 작용하지 않고 따라서 '두 나디의 죽음'으로 표현되기 때문이다.
"태양과 달이 활동할 때는 마음이 고정될 수 없기 때문이다. '기가 움직이면 마음이 움직이다'라고 말해졌기 때문이다."
candrasūryasaṃcāre cittastairyābhāvāt 'cale vāte calaṃ cittam'(Hp. III.1) ity uktatvāt | Hp-Jt. IV.42. (*p.* 153, *ll.* 7-8)
낮은 태양, 즉 삥갈라 나디로 숨이 흐르는 것이고 밤은 달, 즉 이다 나디로 숨이 흐르는 것을 의미한다.

115) "쁘라나와 마음 이 두 가지의 소멸을 이루는 자는 해탈을 얻는다. 다른 어떤 방법으로도 불가능하다."
prāṇo mano dvaym idaṃ vilayaṃ nayed yo mokṣaṃ sa gacchati naro na kathaṃcid anyaḥ || Hp. IV.15b.

116) "쁘라나와 마음 이 두 가지의 소멸을 이루는 자 그 사람은 해탈을 얻는다.
다른 어떤 방법으로도 불가능하다."
jñānaṃ kuto manasi saṃbhavatīha tāvat prāṇo 'pi jīvati mano mriyate na yāvat |
prāṇo mano dvaym idaṃ vilayaṃ nayed yo mokṣaṃ sa gacchati naro na kathaṃcid anyaḥ || Hp. IV.15
"쁘라나(prāṇa)와 마음(manas)이 소멸되지 않고서는 해탈이 성취될 수 없다고 말해졌다."
prāṇamanasor layaṃ vinā mokṣo na siddhyatīty uktam | Hp-Jt. IV.16. (*p.* 140, *l.* 21)
고전 요가는 '삼매와 관련된 쁘라나의 작용이나 소멸'을 언급하지 않는다.

마음의 소멸을 위해서 쁘라나를 소멸시키는 수단인 무드라를 여기서 설하는데 그 중에서 샹브하비 무드라에 대해서 [먼저] 말한다.[117)]

3) 비밀의 준수와 스승의 중요성

하타요가는 만인에게 공개된 수행법이 아니라 출가자 혹은 입문 제자를 통해 전승되었는데 그 근거는 하타요가 문헌 내에서 발견된다. 14세기 문헌인 『쉬바상히따』는 하타요가의 기법을 모두 설명한 후 마지막 VI장에서 '집에 머물 지라도(gṛhastho 'pi) 성공할 수 있다'[118)]고 말할 뿐만 아니라 '재가자(gṛhī) 또는 부인과 자식을 둔 사람도 올바르게 요가를 수련한다면 성공할 수 있다'(VI.258-260)고 말함으로써 책을 마무리한다. 재가자도 성공할 수 있으므로 올바르게 수련할 것을 에필로그에서 당부했다는 것은 하타요가가 출가자 위주로 전수되었다는 것을 반증한다.

『하타(요가)쁘라디삐까』는 서두에서 '수행 터에 대한 첫 번째 조건' 중 하나로 음식을 구걸하기 적절한 곳(subhikṣe)[119)]으로 규정하는데, 여기서 하타요가 수행자가 탁발에 의존해서 생활했다는 것을 알 수 있고 또 '옷 등을 갖추는 것만으로 하타요가에 성공할 수 없다'[120)]는 내용과 그것

---

117) cittalayāya prāṇalayasādhanībhūtāṃ mudrāṃ vivakṣus tatra śāṃbhavīṃ mudrām āha

118) gṛhastho 'pi … siddhim avāpnoti… Śs. VI.229

119) 하타요가 수행자는 후대의 주석가 브라흐마난다는 『하타(요가)쁘라디삐까』 I.12의 규정 중 '정의에 입각한 통치가 이루어지는 장소', '식량이 풍부한 곳'(subhikṣa)이 적합한 이유로 '요가수행자들이 음식 등을 쉽게 얻을 수 있다는 것'을 들고 있다.
"이 말에 의해서 하타요가 수행자들이 호의적으로 음식 등을 얻는다는 것이 암시된다. '음식이 풍족한 곳'이라는 이 말에 의해서 노력하지 않아도 음식(tat)을 얻는다는 것이 암시된다."
anena haṭhābhyāsino 'nukūlāhārādilābhaḥ sūcitaḥ | subhikṣa ity anenānayāsena tallabhaḥ sūcitaḥ | Hp-Jt. I.12. (*p.* 10, *ll.* 13-14)

120) "[하타요가에 성공할 수 있는] 요인은 옷을 지니는 것도 아니고 [요가에 대해] 토론하는 것도 아니다.
오직 수행만이 성공의 원인이다. 이것은 의심의 여지가 없는 진실이다."

에 대한 브라흐마난다의 주석에서, 하타요가 수행자가 입었던 옷이 주황색[121]이라는 것도 유추할 수 있다.

물론 하타요가는 재가자와 여성에게도 개방된 것으로 짐작되지만 '한적한 오두막'[122] 혹은 '규정대로 만들어진 사원에 거주할 것'[123]과 같은 규정에 따르면 하타요가는 도회지의 아쉬람을 통해 일반인에게 보급될 수 있는 대중적인 수행법이 아니었던 것으로 파악된다. 그 반대로 하타요가 문헌은 '자격을 갖추지 못한 어떤 사람에게도 하타요가를 전수하지 말 것'을 당부한다.[124] 하타요가가, 자격을 갖춘 제자를 통해서 전수될 뿐이고 아쉬람에서 일반인에게 보급될 수 없었던 것은 하타요가의 인체 연금술이 만인의 것이 아니라 하타요가를 수행하기에 적합한 근기나 조건을 갖춘 제자에게 유용하다고 판단했기 때문으로 보인다. 그 이유는 말할 것도 없이 '호흡과 무드라를 수련하기에 합당한 조건을 갖추지 않는 사람'에게 하타요가란 맨손으로 독사를 잡으려는 것과 마찬가지로 위험하기 때문이다. 실제로 대수행가라 할지라도 수행 초기에 난관을 겪었다면 그것은 사실상 꿈브하까(들숨 후 그 숨을 최대한 유지하는 것)의 부작용이

---

na veṣadhāraṇaṃ siddheḥ kāraṇaṃ na ca tatkathā ǀ
kriyaiva kāraṇaṃ siddheḥ satyam etan na saṃśayaḥ ǁ Hp. I.66.

121) "'옷의, 즉 주황색의 옷[을 입는 것]' 등의"(veśasya kāṣāyavastrādeḥ. Hp-Jt. I.66. (*p.* 34, *l.* 8)

122) "[그리고] 화살이 도달할 정도의 범위 내에 바위(암벽)나 불(화산), 물(강, 바다)이 없는 한적한 오두막 안에서 머물러야만 한다."
dhanuḥpramānaparyantaṃ śilāgnijalavarjite ǀ
ekānte maṭhikāmadhye sthātavyaṃ haṭhayoginā ǁ Hp. I.12bc.

123) "이와 같은 구조의 사원에 머물면서 잡념을 모두 버리고,
스승에 의해 가르쳐 진 방법대로 오직 요가를 항상 수련해야 한다."
evaṃ vidhe maṭhe sthitvā sarvacintāvivarjitaḥ ǀ
gurūpadiṣṭamārgeṇa yogam eva sadābhyaset ǁ Hp. I.14.

124) "성심을 다해 비밀을 지켜야 하며…. 자격을 갖추지 못한 누구에게도…. 전수해서는 안 된다."
prayatnena gopanīyā … yasya kasyāpy anadhikāriṇaḥ … na deyā ǀ Hp-Jt. III.18. (*p.* 79, *l.* 1)

라 해도 과언이 아닐 것이다. 더욱이 하타요가의 무드라는 바로 이 꿈브하까와 병행되어 실행되는 것이므로 준비되지 않은 일반인에겐 더 위험할 수밖에 없을 것이다. 또한 만인의 명약이 있을 수 없듯이 하타요가의 인체 연금술 역시 '하타요가를 수행하기에 적합한 사람에게만' 유익할 뿐, 다른 사람에겐 독약이 될 수도 있기 때문이다.

생명 에너지로서의 쁘라나를 꿈브하까로 조절하고 무드라로 운용하는 하타요가의 기법은 '칼날 위의 춤'으로 비유될 수밖에 없고 이와 같은 하타요가의 연금술에서 칭송되는 미덕은 하타요가를 만인에게 공개하는 것이 아니라 그 반대로 '비밀을 지키는 것'이다.

> 완성을 원하는 요가수행자는 하타[요가]의 지혜를 최고의 비밀로 보호해야만 한다.
> 비밀이 지켜질 때 힘을 지니지만 반대로 공개되면 효력이 상실될 것이다.[125)]

> 마치 보석 상자를 [감추듯이] 성심을 다해 보호해야만 한다.
> 마치 명문가 여인이 [자신의] 성교를 [발설하지 않듯이] 어느 누구에게도 발설해서는 안 된다.[126)]
> 성심을 다해 보호해야 하며 어느 누구에게도 전수해서는 안 된다.[127)]

> 베다와 샤스뜨라, 뿌라나는 매춘부처럼 [공유되지만]
> 오직 하나, 샴브하비 무드라만이 명문가의 처녀처럼 보호되었다.[128)]

---

125) haṭhavidyā paraṃ gopyā yoginā siddhim icchatā |
bhavet vīryavatī guptā nirvīryā tu prakāśitā ‖ Hp. I.11.

126) gopanīyaṃ prayatnena yathā ratnakaraṇḍakam |
kasyacin naiva vaktavyaṃ kulastrīsurataṃ yathā ‖ Hp. III.9.

127) gopanīyā prayatnena na deyā yasya kasyacit ‖ Hp. III.18.

128) vedaśāstrapurāṇāni sāmānyagaṇikā iva |
ekaiva śāṃbhavī mudrā guptā kulavadhūr iva ‖ Hp. IV.35.

하타요가가 특히 비밀로 유지할 것을 당부하는 것은 무드라(mudrā)이다. 『하타(요가)쁘라디삐까』는 꾼달리니를 각성시키고 상승시키기 위해 무드라를 수련할 것을 강조하지만 역설적으로 비밀을 지킬 것을 당부했던 이유 역시 무드라의 위험성을 고려했던 것으로 파악된다. 15가지의 무드라 중 마하 무드라, 마하반드하, 마하베드하, 물라, 잘란드하라, 웃디야나, 샥띠짤라나와 같은 일곱 개는 쁘라나와 아빠나의 결합 그리고 꾼달리니의 각성과 관련된 무드라로서 모두 '들숨 후 그 숨을 최대한 참은 상태'(=뿌라까 쁘라나야마, =꿈브하까)에서 실행된다. '들숨 후 그 숨을 최대한 유지한 상태'(=뿌라까 쁘라나야마, =꿈브하까)에서 무드라를 행하는 것은 위험할 수밖에 없을 것이다.

또 한 가지는 바즈롤리, 사하졸리의 경우 성행위와 관련되고 또 아마롤리는 소변을 마시는 것[129]이므로 그 의미를 알지 못하는 사람에겐 의미가 없고 심지어 웃음거리가 될 수 있기 때문일 것이다. 특히 바즈롤리, 사하졸리는 누구나 행할 수 있는 것이 아니라 '삼매에 도달한 수행자' 혹은 수숨나가 활성화된 상태에서만 성공할 수 있는 것이므로[130] 일반인에겐 의미가 없기 때문이다.

『하타(요가)쁘라디삐까』가 무드라의 비밀을 강조한다는 사실 그리고

---

129) "[소변의] 첫 물줄기는 담즙(pitta)을 증대시키므로 버리고, 마지막 물줄기는 정분이 없으므로 [버려라].
시원한 중간의 물줄기가 사용되어야 한다. 아마롤리는 까빨리까派의 교의이다."
pittolbaṇatvāt prathamāmbudhārāṃ vihāya niḥsāratayāntya dhārām |
niṣevyate śītalamadhya dhārā kāpālike khaṇḍamate 'marolī || Hp. III.96.

130) "마음이 평정심(삼매)에 이르고 아빠나 바유가 가운데(수숨나)로 올라갈 때,
그때 아마롤리, 바즈롤리, 사하졸리가 이루어진다."
citte samatvam āpanne vāyau vrajati madhyame |
tadāmalolī vajrolī sahajolī prajāyate || Hp. IV.14.
브라흐마난다는 다음과 같이 말한다.
"아마롤리 등등[의 무드라]는 오직 삼매가 성취된 후에만 성취된다."
amarolyādikaṃ samādhisiddhāv eva siddhyatīti··· Hp-Jt. IV.14

자격을 갖춘 수행자에게 전수할 것을 말한다는 점에서 알 수 있는 것은 하타요가 문헌이 요가에 문외한인 초보자 혹은 '이 문헌을 통해 요가에 입문하려는 사람을 위한 것이 아니라 자격을 갖춘 제자 혹은 동일 전통권의 수행자를 위한 문헌이라는 것이다. 이 이유에서 초보자가 자구(字句)대로 하타요가를 실행하는 것은 위험하며 따라서 하타요가를 수련하기 위해서 가장 필요한 조건은 스승을 만나는 것이다. 하타요가 문헌이 스승(guru)을 칭송하고 지나칠 만큼 스승에 대한 예경을 강조하는 것은 다른 이유가 아닐 것이다.

스승이 가르친 방법대로만 요가를 늘 수련해야 한다.[131)]

스승이 가르친 방법대로 쁘라나야마를 정확히 수련해야 한다.[132)]

이 비밀은 스승의 입을 통해서 이해해야만 한다.[133)]

하지만 [그것은] 스승의 가르침을 통해 아는 것이지 경전의 의미를 토론함으로써가 아니다.[134)]

훌륭한 스승의 자비 없이는 세속적 향락을 버리기 어렵고 진리를 통찰하는 것도 어려우며,
본연의 상태(제4위)를 얻기도 힘들다.[135)]

더 나아가 『하타(요가)쁘라디삐까』는 무드라를 전수하는 스승을 '육

---

131) gurūpadiṣṭamārgeṇa yogam eva sadābhyaset ‖ Hp. I.14b.
132) gurūpadiṣṭamārgeṇa prāṇāyāmān samabhyaset ‖ Hp. II.1b.
133) etad rahasyaṃ tu gurumukhād avagantavyam । Hp. III.111.
134) gurūpadeśato jñeyaṃ na tu śāstrārthakoṭibhiḥ ‖ Hp. II.78a.
135) durlabho viṣayatyāgo durlabhaṃ tattvadarśanam ।
durlabhā sahajāvasthā sadguroḥ karuṇāṃ vinā ‖ Hp. IV.9.

체를 지닌 신'으로 칭송한다.

무드라의 가르침을 전통에 따라 전해주는
바로 그가 신령스런 스승이고, 스와미이며 육체를 지닌 신이다.[136]

한편, 대대로 스승과 제자로 전수되는 폐쇄적이고 비밀스런 하타요가의 전통은 영국 강점기의 사회 변화와 출가자 감소 그리고 '체위 요가로 오해된 하타요가'에 대한 비판 등으로 미래의 출가자를 거의 잃게 되는 하나의 요인이 되었다.

4) 달인좌의 강조

하타요가 문헌은 고전 요가 문헌과 차원을 달리할 정도로 무수한 아사나를 설명하고 또 아사나의 유용성을 알리는 데 많은 정성을 기울일 것 같지만 14세기 이전 문헌에서 설명된 아사나는 단 몇 개에 불과하다. 현대의 체위 요가에서 아사나는 사실상 수행의 전부이지만 전통적인 하타요가에서 아사나는 첫 번째 지분이자[137] 호흡수련과 무드라를 위한 하나의 예비적인 수행일 뿐이다.[138] 하지만 하타요가 문헌이 중요시하고 강

---

136) upadeśaṃ hi mudrāṇāṃ yo datte sāṃpradāyikam |
sa eva śrīguruḥ svāmī sākṣādīśvara eva saḥ || Hp. III.129.

137) "아사나는 하타요가의 첫 번째 지분이므로 먼저 설명되었다."
haṭhasya prathamāṅgatvād āsanaṃ pūrvam ucyate || Hp. I.16.
"다양한 아사나, 꿈브하까, 무드라로 불리는 행법
그리고 비음(秘音)명상이 하타[요가]에서 [차례대로] 수련될 순서이다."
āsanaṃ kumbhakaṃ citraṃ mudrākhyaṃ karaṇaṃ thatā |
atha nādānusaṃdhānam abhyāsānukramo haṭhe || Hp. I.56.

138) "그와 같이 아사나를 수련함으로써 피로를 없앤 최고의 요가수행자들은
나디정화와 무드라 등 호흡법을 수련해야 한다…"
evam āsanabandheṣu yogīndro vigataśramaḥ |
abhyasen nāḍikāśuddhiṃ mudrādi pavanakriyām || Hp. I.55.

조하는 아사나가 있는데 그것은 달인좌(siddhāsana)이다.

마치 금계 중에서는 절식이, 권계 중에서 불살생이 [중요하듯이]
[그와 같이] 모든 아사나 중에서 뛰어난 한 가지가 달인좌라고 말한다.139)

84가지 아사나 중에서 달인좌만큼은 끊임없이 실행되어야 한다.140)

달인좌에 통달한다면 다른 어떤 다양한 체위들이 필요할 것인가?141)

달인좌에 견줄 아사나는 없고, 께왈라에 비견할 꿈브하까는 없으며,
케짜리에 비견할 만한 무드라는 없고 나다[명상]에 견줄 만한 라야는 없다.142)

달인좌는 최초의 하타요가 문헌으로 추정되는 『고락샤사따까』 이래 거의 모든 하타요가 문헌에서 언급된 아사나이다. 달인좌의 중요성은 전설적으로 전해지는 '쉬바가 선별한 84개의 아사나설'에서도 발견된다. 『고락샤사따까』와 『하타(요가)쁘라디삐까』를 비롯한 대부분의 하타요가 문헌이 '쉬바가 84가지 아사나를 선별했다는 것'을 언급하지만 문맥과 정황상, 말하고자 하는 것은 '840만 개의 아사나 중에서 쉬바의 84개를 선별했다'는 것이 아니라 '쉬바가 선별한 84개' 중에서도 4가지 아사나가 중요하고 또 4개의 아사나 중에서도 특히 달인좌 하나가 중요하다는 것'이다.

---

139) yameṣv iva mitāhāram ahiṃsāṃ niyameṣv iva |
mukhyaṃ sarvāsaneṣv ekaṃ siddhāsanaṃ viduḥ || Hp. I.38.

140) caturśītapīṭheṣu siddham eva sadābhyaset | Hp. I.39a.

141) kim anyair bahubhiḥ pīṭaiḥ siddhe siddhāsane sati | Hp. I.41a.

142) nāsanaṃ siddhayadṛśyaṃ na kumbhaḥ kevalopamaḥ |
na khecarīsamā mudrā na nādasadṛśo layaḥ || Hp. I.43.

그리고 쉬바가 설명한 84가지 체위들 가운데 핵심적인 4가지를 먼저 나는 설명하겠다.[143)]

달인, 연화, 사자, 영웅이라는 네 가지이다. 그 중에서도 탁월하고 또 언제나 편하게 유지되어야 하는 것은 달인좌이다.[144)]

『요가바시슈타』와 같은 대중적인 문헌이나 인도의 도상학 그리고 고전 요가에서 중요시되는 것이 연화좌라면 하타요가가 중요시하는 아사나를 달인좌라고 할 수 있다. 하타요가 문헌이 달인좌를 강조하는 이유는, 쁘라나야마는 물론이고 '뿌라까 쁘라나야마(들숨 후 멈춤, =꿈브하까)와 병행하면서 실행되는 무드라'가 회음을 압박하는 달인좌 자세에서 실행되기 때문이다.[145)]

---

143) caturaśīty āsanāni śivena kathitāni ca |
tebhyaś catuṣkam ādāya sārabhūtaṃ bravīmy aha || Hp. I.33.

144) siddhaṃ padmaṃ tathā siṃhaṃ bhadraṃ ceti catuṣṭayam |
śreṣṭhaṃ tatrāpi ca sukhe tiṣthet siddhāsane sadā || Hp. I.34

145) 하타요가가 달인좌를 중요시한다는 것은 『요가경』에 대한 17세기 주석서 『요가싯드한따짠드리까』(*Yogasiddhāntacandrikā*)에서도 언급되었다. 나라야나띠르타(Nārayanatirtha)는 『요가싯드한따짠드리까』는 『하타디삐까』를 인용하면서 다음과 같이 말한다.
"그리고 『하타디삐까』는 … 네 가지 아사나를 다음 같이 언급했다. '그리고 쉬바가 설명한 84가지 체위들 가운데 핵심적인 4가지를 먼저 나는 설명하겠다. 그것은 달인, 연화, 행운, 사자라는 네 가지이다. 이 중에서도 달인과 연화라는 두 가지가 뛰어나다.'"
haṭhadīpikāyāṃ tu … catuṣṭayam uktam | tathā- "caturaśīty āsanāni śivena kathitāni cai | tebhyaś catuṣkamādāya sārabhūtaṃ bravīmy aha || siddhaṃ padamaṃ tathā bhadraṃ siṃhaṃ ceti catuṣṭayam iti | eteṣv api siddhaṃ padamaṃ ceti dvayaṃ śresṭam" YsC. II.46.
여기서의 『하타디삐까』는 『하타(요가)쁘라디삐까』의 원문과 거의 일치한다. 하지만 나라야나 띠르타는 『하타(요가)쁘라디삐까』의 원문 '이 중에서도 달인좌가 가장 뛰어나다'를 살짝 바꾸어 연화좌를 추가시키고 있다. 그것은 아마도 고전 요가 학도로서, 자파에서 중요시하는 연화좌를 살짝 포함시키려 했던 것으로 보인다.

5) 신이 머무는 사원으로서의 신체

수슘나를 매개로 삼매가 성립한다는 『하타(요가)쁘라디삐까』의 입장은 삼매가 '신체와 무관한 심리적 사건'이 아니라 '수슘나를 중심으로 회음, 척추, 뇌 등 온 몸이 경험하는 전체적 사건'이라는 것을 의미한다. 이것은 의식 세계의 변혁이 심리적 차원에서의 변혁뿐만 아니라 신체적 변혁도 수반한다는 것 혹은 초월 의식, 해탈이 의식의 영역뿐만 아니라 신경계와 세포, 혈관 등 온 몸으로 자각되고 온 몸의 일시적 변혁을 수반한다는 것을 체험했기 때문으로 판단된다. 하타요가의 성공 여부는 '쁘라나의 조절과 관련된 수련법'(prāṇāyāma) 그리고 무드라를 통한 쁘라나의 운용에 달려 있으므로, 하타요가로써 조절하고 운용할 수 있는 쁘라나를 생성시키는 것이 중요하다고 할 수 있다. 이 점에서 하타요가가 금강석과 같은 강인한 몸을 요구하는 것은 당연하다고 할 수 있다.[146]

하타요가는 신체를 '거룩한 영혼이 머무는 사원'으로서의 역할에 걸맞게끔 신체와 호흡과 에너지를 조절하고 운용하면서 그 능력을 극대화시키고 마침내 영혼을 살찌우는 방법을 취한다고 할 수 있다. 신체를 '신이 머무는 사원'으로 보려는 하타요가의 입장은 다음의 인용문에서 잘 드러난다.

> 내가 몸을 경멸했을 시절에:
> 그러나 이 몸 안에서 신을 보았을 때,
> 깨달았다. 이 몸뚱이가 신의 사원이라는 것을.[147]

---

146) 건강은 중요한 것이며 실제, 하타요가를 실수함으로써 디스크나 비만, 성적 장애 등등이 치유되고 특히 호흡으로 우울증이나 죄의식, 망상이 소멸된다는 점에서 하타요가 기법은 목적 없는 고행이나 자기 학대와 차원을 달리한다. 물론 건강은 하타요가 목적이 아니라 부수적 효과이다.

147) Verse 20 of Bhogar's poem. (tr. by Layne Little). Feurestein(1998), p. 384. 재인용.

하타요가가 신체의 역할을 강조하지만 바디빌더의 신체적 나르시즘이나 자만심을 충족시키는 수단 또는 목적 없는 고행과 구별되어야 한다. 왜냐하면 하타요가의 인체 연금술은 외형적인 신체 단련이 아니라 쁘라나야마와 무드라, 반드하를 통한 내적 단련이기 때문이다. 또한 하타요가 목표는 신체 그 자체를 불멸로 만드는 것이 아니라 유한한 신체 내에서 잠재된 불멸성, 신성을 자각시키는 것이기 때문이다.

하타요가가 요구하는 금강석과 같은 몸이란 곡예적인 체위로 단련된 근육이 아니라 정과 쁘라나로 충만한 몸이다. 하타요가가 정의 보존을 중요시하는 이유는 '정이 없다면 수슘나로 상승할 주체가 없어지는 것'과 마찬가지이기 때문이다. 바꾸어 말하면 '정의 힘'이 약하다는 것은 해탈할 수 없다는 의미이기도 하다. 하타요가가 고행이나 단식, 지나친 채식을 금지하고 영양가 있는 음식을 규정했던 것은 '정을 생성하기 위한 것'으로 볼 수 있다.

III. 『하타(요가)쁘라디삐까』의 성립과 의의

1. 성립 시기

스와뜨마라마(Svātmārāma)[1]의 『하타(요가)쁘라디삐까』는 하타요가의 고전이자 현재까지도 영향력을 행사하는 문헌이다. 『하타(요가)쁘라디삐까』의 성립 시기는 일반적으로 타라 미셀(Tara Michaël)의 15세기 전

1) 콜로폰에 따라 저자는 스와뜨마라마(Svātmārāma), 스와뜨마라마 요긴드라(Svātmārāma Yogīndra), 아뜨마라마(Ātmārāma), 아뜨마라마 요긴드라(Ātmārāma Yogīndra)로 기록되어 있지만 모두 동일 인물이고 일반적으론 스와뜨마라마(Svātmārāma)로 통용된다. 특히 『하타(요가)쁘라디삐까』 I장 3송은 저자를 스와뜨마라마(Svātmārāma)로 명기하고 있는데, 이 내용은 모든 필사본에서 공통적으로 발견된다.

후설이 통용되는데, 세부적으로는 약간의 논란이 있었다. 1940년 6월 고데(P. K. Gode)는 『하타(요가)쁘라디삐까』의 성립 시기를 서기 1631년으로 간주했는데, 이것은 성립 시기에 대한 최초의 논의일 뿐이다. 까이왈야담마 요가연구소에서 출판된 *Haṭhapradīpikā of Svātmārāma*는 서문에서 '꼴까따의 국립도서관에 소장된 필사본 TH 321의 필사 연도가 Saṃvat 1686년(서기 1629년)라는 것을 밝힘으로써' 『하타(요가)쁘라디삐까』의 성립 시기를 약간 더 위로 올렸다.[2)] 하지만 현재 학계에서 정설로 통용되는 것은 크리스티앙 부이(Christian Bouy)의 1450년 설이다.

부이 교수가 『하타(요가)쁘라디삐까』의 성립 시기를 1450년으로 보는 근거는 두 가지이다.[3)]

① saṃvat 1581(서력1524년)에 필사된 Mummaḍideva의 *Saṃsārataraṇi*가 『하타(요가)쁘라디삐까』를 인용하고 있으므로 『하타(요가)쁘라디삐까』의 성립 시기는 서력 1524년 이전이 된다.[4)]

② 까이왈야담마에서 출판된 카탈로그(KDCYM)에 따르면 바라나시 산스끄리뜨 대학교 도서관에 소장된 사본 No. 30109의 필사 연도는 1553년이다. 부이(Bouy)는 카탈로그(KDCYM)의 정보가 정확하다는 것을 전제로 Vikram Saṃvat 1553에 필사된 이 사본을 가장 오래된 것으로 보는데, 서력으로 환산하면 1496년이다.[5)] 가장 오래된 필사본이 1496년에 필사된 것이라면 원본이 작성되었던 시기는 그 보다 조금 이른 1450년경이 될 것이다.

---

2) Hp(Digam), 서론 xxiii 참조; 한편, 부이에 따르면 위 책에서 언급된 'saṃvat 1868'은 saṃvat 1686의 오기이다. 보다 자세한 것은 Bouy(1994), p. 83. 각주 350 참조.

3) Bouy(1994), pp. 82-85.

4) Bouy(1994), p. 84.

5) Bouy(1994), p. 84의 각주 357을 참조.

2. 명칭

학계와 일반에서 이 문헌은 『하타요가쁘리디삐까』로 통용되어 왔지만 정확한 명칭이 『하타요가쁘리디삐까』(*Haṭhayogapradīpikā*)가 아니라 『하타쁘라디삐까』(*Haṭhapradīpikā*)라는 주장이 제기된 바 있다. 이 주장은 비록 명칭 문제를 주도면밀하게 조사한 결과로 제시된 것은 아니지만 현존하는 사본의 콜로폰에 의거한 것으로 정당한 근거를 지닌다. 처음으로 명칭 문제를 간략하게나마 제기했던 것은 인도 로나블라(Lonavla)의 까이왈야담마 요가 연구소(Kaivalyadhama, S.M.Y.M. Samiti)이다. 까이왈야다마는 당시까지 공개되지 않았던 두 개의 새로운 사본에 의거해서[6] 전체 5장으로 이루어진 새로운 교정본을 출판하였고 서명을 *Haṭhapradīpikā*로 명명하였다. 까이왈야담마가 서명을 *Haṭhapradīpikā*로 명명했던 근거는 당시까지 조사했던 필사본(101개)의 콜로폰이 이 문헌을 *Haṭhapradīpikā*로 표기하고 있다는 점이고 두 번째는 저자가 본문에서 이 문헌을 *Haṭhapradīpikā*로 부르고 있다는 점 등에서이다.[7]

그 이후 로나블라의 로나블라 요가연구소(Lonavla Yoga Institute)는 '*Haṭhapradīpikā*가 전체 10장으로 구성되었다는 기록에 의거해서' 25년간 10장으로 구성된 사본을 추적했으며[8], 조드뿌르(Jodhpur)의 마하라자 만싱 도서관(Mahārāja Mānsingh Lirarary)에 소장된 두 개의 필사본 No. 1915(2227), No. 1915(2228)를 발견한 후[9] 새로운 교정본의 서명을 *Haṭhapradīpikā*로 명명하였다.[10] 로나블라 요가연구소가 서명을 *Haṭhapradīpikā*로 명명

---

6) ① *No. 621 (1886-92) of the B.O.R.I. Library(Poona),*
② *Sarvajanik Vācanālay(Nāsik)*에 소장된 필사본

7) 관련 내용은 Hp(Kd) 서론 p. 19를 참조

8) Hp(1998), 서론 p. 14 참조

9) 사본번호 1914는 10장으로 구성된 *Haṭhapradīpikā*이고 1915는 10장으로 구성된 Hp에 대한 Bālakṛṣṇa의 주석 *Yogaprakāśikā*이다.

10) 출판본엔 "*with Yogaprakāśikā Commentary by Bālakṛṣṇa*"라는 부제가 달려 있지만 *Yogaprakāśikā*의 원문과 번역은 수록되지 않았다.

했던 것은 두 필사본의 콜로폰이 이 문헌의 명칭을 *Haṭhapradīpikā*로 기록한 것에 의거한 것이다.

필자가 조사한 바에 따르면 이 문헌의 정확한 명칭은 *Haṭhapradīpikā*로 판단된다. 그 근거는 다음과 같다.

1) 현존하는 필사본의 콜로폰이 서명을 거의 Haṭhapradīpikā로 기록하고 있다.

명칭	필사본 수
Haṭhavidyā	1
Haṭhadīpikā	5
Haṭhapradī	1
Haṭṭapradīpikā	1
Haṭhapradīpa	3
Haṭhapradīpikā	240
Haṭhayoga	4
Haṭhayogadīpikā	1
Haṭhayogapradīpikā	81
Svātmayogapradīpaprabodhini	1

2) 『하타라뜨나왈리』(*Haṭharatrnāvalī*), 육따브하와데와(*Yuktabhavadeva*)를 비롯한 다수의 문헌이 『하타(요가)쁘라디삐까』를 인용할 경우 모두 서명을 『하타쁘라디삐까』로 밝히고 있는데 이것은 후대의 저자들도 그 문헌의 명칭을 『하타쁘라디삐까』(*Haṭhapradīpikā*)로 알고 있었다는 것을 의미한다.

3) 16음절수를 고려한 것이긴 하지만 Hp I장 3송은 서명을 『하타쁘라디삐까』(*Haṭhapradīpikā*)로 밝히고 있으며, 브라흐마난다가 Hp I장 3송에 대한 주석에서 '*Haṭhapradīpikā*'라는 서명의 의미를 풀이했는데, 이것은 '브라흐마난다가 이 문헌을 『하타쁘라디삐까』로 알고 암송했다'는 것을 의미한다.

하지만 1800년대 후반부터 지금까지 이 문헌은 *Haṭhayogapradīpikā*로 통용되어 왔다. 그것은 아마도 하타요가 수행법이 널리 알려지고 또 하타요가라는 용어가 널리 통용되면서 자연스럽게 이 문헌의 명칭도 *Haṭhayogapradīpikā*로 오해되었기 때문인 것으로 보인다. 그리고 그 이후 현재까지 *Haṭhayogapradīpikā*가 사실상 표준적 명칭으로 통용되고 있다. *Haṭhayogapradīpikā*가 하나의 표준적 명칭으로 통용되고 있다는 점에서 이 문헌의 명칭을 *Haṭhapradīpikā*로 갑자기 바꾸자고 하는 것은 비효율적이고 새로운 혼란을 부를 수 있다. 여기서는 『하타(요가)쁘라디삐까』로 표기하도록 한다.

3. 『하타(요가)쁘라디삐까』의 구성과 수행법

『하타(요가)쁘라디삐까』에 대한 초기 출판물 중 널리 알려졌고 현재까지도 출판되고 있는 것은 두 종류이다. 하나는 1915년에 알라하바드(Allahabad)에서 출판된 Pancham Sinh의 *Haṭhayogarpadīpikā*이고 다른 하나는 1893년 Tookaram Tatya(ed.)와 Śrīnivāsa Iyāngar(tr.)에 의해 출판된 Bombay판본 그리고 이 판본에 의거한 1915년, 1948년 판본이 있는데, 이 판본은 1972년과 2000년 마드라스의 아드야르 도서관 및 연구센터(Adyar Library and Research Center)에서 출판되어 널리 알려졌다.[11] 이

11) 2000년에 마드라스에서 출판된 Hp(Ad) 서문에 따르면 위의 1893년 출판본은 봄베이의 Theosophical Publishing Fund로 발행된 것인데, 이 출판본은 1933년에 마드라스의 Ad.

출판본은 필사본 No. PM1431(Catalogue No. 134) Haṭhayogapradīpikā with comm. -Jyotsnā (P, Devanāgarī. 30×13.5 91. 12. 50. C. G(1832)에 의거한 것으로 알려져 있는데, 이 필사본은 비교적 정확할 뿐만 아니라 특히 브라흐마난다의 주석서 『월광』(*Jyostnā*)을 포함하고 있다는 점에서 가치가 있다.

위의 두 출판본은 모두 4장으로 구성되었으며 약 388개의 게송으로 구성되었다. 하지만 현존하는 필사본은 전체 4장으로 구성된 것, 전체 5장으로 구성된 것, 전체 6장, ④ 10장으로 구성된 것과 같은 네 가지 종류가 있다. 이 중에서 6장본은 출판되지 않았고 나머지는 두 출판되었다.

1998년에 출판된 까이왈야담마의 교정본(Hp(Kd.) 1st. 1970)은 새로운 필사본 2개, 즉 No. 621 (1886-92) of the B.O.R.I. Library(Poona) 그리고 Sarvajanik Vācanālay(Nāsik)에 소장된 필사본 등에 의거해서 아직 미공개된 제V장(24개의 게송으로 포함된 다섯 번째 가르침)을 마지막 장으로 새롭게 추가해서 출판하였다.[12)]

그러나 새롭게 공개된 다섯 번째 장이 '필사 과정 또는 기타의 이유로 유실되었던' 스와뜨마라마의 진본인지 아니면 후대에 덧붙여진 것, 즉 위작(僞作)인지에 대해서는 검토되지 않았다. 하지만 아마도 후대에 덧붙여졌을 가능성이 높은 것으로 보이는데, 그것은 유력한 주석가인 브라흐마난다가 제V장의 존재 사실을 몰랐던 점[13)] 그리고 5장이 그 전까지의 내

에서 '사본번호 Pm1431. Jyotsnā에 의거한 교정본으로 출판되었고' 1948년, 1972년, 1975년, 2000년에도 출판되었다. 이와 관련된 약간의 내용은 Hp(Ad) 서문을 참조 이 출판본은 봄베이에서도 1962년과 1983, 1994년에 출판되었고 캐나다의 퀴벡에서도 1987년에 출판된 것으로 추정된다. 1893년 판본의 출판사는 알려지지 않았지만 Ad.의 카탈로그(*Descriptive Catalogue of Sanskrit Manuscripts*, vol. 8), pp. 26-27에 따르면, 출판사는 Nirnaya Sagar Press이다.

12) 자세한 내용은 Hp(Kd)의 서론 pp. 25-26을 참조

13) 브라흐마난다의 『월광』을 담고 있는 사본은 모두 4장으로 구성되어 있고 전체 5장으로

용이나 구성과 아주 이질적이라는 점에서이다.

그 외에, 6장으로 구성된 사본도 조드히뿌르의 Rajasthan Oriental Research Institute에 소장되어 있다. 이 사본(번호 6756)은 20.2×10.9cm 크기의 종이에 데와나가리 문자로 작성되었으며, 전체 171개의 폴리오(7-9행에 20-23아크샤라)로 되어 있다. 전체 게송 수는 1553개로 심지어 10장본 보다 게송수가 많다.[14] 까이왈야담마의 카탈로그(KDCYM)[15]에 따르면, 이 사본은 자야싱하데와(Jayasiṃhadeva) 왕의 명령을 받은 뚤라라마(Tulārāma)에 의해 Saṃvat 1765년에 필사된 것이다.

한편 인도의 로나블라 요가연구소는 '전체 10장으로 구성된 사본의 존재가능성을 두고 사본을 추적했고'[16], 조드히뿌르(Jodhpur)의 Mahārāja Mānsingh Lirarary에 소장된 필사본 가운데 두 개의 필사본(No. 1914 (2227), No. 1915(2228)에 의거해서 전체 10장으로 구성된 『하타쁘라디삐까』를 2006년에 출판했다. 이 두 필사본 중 MS. no. 1914는 전체 10장으로 구성된 원문이고 MS. no. 1915은 10장으로 구성된 Hp에 대한 발라끄리쉬나(Bālakṛṣṇa)의 주석, 『요가쁘라까샤』(*Yogaprakāśikā*)이다. 출판본의 서명과 달리 발라끄리쉬나의 주석은 수록되어 있지 않은데, 내용과 형식 등을 고려할 때 후대에 편집된 사본으로 보인다.

대체로 마드라스의 4장본을 신뢰할 수 있는데, 그것에 따르면 Hp.의 전체 구성은 다음과 같다.

구성된 것은 존재하지 않는다. 이것이 시사하는 것은 5장으로 구성된 『하타(요가)쁘라디삐까』는 아마도 브라흐마난다 이후에 편집된 후대 문헌일 가능성이 높다는 것이다.

14) Hp(Lyi), p. 서론 15.

15) KDCYM pp. 534-535

16) 로나블라 요가 연구소는 25년간 10장으로 이루어진 사본을 추적했다고 밝히고 있다. Hp(Lyi), 서론 14 참조

첫 번째 가르침	아사나(Āsana)	67송
두 번째 가르침	호흡수련(Prāṇāyāma)	77송
세 번째 가르침	무드라(Mudrā)	130송
네 번째 가르침	삼매(Samādhi)	114송

『하타(요가)쁘라디삐까』의 수행법 목록

1) 아사나(Āsana)

① 길상(Svastika)	I.19
② 소얼굴(Gomukha)	I.20
③ 영웅(Vīra)	I.21
④ 거북이(Kūrma)	I.22
⑤ 수탉(Kukkuṭa)	I.23
⑥ 누운 거북이(Uttānakūrmaka)	I.24
⑦ 활(Dhanura)	I.25
⑧ 맛첸드라(Matsyendrapīṭha)	I.26-27
⑨ 등펴기(Paścimatāna)	I.28-29
⑩ 공작(Mayūra)	I.30-31
⑪ 송장(Śava)	I.32
⑫ 달인(Siddha)	I.35-43
⑬ 연화(Padma)	I.44-9
⑭ 사자(Siṃha)	I.50-52
⑮ 행운(Bhadra)	I.53-54

『하타(요가)쁘라디삐까』는 15개의 아사나를 설명하지만 중요시하는 것은 달인, 연화, 사자, 영웅이며 그 중에서 특히 달인좌가 중요시되고 있

다. 달인좌를 강조하는 이유는 '회음을 압박한 달인좌 자세'에서 꿈브하까, 무드라가 실행되기 때문이다.

2) 여섯 정화법(Ṣaṭkarma)

① 다우띠(Dauti)	II.24-25
② 바스띠(Vasti)	II.26-28
③ 네띠(Neti)	II.29-30
④ 뜨라따까(Trāṭaka)	II31-32
⑤ 나우리(Nauli)	II.33-34
⑥ 정뇌(Kapālabhati)	II.35-37

일반적으로 하타요가는 정화법을 중요시하는 것으로 알려져 있지만 Hp 이전 문헌에서 위의 정화법이 언급된 경우는 없다. Hp가 여섯 정화법을 언급하지만 쁘라나야마에 의해서 나디가 정화되므로 정뇌 외엔 큰 비중을 두지는 않는다.[17)]

3) 꿈브하까

(1) 사히따 꿈브하까(Sahitakumbhaka)

① 수르야브헤다나(Sūryabhedana)	II.48-50
② 웃짜이(Ujjāyī)	II.51-3
③ 싯까리(Sītkārī)	II.54-6
④ 쉬딸리(Sītalī)	II.57-8

17) "오직 쁘라나야마의 [수련] 만으로도 [나디의] 모든 불순물이 없어지므로 어떤 스승들은 다른 행위(정화법)를 인정하지 않는다."
prāṇāyāmair eva sarve praśuṣyanti malā iti |
ācāryāṇāṃ tu keṣāṃcid anyat karma na saṃmatam || Hp. II.37.

⑤ 풀무(Bhastrikā) II.59-67
⑥ 브하라마리(Bhrāmarī) II.68
⑦ 무르차(Mūrcchā) II.69
⑧ 쁘라위니(Plāvanī) II.70
(2) 께왈라 꿈브하까(Kevalakumbhaka) II.71-5

여덟 종류의 꿈브하까를 설명하기에 앞서 II.7-11송은 나디정화법(Nāḍīśodhana)을 별도로 설명하는데, 나디정화법은 들숨 후 그 숨을 유지하는 것이지만 3종의 반드하를 실행하지 않으므로 꿈브하까에서 배제된다.

8종의 꿈브하까는 '들숨이 끝날 무렵에 잘란드하라 반드하를 하고, 숨을 참은 상태에서 물라 반드하를 하고 내쉬기 전에 웃디야나 반드하를 하고 천천히 내쉬는 점'에서는 동일하지만[18] '숨을 마시는 방법'에서 차이가 있을 뿐이다. 이를테면 수르야-브헤다나는 오른쪽 코로 숨을 마시고 왼쪽 코로 숨을 내쉬는 것이고 싯까리는 입으로 '싯' 소리를 내면서 마시고 코로 내쉬는 것이며, 쉬딸리는 혀로 숨을 마시고 두 코로 내쉬는 것 등이다.

8종류의 꿈브하까 중에서 중요한 것은 수르야브헤다나, 웃짜이, 브하스뜨리까이고 나머지 싯까리, 쉬딸리, 브하라마리, 무르차, 쁘라비니는 비교적 중요도가 낮은 것으로 판단되는데[19] 그 이유는 위 호흡들이 특별한 조건 하에서만 하는 호흡으로 보이기 때문이다. 예를 들어 싯까리와 쉬딸리는 건조한 열대 지역에서 열을 내리고 시원하게 하는 효과를 위한 것이라 할 수 있다.

---

18) 꿈브하까를 설명하면서 Hp 원문에 '지식을 해라' 또는 '반드하를 행하라'는 말이 생략된 경우도 있는데 주석가는 그 이유를 '지식하는 것은 이미 확립된 것이므로 따로 말하지 않았을 뿐'이라고 설명한다.

19) 브라흐마난다의 주석도 다른 부분에 비해 현저히 적은 분량이다.

4) 무드라

『하타(요가)쁘라디삐까』는 제III장에서 10종류의 무드라를 열거하는데, 실제로는 바즈롤리의 변형인 사하졸리와 아마롤리를 설명하고 있으므로 모두 13종류가 된다. 제IV장에서는 명상법으로서의 3종류의 무드라(케짜리, 샴브하비, 운마니)를 설명한다.

①	마하 무드라(Mahāmudrā)	III.11-18
②	마하반드하(Mahābandha)	III.19-24
③	마하베드하(Mahāvedha)	III.25-31
④	케짜리(Khecarīmudrā)	III.32-54
⑤	웃디야나 반드하Uḍḍīyanabandha)	III.55-60
⑥	물라 반드하(Mūlabandha)	III.61-69
⑦	잘란드하라 반드하(Jālaṃdharabandha)	III.70-76
⑧	까라니 위빠리따꺄(Kraṇī Viparītākhyā)	III.77-82
⑨	바즈롤리Vajrolī)	III.83-91
⑩	사하졸리(Sahajoli)	III.92-95
⑪	아마롤리(Amaroli)	III.96-103
⑫	샥띠짤라니(Śakticālanam)	III.104-127
⑬	샴브하비(Śāṃbhavī)	IV.35-38
⑭	운마니Unmanī)	IV.39-42
⑮	케짜리(Khecarīmudrā)	IV.43-53
⑯	산무키(Ṣaṇmukhī)	IV.68

①－⑥까지의 무드라의 공통점은 '들숨 후 그 숨을 유지한 상태'(=뿌라까 쁘라나야마)에서 실행된다는 것이고 또 쁘라나의 조절과 운용, 꾼달리니의 각성과 관련된다. ⑨-⑪은 남녀의 성적 결합과 관련해서 빈두를

보전하는 것과 관련된 무드라이고 ⑫는 꾼달리니를 자극시키는 무드라이다. 제IV장에서 별도로 설명되는 ⑬-⑯는 명상수행과 관련된 무드라이다.

4. 『하타(요가)쁘라디삐까』의 영향력

『하타(요가)쁘라디삐까』는 하타요가에서 상당한 영향력을 가졌을 뿐만 아니라 상당한 인기를 누렸던 문헌으로 보이는데, 그것은 현존하는 필사본의 수가 유례없이 많다는 점에서 알 수 있다. KDCYM에 따르면 『하타(요가)쁘라디삐까』 필사본은 약 260개이지만 목록에서 누락된 80여 사본을 더할 경우 약 340개의 사본이 남아 있다. 전통이 단절된 불교와 달리 하타요가의 경우 필사본이 많다는 것은 그만큼 영향력과 인기를 누렸다는 것을 의미한다. 더욱이 데와나가리 문자 외에 벵갈리, 그란타, 샤라다, 난다니가리, 네와리, 뗄루구, 말라얄람, 힌디 등 다양한 언어와 문자로 필사되었고 또 필사체에 따르면 필사 지역 역시 북쪽의 캐시미르에서 남인도, 네팔까지 광범위하게 퍼져 있는데[20], 이것이 시사하는 것은 『하타(요가)쁘라디삐까』가 인도 대륙 전체에서 인기를 누렸다는 것이다.

『하타(요가)쁘라디삐까』는 그 이후에 성립된 다수의 문헌에서 인용되었을 뿐만 아니라 쉬리니와사요기(Śrīnivāsayogī)의 『하타라뜨나왈리』(Haṭharatnāvalī)와 같은 아류작이 생겨났다는 점에서[21] 상당한 권위를 누렸다는 것을 알 수 있다. 1623년경에 성립된 브하데와미쉬라(Bhavadeva Miśra)의 『유끄따브하바데바』(Yuktabhavadeva)는 『하타(요가)쁘라디삐까』의 출처를 밝히며 인용한 바 있고[22] 요가 우빠니샤드에 대한 나라야

---

20) 300백여 필사본들을 언어와 문자로 분류해보면 뗄루구 필사본이 4개, 벵갈리 6개, 그란타 6개, 말라얄람 3개, 난다나가리 1개, 네와리 20개 그리고 샤라다가 15개이며 나머지는 산스끄리뜨어와 데와나가리 문자로 되어 있다.

21) HrV(Kd)의 서론 p. 20에 따르면 *Haṭharatrnāvalī*가 인용한 Hp 게송 수는 약 127개로 전체의 33%에 해당한다.

22) Ⅲ.16: tad uktaṃ haṭhapradīpkāyām- "Hp. Ⅰ.58-59"

나(Nārāyaṇa, 1500-1700년 사이)의 주석에서도 『하타(요가)쁘라디삐까』는 적지 않게 인용되었으며[23] 특히 『요가경』에 대한 17세기의 주석서라인 나라야나 띠르타(Nārayanatirtha)의 『요가싯드한따짠드리까』(*Yogasiddhānta-candrikā*)는 『하타(요가)쁘라디삐까』를 인용하고 있다.[24] 또한 쉬바난다 사라스와띠의 『요가찐따마니』(*Yogacintāmaṇi*) 역시 haṭhapradīpika라는 명칭을 25번 사용하였고[25] haṭhadīpika[26]와 Ātmārāma[27]를 각각 1번 그리고 haṭhayoga를 6번[28] 사용하면서 『하타(요가)쁘라디삐까』를 인용하였다.

Ⅵ.15: haṭhapradīpikāyām - "Hp. 1.22-27, 28-29a"

Ⅷ.11: tad uktaṃ haṭhapradīpikāyām - "Hp. Ⅱ.42a-47"

Ⅷ.169: tatra śivayogagorakṣaśatakahaṭhapradīpikādāv uktam- "Hp. Ⅱ.21-23, Ⅱ.26-28"

Ⅷ.170: tatra haṭhapradīpikāyām- "Hp.Ⅲ.1-45"

* " "안의 내용은 인용된 Hp의 게송(들).

23) 부이(Bouy. 1994, 74-45)에 따르면 인용된 곳과 명칭은 다음과 같다.

* Amṛtabindu 우빠니샤드에 대한 주석

Ⅳ.18: tad uktaṃ haṭhapradīpikāyāṃ " Hp. Ⅰ.35-39 " iti ‖

Ⅴ.24: ayaṃ krama ātmārāmeṇoktaḥ ǀ yathā " Hp. Ⅰ. 56 " iti ‖

* Kṣurikā 우빠니샤드에 대한 주석

제2송 : tad uktaṃ haṭhapradīpikāyām " Hp. Ⅰ.17 " iti

* Brahmavidyā 우빠니샤드에 대한 주석

Ⅱ.12-13: tad uktaṃ haṭhapradīpikāyām "Hp.Ⅳ.98과 114의 첫 송" iti

* Yogaśikhā 우빠니샤드에 대한 주석

Ⅱ.3 : uktaṃ ca svātmārāmena "Hp.Ⅳ. 46c-d" iti ǀ

24) haṭhadīpikāyān tu … caturaśīty āsanāni śivena kathitāni ca. YsC. Ⅱ.46 (pp. 87, 99-100); haṭhadīpikāyān tu … uktam ǀ tathā- "caturaśīty āsanāni śivena …eteṣv api siddhaṃ padamaṃ ceti dvayaṃ śresṭam. YsC. Ⅱ.51: (pp. 91-3)

25) YcM, p. 10, 14, 16, 27, 31, 34, 36, 41, 44, 47, 87, 98, 129, 131, 133, 134, 136, 140, 141, 142, 143, 155-6, 157-8, 158-9, 211.

26) YcM, p. 88.

27) YcM, p. 15.

28) YcM, p. 142-3, 145, 159, 168, 181, 189-190.

5. 주석서

『하타(요가)쁘라디삐까』가 여타의 하타요가 문헌과 구별되는 점은 다수의 주석서를 지니고 있다는 것이다. 현존하는 주석서 필사본은 데와나가리 외에 뗄루구, 말라얄람, 샤라다, 힌디, 마라띠로 된 45개가 현존하는데 그 중에서 발라끄리쉬나(Bālakṛṣṇa)의 『요가쁘라까쉬까』(*Yogaprakāśikā*)가 1개, 바즈라브후샤나(Vajrabhūṣaṇa)와 쉬리사찟다라마(Śrīsaccidarāma)의 주석서가 각각 1개이다.[29] 나머지는 라마난다 띠르따(Rāmānanda Tīrtha), 마하베다 우빠빠띠(Mahāveda Upāpati) 등의 주석서가 포함될 가능성도 있지만 대부분 브라흐마난다(Brahmānanda)의 『월광』(*Jyotsnā*)일 가능성이 높은 것으로 보인다. 이 중에서 흥미로운 것은 발라끄리쉬나의 주석『요가쁘라까쉬까』가 전체 10장으로 구성되어 있다는 것인데, 이것은 후대의 주석가가 완전히 새롭게 편집하고 덧붙인 것으로 판단된다.[30]

주석서 중에서 가장 유명한 것은 탁월한 학자이자 수행자였던 브라흐마난다의 탁월한 주석서 『월광』이다.

『월광』은 『하타(요가)쁘라디삐까』와 함께 편집되어 몇 차례 출판되었는데 그 중에서 널리 알려진 것은 마드라스의 아드야르(adyar)판본이다. 이 판본은 1867년과 1893년에 봄베이의 Nirnaya Sagar Press에서 출판되었고 1933년에는 Adyar에서 교정본으로 출판되었고 1948, 1972, 1975, 2000년에도 출판되었다. 1933년 교정본은 첸나이의 Adyar Library

---

29) ① Vrajabhūṣaṇa: 185(C-a) 757 ② Śrīsaccidarāma : 41(C-a) 4373 ③ Bālakṛṣṇa : 60(C-a) 1915(2228)

30) 『하타쁘라디삐까』 10장본의 원문과 번역이 로나블라 요가연구소에서 출판되었는데 제목과 달리 주석의 원문이나 번역은 수록되지 않고 『하타쁘라디삐까』 10장본만 수록되어 있다. 『요가쁘라까쉬까』의 필사본이 하나뿐이라는 점에서 그리고 전체 10장으로 구성된 『하타(요가)쁘라디삐까』 필사본 역시 하나뿐이라는 것은 이 문헌이 영향력을 행사하지 못했거나 또는 영향력을 행사할 기간이 짧았다는 것을 의미한다. 전통이 단절된 불교와 달리 19세기까지 필사전통이 계속된 하타요가 문헌의 경우 필사본이 적다는 것은 권위나 영향력이 적었다는 것을 의미할 것이다.

and Research Center에 소장된 필사본 No. PM1431(Catalogue No. 134) *Haṭhayogapradīpikā with comm. -Jyotsn* (P, Devanāgarī. 30×13.5 91. 12. 50. C. G(1832)에 의거한 것인데, 이 사본은 상당히 신뢰할 수 있는 것으로 판단된다.

또 다른 판본으로는 케마라자(Khemarāja Śrīkṛṣṇadāsa)에 의해서『월광』과 힌디 복주가 함께 편집된 교정본이다. 이 교정본은 saṃvat 2001년(śake 1874)에 봄베이에서 출판되었는데『월광』원문은 마드라스의 아드야르 본과 거의 동일하다.

제2부

아사나(āsana)

I. 아사나(āsana)란

1. 아사나(āsana)의 정의와 목표

아사나에 대한 정의는 최초의 요가문헌이라 할 수 있는 『요가경』II.46에서 발견된다. 『요가경』II.46의 원문 “sthirasukham āsanam”은 일반적으로 ‘아사나는 안정되고 안락한 것이다’로 번역된다. 이 정의에 따르면 아사나의 유형은 역동적인 동작이 아니라 호흡수련(조식)이나 상야마에 필요한 정좌자세를 의미할 것이다. 따라서 5-6세기의 주석가인 뷔야사(Vyāsa)[1)]가 언급했던 11개의 아사나 중 마도요, 낙타, 코끼리는 위 정의에 부합하지 않는다.[2)] 이 점에서 뷔야사가 언급했던 아사나를 정적인 것

1) 뷔야사의 생존 시기는 정확히 밝혀져 있지 않다. 여기서는 부이(Bouy 1994, 117)의 5-6세기 설을 따른다.

2) 또한 16세기의 비갸나빅슈는 공작(māyura)체위까지 추가하는데 공작을 포함한 아사나들은 비록 견고할지라도 안락하거나 안정된 아사나가 아니다.

과 역동적인 것으로 나누어 전자를 주요 아사나로 후자를 부수적 아사나로 분석하는 것은 정당하다.[3] 그럼에도 불구하고 뷔야사가 상야마를 위한 아사나 외에 역동적인 아사나를 열거했던 것은 다소 의외이다.

『하타(요가)쁘라디삐까』는 아사나를 다음과 같이 해설한다.

> 아사나는 하타[요가]의 첫 번째 지분(prathamāṅga)이므로 먼저 말해진다. 아사나는 안정, 건강, 사지의 가벼움을 준다.[4]

> 그와 같이 아사나를 실행함으로써 피로를 없앤 최고의 요가행자들은 나디정화, 무드라 등, 호흡법을 수련해야 한다."[5]

주석가인 브라흐마난다에 따르면 '안정'(sthairyam)은 '신체의 견고함뿐만 아니라 산란한 마음이 없어진 상태'를 의미하고[6] '건강' 역시 신체적인 건강보다는 '산란한 마음이 없는 것'을 의미하고[7] 마지막의 '사지의 가벼움'은 '날렵해지는 것'[8]을 의미한다. 따라서 『하타(요가)쁘라디삐까』

---

3) 이와 관련된 논의는 정승석(2004a, 2004b) 교수에 의해 진행되었다.

4) haṭhasya prathamāṅgatvād āsanaṃ pūrvam ucyate ǀ
kuryāt tad āsanaṃ sthairyam ārogyaṃ cāṅgalāghavam ǁ Hp. I.17.

5) evam āsanabandheṣu yogīndro vigataśramaḥ ǀ
abhyasen nāḍikāśuddhiṃ mudrādi pavanakriyām ǁ Hp. I.55.

6) "바로 이 아사나는 신체의 안정을, 즉 마음의 산란함을 본성으로 하는 라자스의 속성을 파괴함으로써 안정성이 이루어진다. 왜냐하면 '아사나에 의해서 라자스가 소멸한다'고 말해졌기 때문이다."
āsanaṃ sthairyaṃ dehasya manasaścāñcalyarūparajodharmanāśakatvena sthiratāṃ kuryāt ǀ 'āsanena rajo hanti' iti vācyāt ǀ Hp-Jt. I.17. (*p.* 15, *ll.* 2-3)

7) "건강이란 마음의 산란함이라는 병이 없는 것이다. 마음이 산란한 것이 병이라는 것은 빠딴잘리의 경에서 다음과 같이 말해졌다. '질병, 무기력, 의심, 부주의, 나태, 무절제, 그릇된 견해, [삼매의] 단계를 성취하지 못함, 산란한 마음들 이것들이 장애이다'라고."
ārogyaṃ cittavikṣepakarogābhāvaḥ ǀ rogasya cittavikṣepakatvam uktaṃ pātañjalasūtre-'vyādhistyānasaṃśayapramādālasyāviratibhrāntidarśanālabdhabhūmikatvānavasthitatvāni cittavikṣepās te 'ntarāyāḥ' iti(1.30) Hp-Jt. I.17. (*p.* 15, *ll.* 3-6)

에 따르면 아사나의 목적은 정신적인 안정과 건강 그리고 사지를 편안하게 하는 것이다. 첫 번째 인용문의 서수사 '첫 번째'(prathama)에서 알 수 있듯이 아사나는 하타요가의 전부가 아니라 첫 번째 단계이다. 마치, 아사나를 취한 후에(tasmin satī) 호흡을 수련해야 한다[9]고 하는 『요가경』과 유사하게 『하타(요가)쁘라디삐까』 역시 아사나에 통달했을 때 호흡을 수련해야 한다고 말하므로[10] 하타요가에서 아사나는 순차적인 수행법(abhyāsānukrama)에서 첫 번째 지분이자 예비적인 훈련법으로 파악된다.

『하타(요가)쁘라디삐까』 I.55송 역시 '아사나를 통해 피로를 없앤 후에 호흡수련 등을 수련해야 한다'고 말하므로 아사나의 역할을 '피로를 없애는 것'으로 규정할 수 있다. 『하타(요가)쁘라디삐까』에 따르면 아사나를 수련한 후에 해야 될 것은 꿈브하까, 무드라, 비음명상(秘音瞑想)과 같은 네 가지인데[11] 아사나를 포함한 하타요가의 수행 기법이 성취하고자 하는 궁극적 목표는 삼매(=라자요가)이다.[12]

---

8) "사지들의 가벼움이란 날렵해지는 것이다. 이것으로써 무거움을 본성으로 하는 따마스의 속성이 사라지는 것까지 설명된다."
aṅgānāṃ lāghavaṃ laghutvam | gauravarūpatamo dharmanāśakatvam apy etenoktam | Hp-Jt. I.17. (*p.* 15, *ll.* 6-7)

9) "그것이 이루어졌을 때 [해야 할 수련은] 들숨과 날숨의 흐름을 멈추는 쁘라나야마이다"
tasmin satī śvāsapraśvāsayor gativicchedaḥ prāṇāyāmaḥ ‖ Ys. II.49.

10) "아사나에 통달함으로써(āsane dṛḍhe) [몸을] 통제한 요가 수행자는 영양가 있는 [음식을 취하고] 절식하면서
[이제] 스승이 알려준 방법을 따라 올바르게 호흡을 수련해야 한다."
athāsane dṛḍhe yogī vaśī hitamitāśanaḥ |
gurūpadiṣṭamārgeṇa prāṇāyāmān samabhyaset ‖ Hp. II.1.

11) "다양한 아사나, 꿈브하까, 무드라로 불리는 행법 그리고 비음명상이 하타[요가]에서 수련될 순서이다."
āsanaṃ kumbhakaṃ citraṃ mudrākhyaṃ karaṇaṃ thatā |
atha nādānusaṃdhānam abhyāsānukramo haṭhe ‖ Hp. I.56.

12) "체위와 다양한 꿈브하까들, 신령스런 행법들은 모두 하타[요가의] 수련법은
라자요가라는 결과에 도달할 때까지 [수련해야 한다]."
pīṭhāni kumbhakāś citrā divyāni karaṇāni ca |
sarvāny api haṭhābhyāse rājayogaphalāvadhi ‖ Hp. I.67.

2. 아사나의 기원과 전개

엘리아데는, 전문 용어로서의 아사나(āsana)가 『스웨따스와따라 우빠니샤드』 II.10와 『마하브하라따』의 「샨띠 빠르와」(Śāntiparva. Chs. 237, 241, 317)에서 발견되지만 이미 베다에서도 요가적 포즈들이 언급되었다는 점에서 아사나의 역사를 아득한 옛날로 소급한다.[13)]

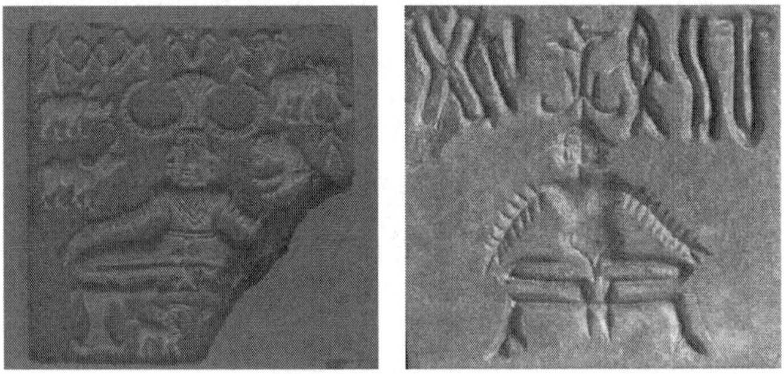

모헨조다로 출토 인장

(좌: 뉴델리, 국립박물관 / 우: 이슬라마바드, 국립박물관)

요가의 기원과 관련해서 모헨조다로(Mohenjo-daro)에서 출토된 테라코타 인장이나 조각은 오래전부터 논란거리였지만 이것만으로 그 당시에 요가가 존재했다고 단정할 근거는 없다. 하지만 요가 아사나에 한정해서 말하자면, 모헨조다로의 인장에 각인된 좌법은 여타의 문명권에서 보기 힘든 이례적이고 독특한 것으로 요가 아사나와 무관한 것으로 단정할 근거도 없다. 그 이유는 여타의 고대 문명에서 사제나 신은 대부분 서 있거나 의자에 앉은 형태로 표현되지만 모헨조다로의 인장처럼 가부좌를 튼 형태는 발견되지 않기 때문이다.

---

13) 엘리아데는 하우에르(Hauer)의 *Die Anfänger de Yogapraxis*, pp. 21-31을 근거로 제시하며 베다에서도 요가적 자세(yogic posture)가 언급되었다고 한다. 이 점에 대해서는 Eliade(1990), p. 382를 참조.

아래의 사진에 있는 세 개의 조상(造像)은 한 눈으로 보아도 요가적인 아사나라는 것을 알 수 있는데 특히 합장을 하고 다리를 꼬고 있는 가운데 조각은 등펴기 준비자세 혹은 맛첸드라 체위를 연상시킨다.

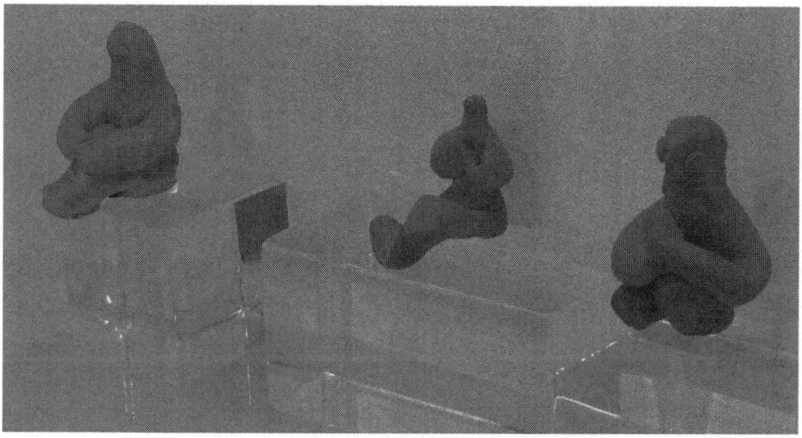

모헨조다로에서 출토된 조상(뉴델리, 국립박물관)

아사나의 명칭과 종류는 5-6세기의 뷔야사(Vyāsa)에 의해 처음으로 열거되는데 모두 11가지이다. 하타요가 문헌의 경우 『게란다상히따』에서 설명된 32개가 전대의 아사나를 모두 종합한 것으로 판단된다.

전통적인 하타요가 문헌에서 아사나의 개수는 제한적이었다. 고락샤나타의 경우 달인좌와 연화좌만을 언급했을 뿐이고 13-14세기 문헌인 『요가야갸왈꺄』(*Yogayājñavalkya*)가 8개의 아사나를 설명하고 『맛첸드라상히따』(*Matsyendrasaṃhitā*)가 12개의 아사나를 설명하지만 5-6세기의 뷔야사가 열거한 11개보다 하나 더 많은 것이다. 14세기의 『쉬바상히따』는 4개의 아사나만 설명하고 그 이후 하타요가를 완성한 15세기의 『하타(요가)쁘라디삐까』에 이르러 획기적으로 많은 15개의 아사나가 설명된다. 15-16세기의 전성기 문헌에서도 아사나에 대한 설명은 거의 『하타(요가)쁘라디삐까』의 것을 반복하는 정도이고 17-18세기의 『게란다상히따』에 이르러 선대 문헌들과 구별될 정도로 많은 아사나가 해설되지만 그 수는 32개를 넘지 않는다. 현존하는 산스끄리뜨 문헌 중 아사나를 가장 많이 설명했던 문헌이 17세기 후반에 성립된 『하타라뜨나왈리』이다. 하지만 『하타라뜨나왈리』에 설명된 38개의 아사나 중 변형체위를 제외하면 『게란다상히따』의 32개를 넘지 않는다. 흥미로운 것은 『게란다상히따』나 『하타라뜨나왈리』가 비록 전대의 수행법을 총망라한 문헌답게 다양한 아사나를 설명하지만 그만큼 무드라의 종류도 증가할 뿐만 아니라 호흡수련과 무드라의 비중도 더 강화되었다는 것이다.

한편, 하타요가 문헌과 달리 근·현대의 요가 교본서나 입문서에서 아사나는 보통 200개를 상회한다. 하지만 아사나를 설명하는 데 인색했던 하타요가 문헌과 현대 요가의 체위를 연결시키는 고리 내지는 매개할 수 있는 산스끄리뜨 문헌은 현재까지 발견되지 않았다. 대표적인 예가 태양경배(sūryanamaskār)이다.

태양경배는 조이스(Pattabhi Jois)의 아쉬땅가 요가(Aṣṭāṅgayoga)를 비롯해서 비끄람 요가(Bikramyoga®), 비하르 요가학교(Bihar School of Yoga) 등 거의 모든 현대 요가 단체에서 중요시되지만 원전적 근거를 지닌 것도 아니고[14] 하타요가의 수행 목적에도 부합하지 않는 운동일 뿐이다. 태양경배의 12동작은 17세기부터 널리 보급되었던 것으로 보이지만[15] 태양경배를 최초로 언급했던 18세기 문헌인 『월광』은 태양경배를

14) 산스끄리뜨로 된 하타요가 문헌에서 태양경배를 아사나(체위)로 포함시킨 예는 발견되지 않는다. 17-18세기에 성립된 힌디 문헌인 『조가쁘라디삐까』(*Jogapradīpakā*)와 까나다 문헌인 『쉬리따뜨바니드히』(*Śrītattvanidhi*)에서도 태양경배는 아사나로 간주되지 않았다.

15) 뷔네만(Bühnemann. 2011, 75-76)에 따르면 태양경배는 요가의 아사나가 아니라 17세기 마하라쉬뜨라의 성자였던 람다스(Rāmdās)에 의해 널리 알려진 신체 훈련법이다. 뷔네만

요가의 아사나로 간주했던 것이 아니라 금기해야 할 운동, 다시 말해서 '악인과 교제해거나 불, 여자, 여행을 탐닉하는 것, 단식, 고행과 마찬가지로 요가 수행의 장애물'로 간주한다.[16] 하타요가 문헌이 단식, 고행, 지나친 운동을 금기시하고 그 반대로 영양가 있는 음식과 절식[17] 그리고 규정된 아사나를 요구하는 이유는, 쁘라나가 충만해야만 호흡과 무드라를 통해 그것을 운용할 수 있기 때문이다. 하타요가에서 아사나는, 쁘라나로 충만한 신체를 만들고 또 쁘라나가 원활하게 순환할 수 있게끔 몸을 풀어줌으로써 호흡법과 무드라를 수련하기 위한 전제 조건이다. 하지만 현대의 체위중심적 요가에서 아사나는 그 자체가 수행의 전부가 된다.

현대 요가의 다양한 체위법의 기원은 19세기 마이소르 왕궁의 새로운 요가에서 그 기원을 찾을 수 있다. 하지만 본서 1부 I장에서 언급했듯이 마이소르 왕궁의 요가, 다시 말해서 끄리쉬나마짜르야와 그의 제자 데시까짜르, 아이엥가, 빳따브히 조이스가 새롭게 만든 아사나들이 하타요가 문헌에 근거를 두고 있는 것은 아니다. 여기서의 아사나는 하타요가의 전통적인 아사나가 아니라 유연성과 근력을 키우기 위한 레슬링 훈련법에

(Bühnemann. 2011, 76)에 따르면 람다스는 태양 경배를 보급하는데 노력했고 그 자신도 매일 1,200번씩 태양경배를 실행했던 것으로 알려져 있고 그 이후 인도에서 태양경배 야갸(sūryanamaskār yajña) 혹은 태양경배 마라토스(sūryanamaskār marathos)로 불리는 경연대회가 열렸고 그 기간 동안 어린 아이들이 태양경배를 수백 번 혹은 천 번까지 했던 것으로 알려져 있다.

16) 브라흐마난다는, 요가수행자가 멀리 해야 할 것을 설명하는 『하타(요가)쁘라디삐까』 I.61에 인용된 고락샤타나의 '나쁜 사람과 교재하는 것, 불과 여인, 여행을 탐닉하는 것, 단식 등 신체적 고통을 야기하는 것을 피해야 한다'는 고락샤나타의 말을 해설하면서 '신체적 고통을 주는 행위' 중 하나로 태양경배를 들고 있다

"'신체에 고통을 주는 것'이란 '신체적 고통을 가중하는 행위'를 [의미]한다. 태양경배[와 같은 운동]을 많이 하는 것과 종류의 행위 그리고 무거운 것을 들어 올리는 것과 같은 종류의 [행위]이다."

kāyakleśaviddhiṃ kāyakleśakaraṃ vidhiṃ | kriyāṃ bahusūryanamaskādirūpāṃ bahubhārodvahanādirūpāṃ ca | Hp-Jt. I.61, *p.* 32, *ll.* 7-8.

17) 『하타(요가)쁘라디삐까』와 『게란다상히따』 등 하타요가 문헌은 음식에 대한 규정을 상세하게 설명하고 열거하는데, 요지는 영양가가 풍부한 음식을 먹되 소식해야 한다는 것이다.

서 연유한다. 마이소르 왕궁의 아사나는 운동서인 『뷔야야마디삐까』(*Vyāyāmadīpikā*)와 레슬링 교본인 『말라뿌라나』(*Mallapurāṇa*)에 근거해서 새롭게 개발된 것이고 실제로 이 아사나들은 『쉬리따뜨바니드히』(*Śrīttatvanidhi*)의 삽화대로 레슬링장의 기둥(mallakhāmba)이나 밧줄(rajju, 로프)을 이용해서 유연성을 키우는데 중점을 두고 있다. 이 점에서 하타요가의 아사나와 현대 요가의 아사나를 직접적으로 연결시키는 고리는 찾는 것은 거의 불가능할 것이다. 그것은 현대 요가의 아사나란 '간다라 시대로 거슬러 올라가는 인도의 레슬링(malla)'과 운동법에 몇몇 아사나가 포함된 전혀 새로운 것이기 때문이다. 그 이후, 608 체위법과 908 체위법을 개발했던 다르마 미뜨라(Dharma Mitra)[18]의 사례에서 알 수 있듯이 현대 요가에서 아사나는 '자신이 실행 가능한 동작이면' 모두 아사나로 둔갑되고 여기에 새로운 산스끄리뜨 명칭까지 붙인 것으로 판단된다.

아사나는 체중감량이나 유연성 강화, 미용이나 디스크 등 건강을 위해서 그리고 출산을 위해서 얼마든지 응용될 수 있고 또 인간학으로서의 요가는 인간을 위해 더 많은 것을 줄 수 있도록 개발되어야 할 것이다. 하지만 아사나의 실습이 가져다주는 은혜에 미혹되어 꾼달리니의 각성과 상승이라는 하타요가의 목표를 잊는 어리석음을 범해서는 안 될 것이다. 아이엥가를 비롯한 아사나의 천재들이 다양한 아사나를 개발하고 보급했듯이 이제는 호흡수련과 무드라가 건강에 이바지할 수 있게끔 하고 나아가 해탈의 수단으로서의 하타요가가 지닌 원래적 가치가 보급될 수 있게끔 해야 할 것이다.

---

18) 다르마 미뜨라는 책자(*Asana: 608 Yoga Poses*, California: New Wrold Library, 2003)와 대형(60x43inch) 포스터(*Master Yoga Chat of 908 Postures : One of A Kind Masterpiece by Yogi Sri Dharma Mitra,* New York: S&H)를 출판했는데 '자신이 할 수 있는 동작'이면 아사나로 둔갑되어 있다.

II. 아사나 전통의 개시와 전개

하타요가의 개조 고락샤나타(Gorakṣanātha 혹은 Gorakhnātha, Gorakṣa)에 따르면 아사나(āsana)의 수는 생명체의 종류만큼이나 많은 팔백사십만(8,400,000)개이다. 이 숫자는 『고락샤샤따까』(*Gorakṣaśataka*)를 비롯『쉬바상히따』(*Śivasaṃhitā*), 『게란다상히따』(*Gheraṇḍasaṃhitā*) 등 대표적인 하타요가 문헌에서 언급되며 뿌라나 문헌인 『스칸다뿌라나』의 「까쉬칸다」(*Kāśīkhaṇḍa*) 등에서도 발견된다. 그러나 이 숫자는 아사나의 종류가 대단히 많다는 것을 의미할 뿐 실제 가르침의 대상은 아니었다. 『고락샤샤따까』를 포함한 대부분의 하타요가 문헌은 '840만개의 아사나 중에서 쉬바(Śiva)가 84개를 선별했다'는 것을 언급하고 있다. 쉬바가 84개의 아사나를 선별했다는 것은 『고락샤샤따까』, 『쉬바상히따』와 같은 초기 문헌뿐만 아니라 『하타(요가)쁘라디삐까』와 같은 고전 그리고 『게란다상히따』와 같은 후기 문헌, 심지어 『요가경』(*Yogasūtra*)에 대한 17세기 주석서인 『요가싯드한따짠드리까』(*Yogasiddhāntacandrikā*)에서도 언급된다.

그럼에도 불구하고 역설적인 것은 '권위와 영향력을 지닌 하타요가 문헌'이 84 아사나를 설명하지 않았고 심지어 84아사나의 목록조차 제시하지 않았다는 점이다. 고전 요가와 달리 하타요가 문헌은 아사나의 유용성이나 일반적인 효과를 설명하는 데 많은 정성을 기울였을 것 같지만 전통적인 하타요가 문헌은 아사나를 설명하는데 인색할 뿐만 아니라 설명된 아사나의 수도 아주 적다. 예를 들어 『고락샤샤따까』, 『싯다싯드한따빠드하띠』(*Siddhasiddhāntapaddhati*)를 비롯해서 13세기의 『요가샤스뜨라』(*Yogaśāstra*) 등에서 설명된 아사나는 한두 개뿐이며 그 이후 문헌인 『쉬바상히따』는 4개, 대중적으로 널리 알려진 『요가야갸왈꺄』(*Yogayājñavalkya*)

는 8개이다. 14세기 문헌인 『맛첸드라상히따』(*Matsyendrasaṃhitā*)가 획기적으로 많은 12개의 아사나를 언급하지만 그것은 900여 년 전 고전 요가 학파의 뷔야사(Vyāsa, 5-6세기)가 열거했던 11개보다 하나 더 많을 뿐이다. 15세기 문헌으로 하타요가의 체계를 완성한 『하타(요가)쁘라디삐까』가 15개의 아사나를 설명하고 있고 17-18세기 문헌으로 비교적 다양한 수행법을 제시하는 『게란다상히따』의 경우 비록 선대 문헌들과 구별될 정도로 많은 아사나를 설명하지만 그 수는 32개를 넘지 않는다. 그 이후에 성립된 백과사전적 문헌인 『요가찐따마니』, 『요가까르니까』와 같은 문헌에서의 아사나 역시 『게란다상히따』를 넘지 않는다.

여기서 '84아사나설'에 대해 의문이 일어난다. 전통적인 하타요가 문헌이 앵무새처럼 반복하는 '쉬바가 가르친 84아사나'는 과연 실체를 지닌 것인가 아니면, 엘리아데(Eliade 1969, 304)의 지적대로 84라는 수는 힌두, 불교, 자이나 심지어 사명외도(Ājīvika)도 사용하는 '하나의 신비로운 숫자' 또는 '완벽함'을 상징할 뿐인가?[19)]

84아사나설과 관련된 최근의 연구는 '영국 도서관(British Library)에 소장된 특이한 도해 필사본(서가 기호 Add. 24099)의 정체를 규명한' 뷔네만(Bühnemann 2007, 156-176)에 의해 진행되었다. 뷔네만(Bühnemann 2007, 156)에 따르면 이 사본은 가로 8½ 세로 4½ 인치 크기에 118폴리오로 구성되어 있는데 그 중 3-86폴리오는 84가지 아사나에 대한 도해이고 87-117폴리오는 24개의 무드라 도해로 이루어져 있다. 뷔네만(Bühnemann 2007, 156)의 지적대로 이 사본의 일부는 예레미아 로스티

19) 뷔네만(Bühnemann. 2011, p. 66)에 따르면 84라는 숫자는 요가의 84아사나, 84명의 위대한 달인(mahāsiddha)과 같은 용례 외에도 '쉬바(Śiva)의 84 링가(liṅga, 根)', 『까마경』(*Kāmaśāstra*) 등에서도 발견된다. 또한 뷔네만(Bühnemann 2011, p. 66)은 아쇼까(Aśoka)왕이 건립한 84,000개의 불탑, 아미타불(amitābha)의 84,000 깨달음 등과 같이 '84의 배수'가 불교에서 빈번하게 사용되었다는 것도 지적하고 있다.

(Jeremiah Losty) 등 몇몇 학자들에 의해 공개된 바 있지만 이 사본의 명칭이나 도해가 지닌 의의는 수수께끼였다. 뷔네만(Bühnemann 2007, 157)은 이 필사본의 아사나 도해가 모두 84개라는 점에서 '하타요가의 전통적인 84아사나설'에 힌트를 얻어 이 사본의 수수께끼에 접근하고 결국 그녀는 자신이 라자스탄과 네팔에서 보았던 84개의 아사나상과 영국 도서관 사본이 일치한다는 것을 상기해 냄으로써 문제 해결의 단서를 찾는다. 뷔네만(Bühnemann 2007, 158-9)에 따르면 이 사본은 '1737년 힌디로 작성된 『조가쁘라디빠까』(*Jogapradīpakā*)' 중 제III장에 설명된 84아사나 그리고 5장에 설명된 24개 무드라에 대한 도해 사본이다.

뷔네만 교수의 연구는 118폴리오로 구성된 천연색 도해 사본의 정체 규명에 외형적 초점이 있고 강조하는 것은 이 사본이 84아사나에 대한 유일한 도해 사본이자 추후 진행될 『조가쁘라디빠까』에 대한 비판적 교정의 중요한 정보원이라는 것이다. 하지만 뷔네만(Bühnemann 2007, 160)이 스스로 밝혔듯이 1830년경에 작성된 이 사본은 『조가쁘라디빠까』에 대한 유일한 도해 사본일 뿐 84아사나의 고형(古形)이 아니다. 『조가쁘라디빠까』와 거의 동시대 혹은 약간 앞서 성립된 『하타라뜨나왈리』(*Haṭharatnāvalī*)의 경우 84아사나 목록(실제로 설명된 것은 38개)이 제시되어 있지만 이 문헌이 84아사나의 역사적 실체를 증명할 수 있을지 그리고 '84아사나의 실체가 있다'고 해도 그것이 원형을 유지할지는 의심스럽다.

여기서는 세 가지 각도에서 84아사나를 다룰 것이다. 첫 번째는 예비적이지만 하타요가가 성립하기 이전의 자이나, 뿌라나, 고전 요가 문헌에서 살펴보면서 84아사나의 고형의 존재 가능성을 검토하는 것이다. 두 번째는 17세기 이전까지의 하타요가 문헌에서 84아사나의 존재 여부 또는 원형을 검토하는 것이고 세 번째는 17-8세기 문헌에 언급된 84아사나가 과연 '84아사나의 실체를 증명할지 여부'를 검토하는 것이다.

1. 아사나의 종류와 수의 변천: 하타요가 외의 문헌

84아사나설은 9-12세기의 고락샤나타 이후 사실상 하타요가의 전통적 가르침으로 성립하지만 아사나는 하타요가가 성립하기 이전의 문헌에서도 적지 않게 발견되는데 바로 이 아사나들은 하타요가의 아사나 체계에 적지 않은 영향을 준 것으로 판단된다. 하타요가 이전 문헌에서 발견되는 아사나의 종류와 특징 등을 검토하며 84아사나의 고형 내지는 원형적인 요소를 찾아보고자 한다.

1) 『요가경』(*Yogasūtra*)의 고전적 주석서

현존하는 가장 오래된 요가 문헌은 빠딴잘리(Patañjali)의 『요가경』(*Yogasūtra*, Ys)이다. Ys는 3개의 경문에서 아사나를 언급하지만 아사나에 대한 정의[20], 효과를 설명할 뿐[21] 구체적인 형태나 명칭을 언급하지 않는다. 빠딴잘리보다 수백 년 이후 인물인 뷔야사(Vyāsa)의 『요가경주해』(*Yogasūtrabhāṣya*, Ysbh)[22]에서 비로소 아사나의 종류가 열거된다.[23] 『요가경주해』에서 열거된 아사나는 다음과 같다.

---

20) "아사나는 견고하며 안락한 것이다"(sthirasukham āsanam. Ys. II.46)

21) "[견고하고 안락한 아사나는] 긴장을 풀어주는 것과 무한한 것에 대한 명상이라는 두 가지로부터 [완성된다]."(prayatnaśaithilyānant-samāpattibhyām. Ys. II.47)
"[아사나에 통달한] 결과, [추위와 더위, 즐거움과 괴로움과 같은] 대립인 것에 상처를 받지 않는다."(tato dvandvānabhighātaḥ. Ys. II.48)

22) 뷔야사의 생존 시기는 정확히 밝혀져 있지 않다. 여기서는 부이(Bouy 1994, 117)의 5-6세기 설을 따른다.

23) tad yathā padmāsanaṃ vīrāsanaṃ bhadrāsanaṃ svastikaṃ daṇḍāsanaṃ sopāśrayaṃ paryaṅkaṃ krauñcaniṣadanaṃ hastiniṣadanam uṣṭraniṣadanaṃ samasaṃsthānaṃ sthirasukhaṃ yathāsukhaṃ cety evamādīni. (Ys. II.46)

1. 연화좌(Padmāsana)	2. 영웅좌(Vīrāsana)
3. 행운좌(Bhadrāsana)	4. 길상(Svastika)
5. 장좌(Daṇḍāsana)	6. 보조물(Sopāśraya)
7. 옥좌(Paryaṅka)	8. 마도요(Krauñcaniṣadana)
9. 코끼리(Hastiniṣadana)	10. 낙타(Uṣtraniṣadana)
11. 편한 자세(Samasaṃsthāna)	

정승석(2004b, 70) 교수의 지적대로 위에서 열거된 아사나 중 처음 네 가지(연화좌, 영웅좌, 행운좌, 길상좌)는 『요가경』의 아사나 정의에 부합하는 주요 아사나, 즉 명상을 위한 아사나고 그 외는 부수적 아사나로 분류될 수 있다.[24) 『요가경』의 세 경문(II.46-8)만 놓고 보면 빠딴잘리는 '명상(또는 조식)을 위한 연화좌(결가부좌)와 같은 단 몇 개의 아사나만을 염두에 두었던 것'으로 보이며 '후대의 뷔야사가 언급한 코끼리, 낙타 등등'은 아예 고려 대상이 아니었을 수도 있다. 왜냐하면 뷔야사가 열거한 '코끼리', '낙타' 등은 비록 견고하지만 '안락한 것이 아니고' 또 '긴장을 푸는 것과 무한한 것에 대한 명상으로부터 성취되는 아사나'가 아니기 때문이다. 그럼에도 불구하고 뷔야사가 다수의 곡예적인 아사나를 열거했던 이유를 두 가지로 추측할 수 있다.

첫 번째는 뷔야사가 『요가경』 II.46의 경문의 의미를 '아사나는 움직임 없이 견고하고 안락한 것이다'로 해석한 것이 아니라 '아사나를 통해 신체가 안정되고 편안해진다'로 해석했을 가능성이다.[25) 아사나를 수련한 결과 안정되고 편안해진다로 해석했을 경우 뷔야사가 안락하지도 않은 다양한 아사나들을 열거했던 이유는 설명된다. 이 점에서 뷔야사가 빠딴잘리의 의도를 정확히 계승하고 있는지 여부는 그의 주석이 지닌 권위와

24) 부수적 아사나는 낙타, 코끼리와 같이 기예적인 것으로 '연화좌처럼 명상과 직접적으로 관련되는' 주요 아사나가 아니다.

25) 한편, 하타요가의 경우 아사나는 신체를 견고하고 병이 없고 사지를 가볍게 하는 것으로 말한다.

별개로 하나의 연구 과제가 될 것이다.

두 번째는 단지 '경문에 언급된 아사나(āsana)의 의미를 설명하기 위해서' 그가 알고 있던 아사나들을 열거했을 가능성이다. 그 가능성은 16세기의 주석가 비갸나빅슈에서도 발견된다. 16세기는 하타요가의 전성기였으므로 비갸나빅슈는 다수의 아사나를 알고 있었던 것으로 보이고 또 복주자로서 '뷔야사가 열거한 몇몇 부수적 아사나(코끼리, 낙타 등 명상좌가 아닌 곡예적인 아사나)에 대해서도 설명해야 했지만' 그는 단지 '하타요가 문헌을 참조해라는 식으로' 설명을 끝낸다.[26)]

논의 주제와 관련해서 주목할 수 있는 것은 뷔야사가 11개의 아사나만 열거했지만 주석 마지막에서 "그와 같은 기타 등등"(evam ādīni)이라고 말했다는 점이다. 샹까라의 것으로 알려진 복주, 『요가샤스뜨라위와라나』(*Yogaśāsatravivaraṇa*, YśV) 그리고 비갸나빅슈(Vijñānabhikṣu)의 『요가수뜨라와르띠까』*Yogasūtravārttika,* Yv)는 이 점에 대해 각각 다음과 같이 말한다.

> '기타 등등'이라는 말이 있으므로 그와 같이 스승(=뷔야사)에 의해서 교시된 다른 아사나 또한 존재하는 것으로 알아야만 한다.[27)]

> '기타 등등'이라는 말 때문에 공작 등등의 아사나들이 [있다고] 이해할 수

---

26) 비갸나빅슈는 단다아사나(daṇḍāsana)를 설명하기에 앞서 다음과 같이 말한다.
"『요가쁘라디빠』 등에서 열거된 다른 아사나들을 간략하게 말할 것 같으면"(itarāny āsanāni yogapradīpādyuktāni saṃkṣepāt kathyānte. Yv. III.46). 한편, 동시대의 나고지브하타(Nāgojībhaṭṭa, 16세기 후반)의 짧은 주석에서도 '하타요가 문헌들'이라는 언급이 발견된다. "그리고 아사나의 차이들은 하타요가 문헌들에서 파악되어야 한다."(āsanagativiśeṣāś ca haṭhayogagranthebhyo jñeyāḥ. YsV. 1982, p. 105)
나고지브하타는 더 이상 아사나를 설명하지 않고 '하타요가 문헌을 언급하는 것'으로 주석을 끝낸다.

27) ādiśabdād anyad api yathācāryopadiśātamāsanaṃ draṣṭavyam. (YśV. 368)

있다. 살아 있는 생명체의 종류만큼의 아사나들이 있다고 약술된다."[28]

여기서 주목할 수 있는 것은 16세기 주석서인 『요가수뜨라와르띠까』에 언급된 '살아 있는 생명체의 종류만큼 많은 아사나' 그리고 '공작 체위'에 대한 것이다. '생명체의 종류만큼이나 많은 아사나'라는 표현은 고락샤나타 이후 하타요가 문헌에서 발견되는 전형적인 표현이고 '공작좌'는 비록 견고하지만 '안락하지 않고 또 난이도가 높은' 하타요가 특유의 곡예적인 아사나이다.[29]

비갸나빅슈가 활동했던 16세기는 하타요가의 전성기였으므로 그는 다수의 하타요가 문헌을 알고 있었을 뿐만 아니라[30] 하타요가의 다양한 아사나를 알고 있었던 것으로 보인다. 하지만 그는 더 이상의 아사나를 설명하지 않는다. 비갸나빅슈는 복주자로서 '뷔야사가 열거한 몇몇 부수적 아사나(코끼리, 낙타 등 명상좌가 아닌 곡예적인 아사나)에 대해서도 설명해야 했지만' 그는 단지 '하타요가 문헌을 참조해라는 식으로' 설명을 끝낸다.[31] 비갸나빅슈가 곡예적인 아사나(부수적 아사나)를 설명하지 않았던 것은 아마도 그가 『요가경』의 아사나 정의를 충실히 따랐기 때문인 것으로 보이는데[32] 이 점은 그의 독립적인 작품 『요가사라상그라하』

---

28) ādiśabdena māyūrādyāsanāni grāhyāṇi | yāvatyo jīvajātayas tāvanty evāsanānīti saṃkṣepakaḥ. (Yv. III.46)

29) 필자가 아는 한 공작좌가 최초로 언급된 문헌은 13세기 문헌인 『요가야갸왈꺄』(*Yogayā-jñavalkya*)이다.

30) 비갸나빅슈는 단다아사나(daṇḍāsana)를 설명하기에 앞서 다음과 같이 말한다. "『요가쁘라디빠』 등에서 열거된 다른 아사나들을 간략하게 말할 것 같으면"(itarāny āsanāni yogapradīpādy uktāni saṃkṣepāt kathyānte. Yv. III.46). 한편, 동시대의 나고지브하타(Nāgojībhaṭṭa, 16세기 후반)의 짧은 주석에서도 '하타요가 문헌들'이라는 언급이 발견된다. "그리고 아사나의 차이들은 하타요가 문헌들에서 파악되어야 한다." (āsanagativiśeṣāś ca haṭhayogagranthebhyo jñeyāḥ. YsV. 1982, p. 105) 하지만 나고지브핫따는 더 이상 아사나를 설명하지 않고 '하타요가 문헌을 언급하는 것'으로 주석을 끝낸다.

31) 바로 위의 각주를 참조.

32) 『요가경』의 아사나 정의는 '안락하고 견고한 것'이 우선시되는 것으로, 말하자면 명상에

(*Yogasārasaṃgraha*, YsS)에서도 발견된다. 『요가사라상그라하』는 '생명체의 종류만큼이나 되는 아사나' 중에서 세 가지의 중요한 아사나가 『이쉬와라기따』(*Īśvaragītā*) 등에서 설명되었다고 말한 후 '『이쉬와라기따』에서 설명된 길상좌, 반가부좌, 연화좌'를 인용하고[33] 마지막으로 『요가와룻띠까』와 유사한 방법으로 '아사나와 나디정화법 등 나머지는 『하타요가』 등의 문헌에서 설명되었다'고 밝히는 것으로 아사나 설명을 끝낸다.[34] 비갸나빅슈가 길상좌, 연화좌, 반가부좌와 같은 세 가지만 설명했던 이유는 그가 밝혔듯이 '라자요가(rājayoga)가 논의 주제이므로 곡예적인 아사나를 자세히 설명할 필요가 없기 때문'[35]으로 보인다.

『요가경』에 대한 여타의 고전적인 주석서에서 언급된 아사나의 경우, 뷔야사가 열거한 11개 외에 새로운 것은 없다. 공작 체위가 드물게 추가되었지만 여전히 연화좌 등 명상을 위한 아사나가 중요시되었을 뿐이다. 따라서 '곡예적인 것을 포함하는 84아사나'의 고형 내지는 원형을 암시할 만한 내용을 기대하기는 힘들 것이다.

2) 「까쉬칸다」(Kāśīkhaṇḍa, Kś)

「까쉬깐다」는 『스깐다뿌라나』(*Skandapurāṇa*) 중 제5권에 속한 문헌

적합한 아사나들이다. 반면 코끼리와 낙타 등은 연화좌와 달리 명상을 위해 취하는 아사나가 아니라 곡예적인 것들로 이른바 부수적 아사나이다. 비갸나빅슈가 이들 부수적 아사나에 대해서 설명하지 않은 것은 아마도 이들 부수적 아사나가 Ys의 아사나 정의와는 무관한 것으로 판단했기 때문으로 짐작된다.

33) āsanaṃ …(중략)… yāvatyo jīvajātayastāsānam upaveśaneśu …(중략)… teṣu mukhyāni trīṇyāsanāni īśvaragītādiṣūktani | tathā | "āsanaṃ svastikaṃ proktaṃ padmam arddhāsanaṃ tathā …(중략)… jānūrvor antreṇa hi" (YsS, 73) '…(중략)…'은 필자.

34) āsananāḍīśuddhyādys tu haṭhayogādigrantheṣv aśeṣaviśeṣato draṣṭavyaḥ | āsanaṃ vyākhyātam. (YsS, 73)

35) "하지만 여기서는 라자요가가 주제이므로 아사나에 대해서는 설명하지 않겠다." āsanasya prapañcas tv atra rājayogaprakāraṇatvāt na kriyate. YsS, 73.

이다. 「까쉬깐다」 제41장(전체187게송)에서 요가가 설명되는데, 그 내용은 후대 문헌인 『요가까르니까』(*Yogakarṇikā*, YoK)에 적지 않게 인용되었다. 「까쉬깐다」는 필사본에 따라 아사나의 수와 종류가 다르므로 비판적 교정본을 비롯한 문헌학적 연구 성과가 나오기 전에 「까쉬깐다」의 원문과 내용을 단정할 수 없다. 여기서는 17세기 문헌인 『요가까르니까』에 인용된 「까쉬깐다」의 내용을 살펴보고자 한다.

『요가까르니까』제V장 3-8송은 『게란다상히따』(*Gheraṇḍasaṃhitā*, GhS)에 설명된 32개의 아사나 목록을 인용한 후 '840만개의 아사나 중 쉬바가 84아사나를 선별했고 그 중에서 달인좌와 연화좌가 중요하다'는 『고락샤사따까』(*Gorakṣaśataka*, GoŚ)의 원문을 직접 인용하고 이어서 11-13송에서 「까쉬깐다」의 원문을 인용한다. 『요가까르니까』에 인용된 『까쉬깐다』의 요지는 '전체 아사나의 수가 생명체의 종류만큼이나 많지만 쉬바는 84개를 선별했고, 쉬바가 선별한 것 중에서 달인좌와 연화좌(kamalāsana)라는 두 개가 중요하다는 것'[36]이다. 『요가까르니까』의 인용으로 판단한다면, 「까쉬깐다」의 아사나관은 초기 하타요가 문헌과 거의 일치한다.[37]

한편, 『꾸루마뿌라나』(*Kurmapuraṇa*) 제2편 첫 11장으로 흔히 『이쉬와라기따』로 불리는 문헌에서도 아사나가 설명되는데 여기서 설명된 아

36) kāśīkhaṇḍe āsanāni hi tāvanti yāvanto jīvayonayaḥ |
eteṣām atulān bhedān vijānāti maheśvaraḥ |
caturaśītalakṣāṇām ekaikaṃ samudāhṛtam || YoK. V.11.
tataḥ śivena pīṭhānāṃ ṣoḍaśonaśataṃ kṛtam |
āsanebhyaḥ samastebhyo dvayam etam udāhṛtam || YoK. V.12.
ekaṃ siddhāsanaṃ proktaṃ dvitīyaṃ kamalāsanam |
siddhāsanaṃ ca padmākhyaṃ teṣu dve kṣiprasiddhide || YoK. V.13.

37) 한편 「까쉬깐다」의 성립시기를 8세기 전후라고 한다면 이 문헌은 84아사나를 최초로 언급했던 『고락샤사따까보다 오래된 문헌이 될 것이다. 하지만 『요가까르니까』가 인용했던 「까쉬깐다」 사본이 후대의 증보판일 가능성도 있으므로 하루나가 아이작슨(Harunaga Issacson)의 주도로 진행되는 비판적 교정본(현재I, IIa가 출판됨)이 완간되기 전에는 선후관계를 확정할 수는 없다.

사나는 달인좌, 연화좌, 반가부좌라는 세 가지이다.[38] 또 다른 뿌라나 문헌인 『마르깐데야뿌라나』(*Mārkaṇḍeyapurāṇa*)도 아사나를 언급하지만 연화좌, 반가부좌(ardhāsana), 길상좌와 같은 세 가지이다.[39]

뿌라나 문헌의 인기를 고려할 때, 뿌라나 문헌에서 설명된 아사나는 그 이후 일반인이나 수행자의 아사나관에 적지 않은 영향을 주었을 것으로 짐작된다. 대부분의 뿌라나 문헌이 달인좌, 연화좌를 비롯한 명상의 아사나를 언급했다는 것은 몇몇의 아사나가 중요하다는 인식을 심어주기에는 충분했을 것이며, 또 그 이후에 성립된 초기의 하타요가 문헌의 아사나관에도 적지 않은 영향을 준 것으로 보인다. 하지만 84아사나의 원형 내지는 존재 사실에 대해서는 어떠한 단서를 발견할 수 없다.

대체적으로 뿌라나 문헌에서 언급된 아사나는 달인좌, 연화좌, 반가부좌, 길상좌와 같은 4개 전후이며 공통점은 명상을 위한 정좌 자세이고 곡예적인 체위동작이 아니라는 것이다. 뿌라나 문헌들에서 84아사나의 원형을 기대하기는 어려울 것으로 판단된다.

3) 『요가바시슈따』(*Yogavāsiṣṭa*, YvS)

『요가바시슈타』는 베단따의 영향을 받은 방대하고 중요한 문헌이다. 하지만 이 문헌에 언급된 아사나는 하나뿐인데 그것은 연화좌(Padmāsana)이다. 『요가바시슈타』가 연화좌를 언급하고 있지만 그것은 아사나를 설명하는 문맥에서가 아니라 대부분 "…내가 (혹은 누군가) … 연화좌를 취하고 명상에 들어 있을 때"라는 맥락에서 언급되고 있다.[40] 아사나에 대한 구체적인 설명은 "스승의 가르침에 의거해서 호흡수련(prāṇāyāma)

38) 관련 내용은 비갸나빅슈의 『요가사라상그라하』에 인용되었다. 자세한 것은 위에서 언급한 비갸나빅슈의 『요가사라상그라하』 항목을 참조

39) 이 점에 대해서는 Kaul(1989), p. 55를 참조

40) 벵까떼샤난다의 영어번역본(Vengatesananda, 1993)의 색인에 따르면 연화좌는 모두 7번 나타난다. 해당 페이지는 310, 312, 543, 553, 583, 626, 632이다.

과 요가의 아사나(āsana) 혹은 다른 것에 의거해서 쁘라나(prāṇa)를 통제해야 한다"[41] 는 문장이 거의 유일하다. 베단따에 의거한 관념론 철학을 전개하는 『요가바시슈타』의 특성상 다양한 아사나가 나열될 가능성은 없지만 일관적으로 연화좌 하나만을 언급했다는 것은 일반 대중이나 후대의 저자에게 연화좌의 중요성을 인식시키는 데 기여했을 것이다. 하지만 84아사나에 대한 단서는 발견되지 않는다.

4) 『띠루만띠람』(*Tirumantiram*, Tm)

도미닉 위자스틱(Dominik Wujastyk) 박사는 '타밀어로 작성된 종교시집인 『띠루만띠람』에 행운(Bhadra), 소얼굴(Gomukha), 연화(Padma), 사자(Siṃha), 길상(Svastikā), 수탉(Kukkuṭa), 영웅(Vīra), 안락(Sukha)이라는 아사나가 언급되었다'는 것을 말한 적 있고 또 이메일에서 사견을 전제로 '체코의 문헌학자인 즈벨레빌(Zvelebil)이 『띠루만띠람』의 성립시기를 7세기로 간주하므로 아마도 이 문헌에 언급된 여덟 개의 아사나가 하타요가의 아사나 관련 기록 중 오래된 자료 중 하나일 것'이라는 의견을 피력한 바 있다.[42]

『띠루만띠람』의 성립 시기에 대해서는 즈벨레빌(Zvelebil)의 7세기설 외에 도미닉 구달(Dominic Goodall 2004, 29-30)의 11-12세기설도 있다.[43] 이 문헌의 성립시기를 12세기라 해도 대부분의 하타요가 문헌보다 앞선 것이고 따라서 84아사나의 고형에 대한 단서를 줄 가능성이 있다.

---

41) 이 내용은 벵까떼사난다의 영어번역본(Vengatesananda, 1993)에 의거한 것이다.

42) 저자는 하타요가의 아사나에 대해 큰 관심을 기울이지 않았지만 지난 2009년 12월 비엔나 대학 출장 중 사석에서 도미닉 박사(Dr. Domnic Wujastyak)를 통해 아사나사(史)에 대한 흥미로운 요소를 파악하게 되었다. 『띠루만띠람』과 관련된 다양한 정보와 자료를 준 도미닉 박사에게 지면을 빌어 감사를 표한다.

43) 논자는 타밀 문헌을 잘 알지 못하므로 성립시기를 논할 능력이 없다. 여기서는 도미니크 구달의 주장대로 11-12세기 설에 따른다.

그 이유는 즈벨레빌(Zvelebil 1973, 73)의 지적대로 『띠루만띠람』의 저자인 띠루물라르(Tirumūlar)는 타밀의 달인들조차 '남인도에서 가장 훌륭한 요가 해설자'로 간주되기 때문이다.

아사나는 팔지요가(aṣṭāṅgayoga)를 다루는 제III장에서 설명되는데, 558게송은 '수많은 아사나 중에서 연화좌, 길상좌를 비롯한 7개 아사나가 중요하다'고 언급한 후 연화(559), 행운(560), 수탉(561), 사자(562)를 차례대로 설명하고 재차 563게송에서 행운, 소얼굴, 연화, 사좌, 길상, 영웅, 안락좌라는 7가지를 중요하고 오래된 아사나로 열거한다.[44] 이 일곱 가지 아사나에서 누락된 수탉(Kukkuṭa, 561게송에서 언급됨)을 포함하면 Tm에 언급된 아사나는 모두 8개이다.

1. 연화(Padma)	2. 길상(Svastika)
3. 행운(Bhadra)	4. 수탉(Kukkuṭa)
5. 사자(Siṃha)	6. 소얼굴(Gomukha)
7. 영웅(Vīra)	8. 편한 자세(Sukha)

띠루물라르는 다수의 아사나를 알고 있었던 것으로 보이지만[45] 그가 설명하는 아사나는 8종류이다. 특이한 것은『요가경주해』의 주요 아사나인 연화, 길상, 행운, 영웅이 모두 설명되었을 뿐만 아니라『요가경주해』의 편한 자세(samasaṃsthāna)에 상응하는 안락좌(Sukhāsana)도 언급되

---

44) 즈벨레빌(Zvelebil. 1973, p. 77)이 언급한 게송과 나타라잔 박사(Dr. B. Natarajan)가 번역한 게송 번호가 다른데, 이것은 아마도 판본의 차이 때문인 것으로 보인다. 즈벨레빌의 논문에 언급된 540-545송은 나타라잔이 영역본에서 558-563게송에 해당한다. 한편, 논자는 이 방면의 타밀 문헌에 대해 잘 알지 못한다. 주로 즈벨레빌의 연구서(Zvelebil, 1973) 그리고 웹사이트(http: ‖ www.himalayanacademy.com | resources | books | tirumantiram | TantraThree.html: 2010년 5월 현재)에 있는 영역에 의존했다.

45) 이 부분에 대해 즈벨레빌(Zvelebil. 1973, p. 77)은 다음과 같이 말한다. "비록 띠루물라르는 수백 개의 좌법(nūṟu pala)을 알고 있었지만 그 중에서 다음의 8가지가 그에게 가장 중요한데 그것은 연화좌, 행운좌, 수탉, 사자, 소얼굴, 길상, 영웅, 안락좌이다."

고 또 아사나에 대한 설명이 『요가경주해』와 아주 유사하다는 것이다. 이 문헌과 고전 요가 문헌의 관계에 대해서는 단언할 수 없지만 『띠루만띠람』이 팔지요가(aṣṭāṅgayoga)의 지분을 차례로 설명한다는 점 그리고 즈벨레빌(Zvelebil. 1973, 77)의 지적대로 '『띠루만띠람』은 명상을 위한 아사나를 강조'하므로 '아사나를 안락하고 편한 것으로 정의하는 『요가경』의 입장'을 받아들였을 가능성이 높은 것으로 추정된다. Tm이 아사나를 명상의 수단으로 파악한 이상, 추가적인 아사나를 언급했을 가능성, 즉 곡예적인 것을 포함하는 84아사나를 설명했을 가능성은 희박하다. 바꾸어 말하면 이 문헌에서 84아사나의 원형이나 고형을 기대하기는 힘들 것이다.

5) 『요가샤스뜨라』(*Yogaśāstra*, YoŚh)

헤마짠드라(Hevacandra)의 『요가샤스뜨라』[46]는 대표적인 자이나(Jaina) 문헌으로 알려져 있는데, 전체 12장 중 4장 124에서 마지막 136게송까지 아사나가 설명되어 있다.[47]

1. 빠르양까(Paryaṅka)	2. 영웅(Vīra)
3. 금강(Vajra)	4. 행운(Bhadra)
5. 연화(Abjāsana =Padma)	6. 단다(Daṇḍa)
7. 웃뜨까띡(Utkaṭik)	8. 고도히까(Godohika)
9. 까욧뜨사르가(Kayotsarga)	
* 135송에서 안락좌(sukhāsana)가 언급되지만 이것은 아사나의 일종이 아니라 위에서 열거된 아사나를 통칭한다.	

46) 헤마짠드라는 자이나(jaina) 백의파의 수도승이자 탁월한 학자로 칭송되는데, 그는 1172년 단식으로 생을 마감했다.

47) 아사나에 통달한 후에 수련해야할 쁘라나야마는 5장과 6장 그리고 명상은 7장에서 10장까지 설명되어 있다.

『요가샤스뜨라』는 아사나를 9가지로 언급한 후[48] 125에서 135까지 아사나를 하나씩 설명한다. 연화좌는 124송에서 아브자(abja, 연화)라는 단어로 열거되었지만 실제로 설명되는 게송(129송)에서는 명칭이 빠드마 아사나(padmāsana, 연화)로 바뀌어 있다. 또 9가지 아사나에는 포함되지 않지만 128송에서 사자좌가 '일종의 변형된 영웅좌'로 언급된다.[49] '사자'와 '변형된 영웅좌'까지 합치면 언급된 아사나 명칭은 모두 12가지이다.

까욧사르가(Kayotsarga), 웃까띠까(Utkaṭika) 고도히까(Godohika)와 같은 자이나 특유의 세 가지 아사나가 언급되고 하타요가 문헌에서는 거의 발견되지 않고 Ys에 대한 주석서에서만 발견되는 빠르양까(paryaṅka)가 언급되고 또 『요가경주해』의 네 가지 주요 아사나 중 길상좌를 제외하고는 모두 언급되었다는 것에 주목할 수 있다.

『요가샤스뜨라』에 열거된 아사나에 비추어볼 때, 저자는 '아사나를 견고하고 편한 것'으로 정의하는 『요가경』를 알고 있었던 것으로 보이는데 그것은 아사나를 일차적으로 명상의 수단(dhyānasādhana)으로 간주하기 때문이다.[50] 또한 『요가샤스뜨라』 제V장의 첫 게송에서 '아사나에 통달 한 후에 조식(Prāṇāyāma)을 수련해야 할 것을 말하고 또 2-3송에서 조식과 명상의 불가분적 관계를 언급한다[51]는 점에서 재차 증명된다. 명상을 위한 아사나를 중요시한다는 점에서 『요가샤스뜨라』가 곡예적인 다양한 아사나들 다시 말해서 84아사나를 언급했을 가능성은 희박하다.

---

48) paryaṅkavīravajrābjabhadradaṇḍāsanāni ca |
utkaṭikā godohikā kāyotsargas tathāsanam || YoŚh. IV.124.

49) siṃhāsanādhir ūdhasyānāpanayane sati |
tathaivāvasthitir yā tām anye vīrāsanaṃ viduḥ || YoŚh. IV.128.

50) jāyate yena yeneha vihitena sthiraṃ manaḥ |
tad tad eva vidhātavyam āsanaṃ dhyānasādhanam || YoŚh. IV.134.

51) prāṇāyāmas tataḥ kaiścid āśrito dhyānasiddhaye |
śakyo netarathā kartuṃ manaḥpavananirjayaḥ || YoŚh. V.1.
mano yatra marut tatra marud yatra manas tataḥ |
atas tulyakriyāv etau saṃvītau kṣīranīravat || YoŚh. V.2.

6) 『요가싯드한따짠드리까』(*Yogasiddhāntacandrikā*, YsC)

17세기에 작성된 『요가싯드한따짠드리까』[52]는 『요가경』에 대한 고전적 주석서들과 확연히 구별되는데 그것은 『요가싯드한따짠드리까』가 외형적으론 『요가경』에 대한 주석서(Bhāṣya) 형태를 취하지만 아사나와 조식의 경우 거의 전적으로 하타요가 문헌에 의거해서 『요가경』을 해설하기 때문이다.

『요가싯드한따짠드리까』는 『요가경』 II.46에 대한 주석에서 『고락샤샤따까』(*Gorakṣaśataka*, GoŚ), 『하타(요가)쁘라디삐까』(*Haṭha(yoga)pradīpikā*, Hp), 『요가샤스뜨라』(*Yogaśāsatra*, YoŚ)[53]를 비롯한 다수의 하타요가 문헌을 직접 인용하며 37개의 아사나를 열거한다.[54] 열거된 순서대로 도표화하면 다음과 같다.

『요가싯드한따짠드리까』의 37아사나	
1. 연화(Padma)[Ysbh, Hp, GhS]	2. 달인(Siddha)[Hp, GhS]
3. 행운(Bhadra)[Ysbh, Hp, GhS]	4. 영웅((Vīra)[Ysbh, Hp, GhS]
5. 길상(Svastika)[Ysbh, Hp, GhS]	6. 사자(Siṃha)[Hp, GhS]
7. 장좌(Daṇḍa)[Ysbh.]	8. 보조물(Sopāśraya)[Ysbh.]
9. 옥좌(Paryaṅka)[Ysbh.]	10. 공작(Mayūra)[Hp, GhS]
11. 수탉(Kukkuṭa)[Hp, GhS]	12. 누운 수탉(Uttānakukkuṭa)[Hp, GhS]
13. 등펴기(Paścimatāna)[Hp, GhS]	14. 맛첸드라((Matsyendrapīṭha)[Hp, GhS]

52) 『요가싯드한따짠드리까』의 저자는 나라야나띠르타(Nārayanatirtha)인데 부이(Bouy. 1994, p. 69)에 따르면 그는 라마고빈다 띠르따(Rāmagovinda Tīrtha)의 제자로 17세기 인물이다. 부이(Bouy. 1994, p. 69)에 따르면 나라야나 띠르따는 『요가경』에 대한 주석서 『수뜨라르따보디니』(*Sūtrārthabodinī*)도 남겼는데 이 문헌은 라마난다 사라스와띠(Rāmānanda Sarasvatī)의 『요가마니쁘라브하』(*Yogamaṇiprabhā*)를 요약한 것으로 독창성을 결여하고 있다.

53) 여기서의 『요가샤스뜨라』는 위에서 언급한 헤마짠드라의 작품이 아니라 닷따뜨레야(Dattatreya)의 작품을 의미한다.

54) tac ca padmasiddhabhadravīrasvastikasiṃha···(중략) ··· samasthānādibhedena caturāśītiprakāram. YsC. II.46. *중략-필자.

15. 짜끄라(Cakra)	16. 소얼굴(Gomukha)Hp, GhS
17. 거북(Kurma)Hp	18. 활(Dhanur)Hp, GhS
19. 사슴(Mṛgasvastika)	20. 반달(Arddhacandra)
21. 합장(Añjalika)	22. 자세(Pīṭha)
23. 해탈(Mukta)GhS	24. 달(Candra)
25. 반펼침(Arddhaprasārita)	26. 송장(Śava)Hp
27. 까빨라(Kapāla)	28. 가루다(Garuḍa)GhS
29. 아르다(Arddhāsana)	30. 연화(Kamala)
31. 마도요(Krauñcaniṣadana)Ysbh	32. 코끼리(Hastiniṣadana)Ysbh.
33. 낙타(Uṣṭraniṣadana)Ysbh, GhS	34. 원숭이(Kapiniṣadana)
35. 요가좌(Yogāsana)GhS	36. 요니(Yonyāsana)
37. 편한 자세 (Samasaṃsthana)Ysbh.	
* 누운 수탉(uttānakukkuṭa)은 Hp의 누운 거북(uttānakūrma)과 동일함. *YsBh : YsBh에 열거되었던 아사나(11개) *Hp : Hp에 설명된 아사나(15개) *GhS : GhS에 설명된 아사나(17)	

비록 후대 문헌이지만 『요가싯드한따짠드리까』에서 설명된 37아사나는 전통적인 하타요가 문헌에서조차 유례를 찾기 힘들 정도로 많은 숫자이다. 『요가싯드한따짠드리까』는 37개의 아사나를 열거한 후 『요가쁘리디빠』(*Yogapradīpa*)[55]를 비롯한 하타요가 문헌을 인용하며 행운, 영웅, 길상, 사자 등 37개의 아사나를 모두 설명한다.

한편, 『요가싯드한따짠드리까』는 '고락샤 이래로 하타요가의 전통적인 가르침인 84아사나'를 알고 있었던 것으로 판단되는데, 그것은 37개의 아사나를 설명한 후 "그외 기타 등등으로 분류되는 84종류"[56]라고 표현했다는 점 그리고 '『하타디삐까』에서 … 쉬바가 설명한 84아사나를 …'으로 표현했다[57]는 점에서 그리고 그것과 관련해서 『하타디삐까』의

55) 『요가싯드한따짠드리까』가 『하타(요가)쁘라디삐까』 서명을 『요가쁘라디빠』로 언급한 것은 흥미롭다. 이것은 『하타(요가)쁘라디삐까』의 정확한 명칭에 대한 하나의 자료가 된다.
56) ādibhedena caturāśītiprakāram. YsC. II.46.

관련 게송을 인용하기[58] 때문이다.

특이한 것은 『요가싯드한따짠드리까』가 '하타요가 문헌이 실제로 강조하는 것은 쉬바가 84개의 아사나를 선별했다는 것'이 아니라 '84아사나 중에서 4개를 중요시한다는 것'도 알고 있었다는 것이다. 예를 들어 『요가싯드한따짠드리까』는 마지막 37번째인 '편한 자세'(samasaṃsthānasana)를 설명한 후 『하타(요가)쁘라디삐까』를 인용하면서 다음과 같이 말한다.

> 그리고 『하타디삐까』에서는 길상좌를 제외하고 대신 사자좌를 추가해서 네 가지의 아사나를 말하는데 다음과 같다. "그리고 쉬바가 설명한 84가지 체위들 가운데 핵심적인 4가지를 먼저 나는 설명하겠다. 그것은 달인, 연화, 행운, 사자라는 네 가지이다. 이 중에서도 달인과 연화라는 두 가지가 뛰어나다."[59]

그리고 마지막으로 『고락샤사따까』를 인용하며 아사나에 대한 설명을 마친다.

> 이 점에 대해서 고락샤는 말했다. "모든 아사나들 중에서 두 가지를 들 수 있는데 하나는 달인좌이고 두 번째는 연화좌이다."[60]

---

57) haṭhadīpikāyān tu ··· caturaśīty āsanāni śivena kathitāni ca. YsC. II.46.

58) 바로 아래의 인용문(YsC. II.46)을 참조

59) haṭhadīpikāyān tu svastikaṃ vihāya siṃhāsanamādāya catuṣṭayam uktam | tathā- "caturaśīty āsanāni śivena kathitāni cai | tebhyaś catuṣkamādāya sārabhūtaṃ bravīmy aha ‖ siddhaṃ padamaṃ tathā bhadraṃ siṃhaṃ ceti catuṣṭayam iti | eteṣv api siddhaṃ padamaṃ ceti dvayaṃ śresṭam" YsC. II.46; 한편 『요가싯드한따짠드리까』가 인용한 원문 중 몇몇 단어는 『하타(요가)쁘라디삐까』의 원문과 다르다. 특이한 것은 『하타(요가)쁘라디삐까』는 달인좌 하나만을 강조하고 있지만 『요가싯드한따짠드리까』는 연화좌를 포함시킨다는 점이다.

60) tad uktaṃ gorakṣaṇe- "āsanebhyaḥ samastebhyo dvayam etad udāhṛtam | ekaṃ siddhāsanaṃ proktaṃ dvitīyaṃ padmāsanam"iti. YsC. II.46; 한편 『요가싯드한따짠드리까』에 인용된 원문은 『고락샤사따까』 원문과 약간 다르다.

여기서 알 수 있는 것은 『요가싯드한따짠드리까』가 하타요가의 84 아사나설을 인지하고 있었을 뿐만 아니라 하타요가가 네 개의 아사나 또는 두 개의 아사나를 중시한다는 것도 알고 있었다는 것이다.

한편, 『요가싯드한따짠드리까』에 열거된 37개의 아사나 중 12개는 『요가경주해』, 『하타(요가)쁘라디삐까』, 『게란다상히따』는 물론이고 후대의 『하타라뜨나왈리』(*Haṭharatnavalī*, HrV)에서조차 언급되지 않는 것이다. 『요가싯드한따짠드리까』는 17세기 문헌답게 '적지 않은 하타요가 문헌을 참조하고 있지만'[61] 그럼에도 불구하고 84아사나를 열거하지 않았다는 것은 아마도 『요가싯드한따짠드리까』의 저자가 '84아사나의 목록을 담고 있는 원본'을 참조할 수 없었기 때문으로 보인다. 그리고 후술하겠지만 하타요가 문헌이 '84아사나의 목록에 무관심했을 뿐만 아니라' 실제로는 네 개의 아사나를 강조한다는 점에서 '『요가싯드한따짠드리까』가 참조할 수 있었던 84아사나 목록'이 하타요가 문헌에 있었을 가능성도 희박하다.

2. 하타요가 문헌의 아사나설

지금까지 살펴본 고전 요가, 자이나, 뿌라나 문헌에서 발견되는 아사나의 특징은 거의 모두 명상을 위한 아사나가 강조된다는 것이다. 자이나의 경우 서 있거나 누워 있는 아사나도 있지만 명상을 위한 아사나는 연화좌 하나로도 충분하다.

한편, 하타요가 문헌은 고전 요가 문헌과 차원을 달리할 정도로 무수한 아사나를 설명하고 또 아사나의 유용성을 알리는 데 많은 정성을 기울일 것 같지만 14세기 이전 문헌에서 설명된 아사나는 단 몇 개에 불과하

61) 부이(Bouy. 1994, pp. 69-70)의 조사한 바에 따르면 『요가싯드한따짠드리까』가 인용한 문헌은 10종류 이상이다.

며 오히려 뷔야사(6-7세기)의 『요가경주해』에서 열거된 11개보다 적다. 14세기 이후 문헌으로 하타요가의 체계를 정립한 『하타(요가)쁘라디삐까』가 비교적 많은 15개의 아사나를 제시하지만 사실 4개를 중요시할 뿐이고 4개 중에서도 특히 달인좌 하나가 극단적으로 강조된다. 17세기에 성립된 인기 있는 문헌 『게란다상히따』가 이례적으로 다양한 아사나를 설명하지만 그 수는 32개를 넘지 않는다. 단순히 수치만으로 아사나의 중요성을 평가할 수 없지만 통설과 달리 하타요가 문헌이 아사나를 설명하는데 인식했다는 것은 분명하다. 하타요가 문헌에서 아사나의 종류와 수를 조사하면서 84아사나의 존재 가능성 그리고 원형에 대해서 검토할 것이다.

1) 9-12세기 하타요가 문헌

(1) 『고락샤사따까』(*Gorakṣaśataka*, GoŚ)

고락샤나타(Gorakṣanāth)[62]는 깐파타(Kānphaṭa)파의 수행자이자 하타요가의 개조로 알려져 있다. 그의 대표작으로 알려진 『고락샤사따까』는 뷔네만(Bühnemann. 2011, p. 63) 교수의 지적대로 84아사나 그리고 그것의 배수인 840만이라는 숫자가 언급된 가장 오래된 하타요가 문헌이고 84아사나설의 전통이 시작되는 문헌이다.

> 생명체의 종류만큼의 아사나가 있다. 그 중에서 마헤쉬와라가 그 차이를 안다[63]

840락샤(lakṣa)개의 [아사나]에서 1 [락샤] 중에 하나씩[64] 언급되었다. 그

---

62) 고락샤나타는 고락샤(Gorakṣa) 혹은 고락크나타(Gorakhnātha)로도 불린다. 브릭스(Briggs. 2009, p. 257)와 부이(Bouy. 1994, p. 83)에 따르면 그가 생존했던 시기는 9-12세기 사이이다.

63) āsanāni ca tāvanti yāvantyo jīvajātayaḥ |
eteṣām akhilān bhedān vijānāti maheśvaraḥ || GoŚ.8(Briggs. 2009. p. 286)

러므로 쉬바는 84개[65]의 아사나를 만들었다.[66]

위의 두 게송은 『고락샤사따까』 이후 대부분의 하타요가 문헌 그리고 특히 '『하타(요가)쁘라디삐까』에 대한 주석서'로 별개의 권위를 지닌 브라흐마난다(Brahmānanda)의 『월광』(*Jyotsnā*)에서도 인용되었다.[67] 하지만 『고락샤사따까』는 84개의 아사나가 있다고 말할 뿐 실제로 설명하는 것은 오직 두 개뿐이다.[68]

모든 아사나들 중에서 두 가지가 뛰어난데 하나는 달인좌이고 두 번째는 연화좌이다.[69]

『고락샤사따까』는 8송에서 달인좌를 그리고 9송에서 연화좌를 설명하는 것으로 아사나에 대한 설명을 끝낸다.[70] 여기서 주목할 수 있는 것은 그 이전 문헌에 등장하지 않았던 달인좌(Siddhāsana)이다. 『고락샤사따까』이후 하타요가 문헌은 거의 공통적으로 달인좌를 중요시하는데, 하타요가가 달인좌를 강조하는 이유는 하타요가의 호흡법(Prāṇāyāma)과

---

64) 1 lakṣa는 100,000개이고 84 lakṣa는 8,400,000개이다.
"ekam ekam": 1락샤 중에 1개, 즉 8,400,000÷100,000 = 84.

65) "ṣoḍaśonaṃ śataṃ": 16(śodaśa)이 부족한(una) 100(śata) = 84.

66) caturāśīti lakṣāṇāṃ ekam ekam udāhṛtam |
tataḥ śivena pīṭhānāṃ ṣoḍaśonaṃ śataṃ kṛtam ‖ GoŚ.9 (Briggs. 2009, p. 286)

67) tad uktaṃ gorakṣanathena - 'āsanāni ca tāvanti …(중략)… ṣoḍaśonaṃ śataṃ kṛtam ‖ ' iti ‖ Hp-Jt. I.33. (*p.* 20, *ll.* 14-18)

68) 여기서 연화좌는 흔히 알려진 padmāsana가 아니라 kamalāsana로 되어 있다. kamalāsana라는 단어는 『고락샤사따까』에 많은 영향을 받은 『요가쭈다마니우빠니샤드』(*Yogacūḍāmaṇyupaniṣad*)에도 발견되는데, 이 우빠니샤드가 언급하는 아사나 역시 연화좌(kamalāsana)와 달인좌(siddhāsana) 2개이다.

69) āsanebhyaḥ samastebhyo dvayam eva viśiṣyate |
ekaṃ siddhāsanaṃ proktaṃ dvitīyaṃ kamalāsanam ‖ GoŚ. 9 (Briggs. 2009, p. 286)

70) 『고락샤사따까』에서 설명된 달인좌와 연화좌는 『하타(요가)쁘라디삐까』에 거의 그대로 인용된다.

무드라(Mudrā)가 대부분 회음을 압박한 상태에서 행해지거나[71] 또는 회음에 대한 자극을 전제로 하기 때문이다. 하타요가의 체계를 완성한 『하타(요가)쁘라디삐까』가 달인좌를 극단적으로 강조하는 것도 조식과 무드라 수련을 강조했기 때문으로 볼 수 있다.

『고락샤사따까』가 달인좌와 연화좌라는 2개의 아사나를 언급했다는 것은 최소한 두 가지를 시사한다. 첫 번째는 초기 하타요가 문헌에서 강조하는 아사나 역시 곡예적인 체위가 아니라 정좌라는 것이다. 두 번째는 달인좌를 강조하는 특성상 '무드라 수행과 무관한 곡예적인 아사나들을 열거했을 가능성'이 거의 없다는 것이다.

(2) 『싯드하싯드한따빠드하띠』(*Siddhasiddhāntapaddhati*, SsP)

『싯드하싯드한따빠드하띠』는 전체 6장에 350게송으로 구성되었으며 정화법, 짜끄라, 꾼달리니, 나디 샥띠 등에 대해 자세히 논의한다. 하지만 초기 하타요가 문헌의 대체적인 경향대로 아사나는 제II장 34게송에서 단 한 번 언급되었을 뿐이다.

> 아사나란 자신의 본성에 머무는 것이다. 길상좌, 연화좌, 달인좌 이들 가운데 원하는 것 하나를 취하고서 주의 깊게 앉아야 한다. 이것이 아사나의 특징이다.[72]

특이한 것은 아사나를 '자신의 본성에 머무는 것'으로 규정했다는 것이다. 이것이 암시하는 것은 호흡과 명상에 적합한 아사나가 중요하다는

---

71) 예를 들어 『하타(요가)쁘라디삐까』에 따르면 8종류의 꿈브하까(Kumbhaka)는 물라 반드하(mūlabandha)를 전제로 실행된다.

72) āsanam iti svarūpe samāsannatā | svastikāsanaṃ padmāsanaṃ siddhāsanam eteṣāṃ madhye yatheṣṭam ekaṃ vidhāya sāvādhānena sthātvyam ‖ 34 ‖ ity āsanalakṣanam ‖ SsP. II.34.

것이다. 이런 정황에서 허리를 구부리거나 비트는 역동적인 체위가 언급될 가능성은 거의 없을 것이다.

한편 고락샤나타의 것으로 전해지는 『아마나스까요가』(*Amanaskayoga*, AmY)[73)]는 단 한 개의 아사나조차 언급하지 않는다.

2) 13-14세기 하타요가 문헌

(1) 『요가샤스뜨라』(*Yogaśastra*, YoŚ)

『요가샤스뜨라』의 저자는 닷따뜨레야(Dattatreya)[74)]인데, 그의 생존 시기는 분명하지 않다. 포이에르슈타인(Feuerstein. 2008, 832)은 『요가샤스뜨라』를 후기 문헌으로 간주하지만 이 문헌이 『하타(요가)쁘라디삐까』에 인용되었다는 점에서[75)] 아마도 14세기 이전 혹은 13세기에 성립되었

73) 『아마나스까요가』는 화이트(White 1996, 114)가 밝힌 대로 고락샤나타의 작품으로 알려져 있는데, 부이(Bouy, 1994, 82)에 따르면 『아마나스까요가』의 몇몇 게송이 『하타(요가)쁘라디삐까』에 인용되었으므로 『아마나스까 요가』는 최소한 1496년 이전에 성립된 문헌으로 추측된다. 부이(Bouy 1994, 82)는 다음과 같이 말한다.
"『하타(요가)쁘라디삐까』 IV4.8, 24-25, n. 48(제1절), 31-32, 35-36, 39-40, 61, n. 199(제1절), 122 등을 참조. 또한 『아마나스까요가』, II.6, 29-30, 46, 23-24, 10-11, 등과 비교 요망"

74) 닷따뜨레야는 『요가샤스뜨라』 외에 『닷따뜨레야상히따』(*Dattātreyasaṃhitā*)의 저자이기도 하다. 이 두 문헌은 후대 문헌인 『요가까르니까』에서 인용(ex: 8장 21-24 그리고 72-3) 되었다.

75) 『하타(요가)쁘라디삐까』에서 '다른 사람의 견해에 따르면(matāntare)'으로 표현된 부분이 있는데 내용의 원문은 닷따뜨레야의 『요가샤스뜨라』와 일치한다. 예를 들면 『하타(요가)쁘라디삐까』는 연화좌를 설명한 후에 다음과 같이 말한다.
ūrumadhye tathottānau pāṇī kṛtvā tato dṛśau ‖ Hp. I.45.
nāsāgre vinyasedrājadantamūle tu jihvya |
uttambhya cibukaṃ vakṣasyutthāpya pavanaṃ śanaiḥ ‖ Hp. I.46.
idaṃ padmāsanaṃ praktaṃ sarvavyādhivināśanam |
durlabhaṃ yenakenāpi dhīmatā labhyate bhuvi ‖ Hp. I.47.
위 내용은 반절로 된 YoŚ의 68,69,70,71,74,75를 각각 인용한 것이다.
한편 『하타(요가)쁘라디삐까』가 『요가샤스뜨라』를 인용한 부분에 대해서는 부이(Bouy. 994, p. 82)가 자세히 밝히고 있는데 그에 따르면 『하타(요가)쁘라디삐까』 I.64, II.19,

었을 것으로 추정된다.

『요가샤스뜨라』는 840만개의 아사나가 있다고 말하지만 가장 뛰어난 한 가지, 즉 '아디나타(Ādinātha, 최초의 스승 = 쉬바)가 오직 연화좌 하나만을 말한다고 언급한 후 68송에서 연화좌를 설명하고 74송에서 연화좌의 효과를 간략히 설명하는 것으로[76] 아사나에 대한 설명을 마친다.

한편 닷따뜨레야는 『요가라하스야』(*Yogarahasya*)의 저자이기도 한데 베네르지(Benerji 1995, 300-301)에 따르면 이 문헌은 연화(Padma), 아르다(Ardha, 설명에 따르면 아마도 반가부좌일 듯), 길상(Svastika)좌와 같은 세 가지 아사나를 설명하고 있다.

(2) 『쉬바상히따』(*Śivasaṃhita*, Śs)

『쉬바상히따』는 하타요가의 3대 문헌(Śs, Hp, GhS) 중 가장 먼저 성립된 문헌으로 추정된다.[77] 『쉬바상히따』는 상당히 많은 분량으로 구성되어 있지만 아사나를 설명하는데 아주 인색하다. 84종의 아사나가 있다는 것을 언급하지만 설명하는 것은 네 종류뿐이다.

> 84개의 다종다양한 아사나들이 있다. 나는 그 중에서 4개를 말하겠는데 그것은 달인좌, 연화좌, 최상(ugra)좌, 길상좌이다.[78]

III.18, 20 등에서 『요가샤스뜨라』의 78-79, 83-84, 90-91, 133, 135-136, 263-264, 266-267이 인용되었다.

76) caturaśītalakṣeṣu āsaneśūttamaṃ śruṇu ‖ YoŚ. 66.
ādināthena samproktaṃ yadāsanam ihocyate ‖ YoŚ. 67.
idaṃ padmāsanaṃ proktaṃ sarvavyādhivināśanam ‖ YoŚ. 74.

77) 일반적으로 『쉬바상히따』는 17세기 이후 문헌으로 말해지지만 부이(Bouy. 1994, p. 82)는 『쉬바상히따』의 게송이 『하타(요가)쁘라디삐까』에 인용되므로 그 이전에 성립된 문헌으로 간주한다. 논자도 부이의 의견에 동의한다.

78) caturaśītyāsanāni santi nānāvidhāni ca | tebhyaś
catuṣkamādāya mayoktāni bravīmy aham ‖
siddhāsanaṃ tataḥ padmāsanañcograṃ ca svastikam ‖ Śs. III.96.

.『쉬바상히따』는 달인좌를 III장 97송에서 101까지 설명하고 연화좌를 102에서 107까지, 최상좌를 108에서 112 그리고 길상좌를 113에서 115까지 설명하는 것으로 아사나에 대한 설명을 마친다. 『쉬바상히따』에 언급된 아사나의 수는 비록 그 이전의 하타요가 문헌보다 많지만 4개에 불과하며 그 중에 3가지는 호흡수련과 명상에 필요한 정좌이고 최상좌는 '모든 질병을 없애주는' 편한 아사나(sukhāsana)로 특별히 설명되었다.

(3) 『요가야갸왈꺄』(*Yogayājñavalkya*, Yy)[79)]

디완지의 교정본(Divanji. 1954, 96-100)에서 열거된 필사본에 따르면 이 문헌의 명칭은 『요가야갸왈꺄』(*Yogayājñavalkya*) 외에도 『요가야갸왈꺄기따』(*Yogayājñavalkyagītā*)[80)], 『요가야갸왈꺄기따 우빠니샤드』(*Yogayājñavalkyagītopaniṣad*), 『야갸왈꺄상히따』(*Yājñavalkyasaṃhitā*), 『야갸왈꺄상히따 우빠니샤드』(*Yājñavalkyasaṃhitopaniṣad*) 등으로 다양하다.

다양한 명칭만큼이나 이 문헌은 널리 알려졌고 『하타(요가)쁘라디삐까』가 성립하기 이전이나 이후까지 상당한 인기를 누렸던 것으로 짐작되는데 그것은 『요가야갸왈꺄』가 『하타(요가)쁘라디삐까』[81)]를 비롯해서 『월광』(*Jyotsnā*) 등 수많은 하타요가 문헌에 인용되었을 뿐만 아니라 심지어 불이론 베단따 학자인 마드흐바(Madhva)의 『전철학강요』(*Sarvadarśanasaṃgraha*)에도 인용되었기 때문이다.[82)]

『요가야갸왈꺄』 제III장 1-2송은 8가지 아사나를 열거하고[83)] 3-16은

---

79) 『요가야갸왈꺄』가 700년경에 작성되었다는 설도 있지만 부이(Bouy. 1994, p. 117)를 비롯한 학자는 10-14세기 초반 사이에 작성되었을 것으로 추정한다. 이 문헌은 『샨딜리야 우빠니샤드』와 Hp에 인용되었으므로 14세기 이전에 성립된 것은 분명할 것이다.

80) 후대 문헌인 『육따브하바데와』(*Yuktabhavadeva*)는 이 문헌에 설명된 8아사나를 인용하면서 서명을 『야갸왈꺄기따』(*Yājñavalkyagītā*)로 기록하고 있다.

81) 『하타(요가)쁘라디삐까』 I.36은 '다른 사람의 견해'(matāntare)로 '『요가야갸왈꺄』의 해탈좌'를 인용한다.

82) 『요가야갸왈꺄』가 『전철학강요』에 인용되었다는 것은 부이(Bouy. 1994, p. 84)를 참조

8개의 아사나를 구체적으로 설명한다. 순서대로 기록하면 다음과 같다.

『요가야갸왈꺄』의 8아사나	
1. 길상(Svastika)	2. 소얼굴(Gomukha)
3. 연화(Padma)	4. 영웅(Vīra)
5. 사자(Siṃha)	6. 행운(Bhadra)
7. 해탈(Mukta) = 달인(Siddha)	8. 공작(Mayūra)
* Hp는 해탈좌를 달인좌의 일종으로 언급함.	

특이한 것은 하타요가에서 가장 중시하는 달인좌(Siddhāsana)가 누락되었다는 점이다. 하지만 『요가야갸왈꺄』를 인용했던 『하타(요가)쁘라디삐까』가 '『요가야갸왈꺄』에서 설명된 해탈좌'를 달인좌와 동일시하므로[84] 달인좌에 대한 중요성은 그대로 계승된다. 『요가야갸왈꺄』는 공작 체위를 언급한 최초의 문헌이고, 여기서 열거된 8아사나는 『하타(요가)쁘라디삐까』를 포함한 대부분의 하타요가 문헌에 영향을 주었던 것으로 판단된다.[85] 하지만 84아사나에 대한 흔적은 발견되지 않는다.

---

83) svastikaṃ gomukhaṃ padmaṃ vīraṃ siṃhasanaṃ tatha ‖ 1 ‖
bhadraṃ muktāsanaṃ caiva mayūrāsanam eva ca | Yy. III.1b-2a.

84) "이것을 달인좌로 말하고 다른 사람은 금강좌로 안다.
어떤 이는 해탈좌로 말하고 어떤 자는 비밀좌로 말한다."
etat siddhāsanaṃ prāhur anye vajrāsanaṃ viduḥ |
muktāsanaṃ vadanty eke prādur guptāsanaṃ pare ‖ Hp. I.37.

85) 『요가야갸왈꺄』의 아사나설은 『하타(요가)쁘라디삐까』에도 많은 영향을 주었을 뿐만 아니라 그 이후 문헌에도 영향을 준 것으로 보인다. 예를 들어 후대 문헌인 『육띠브하바데와』(*Yuktibhavadeva*)와 『샨딜리야 우빠니샤드』(*Śāndiliyopaniṣad*)는 『요가야갸왈꺄』의 아사나 설명을 거의 그대로 인용한다.

3) 14-15세기 하타요가 문헌

(1) 『바시슈타상히따』(*Vasiṣṭhasaṃhitā*, VaS)의 「요가편(篇)」(Yogakāṇḍa)

『바시슈타상히따』의 「요가편(篇)」은 모두 6개의 장으로 구성되었으며 적지 않은 내용이 『하타(요가)쁘라디삐까』에 인용되었으므로 성립 시기는 1400년 이전으로 추정된다. 아사나는 제I장에서 설명되는데 여기서 설명된 아나사는 모두 10종류이다.

『바시슈타상히따』의 10아사나	
1. 길상(Svastika, I.68-69)Hp	2. 소얼굴(Gomukha, I.70)Hp
3. 연화(Padma, I.71)Hp	4. 영웅(Vīra, I.72)Hp
5. 사자(Siṃha, I.74-75)Hp	6. 공작(Mayūra, I.76-77)Hp
7. 수탉(Kukkuṭa, I.78)Hp	8. 행운(Bhadra, I.79)Hp
9. 거북이(Kūrma, I.80)Hp	10. 해탈(Mukta, I.81-82)Hp의 변형 달인좌
* ( ) 안의 숫자: Hp 제I장의 게송 번호. * hp : 『하타(요가)쁘라디삐까』에서 인용된 아사나	

『바시슈타상히따』의 경우 대부분의 하타요가 문헌에서 중요시된 달인좌(Siddhāsana)가 누락되었지만 해탈좌가 『하타(요가)쁘라디삐까』 I.36에서 설명된 달인좌의 변형 동작과 일치하므로 달인좌가 누락된 것은 아니다. 또한 『바시슈타상히따』의 달인좌는 『요가야갸왈꺄』에서 설명된 두 종류의 해탈좌 중 III.15에서 설명된 해탈좌와도 일치한다. 『바시슈타상히따』의 아사나는 『하타(요가)쁘라디삐까』의 아사나에 그대로 계승되었다.

(2) 『맛첸드라상히따』(*Matsyendrasaṃhitā*, MaS)

『맛첸드라상히따』는 전체 55장(paṭala)로 구성되어 있다. 이 문헌의 저자는 나타(Nātha) 교단의 첫 번째 스승으로 열거되는 맛첸드라나타(Matsyendranātha)로 알려져 있지만 이 문헌은 14세기 전후에 성립된 것으로 추정된다. 『맛첸드라상히따』의 내용은 거의 동시대에 성립된 문헌인 아디나타(Ādinātha)의 『케짜리비드야』(*Khecarīvidyā*, KhV)와 유사하다.[86] 『케짜리비드야』에 대한 멀린슨(Mallinson)의 교정본(KhV. 2007, 6)에 따르면 '『맛첸드라상히따』 29-30장에 마리화나(siddhimūlikā)가 언급되었다는 점'에서 이 문헌은 이슬람 침입 이후의 인도 동부지역에서 기원을 둔 것으로 보이며 접미사 우라(ūra), 샤스뜨리(Śāstṛ) 등이 발견된다는 점에서 이 문헌이 남인도 타밀(Tamil) 지역에서 작성된 것으로 본다.

멀린슨의 교정본(KhV. 2007, 169)에 따르면 『맛첸드라상히따』의 문헌적 가치는 '빠딴잘리를 비롯한 초기 요가 전통에서 후대의 하타요가로 변천하는 과정'에 대한 단서를 제공한다는 점 그리고 요가의 다양한 기법을 소개하는 백과사전적 문헌으로 당대의 수행체계를 보여준다는 것에 있다. 『맛첸드라상히따』는 초기 하타요가 문헌들과 구별될 정도로 다양한 아사나를 상당한 분량으로 설명하는데 제III장 2송은 12아사나를 열거하고 3-37송까지는 12아사나를 설명하고 있다.

『맛첸드라상히따』의 12아사나	
1. 영웅(Vīra, III.3)[Ysbh]	2. 거북이(Kūrma, III.5)
3. 길상(Svastika, III.7)[Ysbh]	4. 수탉(Kukkuṭa, III.10)
5. 공작(Mayūra, III.13)	6. 호랑이(Vyāghra, III.15)
7. 연화(Padma, III.19)[Ysbh]	8. 승리(Vijaya, III.21)
9. 강인(Dṛḍha, III.24)	10. 독수리(Gṛdhra, III.27)
11. 달인(Siddha, III.33)	12. 소(Vṛṣabha, III.35),
센샤르마(Sensharma, 1994, 21)에서 길상좌에 해당하는 원어는 "śvalikā(?)-sanam"으로 기록되어 있다. 필사본의 경우 sti와 li의 형태가 비슷하므로 아마도 이 복합어는 'svastikāsanam'로 추측된다.	

『맛첸드라상히따』는 백과사전적인 문헌답게 전대의 어떠한 하타요가

86) 이 점에 대해서는 『케짜리비드야』에 대한 멀린슨의 교정본(KhV. 2007, 6)을 참조

문헌 보다 많은 아사나를 설명하고 있다. 하지만 설명된 아사나의 수는 약 900여 년 전 뷔야사(Vyāsa)의 Ysbh에서 열거된 아사나보다 하나 더 많은 12개에 불과하다. 특이한 것은 『요가경주해』의 주요 아사나 4가지 중에서 3가지(영웅, 길상, 연화)가 언급되었지만 행운좌(bhadrāsana) 대신 하타요가에서 강조하는 달인좌(Siddhāsana)가 추가되었다는 점이다. 수탉, 공작과 같은 하타요가 특유의 아사나(난이도 높은 아사나)가 열거되었으므로 저자가 다수의 아사나를 알고 있었던 것으로 추측되지만 84아사나에 대한 단서는 발견되지 않는다.

(3) 『하타(요가)쁘라디삐까』(*Haṭha(yoga)pradīpikā*, Hp)[87]

15세기 문헌인 『하타(요가)쁘라디삐까』는 하타요가의 실천체계를 확립한 문헌답게 전대(前代)의 문헌들보다 다양한 수행법을 제시한다. 『하타(요가)쁘라디삐까』 역시 '쉬바가 84개의 아사나를 선별했다는 것'을 말하지만 바시슈타(Vasiṣṭha)와 같은 성자들 그리고 맛첸드라(Matsyendra)를 비롯한 요가수행자들이 확정했던 15아사나에 대해서 설명한다.

『하타(요가)쁘라디삐까』의 15아사나	
1. 길상(Svastika, I.19)[Ysbh]	2. 소얼굴(Gomukha, I.20)
3. 영웅(Vīra, I.21)[Ysbh]	4. 거북이(Kūrma, I.22)
5. 수탉(Kukkuṭa, I.23)	6. 누운 거북이(Uttānakūrmaka, I.24)
7. 활(Dhanura, I.25)	8. 맛첸드라(Matsyendrapīṭha, I.26-7)
9. 등펴기(Paścimatāna, I.28-9)	10. 공작(Mayūra, I.30-1)
11. 송장(Śava, I.32)	12. 달인(Siddha, I.35-43)
13. 연화(Padma, I.44-9)[Ysbh]	14. 사자(Siṃha, I.50-52)
15. 행운(Bhadra, I.53-4)[Ysbh]	
* ( ) 안의 숫자: Hp 제I장의 게송 번호. * [Ysbh] : Ysbh에서 열거된 아사나	

87) 이 문헌은 일반적으로 『하타(요가)쁘라디삐까』로 통용되지만 사본의 콜로폰이나 후대 문헌의 인용 등에 따르면 『하타(요가)쁘라디삐까』(*Haṭhapradīpikā*)가 더 정확한 명칭이다. 여기서는 『하타(요가)쁘라디삐까』 혹은 약호로 Hp로 표기한다.

『하타(요가)쁘라디삐까』는 거북이, 공작과 같은 곡예적인 아사나를 포함해서 송장까지 11개의 아사나를 약 14개의 게송에서 설명한 후 무려 22개의 게송에 걸쳐 달인, 연화, 사자, 영웅이라는 네 가지 아사나를 설명한다. 그 전에 『하타(요가)쁘라디삐까』는 네 가지 아사나의 중요성을 강조하고 다음과 같이 강조한다.

그리고 쉬바가 설명한 84가지 체위들 가운데 핵심적인 4가지를 먼저 나는 설명하겠다.[88)]

달인, 연화, 사자, 영웅이라는 네 가지이다. 그 중에서도 탁월하고 또 언제나 편하게 유지되어야 하는 것은 달인좌이다.[89)]

『하타(요가)쁘라디삐까』는 달인좌가 금강좌(vajrāsana), 해탈좌(muktāsana), 비밀좌(guptāsana)로도 불린다고 설명하고[90)] 또 행복좌가 고락사좌(gorakṣāsana)로도 불린다고 말하며 미세한 차이에 대해서 설명한다. 아사나에 대한 다섯 가지 별칭을 고려할지라도 『하타(요가)쁘라디삐까』에서 열거된 아사나 명칭은 모두 19개이다. 이 중에서도 4개의 아사나가 중요하고 4개 중에서도 달인좌 한 가지가 강조된다. 따라서 아사나의 중요성은 84개 → 15(중복 포함 19개) → 4개→ 1개로 집중되고 있다. 『하타(요가)쁘라디삐까』는 하타요가의 체계를 완성한 문헌답게 그 이전의 어떤 문헌보다 많은 15개의 아사나를 설명하고 있지만 고락사나타의 전통대로 달인좌를 가장 중요한 것으로 말한다.

---

88) caturaśīty āsanāni śivena kathitāni ca |
tebhyaś catuṣkam ādāya sārabhūtaṃ bravīmy aha || Hp. I.33.

89) siddhaṃ padmaṃ tathā siṃhaṃ bhadraṃ ceti catuṣṭayam |
śreṣṭhaṃ tatrāpi ca sukhe tiṣthet siddhāsane sadā || Hp. I.34.

90) etat siddhāsanaṃ prāhur anye vajrāsanaṃ viduḥ |
muktāsanaṃ vadanty eke prādur guptāsanaṃ pare || Hp. I.37.

마치 금계 중에서는 절식(節食)이, 권계 중에서 불살생이 [가장 중요하듯이] [그와 같이] 현자는 모든 아사나 중에서 뛰어난 한 가지를 달인좌로 말한다.[91)]

12년 동안 아뜨만을 명상하고 절식하며 한결같이 달인좌를 수행할 때 요기는 궁극적 목표를 얻을 것이다.[92)]

그와 같이 오직 달인좌 하나에 확고히 통달한다면 세 가지 반드하는 노력하기 않아도 저절로 이루어진다.[93)]
달인좌에 견줄 아사나는 없고, 께왈라에 비견할 꿈브하까는 없으며, 케짜리에 비견할 만한 무드라는 없으며…[94)]

『하타(요가)쁘라디삐까』는 쉬바가 선별한 84아사나 중에서도 달인좌를 특히 수련해야 할 것을 역설하고 달인좌에 통달할 경우 다른 아사나가 필요하지 않다고 말한다.

84가지 아사나 중에서 달인좌만큼은 끊임없이 수련해야 한다. [달인좌는] 72,000 나디들의 오염을 정화한다.[95)]
달인좌에 통달한다면 다른 어떤 다양한 아사나가 필요할 것인가?[96)]

---

91) yameṣv iva mitāhāram ahiṃsāṃ niyameṣv iva |
mukhyaṃ sarvāsaneṣv ekaṃ siddhāsanaṃ viduḥ || Hp. I.38.
92) ātmadhyāyī mitāhārī yāvad dvādaśavatsaram |
sadā siddhāsanābhyāsād yogī niṣpattim āpnuyāt || Hp. I.40.
93) tathaikasminn eva dṛḍhe baddhe siddhāsane sati |
bandhatrayam anāyāsāt svayam evopajāyate || Hp. I.42.
94) nāsanaṃ siddhayadṛśyaṃ na kumbhaḥ kevalopamaḥ |
na khecarīsamā mudrā … || Hp. I.43.
95) caturśītapīṭheṣu siddham eva sadābhyaset |
dvāsaptisahasrāṇāṃ nāḍīnāṃ malaśodhanam || Hp. I.39.
96) kim anyair bahubhiḥ pīṭaiḥ siddhe siddhāsane sati | Hp. I.41a.

『하타(요가)쁘라디삐까』는 쉬바가 84개의 아사나를 선별했다는 것을 알고 있지만 그 중에서 바시슈타와 맛첸드라가 수행했던 15개의 아사나를 설명하고 15개 중에서도 달인, 연화, 사자, 영웅이라는 4개의 아사나를 중요시하고, 4개 중에서도 달인좌 하나가 특별히 중요하다는 것을 역설한다.

문맥과 정황상 『하타(요가)쁘라디삐까』의 아사나체계에서 강조되는 것은 '쉬바가 84아사나를 선별했다는 것'이 아니라 '쉬바가 선별한 84가지 중에서 4가지 아사나가 중요하고[97] 또 그 중에서도 특히 달인좌 하나가 중요하다는 것'이다. 『하타(요가)쁘라디삐까』가 달인좌를 중요시하는 것은 하타요가의 핵심적 수련법인 조식(調息, prāṇāyāma)[98]과 무드라(mudrā)가 대부분 '회음을 압박하는 것', 즉 달인좌 상태에서 실행되기 때문이다.

한 가지 흥미로운 사실은 『하타(요가)쁘라디삐까』의 주석서이지만 별개의 권위를 지닌 브라흐마난다(Brahmānanda)의 『월광』(*Jyotsnā*)조차 84아사나를 설명하지 않았다는 것이다. 박학다식한 주석가로 고전 요가를 포함한 수많은 요가 문헌을 인용했던 브라흐마난다가 84아사나에 대해 아예 침묵했다는 것은 그가 '84아사나 목록을 담고 있는 옛 문헌'을 알지 못했거나 혹은 '84아사나가 실재하지 않았을' 가능성을 높여준다.

(4) 『요가우빠니샤드』(Yogopaniṣad) 문헌들

10세기에서 15세기 아마도 대부분 14세기 전후에 요가 우빠니샤드를 비롯한 다수의 후대 우빠니샤드가 성립되었던 것으로 추정된다. 이 우빠니샤드들에서 설명된 아사나의 수와 명칭은 다음과 같다.

---

97) 이것은 위에서 언급했던 『쉬바상히따』의 경우도 마찬가지이다. 또한 후술할 『게란다상히따』에서도 동일한데 『게란다상히따』는 32개의 아사나를 열거한다.

98) 쁘라나야마(Prāṇāyāma)는 조식(調息)으로 번역되지만 정확한 의미는 '호흡의 멈춤'이다. 하타요가 문헌에 언급된 조식은 '들숨 후 그 숨을 멈추는 것'(pūrakaprāṇāyāma)을 특징으로 한다.

<table>
<tr><th rowspan="2">우빠니샤드</th><th colspan="2">아사나의 수와 명칭</th></tr>
<tr><th>개수</th><th>명칭</th></tr>
<tr><td>Yogatattva</td><td>4</td><td>Siddha, Padma, Siṃha, Bhadra</td></tr>
<tr><td>Yogacūḍāmaṇi</td><td>2</td><td>Siddha, Kamala(=padma)</td></tr>
<tr><td>Yogakuṇḍali</td><td>2</td><td>Padma, Vajra</td></tr>
<tr><td>Amṛtanādabindu</td><td>3</td><td>Padma, Svastika, Bhadra</td></tr>
<tr><td>Amṛtabindu</td><td>4</td><td>Siddha, Padma, Bhadra, Svastika</td></tr>
<tr><td>Śāṇḍilya</td><td>8</td><td>Siṃha, Bhadra, Svastika, Gomukha, Padma, Vīra, Mukta, Mayūra</td></tr>
<tr><td>Darśana</td><td>9</td><td>Svastika, Gomukha, Padma, Vīra, Siṃha, Bhadra, Mukta, Mayūra, Sukhāsana</td></tr>
<tr><td>Vārāha</td><td>11</td><td>Cakra, Padma, Kūrma, Mayūra, Kukkuṭa, Vīra, Svastika, Bhadra, Siṃha, Mukta, Gomukha</td></tr>
<tr><td>Triśikha-brāhmana</td><td>17</td><td>Svastika, Gomukha, Vīra, Yoga, Padma, Baddhapadma, Kukupa, Uttānakūrma, Dhanus, Siṃha, Bhadra, Mukta, Mayūra, Matsya, Siddha, Paścimottāna, Sukha</td></tr>
<tr><td colspan="3">요가 우빠니샤드에서 언급된 아나사의 수
Padma(Kamala): 8   Svastika: 7   Siddha(Mukta,Vajra): 7
Bhadra: 6   Gomukha: 4   Siṃha: 4
Mayūra: 4   Vīra: 4   Sukha: 2
*연화, 길상, 달인, 행운좌가 가장 많다.</td></tr>
</table>

후대 우빠니샤드들에서 열거된 아사나들의 명칭과 숫자는 전통적인 하타요가 문헌과 크게 다르지 않으며 특기할 만한 아사나도 없다. 후대 우빠니샤드의 종류가 많고 문헌적으로도 방대하지만 84아사나의 형태나 원형에 대한 단서는 발견되지 않는다.

4) 16-17세기 하타요가 문헌

(1) 『육따브하바데와』(*Yuktabhavadeva*, YbD)

『육따브하바데와』는 1623년 이전에 성립된 것으로 추정되는데[99] 저

99) 그하로떼, 비자이, 즈하(Gharote, M. L., Vijay Kant Jha. 2002)는 브하바데바 미쉬라가

자는 탁월한 요가학자로 학자로 알려진 브하데바 미쉬라(Bhavadeva Miśra)이다.[100] 『육따브하바데와』는 빠딴잘리의 『요가경』을 비롯해서 스와뜨마라마(Svātmārāma)의 『하타(요가)쁘라디삐까』 그리고 『요가야갸왈까』[101] 등 약 38개의 문헌을 인용하고 있다.

아사나는 제6장(전체 24게송)에서 설명된다. 『육따브하바데와』는 먼저 '『요가야갸왈까』에서 설명된 8아사나를 그대로 인용'하고 그 다음에는 『하타(요가)쁘라디삐까』에서 7개의 아사나를 인용한 후 마지막 게송에서 『요가경』의 아사나 정의(sthirasukhamāsana)를 언급하는 것으로 아사나에 대한 설명을 마무리한다.

『육따브하바데와』의 15아사나	
1. 길상(Svastika)[Yy]	2. 소얼굴(Gomukha)[Yy]
3. 영웅(Vīrāsana)[Yy]	4. 연화(Padma)[Yy]
5. 사자(Siṃhāsana)[Yy]	6. 행운(Bhadra)[Yy]
7. 해탈(Muktāsana)[Yy]	8. 공작(Mayūrāsana)[Yy]
9. 거북이(Kūrmāsana)[Hp]	10. 수탉(Kukkuṭāsana)[Hp]
11. 누운 거북(Uttānakūrmāsana)[Hp]	12. 활(Dhanurāsana)[Hp]
13. 맛첸드라(Matsyendrapīṭha)[Hp]	14. 송장(Śavāsana)[Hp]
15. 등펴기(Paścimatānāsana)[Hp]	
* Hp : HP에서 인용된 아사나(7개) * Yy : Yy에서 인용된 아사나(8개)	

『육따브하바데와』에서 설명된 아사나는 『하타(요가)쁘라디삐까』와

콜로본에서 śaka 1545(서력 1623년)에 작성했다고 언급하는 것을 그 근거로 삼는다. 이 점에 대해서는 위 3인이 편집하고 번역한 『육따브하와데와』(YuB. 2002, 16)을 참조

100) 브하바데바 미쉬라는 빠딴잘리의 『요가경』에 대한 독자적 주석인 『빠딴잘라요가수뜨라』(*Pātañjalasūtrabhāṣya*)를 비롯해서 베단따의 소의경전인 『브라흐마수뜨라주해』(*Brahmasūtrabhāṣya*)등 다수의 주석과 저서를 남긴 것으로 알려져 있다.

101) 『육따브하바데와』는 『요가야갸왈까』의 명칭을 『야갸왈까기따』(*Yājñavalkyagītā*)로 언급하며 인용한다.

똑같은 15개이며 명칭도 사실상 동일하다. 『하타(요가)쁘라디삐까』와 달리 달인좌(siddhāsana)가 빠져있고 그 대신 해탈좌(Muktāsana)가 포함되어 있지만 『육따브하바데와』는 해탈좌를 달인좌와 같다고 명시하므로[102] 15아사나의 목록은 차이가 없다.

『육따브하바데와』는 『고락샤시따까』와 『하타(요가)쁘라디삐까』를 인용하고 있으므로 '쉬바의 84아사나'를 알고 있었던 것으로 짐작되지만 84가지 아사나를 설명하지도 열거하지도 않는다. 또한 『육따브하바데와』 『쉬바상히따』, 『요가야가왈까』, 『고락샤시따까』를 비롯해서 약 38개 정도의 문헌을 인용하고 있지만 84아사나에 대해 침묵했다는 것은 『육따브하바데와』가 작성될 당시, 84아사나 목록이 없었거나 혹은 '『하타(요가)쁘라디삐까』와 『요가야갸왈까』에서 설명된 아사나가 가장 완벽한 것'이었다는 것을 의미할 것이다.[103]

(2) 『게란다상히따』(*Ghreṇḍasaṃhita*, GhS)

『게란다상히따』는 『하타(요가)쁘라디삐까』 이후에 성립된 문헌 중 가장 대중적인 문헌이고 『쉬바상히따』와 『하타(요가)쁘라디삐까』와 더불어 하타요가의 3대 문헌으로 알려져 있다. 『게란다상히따』는 17세기에 성립된 후대 문헌답게 다종다양한 수행법을 설명한다. 먼저 『게란다상히따』는 840만개의 아사나가 있다는 것을 언급하고 또 쉬바가 그 중에서 84개의 아사나를 선별했다는 것을 언급한 후[104] 32개의 아사나가 중요하

---

102) "이것(해탈좌)은 다른 문헌에서 달인좌로 말해졌다"(etad eva granthāntare siddhāsanam udāhṛtam | YbD. VI.11)

103) 초기의 하타요가 문헌에서 설명된 아사나는 4개 이내이며 『맛첸드라상히따』가 12개이고 그리고 15세기 문헌인 『하타(요가)쁘라디삐까』의 15 아사나는 그 당시까지 가장 많은 것이다.

104) "전체 아사나는 생명체만큼이나 많은 840만 개로 오래 전에 쉬바가 설했다."
asanāni samastāni yāvanto jīvajantavaḥ |
caturśītilakṣāṇi śivena kathitaṃ purā || GhS. II.1
"그 가운데 [쉬바는] 특별히 84개를 만들었는데

다는 것을 언급하고 목록을 제시한다.

『게란다상히따』의 32아사나	
1. 달인(Siddha)Hp	2. 연화(Padma)Hp
3. 행운(Bhadra)Hp	4. 해탈(Mukta)Hp
5. 금강(Vajra)Hp	6. 길상(Svastika)Hp
7. 사자(Siṃha)Hp	8. 소얼굴(Gomukha)Hp
9. 영웅(Vīra)Hp	10. 활(Dhanura)Hp
11. 송장(Mṛta)Hp(śava)	12. 비밀(Gupta)Hp
13. 물고기의 신(Mātsya)	14. 맛첸드라(Matsyendra)Hp
15. 고락샤(Gorakṣa)	16. 등펴기(Paścimottāna)Hp
17. 웃뜨까따(Utkaṭa)	18. 상까따(Saṃkaṭa)
19. 공작(Mayūra)Hp	20. 수탉(Kukkuṭa)Hp
21. 거북(Kūrma)Hp	22. 누운 거북(Uttānakurmaka)Hp
23. 누운 개구리(Uttānamaṇḍuka)	24. 나무(Vṛkṣa)
25. 개구리(Maṇdūka)	26. 가루다(Garuḍa)
27. 소(Vṛṣa)	28. 메뚜기(Śalabha)
29. 악어(Makara)	30. 낙타(Uṣṭra)
31. 뱀(Bhujaṃga)	32. 요가좌(Yogāsana)
* Hp : Hp에서 설명된 아사나	

『게란다상히따』는 쉬바가 가르친 84아사나 중에서 32개의 아사나를 설명하는데 32의 아사나는 그 이전의 어떤 문헌보다 많은 것이다.

『게란다상히따』의 아사나 목록은 『하타(요가)쁘라디삐까』에서 설명된 아사나를 모두 포함하고 있다. 그 외의 아사나는 이전의 어떤 문헌에서도 언급되지 않은 새로운 것들이다. 이 중에서 뱀, 악어, 물고기, 메뚜기 등 현대 요가에서도 널리 알려진 아사나들도 최초로 설명되었다. 하지

그 중에서 32개의 아사나가 인간에게 유익하다."
teṣāṃ madhye viśiṣṭāni ṣoḍaśonaṃ śataṃ kṛtam |
teṣāṃ madhye martyaloke dvātriṃśadāsanaṃ śubham || GhS. II.2.

만 84아사나 목록은 발견되지 않는다. 『게란다상히따』는 32아사나 중 어떤 것에 특별한 중요성을 부여하지 않지만 설명된 아사나 순서는 달인, 연화, 행운, 해탈 등으로 『하타(요가)쁘라디삐까』와 거의 일치한다.

(3) 『요가까르니까』(*Yogakarṇikā*, YoK)

『요가까르니까』는 『게란다상히따』를 인용하므로 성립 시기는 『게란다상히따』 보다 늦은 17-18세기로 추정된다. 『요가까르니까』 전체 15장으로 구성되어 있는데 독창적인 내용보다는 '현존하지 않는 문헌을 포함해서' 무수한 요가 문헌을 정교하게 인용한 편집 문헌이다. 『요가까르니까』가 지닌 중요성은 '이 문헌이 지닌 비독창적 성격' 다시 말해서 '저자가 참고할 수 있었던 문헌들에 나타난 아사나, 즉 다양한 요가 문헌에 언급된 아사나'를 정리했다는 데 있다. 바꾸어 말하자면 '이 문헌에 인용된 여러 문헌의 아사나'를 살펴보는 것만으로도 84아사나 그 이전에 존재했는지 여부를 추정케 한다는 것이다.

아사나는 5장과 13장에서 언급되는데 5장에서는 '팔지요가와 관련된 아사나'를 개괄적으로 설명하고 있고 13장에서는 구체적인 방법을 설명하고 있다.

먼저 5장 3-8게송은 『게란다상히따』 2-6게송을 인용하며 '아사나가 생명체의 종류만큼이나 많은 840만 개이고 그 중에서 쉬바가 84개를 설했다'는 내용과 함께 '『게란다상히따』에서 설명된 32개의 아사나'를 열거한다. 그리고 이어지는 9-10게송에서 '840만 개의 아사나 중에서 쉬바가 84아사나를 선별했다는 것'과 관련된 『고락샤사따까』게송을 인용하고 마지막에서도 '달인좌와 연화좌'가 중요하다는 『고락샤사따까』의 게송을 인용한다. 11-13송은 「까쉬깐다」의 게송 3개를 언급하는데 그 내용은 '84아사나 중에서 달인좌와 연화좌가 중요하다'는 것이다.

『요가까르니까』에 따르면 전체 아사나의 수는 840만 개이고 그 중에서 중요한 것은 쉬바가 선별한 84개이며 그 중에서도 중요한 것은 달인좌와 연화좌 2개이다. 여기서 알 수 있는 것은 『하타(요가)쁘라디삐까』와 유사하게 『요가까르니까』가 강조하는 것 역시 '쉬바가 840만 개의 아사나 중에서 84개를 선별했다는 것'이 아니라 '쉬바가 선별한 84아사나 중에서도 달인좌와 연화좌가 중요하다'는 것이다.

그리고 재차 『요가까르니까』 14-18송은 달인좌와 연화좌가 중요하다는 것을 증명하기 위해서 『게란다상히따』와 「까쉬깐다」, 『쉬바기따』(*Śivagītā*)를 인용하며 달인좌를 설명하고 18-24송에서는 「까쉬깐다」에 의거해서 연화좌를 설명한다. 아사나에 대한 구체적인 설명은 13장에서 장황하게 이루어지지만 5장에서 두 아사나를 별도로 언급했다는 것은 이 문헌이 '달인좌와 연화좌를 중요시하는 하타요가 전통을 계승한다'는 것을 보여준다.

아사나에 대한 본격적이고 구체적인 방법은 제13장 전체(1-57송)에서 전개된다.

13장의 두 번째 게송은 『게란다상히따』를 인용하며 32개의 아사나를 열거하고 3-57송까지는 『게란다상히따』에 의거해서 아사나를 설명하되 몇몇 아사나의 경우엔 「까쉬깐다」 등으로부터의 인용문을 보충하는 형식을 취하고 있다.

특기할 수 있는 것은 『요가까르니까』에 설명된 아사나가 모두 32개라는 것이다. 바로 이 32개의 아사나 목록은 『게란다상히따』에 의거한 것인데 앞에서 살펴보았듯이 『게란다상히따』는 그 이전까지의 하타요가 문헌 중 가장 많은 수의 아사나를 설명한 문헌이다. 『요가까르니까』는 고락샤와 닷따뜨레야 외에 『하타(요가)쁘라디삐까』, 『게란다상히따』, 「까쉬깐다」를 비롯해서 『쉬바기따』, 『요가스와로다야』(*Yogasvarodaya*), 『그라하야말라』(*Grahayāmala*), 『꾸즈비까딴뜨라』(*Kujbikātantra*), 『가우따미야』(*Gautamīya*) 등 다양한 문헌을 인용하고 있지만 아사나의 경우 거의 전적으로 『게란다상히따』에 의거해서 설명한다. 이것이 시사하는 『요가까르니까』가 작성될 당시 '아사나에 관한 한' 가장 상세한 문헌이 『게란다상히따』이었다는 것이다.

『요가까르니까』는 '하타요가의 84아사나설', 즉 '쉬바가 84아사나를 선별했다'는 내용을 알고 있었고 또 무수한 요가 문헌을 알고 있었던 것으로 판단되지만 84아사나의 목록을 제시하지는 않는다. 이것이 암시하는 것은 '84아사나의 실체를 담고 있는 문헌이 존재하지 않았다는 것' 혹은 '84아사나설이 사실 달인좌, 연화좌라는 두 아사나의 중요성을 드라마틱하게 강조하는 수단일 뿐'이라는 것이다.

3. 『하타라뜨나왈리』(*Haṭharatnāvalī*, HrV)와 『조가쁘라디빠까』(*Jogapradīpakā*, JoP)의 84아사나설

이전의 하타요가 문헌들과 달리 17세기 후반과 18세기에 작성된 『하타라뜨나왈리』, 『조가쁘라디삐까』 그리고 『요가아사나말라』(*Yogāsanamālā*, YaM), 『쉬리따뜨바니드히』(*Śrītattvanidhi*) 등은 아사나를 설명하는 데 많은 정성을 기울인다.

『하타라뜨나왈리』는 84개의 아사나 목록을 제시하고 있고 힌디로 작성된 『조가쁘라디삐까』는 84가지 아사나를 최초로 설명하고 있다. 그 이후 문헌인 『요가아사나말라』는 109개의 아사나를 설명하고 까나다(Kannaḍa)로 작성된 『쉬리따뜨바니드히』는 122개의 아사나를 설명한다. 84아사나의 원형과 존재 여부에 대해서는 『하타라뜨나왈리』와 『조가쁘라디삐까』를 언급하는 것으로 충분하므로 두 문헌을 중심으로 살펴볼 것이다.

1) 『하타라뜨나왈리』의 84아사나설

『하타라뜨나왈리』는 전체 4장으로 약 416개의 게송으로 구성되어 있다. 『하타라뜨나왈리』의 저자는 쉬리니와사요기(Śrīnivāsayogī 또는 Śrīnivāsabaṭṭa)이며, 성립 시기는 17후반에서 18세기 사이로 추정된다.[105] HrV는 2002년 출판본이 나오기 전에는 그 존재조차 알려지지 않았지만 84아사나의 명칭을 모두 열거하는 유일한 산스끄리뜨 문헌으로 주목할 수 있다. 물론 84아사나 목록 중에서 『하타라뜨나왈리』가 실제로 설명하는 것은 38개이지만 이 숫자조차 현존하는 산스끄리뜨 문헌 중 가장 많은 것이다.

『하타라뜨나왈리』 제III장은 팔지요가의 권계(niyama)를 설명한 후 제8송에서 '840만 개의 아사나 중에서 쉬바가 84개를 선별했다'고 말한 후[106] 이어지는 9송부터 20송까지 실제로 84개 아사나의 명칭을 열거한다.[107]

『하타라뜨나왈리』에서 설명된 아사나: 38개	
1. 달인(Siddha) Hp, GhS	2. 행운(Bhadra)Hp, GhS
3. 금강(Vajra) Hp, GhS	4. 사자(Siṃha)Hp, GhS
5. 연화1(Bandhapadma)	6. 연화2(Karapadma)
7. 연화3(Samputitapadma)	8. 연화4(Śuddhapadma)Hp, GhS
9. 공작1(Daṇḍamayūra)Hp, GhS	10. 공작2(Pāśvamayūra)

105) 그하로떼, 데브나트, 즈하(Ghotate, M. L., Parimal Devnath, Vijay Kant Jha. 2002, p. 14)는 이 문헌이 1625년에서 1695년 사이에 성립되었다는 벵까따 레디(Venkata Reddy)의 의견을 따른다.

106) caturaśītilakṣeṣu ekaikaṃ jīvajantuṣu |
uddhṛtya śambhunā proktāś caturaśīti pīṭhikāḥ | HrV. III.7.
caturāśītilakṣāṇāṃ ekam ekam udāhṛtam |
tataḥ śivena pīṭhānāṃ ṣoḍaśonaṃ śataṃ kṛtam || GoŚ. I.6.

107) caturśītipīṭheṣu keṣāñcillakṣaṇaṃ bruve |
ādināthoditāḥ pīṭhāḥ dehārogyasukhapradāḥ || HrV. III.8.

11. 공작2(Bandhamayūra)	12. 공작4(Piṇḍamayūra)
13. 공작5(Ekapādamayūra)	14. 브하이라바(Bhairava)
15. 까마다하나(Kāmadahana)	16. 손그릇(Pāṇipātra)
17. 활(Kārmuka)	18. 길상(Svastika)[Hp, GhS]
19. 소얼굴(Gomukha)[Hp, GhS]	20. 영웅(Vīra)[Hp, GhS]
21. 개구리(Maṇḍūka)[GhS]	22. 원숭이(Markaṭāsana)
23. 맛첸드라1(Matsyendra)[Hp, GhS]	24. 맛첸드라2(Pārśvamatsyendra)
25. 맛첸드라3(Baddhamatsyendra)	26. 고독(Nirālambana)
27. 한발로 묶기(Ekapādaka)	28. 잠자는 뱀(Phaṇīndra)
29. 등펴기(Paścimaṃtāna)[Hp, GhS]	30. 누운 등펴기(Śayitapaścimatānaka)
30. 쟁기(Citrakaraṇī)	32. 요가니드라(Yoganidrā)
33. 비드후나나(Vidhūnana)	34. 한발 들기(Pādapīḍana)
35. 전갈(Vṛścikāsana)	36. 누운 거북(Uttānakūrma)[Hp]
37. 묶인 거북(Baddhakūrama)	38. 송장(Śavāsana)[Hp]
* Hp : Hp에서 발견되는 아사나(13개) * GhS : GhS에서 발견되는 아사나(12개)	

『하타라뜨나왈리』에서 설명되지 않은 아사나: 46개	
39. Śilpāsana	40. Candrakānta
41. Nābhītala	42. Sahajamayūra
43. Kāṇṭhava	44. Haṃsa
45. Ākāśam	46. Utpādatala
47. Nābhīlasitapādaka	48. Cakra
49. Utphālaka	50. KūrmaHp, GhS
51. Nārjava	52. Kabandha
53. GorakṢāsanaHp,GhS	54. Aṅguṣṭha
55. Muṣṭika	56. Brahmaprāsādita
57 Pañcacūlikukkuṭa	58. Ekapādakakukkuṭa
59. Ākāritakukkuṭa	60. Bandhacūlīkukkuṭa
61. Pārśvakukkuṭa	62. Ardhanārīśvara
63. Bakāsana	64. Dharāvaha
65. Cāndrakānta	66. Sudhāsāra

67. Vyāghrāsana	68. Rājāsana
69. Indrāṇī	70. Śarabhāsana
71. Ratnāsana	72. Citrapīṭha
73. Baddhapakṣī	74. Īśvarāsana
75. Vicitranalina	76. Kāntha
77. Śuddhapakṣī	78. Sumandraka
79. Cauraṅgī	80. Krauñca
81. Dṛdhāsana	82. Khagāsane
83. Brahmāsana	84. Nāgapīṭha
* Hp : Hp에서 발견되는 아사나(2개) * GhS : GhS에서 발견되는 아사나(2개)	

『하타라뜨나왈리』 이전의 하타요가 문헌 중에서 아사나를 가장 많이 설명했던 문헌이 『게란다상히따』인데, 특이한 것은 『게란다상히따』에서 설명된 32개 아사나 중 현재까지 인기를 유지하고 있는 뱀, 메뚜기, 악어, 가루다, 낙타 등 대부분의 아사나가 『하타라뜨나왈리』의 목록에서 누락되었다는 점이다. 또한 『하타라뜨나왈리』에서 실제로 설명된 38개 아사나 중 『하타(요가)쁘라디삐까』에서 설명된 것을 제외한 나머지 아사나는 『하타라뜨나왈리』 이전의 어떤 문헌에서 언급되지 않은 것이고 나머지 48개의 아사나는 목록만 제시되어 있어 그 정체를 알 수 없다. 따라서 만약 『하타라뜨나왈리』의 84아사나 목록과 『게란다상히따』의 32아사나 목록을 합치면 최소 100개 이상의 독창적인 아사나가 존재하게 된다.

더욱이 『하타라뜨나왈리』의 84아사나 중 『하타(요가)쁘라디삐까』와 중복되는 것을 제외한 나머지 약 70여 아사나는 '그 외의 어떤 다른 문헌이나 원본'에서 인용했다는 셈이 될 것이다. 하지만 『하타(요가)쁘라디삐까』 이전의 문헌에서 설명된 아사나는 대부분 『하타(요가)쁘라디삐까』의 15아사나 속에 포함되므로 '그 외의 어떤 다른 문헌'에서 나머지 아사나를 발견하기란 사실상 불가능하다. 또한 비록 『하타라뜨나왈리』가 서명

대신 고락샤, 맛첸드라, 야갸왈까, 닷따뜨레야와 같이 인명으로 인용하는 경우도 있지만[108] 고락샤나타의 『고락샤사따까』와 『싯드하싯드한따빠드하띠』는 단지 달인좌와 연화좌만을 설명했을 뿐이고 『맛첸드라상히따』는 11개, 『요가야갸왈까』는 8개 그리고 닷따뜨레야의 『요가샤스뜨라』는 연화좌 하나를 언급했을 뿐이므로 『하타라뜨나왈리』가 전대의 문헌에서 84아사나를 발췌했을 가능성은 희박하다. 따라서 『하타라뜨나왈리』가 독자적으로 설명하거나 열거한 약 70여 아사나는 새로운 창작 또는 그 당시 유행했던 아사나일 것이다.

84아사나설의 실체와 관련해서 주목할 수 있는 것은, 『하타라뜨나왈리』가 84아사나를 열거하지만 84아사나의 중요성을 강조하지도 않고 특별한 의미조차 부여하지 않았다는 점이다. 오히려 『하타라뜨나왈리』는 84아사나 목록을 제시한 후 이어지는 21-21게송에서 중요한 10가지 아사나를 열거하고 또 10개 중에서도 4개가 중요하다는 것을 재차 언급한 후 후속하는 23-24게송에서 엉뚱하게도 '쉬바가 선별한 84아사나 중에서도 4가지 아사나가 중요하다는 『하타(요가)쁘라디삐까』의 게송'을 직접 인용한다.

> 그리고 쉬바에 의해 설명된 84가지 아사나 가운데 핵심적인 네 가지를 먼저 나는 설명하겠다.
> 달인, 연화, 사자, 영웅이라는 네 가지이다.
> 그 중에서도 탁월한 것이고 또 언제나 편하게 유지되어야 하는 것은 달인좌이다.[109]

---

108) "tathā ca gorakṣavacanam"(HrV. I.73); "matsyendravacanam api"(HrV. I.74); "tathā ca yājñavalkyaḥ"(Hrv. III,35); "dattātreyaś tu"(HrV. II.138)

109) "haṭhapradīpikāyām - caturaśītyāsanāni śīvena …"
이 부분은 『하타(요가)쁘라디삐까』를 직접 인용한 것이므로 해당 원문은 위의 『하타(요가)쁘라디삐까』 항목을 참조.

그리고 25-41게송까지 무려 17개의 게송에서 달인좌, 연화좌, 사자, 영웅좌라는 4가지 아사나를 설명하는데, 그 내용은 전적으로 『하타(요가)쁘라디삐까』를 인용한 것이며 심지어 달인좌의 경우 '달인좌의 중요성을 강조하는 부분'조차 그대로 인용되어 있다.[110] 여기서 알 수 있는 것은 비록 『하타라뜨나왈리』가 84아사나 목록을 열거하지만 그 의도는 84아사나설을 확립하기 위해서가 아니라 오히려 그 반대로 '84아사나 중에서도 4개의 아사나가 중요하고 그 중에서 특히 달인좌가 중요하다는 것'을 강조하는 것으로 파악된다.

따라서 『하타라뜨나왈리』가 84개의 목록을 제시하지만 실제로는 38개의 아사나만 설명했고 또 4개의 아사나를 중요시하고 또 달인좌 하나를 강조한다는 점에서 『하타라뜨나왈리』가 84아사나설을 확립하고자 했던 것으로 볼 수 없다.

그럼에도 불구하고 『하타라뜨나왈리』가 84아사나의 목록을 제시했던 것은 아마도 전설적인 84아사나의 목록을 실제로 제시함으로써 '후대 문헌으로서는 갖추기 힘든 권위'를 갖추기 위해서 혹은 '단지 15개의 아사나만 설명하는 『하타(요가)쁘라디삐까』와 차별성'을 부각시키기 위한 의도'[111] 등이었을 것이다.

본 논의와 관련해서 언급할 수 있는 것은 '17세기 문헌인 『하타라뜨나왈리』에서 갑자기 등장한 84아사나'가 '쉬바가 설한 84아사나의 실체'를 증명할 수도 없고 설사 84아사나가 '『하타라뜨나왈리』 이전에 실제로 존재했다고 할지라도' 고형과 거리가 있다는 것이다.

---

110) 『하타라뜨나왈리』는 『하타(요가)쁘라디삐까』에 많은 영향을 받은 문헌으로 전체 분량의 33%에 해당하는 127개의 게송을 『하타(요가)쁘라디삐까』에서 인용하고 있다. 이 점에 대해서는 박영길(2010), pp. 75-77을 참조.

111) 쉬리니와사요기의 『하타라뜨나왈리』는 『하타(요가)쁘라디삐까』에 절대적으로 의존하지만 경우에 따라 『하타(요가)쁘라디삐까』를 비판하는 경우(예를 들어 정화법 등 『하타(요가)쁘라디삐까』가 소홀이 다루는 부분)가 있다. 『하타라뜨나왈리』가 '84아사나 목록을 실제로 제시했던 것도' 『하타(요가)쁘라디삐까』와의 차별성을 부각시키기 위한 것일 가능성이 높다.

2) 『조가쁘라디빠까』(*Yogapradīpakā*)의 84 아사나 설[112)]

『조가쁘라디빠까』 필사본은 바라나시의 나가리 쁘라차리니 사브하(Naragi Pracharini Sabha, Varanasi)[113)] 그리고 뿌네의 브한다르까르 동양학 연구소(Bhandarkar Oriental Research Institute, Pune)[114)]에 하나씩 소장되어 있는데 공통점은 힌디로 작성되었다는 것이다. 뷔네만이 정체를 규명했던 런던 도서관의 도해 필사본은 '『조가쁘라디빠까』가 성립되고 약 100년 후'인 1830년에 필사된 것으로 『조가쁘라디빠까』에서 설명된 아사나와 무드라 부분만을 발췌한 도해 사본으로 언어는 힌디(Hindī)와 브라즈 브하샤(Braj Bhāṣā), 카리 볼리(Kharī Bolī)의 혼성이다.

자야따라마(Jayatarāma)의 『조가쁘라디빠까』는 18세기에 성립된 후대 문헌답게 전대 문헌에 언급된 수행법을 충분히 활용하면서 조식과 무드라 등 하타요가의 다양한 수행법을 체계적으로 정리하고 있는데 특히 84아사나를 해설한 최초의 문헌으로 주목받을 수 있다.

『조가쁘라디빠까』의 84아사나	
1. Svastika [Svastaka] āsana[Hp, GhS, HrV]	2. Padmāsana[Hp, GhS, HrV]
3. Netī āsana	4. Udara āsana
5. Saptariṣi āsana	6. Pūrva āsana

---

112) 뷔네만(Bühnemann. 2007, p. 163)에 따르면 『조가쁘라디빠까』(JoP)의 첫 교정본은 1999년에 출판된 것으로 보이는데 논자는 2006년의 새로운 초판본을 참조하였다. 특이한 것은 2006년 까이왈야담마(Kaivalyadhama)에서 출판된 초판의 제목이 『조가쁘라디쁘야까』(*Jogapradīpyakā*)라는 점이다.

113) 카탈로그(Catalogue. 2005, pp. 94-95)에 따르면 바라나시에 소장된 사본(사본 번호: H.3055 | 1894)은 19×14cm 크기의 종이에, 88개의 폴리오로 구성되어 있고 폴리오 당 18행씩, 각각 15-17 음절로 구성된 완벽한 상태이며 필사 시기는 saṃvat 1823(서력 1747)년이다.

114) 카탈로그(Catalogue. 2005, pp. 94-95)에 따르면 뿌네(pune)에 소장된 필사본(117 A. 1883-84)은 16.8×10.2cm 크기의 종이에 전체 폴리오는 101개이지만 301게송에서 360 그리고 399에서 405게송을 담은 폴리오는 소실되었다.

7. Paścimaṭaṇa āsana Hp, GhS, HrV	8. Vajrasiṅghāra āsana
9. Sūrya āsana	10. Gorakhajālī āsana
11. Anasuyā [Anusūyā] āsana	12. Machendra āsana Df
13. Bhairū āsana	14. Mahāmudrā āsana
15. Jonimudrā āsana	16. Mayūra āsanaHp, GhS, HrV
17. Kapālī āsana	18. Siva āsana
19. Phodyā āsana	20. Mākaḍa āsana
21. Para āsana	22. Bhadragorakha āsana
23. Ruṇḍa āsana	24. Jogapada āsana
25. Cakrī āsana HrV	26. Ātamārāma [Ātamarāma] āsana
27. Mṛtyubhañjīka āsana	28. Vṛścika āsana Df
29. Viparīta āsana	30. Veda āsana
31. Gohī āsana	32. Kocika āsana
33. Tapakara āsana	34. Bhiṇḍoka āsana
35. Brahmajurāṅkusa āsana	36. Andha āsana
37. Miśrikā āsana	38. Aghora āsana
39. Vijoga āsana	40. Joni āsana
41. Bodhasoka āsana	42. Bhaga āsana
43. Rudra āsana	44. Baddhapadmā (sic. āsana (=Baddhapadmāsana) HrV
45. Sivaliṅga āsana	46. Machindra āsana (second [dutiya] variety)
47. Vālamīka āsana	48. Vyāsa āsana
49. Dattadigambara āsana	50. Siddhisamādhi āsana
51. Carapaṭacauka āsana	52. Gvālīpāu [Gvālīpāva] āsana
53. Katerīpāu āsana (for Kanerīpāva āsana)	54. Hālīpāva āsana
55. Mīḍakīpāva āsana	56. Jalandharīpāva āsana
57. Gopīcanda āsana	58. Bharatharī āsana
59. Vasiṣṭa āsana	60. Citra āsana HrV
61. Añjanī āsana	62. Sāvitrī āsana
63. Garuḍa āsana GhS	64. Sukadeva āsana
65. Nārada āsana	66. Narasiṃgha āsana

67. Varāha āsana	68. Kapila āsana
69. Yatī āsana	70. Vṛhaspati [Vrahaspati] āsana
71. Pārvatī āsana	72. Kukkuṭa āsana[Df]
73. Kākabhuśuṇḍī āsana	74. Siddhaharatālī āsana
75. Sumati āsana	76. Kalyāna āsana
77. Urdhabhava āsana	78. Masaka āsana
79. Brahma āsana[HrV]	80. Anila āsana
81. Kūrmāsana[Hp, GhS, HrV]	82. Nagna [Nagra] āsana
83. Parasarāma āsana	84. Siddha āsana[Hp, GhS, HrV]

*[Hp] : Hp에 설명된 아사나(6개)
*[GhS] : GhS에 설명된 아사나(7개)
*[HrV] : HrV에 열거(설명)된 아사나(10개)
*[Df] : 명칭은 같지만 형태가 다른 아사나
*아사나 목록과 표기는 뷔네만(Bühnemann 2007, 161-3)에 의거하였다.
뷔네만이 [ ]로 표기한 것은 사본과 원문과 다를 경우이다.

『조가쁘라디빠까』의 84아사나 목록에서 발견되는 가장 큰 특징은 전대의 어떤 문헌에서도 등장하지 않은 새로운 아사나가 대부분이라는 점이다. 위 도표에서 알 수 있듯이 『조가쁘라디빠까』의 아사나 목록은 고락사나타 이래의 전통적인 하타요가 문헌에서 설명된 아사나와도 다르며 『요가경주해』나 뿌라나 문헌에서 언급된 아사나와도 이질적이다. 예를 들면 대중적으로 널리 알려진 문헌인 『요가야갸왈까』, 『하타(요가)쁘라디삐까』에 설명된 아사나 중에서 행운, 사자, 영웅, 소얼굴, 송장, 활 과 같이 인기 있는 아사나가 누락되어 있고 또 뱀, 메뚜기, 악어, 낙타 등 현재까지 인기를 누리는 『게란다상히따』의 아사나조차 대부분 누락되어 있다.[115] 또한 『조가쁘라디삐까』가 84아사나를 설명하지만 아사나의 목록은 전대 문헌의 아사나와 이질적이므로 오히려 84아사나의 실체가 모

115) 『조가쁘라디빠까』는 수탉, 전갈좌 등을 설명하지만 그 형태나 방법은 『하타(요가)쁘라디삐까』, 『게란다상히따』에 설명된 방법과 완전히 다르다.

호해지고 전체 아사나 수는 100개가 훨씬 넘게 된다.

또 한 가지 특이한 것은 『조가쁘라디삐까』의 84아사나가 그 이후의 하타요가 문헌에서 발견되는 아사나 목록과도 일치하지 않는다는 점이다. 『조가쁘라디삐까』가 성립된 1737년으로부터 약 52년 후에 『요가아사나말라』라는 문헌이 등장해서 109개의 아사나를 설명하지만 그 중에서 27개가 『조가쁘라디삐까』에서 발견되지 않는 것이고 반대로 『조가쁘라디삐까』에서 설명된 84아사나 중 15개가 『요가아사나말라』에서 발견되지 않는다. 또한 『조가쁘라디삐까』의 84아사나 목록은 남인도 마이소르 사라스와띠 브한다르 도서관(Sarasvati Bhandar Library)에 소장된 까다나어(Kannaḍa) 필사본 『쉬리따뜨바니드히』(Śrītattvanidhi, ŚtN)[116]의 122아사나 목록과도 완전히 이질적이다. 1996년 호에만(Norman E. Sjoman)이 출판했던 『쉬리따뜨바니드히』의 아사나 목록은 『조가쁘라디삐까』는 물론이고 『하타라뜨나왈리』, 『요가아사나말라』의 아사나 목록과도 완전히 이질적인 새로운 것이다. 이 사실은 위 문헌들이 '공통적으로 참조할 수 있었던 84아사나의 원본' 혹은 '권위 있는 84아사나 목록' 자체가 존재하지 않았다는 것을 반증한다.

더 중요한 것은 『조가쁘라디삐까』의 84아사나가 동시대 혹은 약간 앞서 성립된 문헌인 『하타라뜨나왈리』의 84아사나 목록과도 완전히 이질적이라는 점이다. 두 문헌의 84아사나 중에서 일치하는 것은 약 10개에 불과하며 나머지 148(74×2)개는 전혀 다르다. 두 문헌이 84아사나 목록을 제시하고 있지만 내용이 전혀 이질적이라는 것은 두 문헌이 '84아사나와 관련된 하나의 원본'을 참조할 수 없었거나 혹은 그러한 원본이 17-18세기까지 존재하지 않았다는 것을 의미할 것이다. 따라서 『조가쁘

116) 이 필사본은 마이소르 왕국의 마하라자(Krishinaraja Wodeyar 3세)의 명령으로 시와 음악, 미술 등 1800년대 당시의 문화를 묘사한 필사본인데 그 속에 122개의 요가 아사나가 그려져 있다.

라디삐까』는 84아사나를 모두 설명한 최초의 문헌이긴 하지만 18세기 문헌이고 따라서 84아사나의 고형(古形)이 아닐 뿐만 아니라, 또 실제로 84아사나가 있었다고 해도 '84아사나의 원형'을 유지한다고 볼 수는 없다. 따라서 『조가쁘라디삐까』와 『하타라뜨나왈리』의 84아사나 목록은 '84아사나의 실체에 대한 문헌적 증거'가 될 수 없다.

또한 『조가쁘라디삐까』와 『하타라뜨나왈리』에서 열거된 84아사나 목록은 '그 이전 문헌으로서는 최대치인 32개의 아사나'를 설명한 『게란다상히따』 그리고 『요가경』(*Yogsūtra*)에 대한 주석서로 '무수한 하타요가 문헌을 인용하며 무려 37개의 아사나를 설명한' 『요가싯드한따짠드리까』의 아사나 목록과도 일치하지 않는데 이것은 재차 84아사나의 원형이나 고형이 존재했을 가능성을 배제한다. 따라서 84라는 수는 엘리아데(Eliade 1969, 304)의 지적대로 84라는 수가 요가는 물론이고 힌두, 불교, 자이나 심지어 『까마경』(*kāmasūtra*)나 사명외도(Ājīvika)에서도 발견되는 '하나의 신비로운 숫자' 또는 '완벽함'을 상징할 뿐이다.

4. 84아사나의 실체

고락샤나타가 840만개의 아사나 중에서 쉬바가 84개를 선별했다고 언급한 이후 84아사나설은 사실상 하타요가의 전통적 가르침으로 자리잡게 된다. 하지만 고락샤나타 계열의 초기 문헌은 '쉬바가 84개의 아사나를 선별했다'고만 언급할 뿐 실제로 설명하는 아사나는 1개(달인) 또는 2개(달인, 연화) 혹은 4개(달인, 연화, 사자, 영웅)뿐이며 『쉬바상히따』, 『요가야갸왈까』 등 대중적인 문헌에 설명된 아사나도 각각 4개, 8개에 불과하다. 하타요가의 체계를 확립한 15세기의 『하타(요가)쁘라디삐까』가 획기적일 정도로 많은 15개의 아사나를 설명하고 있을 뿐인데 이것은 하타요가 문헌이 아사나의 유용성과 효과, 방법을 설명하는데 무수한 노력을 기울였을 것이란 통설과 다른 내용이다. 비록 17세기 문헌인

『게란다상히따』가 유례없이 많은 32개의 아사나를 설명하지만 84개의 절반에도 못 미친다.

전통적인 하타요가 문헌이 84아사나를 언급했던 이유는 84아사나설을 확립하기 위해서가 아니라 달인좌의 중요성을 강조하기 위한 것으로 파악된다. 왜냐하면 고락샤나타의 초기 문헌들과 『하타(요가)쁘라디삐까』, 『하타라뜨나왈리』와 같은 문헌이 84아사나를 언급하지만 오히려 문맥과 정황상 강조되는 것은 '840만개 아사나 중에서 쉬바가 84개를 선별했다'는 것이 아니라 '쉬바가 선별했던 84아사나 중에서도 달인, 연화, 사자, 영웅과 같은 네 가지가 중요하고 그 중에서도 특히 달인좌 하나가 중요하다'는 것을 역설하는 것으로 파악된다. 하타요가 문헌이 달인좌를 강조하는 것은 하타요가의 핵심 수련법인 조식과 무드라가 '회음을 압박하는 달인좌'에서 이루어지기 때문이다.

물론 17-18세기 문헌인 『하타라뜨나왈리』와 『조가쁘라디삐까』에서 84아사나의 실체가 등장한다. 하지만 두 문헌에 언급된 84개의 아사나가 '전설적인 84아사나설의 실체'를 증명할 수 없을 뿐만 아니라 '실제로 84아사나가 있었다고 해도' 그 원형을 유지할지는 의심스럽다. 그것은 두 문헌에 언급된 84아사나가 서로 이질적이어서 '84아사나의 원본'이 존재했을 가능성을 부정하기 때문이다. 또한 두 문헌에 언급된 아사나는 심지어 『하타(요가)쁘라디삐까』, 『게란다상히따』를 비롯한 전통적인 문헌 그리고 심지어 17세기 문헌으로 하타요가의 아사나를 사실상 집대성한 『요가까르니까』의 32아사나, 『요가싯드한따짠드리까』의 37아사나와도 이질적이기 때문이다. 뿐만 아니라 두 문헌의 84아사나는 그 이후 문헌인 『요가아사나말라』의 109아사나 및 『쉬리따뜨바니드히』의 122아사나와도 전혀 다르다. 이것이 암시하는 것은 '84아사나에 대한 권위 있는 목록이 존재하지 않았다'는 것이다.

그럼에도 불구하고 『하타라뜨나왈리』와 『조가쁘라디빠까』가 왜 '84

아사나를 열거하고 설명했는지'는 수수께끼이다. 현재로서 추정할 수 있는 것은 두 문헌이 『하타(요가)쁘라디삐까』의 영향을 많이 받았으므로[117] 쉬바가 선별했다는 전설적인 84아사나를 실제로 열거함으로써 '후대 문헌으로서는 갖추기 힘든 권위나, 정통성을 갖추기 위해서' 또는, 특히 『하타라뜨나왈리』의 경우 '단지 15개의 아사나만 설명하는 『하타(요가) 쁘라디삐까』'와 차별성을 부각시키기 위한 의도 또는 18세기 그 당시 각각의 지역에서 널리 유행했던 아사나를 반영한 결과 등이었을 것이다. 이 이유에서 두 문헌에 언급된 아사나는 각각 84개이지만 공통적인 아사나가 거의 없고 이질적일 수밖에 없을 것이다. 이것은 재차 84아사나의 원형이나 고형이 존재하지 않았다는 것을 반증한다.

III. 아사나의 실천 체계

『하타(요가)쁘라디삐까』에 따르면 아사나는 성자들이 애호했던 것과 수행자들이 애호했던 아사나로 구별된다. 스와뜨마라마(Svātmārāma)는 아사나를 설명하기에 앞서 다음과 같이 말한다.

> 바시슈타 등의 성자들에 의해 그리고 맛첸드라 등의 요가수행자들에 의해서 확립된 몇 종류의 아사나들에 대해 설하고자 한다.[1)]

후대의 주석가인 브라흐마난다는 『월광』(*Jyotsnā*)에서 성자를 바시슈

117) 뷔네만(Bühnemann 2007, p. 159)은 『조가쁘라디삐까』가 『하타(요가)쁘라디삐까』에 많은 영향을 받았다는 것을 지적하는데 그 근거는 '『조가쁘라디삐까』가 스스로 『하타(요가)쁘라디삐까』를 주요 자료로 삼았다고 밝혔기 때문'이다.

1) vasiṣṭhādyaiś ca munibhir matsyendrādyaiś ca yogibhiḥ |
aṅgikṛtāny āsanāni kathyante kānicin mayā ‖ Hp. I.18.

타로 시작하는 야갸왈꺄 등의 일군으로 해설하고 요가 수행자를 맛첸드라를 필두로 잘란드하라나타 등이 속한 하타요가 수행자로 해설한다.[2] 이 중에서 브라흐마난다가 언급한 맛첸드라나타는 '쉬바에게서 요가를 배운 후 인간에게 처음으로 하타요가를 가르친 까울라파(派)의 맛첸드라나타'를 의미할 것이고, 잘란드하라나타(Jālandharanātha)는 전통적으로 84명의 도사 혹은 9명의 도사 중 한 명으로 알려진 바로 그 스승을 의미할 것이다. 하지만 『하타(요가)쁘라디삐까』는 물론이고 『월광』도 열 다섯 개의 아사나 중 어떤 것이 성자의 것이고 어떤 것이 요기들의 것인지를 밝히지 않았다. 상식적으론 연화좌와 달인좌, 길상좌 등이 성자의 아사나로 추정되고 공작, 활, 수탉 체위 등이 하타요기의 아사나로 추정되지만 최초의 하타요가 문헌이라 할 수 있는 『고락샤사따까』를 비롯해서 거의 모든 하타요가 문헌이 연화좌와 달인좌를 함께 중요시했다는 점에서 그 가능성은 다소 희박해 보인다.

오히려, 흥미롭게도 『하타(요가)쁘라디삐까』가 연화좌나 달인좌를 설명한 후 '다른 사람의 견해'(matāntare tu …)를 설명하고 있다는 점에서 두 전통에 대한 단서를 찾을 수 있을 것이다. 예를 들어 『하타(요가)쁘라디삐까』는 연화좌를 ① '결가부좌에서 두 손을 등 뒤로 보내 교차시켜 반대쪽 발가락을 잡는 자세'로 설명한 후, 타인의 견해로 ② '손을 교차시키지 않고 단순히 결가부좌를 취한 방법'도 설명하는데, 둘 중의 하나가 성자들의 아사나로 보는 것이 타당할 듯하다. 주석가인 브라흐마난다는 두 종류의 연화좌 중에서 후자를 맛첸드라나타와 같은 요가수행자가 애호했던 연화좌로 해설하는데, 브라흐마난다의 해설에 따르면 전자는 성자들이 애호하는 연화좌가 될 것이고 후자는 요가수행자들이 애호했던

2) vasiṣṭha ādyo yesāṃ yājñavalkyādīnāṃ tair munibhir mananaśīlaiḥ | matsyendra ādyo yeṣām jālandharanāthādīnāṃ taiḥ | yogibhiḥ haṭhābhyasibhiḥ | Hp-Jt. I.18. (*p.* 15, *ll.* 11-12)

연화좌가 될 것이다. 이 점에서 달인좌, 연화좌, 길상좌와 같은 정적인 아사나를 성자들의 것으로 간주하고 활 체위, 공작 체위와 같은 역동적인 아사나를 요가수행자의 것으로 간주할 근거는 없다.

이 점에서 오히려, 비록 『하타(요가)쁘라디삐까』가 아사나의 유형을 구별했던 것은 아니지만 아사나의 형태와 목적에 따라 아사나의 유형을 분류하는 것이 더 타당할 것으로 보인다. 첫 번째 유형의 아사나는 달인좌, 연화좌(결가부좌)와 같이 정적인 것으로 호흡과 명상을 수련하는데 적합한 것이고 두 번째는 공작 체위, 뱀 체위, 활 체위와 같이 역동적인 것이다. 이 중에서 연화좌와 같은 정적인 아사나는 호흡수련이나 무드라, 명상을 위한 좌법(坐法)으로 분류할 수 있고, 뱀 체위, 활 체위와 같이 허리를 비틀거나 구부리고 젖히는 역동적인 동작을 체위(體位)로 분류할 수 있다. 이 중에서 하타요가가 중요시하는 것은 역동적인 체위 동작이 아니라 정좌 자세인데 그 중에서도 특별히 중요한 것은 고락샤나타 이래의 모든 하타요가 문헌이 중요시하는 달인좌(siddhāsana)이다.

역동적인 체위 동작은 하나의 부수적인 아사나로 분류될 수 있다. 역동적인 체위 동작을 설명했던 이유는 역동적인 아사나가 혈액 순환 등을 돕고 따라서 '그 다음 단계의 수행법이라 할 수 있는 쁘라나야마'의 부작용을 예방할 수 있고 또 '무드라를 통해 생겨난 에너지'를 감당할 수 있는 몸 상태를 갖추기 위한 것으로 볼 수 있다.

역동적인 아사나의 핵심은, 난해한 동작을 묘기부리 듯 행하거나 많은 동작을 신속하게 행하는 것이 아니라 단순한 동작을 반복함으로써 완성도를 높이고 또 가급적 천천히 동작을 취하면서 자신의 몸과 호흡을 일치시키는 데 있는 것으로 판단된다. 그 이유는 아사나가 과격할 경우 피로가 쌓이고 체력과 쁘라나가 소모되어 오히려 그 다음 단계인 호흡과 무드라를 수련하는데 장애가 되기 때문이다.

본서에서는 널리 알려진 현대 요가의 아사나 대신 『하타(요가)쁘라디삐까』에 언급된 아사나를 위주로 여타의 하타요가 문헌을 참조해서 정리하고자 한다.

1. 주요 아사나: 정적인 좌법

『하타(요가)쁘라디삐까』에 설명된 15개의 아사나 중에서 정적인 아사나는 길상, 연화, 달인, 영웅, 행운좌이다. 이 다섯 아사나는 그 자체로도 훌륭하지만 호흡수련과 무드라(무드라 명상도 포함)를 수련하기 위해 30분 이상 장시간 유지되어야 하는 좌법이기도 하다. 이 중에서 하타요가 문헌이 가장 중요시하는 것은 달인좌이고 실제로 '호흡수련과 병행하는 무드라'들은 대부분 달인좌에서 실행된다. 『하타(요가)쁘라디삐까』에서 설명된 영웅좌는 반가부좌와 거의 유사한 편한 자세인데, 영웅좌는 달인좌에 익숙치 않을 경우 그리고 정뇌와 나디정화와 같은 정화법 및 예비적인 것이라 할 수 있는 복식호흡을 하기에 적합하다.

달인, 연화, 영웅 등 각각의 아사나는 저마다 고유한 특징과 주의사항 등이 있지만 공통점은 턱을 가슴(흉골) 쪽으로 끌어당기고 눈을 반개(半開)하는 것이다. 달인좌와 연화좌 등의 좌법은 활이나 공작 체위와 달리 2-3회 자세를 취하는 것 자체가 중요한 것이 아니라 장시간 자세를 유지하는 것이 중요하다.[3)]

1) 달인좌(Siddhāsana)

달인좌는 『고락샤시따까』 이래 하타요가 문헌에서만 발견되는 하타요가 특유의 아사나이자 하타요가가 가장 중요시하는 아사나라 할 수 있다. 앞에서 살펴보았듯이 고락샤나타 이래 하타요가의 전통적 가르침으로

3) 초보자의 경우 연화좌와 달인좌는 물론이고 비교적 간단한 영웅좌(반가부좌)에서도 다리 저림을 겪을 수 있지만 가급적 참는 시간을 늘려갈 필요가 있다.

알려진 '쉬바가 선별한 84아사나설(說)'이 사실상 달인좌(Siddhāsana)의 중요성을 강조하는 수단이라는 점에서 달인좌의 중요성은 잘 드러난다. 하타요가가 달인좌를 중요시하는 이유는 쁘라나야마(호흡수련) 그리고 '쁘라까 쁘라나야마(들숨 후 멈춤, =꿈브하까)와 병행하면서 실행되는 무드라'가 회음을 압박하는 달인좌 자세에서 실행되기 때문이다. 15세기에 성립된 고전, 『하타(요가)쁘라디삐까』는 달인좌의 중요성을 다음과 같이 말한다.

그 중(달인, 사자, 연화, 행운)에서도 탁월한 것이고 또 언제나 편하게 유지되어야 하는 것은 달인좌이다.[4)]

마치 금계 중에서는 절식이, 권계 중에서 불살생이 [중요하듯이]
[그와 같이] 모든 아사나 중에서 뛰어난 한 가지가 달인좌라고 말한다.[5)]

84가지 체위 중에서 달인좌만큼은 끊임없이 수련해야 한다.
[달인좌는] 72,000 나디들의 오염을 정화한다.[6)]

달인좌에 통달한다면 다른 어떤 다양한 아사나가 필요할 것인가?[7)]

그와 같이 오직 하나, 달인좌에 확고히 통달한다면
세 가지 반드하는 노력하기 않아도 저절로 이루어진다.[8)]

---

4) śreṣṭhaṃ tatrāpi ca sukhe tiṣthet siddhāsane sadā ‖ Hp. I.34.
5) yameṣv iva mitāhāram ahiṃsāṃ niyameṣv iva |
mukhyaṃ sarvāsaneṣv ekaṃ siddhāsanaṃ viduḥ ‖ Hp. I.38.
6) caturśītapīṭheṣu siddham eva sadābhyaset |
dvāsaptisahasrāṇāṃ nāḍīnāṃ malaśodhanam ‖ Hp. I.39.
7) kim anyair bahubhiḥ pīṭaiḥ siddhe siddhāsane sati | Hp. I.41.
8) tathaikasminn eva dṛḍhe baddhe siddhāsane sati |
bandhatrayam anāyāsāt svayam evopajāyate ‖ Hp. I.42

달인좌에 견줄 아사나는 없고, 께왈라에 비견할 꿈브하까는 없으며, 케짜리에 비견할 만한 무드라는 없고 비음[명상]에 견줄 만한 라야는 없다.[9)]

17-18세기 문헌으로 무려 32개의 아사나를 장황하게 설명했던 『게란다상히따』도 달인좌를 제일 첫 번째로 설명하고 있고 단 네 개의 아사나만을 설명하는 14세기의 『쉬바상히따』도 달인좌의 중요성을 별도로 강조하고 있다.

호흡을 수련하는 자는 언제나 최고의 [아사나인] 달인좌를 수련해야 한다.[10)]

이것보다 비밀스러운 아사나는 땅 위에 없다.[11)]

『하타(요가)쁘라디삐까』에서 설명된 달인좌의 방법은 『게란다상히따』와 『쉬바상히따』와 거의 동일하다. 비록 세 문헌에서 미세한 차이가 발견되기는 하지만 '한쪽 발꿈치로 회음을 압박하고 다른 발을 성기 위에 두라는 점' 그리고 '미간을 응시해라'는 요소는 일치한다.

『하타(요가)쁘라디삐까』는 달인좌의 방법을 두 가지로 설명한다. 두 달인좌의 차이점은 회음을 압박하는지 여부인데, 첫 번째의 달인좌는 한쪽 발로 회음부를 압박하는 반면, 두 번째의 달인좌는 두 발을 모두 성기 위에 올려놓는 것이다. 이 중에서 첫 번째의 달인좌는 『고락샤사따까』에서 설명된 것과 동일하다.[12)]

---

9) nāsanaṃ siddhayadṛśyaṃ na kumbhaḥ kevalopamaḥ ǀ
na khecarīsamā mudrā na nādasadṛśo layaḥ ǁ Hp. I.43

10) siddhāsanaṃ sadā sevyaṃ pavanābhyāsinā param ǀ Śs. III.100a

11) nātaḥ parataraṃ guhyam āsanaṃ vidyate bhuvi ǀ Śs. III.101a

12) 『하타(요가)쁘라디삐까』의 원문은 『고락샤사따까』 제10송과 거의 일치한다.

회음부에 발꿈치를 붙이고서 한쪽 발을 성기에 확고히 두어라.
가슴에 턱을 올바르게 붙인다.
통제된 감각 기관이 움직임 없이, 고정된 시선은 양 눈썹 사이(미간)를 응시해야 한다.
실로 이것이 해탈의 문을 열게 만드는 달인좌로 말해졌다.[13)]

『하타(요가)쁘라디삐까』의 설명에서 알 수 있는 것은 눈을 감는 것이 아니라 시선을 미간 쪽에 둔다는 것이다. '미간에 의식을 두는 것'은 기본적으로 달인좌가 그 이후에 실행되는 '들숨 후 그 숨을 참은 상태'(뿌라까 쁘라나야마=꿈브하까)에서 무드라를 통해 쁘라나를 끌어올리는 것과 관련된다는 것을 짐작할 수 있다. 하지만 이것은 쁘라나를 수슘나로 상승시키는 고급 수행자에게 해당되고 초보자는 배꼽 주위에 의식을 집중함으로써 상기(上氣)의 부작용을 예방하는 것이 좋을 것이다. 턱을 가슴(흉골)에 붙인다는 것은 잘란드하라 반드하를 행하는 것으로 이해될 수 있을 것이다. 턱을 당기는 것은 호흡을 수련할 때뿐만 아니라 일상생활에서도 권장된다.

한편, 『하타(요가)쁘라디삐까』는 또 다른 달인좌를 소개한다.

하지만 다른 견해도 있다.
성기 위에 왼쪽 복사뼈를 붙이고 그와 같이 그 위에
다른 쪽 발목(오른발)을 올려놓고서 [가슴에 턱을 붙이… 는] 달인좌이다.[14)]

---

13) yonisthānakam aṅghrimūlaghaṭitaṃ kṛtvā dṛḍhaṃ vinyasen
meṇḍhre pādam athaikam eva hṛdaye kṛtvā hanuṃ susthiram |
sthāṇuḥ saṃyamitendriyo 'caladṛśā paśyed bhruvor antaraṃ
hy etan mokṣakapāṭabhedajanakaṃ siddhāsanaṃ procyate ‖ Hp. I.35.

14) matāntare tu
meṇḍhrād upari vinyasya savyaṃ gulphaṃ tathopari |
gulphāntaraṃ ca nikṣipya siddhāsanam idaṃ bhavet ‖ Hp. I.36.

새로운 달인좌에서 발의 형태는 '두 발꿈치가 성기 위에 있고 발가락이 아래로 향하는 형태'인데, 이러한 형태의 달인좌는 13세기 문헌인 『바시슈타상히따』의 「요가깐다」에서 설명된 해탈좌(muktāsana)와 일치하고[15] 또 『요가야갸왈꺄』에서 설명된 두 종류의 해탈좌 중 III.15에서 설명된 해탈좌와도 일치한다.[16]

흥미로운 것은 『하타(요가)쁘라디삐까』가 '사람들에 따라 달인좌가 금강좌(vajrāsana), 해탈좌(muktāsana), 비밀좌(guptāsana)로 불렸다'고 말했다는 것이다.[17] 브라흐마난다는 주석에서 달인, 금강, 해탈, 비밀좌의 차이점을 간략히 언급하는데, 주요한 차이점은 두 발꿈치를 두는 위치 그리고 좌우 다리를 접는 순서에 있다.

> 왼발 뒤꿈치를 회음부에 고정시키고서 오른발 뒤꿈치를 성기 위에 두는 것이 달인좌이다.
>
> 오른쪽 발꿈치를 회음부에 고정시킨 후 왼쪽 발꿈치를 성기 위에 붙이는 것이 금강좌이다.
>
> 오른쪽과 왼쪽의 두 발꿈치를 아래 방향으로 모은 후 회음에 함께 붙이는 것이 해탈좌이다.
>
> 앞에서의 자세를 취하고 두 발꿈치가 성기 위에 붙여진 것이 비밀좌이다.[18]

---

15) meṇḍrād upari nikṣipya savyaṃ gulpaṃ tathopari |
gulphāntaraṃ vinikṣipya muktāsanam idaṃ smṛtam || VaS. I.81.

16) meṇḍrād upari nikṣipya savyaṃ gulpaṃ tathopari |
gulpāntaraṃ ca nikṣipya muktāsanam idaṃ tu vā || Yy. III.15.

17) "이것을 달인좌로 말하고 다른 사람은 금강좌로 안다.
어떤 이는 해탈좌로 말하고 어떤 자는 비밀좌로 말한다."
etat siddhāsanaṃ prāhur anye vajrāsanaṃ viduḥ |
muktāsanaṃ vadanty eke prādur guptāsanaṃ pare || Hp. I.37.

18) yatra vāmapādapārṣṇiṃ yonisthāne niyojya dakṣiṇapādaparṣṇir meṇḍrād upari sthāpyate tat siddhāsanam |
yatra dakṣiṇapādapārṣṇiṃ yonisthāne niyojya vāmapādapārṣṇir meṇḍrād upari

브라흐마난다의 해설에 따르면 달인좌와 금강좌는 기본적으로 한쪽 발꿈치로 회음을 압박한다는 점에서 동일하다. 차이점은 왼발을 먼저 구부려 뒤꿈치를 회음을 압박하는가 아니면 오른쪽 발꿈치로 회음을 압박하는지 여부이다. 일반적으로 왼쪽보다 오른쪽을 선호하는 인도의 정서에서 오른발을 위에 두는 달인좌가 애호된 것으로 보이지만 브라흐마난다의 해설 그리고 특히 금강좌가 꾼달리니를 각성시키는 데 유용하다는 『하타(요가)쁘라디삐까』의 설명에 따르면[19] 오른쪽을 선호하는 통념은 수행 사회에서 통용되지 않았던 것으로 보인다. 한편, 『게란다상히따』는 비밀좌를 별도의 아사나로 설명하는데 브라흐마난다가 설명한 비밀좌와 달리 두 발을 모두 회음 아래에 두는 것으로 두는 것이다.[20]

하타요가의 원전에서 언급된 내용은 아니지만 실제 수행에서는 금강좌와 달인좌를 취해 본 후 불편한 쪽을 선택하는 것이 신체의 균형을 잡는데 유익할 것으로 보인다. 중국과 한국에서는 보통 여성의 경우 왼발을 먼저 구부린 후에 오른발을 그 위에 올리는 것이 권장되고 남성은 그 반

---

sthāpyate tad vajrāsanam ǀ
yatra tu dakṣinasavyapādapārṣṇidvayam upary adhobhāgena saṃyojya yonisthānena saṃyojyate tan muktāsanam ǀ
yatra ca pūrvavat saṃyuktaṃ pārṣṇidvayor meṇḍrād upari nidhīyate tad gupāsanam iti ǁ Hp-Jt. I.37. (*p.* 22, *ll.* 14-19)

19) 『하타(요가)쁘라디삐까』는 샥띠짤라나(꾼달리니 자극) 무드라의 자세를 금강좌로 규정한 바 있다.
"그리고 요가수행자는 금강좌로 앉아 꾼달리니를 자극한 후
곧바로 브하스뜨라 [꿈브하까]를 행한다면 꾼달리니는 재빠르게(āśu) 각성될 것이다."
vrajāsane sthito yogī cālayitvā ca kuṇḍalīm ǀ
kuryād anantaraṃ bhastrāṃ kuṇḍalīm āśu bodhayet ǁ Hp. III.115.

20) "무릎과 허벅지 안쪽에 두 발을 둠으로써 두 발을 감추어야 한다.
[그리고] 항문을 양 발 위에 두는 것[이] 비밀좌로 알려져 있다."
jānūrvor antare pādau kṛtvā pādau ca gopyatet ǀ
pādopari ca saṃsthāpya gudaṃ guptāsanam viduḥ ǁ GhS. II.20.
『게란다상히따』에 설명된 비밀좌의 다리 모양은 달인좌의 형태가 아니라 '무릎을 꿇은 상태에서 두 발 위에 앉는' 사자좌와 유사한 것이다.

대로 오른발을 먼저 구부리는 것이 권장되는데 실제로 이 동작이 각각 남성과 여성에게 불편한 자세일 경우가 많다. 불편한 자세를 취하는 것이 골반 등 좌우 균형을 잡는데 도움이 된다. 여타의 아사나와 마찬가지로 처음엔 불편하지만 곧 익숙해지게 된다.

『하타(요가)쁘라디삐까』는 두 손의 모양과 위치를 설명하지 않았지만 달인좌 자세에서는 양 손등을 양 무릎 위에 올리는 것이 편할 것으로 보인다. 그 이유는 달인좌 자세에서, '들숨 후 그 숨을 참은 상태'(쁘라까 쁘라나야마, =꿈브하까)에서 물라 반드하, 잘란드하라 반드하, 웃디야나 반드하와 같은 세 가지 무드라가 실행될 경우 키가 커지듯 척추가 펴지고 가슴이 팽창하므로 양 손등이 양 무릎 위에 두고 엄지와 인지를 살짝 붙이는 것이 수월하기 때문이다.[21)]

이 점을 염두에 두면 달인좌의 방법은 다음과 같다.

① 왼발을 구부려 왼쪽 발꿈치를 회음부로 끌어당긴 후 ② 오른발을 구부려 왼쪽 발꿈치 위에 오른쪽 발꿈치를 올려 놓는다. ③ 두 팔을 편하게 내려 양 손등을 양 무릎 위에 올려놓고 엄지와 인지를 살짝 붙인다. ④ 턱을 당기고 시선은 코끝에 둔다.

2) 연화좌(Padmāsana)

연화좌는 고전 요가 문헌이나 하타요가 문헌을 비롯해서 뿌라나 등에서도 발견되는 아사나이고 인도 도상학에서도 중요시되는 좌법이다. 달인좌는 회음을 압박하기 위해서 한쪽 발꿈치를 회음에 두지만 연화좌는 두 발 교차해서 허벅지 위로 올린다는 점에서 그리고 달인좌의 경우 시선을 미간에 두지만 연화좌는 코끝에 둔다는 점에서 차이가 있다.

『하타(요가)쁘라디삐까』는 두 종류의 연화좌를 설명한다. 두 자세 모

---

21) 반면 연화좌에서는 하복부에 두 손을 겹치는 것이 편할 것으로 보인다.

두 결가부좌를 취한다는 점에서 동일하지만 양 손의 위치와 모양에서 차이가 있다. 첫 번째 연화좌는 결가부좌 자세를 취한 후 두 팔을 등 뒤에서 교차시켜 왼쪽 손으로 오른쪽 엄지발가락을 잡고 오른손으로 왼쪽 엄지발가락을 잡는 것이고 다른 하나는 일반적으로 알려진 결가부좌이다. 이 중에서 첫 번째 연화좌는 『고락샤사따까』에서 설명된 연화좌와 동일하다.[22)]

이제 연화좌를 설한다.
왼쪽 허벅지 위에 오른쪽 발을 올려놓고서
그와 같이 왼쪽 [발]을 오른쪽 허벅지 위에 [두고]
두 손을 등 쪽으로 보내고서 두 엄지발가락을 단단히 잡고서
턱을 가슴에 붙이고 코끝을 응시해야 한다.
이것은 질병을 파괴하는 것으로 통제자들(요가수행자들)은 연화좌라 불렀다.[23)]

여기서의 연화좌는 일반적인 결가부좌 자세를 취한 후 두 팔을 등 뒤로 보내 두 엄지발가락을 잡는 것으로 흔히 결박연화좌(Baddhapadmāsana)로 불리는 아사나이다. 『게란다상히따』에서 설명된 연화좌도 바로 이 결박연화좌와 동일하다. 턱을 가슴(흉골)에 붙인다는 것은 달인좌와 동일하지만 시선은 미간이 아니라 코끝(콧등)에 둔다는 점에서 다르다. '코끝을 응시한다는 것'은 수행자가 눈을 감지 말고 반개(半開)한 채 하방(下方)해야 한다는 것을 의미한다.

『하타(요가)쁘라디삐까』는 새로운 형태의 연화좌를 설명하는데, 이

---

22) 『하타(요가)쁘라디삐까』의 원문은 『고락샤사따까』 제11송과 거의 일치한다.
23) vāmorūpari dakṣiṇaṃ ca caraṇaṃ saṃsthāpya vāmaṃ
tathā dakṣor ūpari paścimena vidhinā dhṛtvā karābhyāṃ dṛḍham |
aṅguṣṭhau hṛdaye nidhāya cibukaṃ nāsāgram ālokayed etad
vyādhivināśakāri yamināṃ padmāsanaṃ procyate || Hp. I.44.

연화좌가 일반적으로 더 널리 알려진 연화좌이다.

> 다른 견해는
> 성심껏 두 발을 위로 올려 두 허벅지에 두고
> 두 허벅지 가운데에 그와 같이 두 손을 위쪽에 두고 난 후 두 눈을[24)]
> 코끝에 두어야 한다.
> 그리고 혀를 앞니의 뿌리(잇몸)에 올려붙이고서, 턱을 가슴에(vakṣasi) [붙인 후] 생기(生氣, pavana)를 천천히 끌어올려야 한다.[25)]

여기서 설명된 연화좌가 하타요가 문헌에서 일반적으로 널리 알려진 연화좌로 13세기에 성립된 닷따뜨레야의 『요가샤스뜨라』와 14세기의 『쉬바상히따』의 연화좌와 동일한 것이다. 주석가인 브라흐마난다가 바로 이 연화좌를 맛첸드라나타 등이 가르친 연화좌로 언급했다는 점에서[26)] 여기서의 연화좌를 '하타요가 수행자들이 애호했던 연화좌'로도 추정할 수 있다. 이 연화좌에서 중요한 사항은 혀를 앞니의 뿌리에 붙이는 것이다.[27)] 주석가인 브라흐마난다는 이것을 '혀를 이빨에 붙이는 것'이라고 풀이하고 또 이것이 바로 '스승에 의해 전수되는 지흐와반드하(jihvābandha, 혀-붙임)로 불린다'고 해설한다.[28)]

특이한 것은 '생기를 위로 끌어 올려라'는 표현인데, 이것은 하타요가

---

24) matāntare
uttānau caraṇau kṛtvā ūrusaṃsthau prayatnataḥ |
ūrumadhye tathottānau pāṇī kṛtvā tato dṛśau || Hp. I.45.

25) nāsāgre vinyased rājadantamūle tu jihvayā |
uttambhya cibukaṃ vakṣasy utthāpya pavanaṃ śanaiḥ || Hp. I.46.

26) matsyendranādhābhimataṃ padmāsanam āha. Hp-Jt. I.45. (*p.* 25, *l.* 11)

27) "본질적으로 지흐와반드하(혀-붙임)에 의해서 이것이 실행된다는 의미이라고 하타의 비밀을 아는 사람은 [말한다]."
vastutas tu jihvābandhenaivāyaṃ caritārtha iti haṭharahasyavidaḥ·· Hp-Jt. I.46. (*p.* 26, *ll.* 1-2)

28) gurumukhād avagantvayo 'yaṃ jihvābandhaḥ. Hp-Jt. I.46. (*p.* 25, *l.* 20)

특유의 수행법인 물라 반드하(mūlabandha)를 실행하라는 것으로 이해된다.[29] '생기를 위로 끌어올리는 전제 조건'은 혀를 앞니 끝(잇몸)에 붙이고, 턱을 가슴에 붙이는 것이다. 달인좌나 연화좌 등 호흡과 명상을 수련하기에 적합한 아사나의 경우, 별다른 주의 사항이 열거되지 않았지만 위 인용문대로 실제 수행에서 혀를 붙이는 것은 중요시되는데 보통 위의 경우처럼 혀를 잇몸에 대거나 혹은 혀를 입천장에 붙이는 것 혹은 혀를 뒤집어 넣는 것이 권장된다.

한편, 앞에서 설명된 결박연화좌와 달리 여기서의 연화좌는 '두 팔을 등 뒤로 보내 교차시켜 두 엄지발가락을 잡는 것'이 아니라 두 손이 자유롭다. 이 이유에서 『게란다상히따』가 '물고기의 신(mātsya) 체위'를 설명할 때, 이 아사나를 '자유로운 연화좌'(muktapadmāsana)로도 명명했던 것으로 추정된다.[30], 『하타(요가)쁘라디삐까』 I.46-47송은 손의 위치나 순서, 모양을 설명하지 않았지만 그 다음 게송(I.48)에서 '두 손을 사발 모양으로 만드는 것'[31]으로 설명하고 있다. 브라흐마난다는 '왼쪽 손을 아래에 놓고 오른쪽 손을 그 위에 올려놓는 것'[32]으로 해설하는데, 브라흐마난다에 따르면 왼손을 성기 위에 두고 그 위에 오른손을 겹쳐 올려 사발 모양으로 만드는 것으로 파악된다. 그렇다면 연화좌에서 발을 접는 순서는 그 반대로 '오른발을 먼저 왼쪽 허벅지에 올리고 그 다음에 왼발을

29) 브라흐마난다는 다음과 같이 해설한다.
"이 [말]에 의해 물라 반드하가 [실행되는 것으로] 말해졌다."
anena mūlabandhaḥ protktaḥ | Hp-Jt. I.46. (*p.* 25, *l.* 21)
"물라 반드하 역시 스승의 말씀으로부터 이해되어야 한다."
mūlabandho' pi gurumukhād evāvagantavyaḥ. Hp-Jt. I.46. (*p.* 26, *l.* 1)

30) "[이제 설명한다.] [먼저] 자유로운 연화좌를 취한 상태에서 뒤로 반듯하게 누워라"
muktapadmāsanaṃ kṛtvā uttānaśayanaṃ caret | GhS. II.21.

31) kṛtvā saṃpuṭitau karau … Hp. I.48a.

32) "왼쪽 손을 편 후 그 위에 오른쪽 손을 펴고서라는 의미이다."
savyaṃ pānim uttānaṃ kṛtvā tadupari dakṣiṇaṃ pāṇiṃ cottānaṃ kṛtvety arthaḥ. Hp-Jt. I.45. (*p.* 25, *ll.* 14-15)

오른쪽 허벅지에 올리는 것'이 될 것이다.[33)]

『하타(요가)쁘라디삐까』의 후속 게송은 연화좌를 취한 후에 실행하는 두 가지 무드라 수련법을 간단히 소개하고 있다.

> 두 손을 사발 모양으로 함으로써 더 견고한 연화좌를 취한 후
> 턱을 가슴에(vakṣasi) 단단히 붙이고서 그를 마음으로 명상하면서
> 지속적으로 아빠나 기를 위로 올리면서, [흡입해서 신체에] 채워진 쁘라나를 아래로 내린다면(nyañcan)
> 샤띠의 각성을 통해 인간은 비견할 수 없는 지혜를 얻는다.[34)]

『하타(요가)쁘라디삐까』는 무드라 편에서 물라 반드하를 수련할 때 회음을 압박한 후에, 즉 달인좌 자세에서 행해라는 것을 말하지만 위 인용문에서 알 수 있듯이 연화좌를 취한 후에도 두 종류의 반드하를 실행할 것을 말한다. 위 게송에 대한 브라흐마난다의 해설에 따르면 '턱을 가슴에 단단히 붙이는 것'은 잘란드하라 반드하를 의미하고[35)] '그를 명상하는 것'은 브라흐만을 명상하는 것[36)]을 의미한다. 그리고 '지속적으로 아빠나를 위로 올리는 것'은 물라 반드하[무드라]를 통해 하기 성향의 아빠나를 수슘나로 상승시키는 것[37)]을 의미하는데, 잘란드하라 반드하를 통해 '채

---

33) 물론 앞서 언급했듯이 그 반대로도 실행될 수 있으며 그 경우엔 왼손을 오른손 위에 올리면 될 것이다.

34) kṛtvā saṃpuṭitau karau dṛḍhataraṃ baddhvā tu padaṃsanaṃ
gāḍhaṃ vakṣasi saṃnidhāya cibukaṃ dhyāyaṃś ca tac cetasi |
vāraṃ vāram apānam urdhvam nilaṃ protsārayan pūritaṃ nyañcan prāṇam
upaiti bodham atulaṃ śaktiprabhāvān naraṃ || Hp. I.48.

35) "잘란드하라 반드하를 실행하고서 라는 의미이다."
jālaṃdharabandhaṃ kṛtvety arthaḥ. Hp-Jt. I.48. (*p.* 26, *l.* 16)

36) "'그'라는 것은 각자가 갈구하는 신들의 형상 혹은 브라흐만이다. 왜냐하면 '브라흐만은 옴, 그것, 존재라는 세 가지로 전승되었다'라고 바가바드기따에서 말해졌기 때문이다."
tat svasveṣṭadevatārūpaṃ brahma vā | 'oṃ tatsad iti nirdeśo brahmaṇastribidhaḥ smṛtaḥ' iti bhagavadukteḥ. Hp-Jt. I.48. (*p.* 26, *ll.* 16-17)

워진 쁘라나를 아래로 내릴 경우' 쁘라나와 아빠나가 합일하고[38] 꾼달리니가 각성된다.[39]

연화좌의 또 다른 효과는 질병을 파괴하는 것인데 『하타(요가)쁘라디삐까』는 다음과 같이 말한다.

> 이 연화좌는 모든 질병을 파괴하고
> 보통 사람들에겐 얻기 힘들지만 현명한 자는 성공한다고 말해졌다.[40]

연화좌가 질병을 파괴한다는 것은 『하타(요가)쁘라디삐까』, 『게란다 상히따』, 『쉬바상히따』에서 공통적으로 발견되고 방법도 거의 일치한다.

3) 길상좌(Svastikāsana)

길상좌는 『요가경주해』를 비롯해서 『마르깐데야뿌라나』(*Mārkaṇḍeyapurāṇa*)와 같은 뿌라나 문헌은 물론이고 대부분의 하타요가 문헌에서도 언급된 아사나이다. 고전 요가 학파는 길상좌를 주요한 좌법으로 분류했던 것으로 추정되지만 『하타(요가)쁘라디삐까』가 열거한 핵심적인 4가지 아사나엔 길상좌가 누락되고 대신 사자좌가 들어가 있다. 『요가경』에 대한 17세기 주석서 『요가싯드한따짠드리까』(*Yogasiddhāntacandrikā*)의 저자인 나라야나띠르타(Nārayanatirtha)도 이 사실을 잘 알고 있었던 것으로 짐작된다. 그는 『하타(요가)쁘라디삐까』가 길상좌 대신 사자좌를 넣었다는

---

37) "물라 반드하를 행하고서 수슘나의 길로 쁘라나를 위쪽으로 올린다면"
mūlabandhaṃ kṛtvā suṣumnāmārgeṇa prāṇam urdhavaṃ nayan. Hp-Jt. I.48. (*p.* 26, *ll.* 18-19)

38) "쁘라나와 아빠나 양자의 합일이 이루어진다는 의미이다."
prāṇāpānayor aikyaṃ kṛtvety arthaḥ. Hp-Jt. I.48. (*p.* 26, *l.* 20)

39) prāṇāpānayor aikye kuṇḍalinībodho bhavati | Hp-Jt. I.48. (*p.* 27, *ll.* 1-2)

40) idaṃ padmāsanaṃ proktaṃ sarvavyādhivināśanam |
dulabhaṃ yena kenāpi dhīmatā labhyate bhuvi ‖ Hp. I.47.

것을 밝히는 한편 '『하타(요가)쁘라디삐까』가 네 가지 중에서도 가장 중요한 것으로 달인좌 하나 만을 언급했지만, 나라야나띠르따는 고전 요가에서 중요시하는 연화좌를 슬쩍 추가시켰다.[41)]

길상좌는 『하타(요가)쁘라디삐까』에서 가장 먼저 설명되는 아사나이다. 브라흐마난다는 그 이유를 '길상좌가 가장 편하기 때문'[42)]이라고 해설한다. 이와 유사하게 13세기의 『요가야갸왈까』도 길상좌를 편한 자세(sukhāsīnaḥ)로 말한 바 있고 또 『쉬바상히따』도 길상좌를 '고통을 없애므로 안락좌(sukhāsana)로도 불린다'는 것을 언급한 바 있다.[43)] 길상좌에 대한 『하타(요가)쁘라디삐까』와 『요가야갸왈까』의 설명은 거의 동일하다. 차이점은 『하타(요가)쁘라디삐까』가 '신체를 꼿꼿이 해서 올바르게 앉는 길상좌'로 표현한 반면 『요가야갸왈까』는 '신체를 꼿꼿이 하고 편하게 앉는(ṛjukāyaḥ sukhāsīnaḥ) 길상좌'으로 표현했다는 것인데 『요가야갸왈까』의 설명에서 재차 알 수 있는 것은 길상좌가 편한 자세라는 것이다.

> 두 무릎(jānu)과 허벅지(ūru) 안쪽에 두 발바닥을 정확히 놓고서
> 신체를 꼿꼿이 해서 '올바르게 앉는' 그것을 길상[좌]라 말한다.[44)]

---

41) 그리고 『하타디삐까』는 길상좌를 제외하고 대신 사자좌를 추가해서 네 가지의 아사나를 말했는데 다음과 같다. "그리고 쉬바가 설명한 84가지 체위들 가운데 핵심적인 4가지를 먼저 나는 설명하겠다. 그것은 달인, 연화, 행운, 사자라는 네 가지이다. 이 중에서도 달인과 연화라는 두 가지가 뛰어나다."라고
haṭhadīpikāyāṃ tu svastikaṃ vihāya siṃhāsanamādāya catuṣṭayam uktam | tathā- "caturaśīty āsanāni śivena kathitāni cai | tebhyaś catuṣkamādāya sārabhūtaṃ bravīmy aha || siddhaṃ padamaṃ tathā bhadraṃ siṃhaṃ ceti catuṣṭayam" iti | eteṣv api siddhaṃ padamaṃ ceti dvayaṃ śresṭam | YsC. II.46.
YsC의 마지막 문장과 달리 『하타(요가)쁘라디삐까』는 달인좌 하나를 강조한다.
śreṣṭhaṃ tatrāpi ca sukhe tiṣthet siddhāsane sadā || Hp. I.34

42) "그 중에서 길상좌는 편한 [아사나]이므로 제일 먼저 말한다."
tatra sukaratvāt prathamaṃ svastikāsanam āha. Hp-Jt. I.19. (*p.* 15, *l.* 18)

43) 이것(길상좌)은 모든 고통을 제거하므로 '편한 아사나'로 불렸다.
sukhāsanm idaṃ proktaṃ sarvaduḥkhaprāṇāśanam | Śs. III.115a.

44) jānūrvor antare samyak kṛtvā pādatale ubhe |

『하타(요가)쁘라디삐까』에 설명된 길상좌는 13세기 문헌인 『바시슈타상히따』의 『요가깐다』 I.68송과 일치하고 또 17-18세기 문헌인 『게란다상히따』(II.13)와도 일치한다.

4) 영웅좌(Vīrāsanam)

영웅좌는 『하타(요가)쁘라디삐까』와 『게란다상히따』는 물론이고 『요가경주해』를 비롯 거의 모든 문헌에서 언급되었다. 하지만 문헌에 따라 영웅좌의 방법은 조금씩 다르고 또 현대 요가에서는 수많은 변형 체위들이 새롭게 생겨나 형태를 종잡을 수 없을 정도로 많다.

『하타(요가)쁘라디삐까』에서 설명된 영웅좌는 일반적으로 널리 알려진 반가부좌(arddhāsanaṃ)와 유사하다. 반가부좌가 처음으로 등장한 문헌은 『마르깐데야뿌라나』(*Mārkaṇḍeyapurāṇa*)[45]와 『이슈와라 기따』(*Īśvaragītā*)로 불리는 '『꾸르마뿌라나』(*Kurmapuraṇa*) 제2편 첫 11장'이다. 16세기의 비갸나빅슈도 『요가사라상그라하』(*Yogasārasaṃgraha*, YsS)에서 '생명체의 종류만큼이나 되는 아사나' 중에서 세 가지의 중요한 아사나가 『이쉬와라기따』(*Īśvaragītā*) 등에서 설명되었다고 말한 후 『이슈와라 기따』를 인용하며 반가부좌를 열거한 바 있다.[46]

『하타(요가)쁘라디삐까』에서 설명된 영웅좌의 방법은 대단히 단순하다.

> 그와 같이 한쪽(=오른쪽) 발을 한쪽(왼쪽) 넓적다리(ūru)에 확고히 올려라. 다른 쪽(왼쪽 발)을 [오른쪽] 넓적다리 [아래에 두는 것이] 영웅 체위라고

ṛjukāyaḥ samāsīnaḥ svastikaṃ tat pracakṣate ‖ Hp. I.19

45) 까울(Kaul. 1989, p. 55)에 따르면 연화좌, 반가부좌(ardhāsana), 길상좌와 같은 세 가지 아사나가 언급되었다.

46) āsanaṃ …(중략)… yāvatyo jīvajātayastāsānam upaveśaneśu …(중략)… teṣu mukhyāni trīṇyāsanāni īśvaragītādiṣūktani | tathā | "āsanaṃ svastikaṃ proktaṃ padmam arddhāsanaṃ tathā …(중략)… jānūrvor antreṇa hi" (YsS, 73) '…(중략)…'은 필자.

말해졌다.[47]

『하타(요가)쁘라디삐까』에서 설명된 영웅좌는 『게란다상히따』(II.17)와 원문과 동일하며 『바시슈타상히따』「요가깐다」(I.71)와 『요가야갸왈까』(III.8)의 원문과도 거의 일치한다. 세 문헌은 공통적으로 단순히 '한쪽 발을 구부려 넓적다리 위에 두어라'고 할 뿐이지만 브라흐마난다는 주석 『월광』에서, 오른쪽 발을 왼쪽 허벅다리에 올리는 것으로 해설한다.[48] 브라흐마난다의 해설에 따르면 영웅좌는 왼발을 먼저 구부린 상태에서 오른발을 구부려 왼쪽 허벅지 위에 두는 반가부좌로 이해할 수 있다. 일반적으로 왼발을 위로 올리는 것은 여성에게 적합한 아사나이고 브라흐마난다의 설명대로 오른발을 위로 올리는 것은 남성에게 적합한 것으로 말해지기도 한다. 하지만 실제 수련에서는 두 쪽을 번갈아 해보되 불편한 자세를 취하는 것이 골반이나 신체의 좌우 균형을 잡는 데 좋은 것으로 권장된다. 여타의 아사나와 마찬가지로 처음에는 불편하지만 곧 익숙해지고 안정된 상태를 유지할 수 있다.

5) 행운좌(Bhadrāsana)

『하타(요가)쁘라디삐까』에서 설명된 행운좌는 『바시슈타상히따』의 「요가편」(Yogakāṇḍa. II.79)의 행운좌를 약간 더 보충한 것으로 짐작되지만 기본적인 형태는 일치한다.

두 발목을 음낭 아래의 봉합선의 양쪽에 붙여라.

47) ekaṃ pādaṃ tathaikasmin vinyased ūruṇi sthiram |
itarasmiṃs tathā coruṃ vīrāsanam itīritam || Hp. I.21.

48) "한쪽, 즉 오른쪽 발을 다른 쪽, 즉 왼쪽 허벅지에 단단히 붙여라."
ekaṃ dakṣiṇaṃ pādaṃ | ⋯ ekasmin vāorṇi sthiraṃ vinyaste | Hp-Jt. I.21. (*p.* 16, *ll.* 10-11)

그리고 왼쪽 발목을 왼쪽 [음낭 아래]에, 오른쪽 발목을 오른쪽 [음낭 아래]에 [붙인다].[49)]

그리고 두 손으로 양 발을 단단히 잡고서 [자세를] 유지하는 것이
행운좌이다. 이것은 모든 질병을 없앤다.
이것을 요가의 성취자들은 고락샤좌(坐)라고 말한다.[50)]

『하타(요가)쁘라디삐까』는 행운좌를 고락샤좌와 동일한 것으로 보지만 『게란다상히따』는 행운좌와 고락샤좌를 각각 별개의 아사나로 설명한다. 『게란다상히따』의 행운좌는 『하타(요가)쁘라디삐까』와 달리 '두 손을 등 뒤로 보내 두 엄지발가락을 잡는 형태'[51)]이다.

2. 부수적 아사나 : 역동적인 체위

달인좌와 연화좌 등 위에서 설명했던 정적인 아사나는 동작을 실행하는 것 자체가 중요한 것이 아니라 장시간 자세를 유지하는 것이 중요하다. 30분 또는 그 이상 달인좌나 가부좌를 유지하면서 호흡이나 무드라를 수련하기 위해서는 그 전에 피로를 풀고 또 몸과 마음을 이완시킬 필요가 있는데 그것이 지금부터 설명할 역동적인 체위이다.

역동적인 체위의 목적은, 쁘라나가 순환할 수 있게끔 흐름을 뚫어주거나 또는 기를 저장하기에 적합한 균형 잡힌 신체로 만드는 것이라 할 수 있다. 하타요가가 요구하는 균형 잡힌 신체란 근육질의 몸이 아니라

---

49) atha bhadrāsanam
gulphau ca vṛṣaṇasyādhaḥ sīvanyāḥ pārśvayoḥ kṣipet |
savyagulphaṃ tathā savye dakṣagulphaṃ tu dakṣiṇe ‖ Hp. I.53.
50) pārśvapādau ca pāṇibhyāṃ dṛḍhaṃ baddhvā suniścalam |
bhadrāsanaṃ bhaved etat sarvavyādhivināśanam |
gorakṣāsanam ity āhur idaṃ vai siddhayoginaḥ ‖ Hp. I.54.
51) … vyutkrameṇa samāhitaḥ | pādaṅguṣṭhau karābhyāṃ ca dhṛtvā… GhS. II.9-10.

그 반대로 긴장과 이완이 자유롭고, 부드럽고 귀티나는 유연한 몸이다. 『하타(요가)쁘라디삐까』에 설명된 모든 아사나는 근력을 생성시키는 것이 아니라 그 반대로 이완시키는 것이고 이것은 공작 체위의 경우도 마찬가지다.[52] 이 점에서 요가의 체위법과 다른 운동법의 차이를 언급할 수 있는데 그것은 에너지의 생성 여부이다. 아사나는 에너지를 소진시키는 운동이 아니라 그 반대로 에너지를 생성시키고 활력을 얻는 수련법이고 따라서 만약 체위를 한 후에 지쳐버린다면 그것은 요가의 목적에서 어긋난 것이라 할 수 있다. 아사나를 모두 실행할 경우 사지는 이완되고 긴장이 풀어져 약간 나른하지만 힘과 활력이 느껴지고 정신이 은화처럼 빛나야 성공적으로 수행된 것이라 할 수 있다.

몇 가지 체위는 초보자에게 힘겨울 수도 있지만 반복함으로써 척추의 힘이 강화되면서 점차 그 완성도를 높일 수 있다. 하지만 아사나를 효과적으로 수련하기 위해서는 다음의 사항을 지켜야 할 것이다.

① 체질과 현재의 몸 상태를 고려한다.

역동적인 아사나는 세포나 장기를 자극함으로써 혈액이나 체액이 원활하게 흐를 수 있도록 하고 따라서 기본적으로 건강에 이바지한다. 하지만 모든 체위가 언제, 어디서나 천편일률적으로 효과적인 것은 아니다. 체질에 따라 유익한 것도 있고 해로운 것도 있다. 개인의 편차와 체질, 질병 등을 고려해야 하고 또 날씨나 시간대에 따라 아사나의 방법이나 강도 역시 다를 수밖에 없다. 모든 아사나는 억제하는 작용과 팽창하는 작용이 있으므로 어떤 사람에겐 특정 아사나의 장점이 해로울 수 있고 또 어떤 사람에겐 특정 아사나의 단점이 장점이 될 수 있다. 예를 들어

---

52) 일반적으로는 근력 강화를 건강의 증표로 보지만, 요가의 관점에서 보면 근력 강화는 생명에너지의 상실이라는 대가를 치룬 것으로 볼 수 있다. 인간의 질병이란 신체가 유연하거나 마음의 긴장이 해소될 때 생기는 것이 아니라 몸이 뻣뻣해지고 근육이 굳어지고 사고 방식이 경직되거나 억압될 때 생기는 것이 대부분이다.

괄약근이 잘 조여지지 않고, 다리가 무겁고 또 위장이나 자궁 하수가 있는 사람의 경우엔 등펴기를 강하게 해야 하고 그 반대로 쁘라나를 끌어내리는 메뚜기 등은 가볍게 해야 할 것이다. 반대로 성격이 예민하거나 비쩍 마른 사람에겐 과도한 등펴기는 오히려 해로우므로 그 반대의 효과를 지닌 활 체위나 뱀 체위에 더 치중해야 할 것이다. 하지만 체질에 맞는 아사나만 실행할 경우에 그 아사나가 지닌 단점이 있으므로 반대의 효과를 지닌 아사나를 가볍게 함으로써 부작용을 예방해야만 한다. 예를 들어 체중을 감량하기 위해 등펴기와 쟁기만을 열심히 할 경우엔 때 아닌 변비나 불면증 또는 신경질적 반응을 초래할 수 있으므로 등펴기를 한 후엔 활 체위를 가볍게 해서 상쇄시켜야 신체의 조화를 이룰 수 있을 것이다. 또한 소화력을 높이거나 자신감을 키우기 위해 뱀 체위나 활 체위를 할 경우 심신이 흥분될 수 있으므로 그 반대의 효과를 지닌 등펴기나 쟁기 체위로써 부작용을 상쇄시켜야 할 것이다. 따라서 제일 먼저 고려할 것은 자신의 체질이나 질병을 고려해야 할 것이다.

그 외에 살이 찐 사람, 마른 사람, 심장이 약한 사람, 열이 많은 사람, 신경이 예민한 사람, 신체의 좌우 균형이 어긋난 사람, 다혈질, 인내심 부족, 하수, 생리 등 자신의 몸 상태에 따라 조금씩 강조할 아사나가 다르므로 지도를 받아야 한다. 또한 새벽과 오전, 우후와 저녁에 효과적인 아사나가 있고 눈이나 비가 올 때나 화창한 날씨에 효과적인 아사나도 별개로 있으므로 경험이 많은 선생에게 개별적으로 지도받는 것이 가장 좋다고 할 수 있다. 하지만 현실적으로 개별지도는 쉽지 않으므로 비교적 간단하게 자신에게 필요한 체위를 판단할 수 있는 기준이 있는데, 그것은 대개 '유독 자신에게 힘든 체위'가 자신의 몸에 필요한 경우가 많다는 것이다. 물론 초보자의 경우, 체위 도중에 힘이 들면 언제든 자세를 풀고 휴식을 취한다.

② 체위 도중에 하는 호흡은 복식호흡과 꿈브하까의 비율을 지키는 것이 중요하다.

대체적으로 장시간 자세를 유지하는 동작은 복식호흡을 하고 완성형 자세는 '들숨 후 그 숨을 참는 것'이 권장된다.[53] 물구나무서기(7분)나 전신 체위(5분), 쟁기 체위(3분)와 같이 자세를 유지하는 체위에서는 복식호흡을 자연스럽게 하는 것이 좋다. 이때 복식호흡의 속도는 가장 편한 정도가 좋으며, 억지로 강하게 하지 않도록 한다. 가급적 숨을 마시는 것보다는 내쉬는 숨에 의식을 집중하도록 하며, 내쉬는 숨이 허벅지-무릎-발가락 쪽으로 흘러가 마침내 발가락에 숨이 멈춘다는 느낌으로 하는 것이 더 좋다. 또는 발바닥이나 발가락이 따뜻해진다고 상상하는 것도 좋은 방법으로 알려져 있다.

완성된 동작에서 숨을 참는 아사나는 뱀 체위와 활 체위, 메뚜기, 공작 등이다. 예를 들어 뱀 체위의 경우, 숨을 마시면서 머리와 상체를 천천히 세우고 완성된 자세에서 하복부에 숨을 참는 것이 효과적이다. 하지만 초보자의 경우 숨을 참은 상태에서 가슴이 답답하거나 어지럽거나 명치 끝에서 통증을 느낄 수 있는데, 그 때는 곧바로 휴식을 취하는 것이 좋다. 호흡법에 익숙해지면 체위의 완성도도 높아진다고 할 수 있다.

역동적인 아사나를 수련할 때도 호흡수련과 마찬가지로 '입을 다물고'(mukhaṃ saṃyamya) 코로만 숨을 마시고 내쉬도록 한다.

③ 장소와 복장

수련 장소는 신선하고 아늑한 곳이면 좋다. 복장은, 가볍고 통풍이 잘되는 넉넉한 체육복이 좋으며 가급적 여성은 여름에도 양말을 신도록 한다. 초보자는 땀을 흘릴 수 있으므로 수건을 준비하고 가급적 시계나

53) 횡경막호흡(복식법)에 익숙지 않은 초보자는 자연스럽게 호흡을 해도 좋다.

휴대 전화를 비롯한 전자 제품 그리고 목걸이와 반지 등 액세서리를 벗어놓도록 한다.

④ 수련 전의 주의사항

위와 방광을 비우는 것이 좋으며 배부른 상태보다는 약간의 공복감이 있는 것이 좋다. 오전에는 최소 식후 30분 이후에 체위를 하며, 오후에는 식후 1시간 또는 소화가 된 후에 하는 것이 좋다. 한편 생리 기간에는 뱀 체위, 활 체위와 같이 복압력을 높이는 체위와 메뚜기 체위와 같이 하기시키는 체위를 하지 않는다.

⑤ 수련 후의 주의사항

초보자의 경우 체위뿐만 아니라 호흡수련에서도 땀이 날 수 있는데, 땀을 물로 씻지 말고 손으로 비벼서 말리도록 한다. 요가수련 직후에는 샤워를 하거나 머리를 감지 않는다. 특히 호흡을 수련한 후엔 하복부와 손발이 따뜻해지는데 이때 샤워를 하면 심장에 무리를 주므로 샤워를 하지 않도록 한다. 또한 요가 수련 직후에 무리한 운동을 하지 않으며 식사는 30분 후에 하도록 한다.

역동적인 체위는 피로를 풀어주고 또 혈액이나 체액의 흐름을 정상으로 돌린다는 점에서 운동으로서의 효과도 적지 않다. 하지만 『하타(요가)쁘라디삐까』를 비롯한 산스끄리뜨 원전이 구체적인 방법이나 효과, 주의사항을 언급했던 것은 아니다. 그것은 앞서 언급했듯이, 하타요가 문헌은 초보자를 위한 문헌 혹은 '하타요가 문헌을 통해 요가에 입문하려는 사람'을 위한 것이 아니라 동일 전통권의 수행자를 위한 것이기 때문이다. 하지만 여기서는 실제 수행에서 경험할 수 있는 효과에 대해서 간략히 서술할 것이다. 또한 각 체위의 구체적인 수행 방법은 기질이나 기후에 따라 조금씩 다르지만 여기서는 비교적 무난한 방법을 설명하고자 한다.

1) 활 체위(Dhanurāsana)

『하타(요가)쁘라디삐까』는 활 체위의 방법을 간단히 언급한다.

> 두 엄지발가락을 양손으로 잡은 후 귀에 이르기까지
> 활을 당기는 모양을 취한다. 이것이 활 체위이다.[54]

『하타(요가)쁘라디삐까』의 설명만으론 활 체위의 형태가 잘 이해되지 않지만 브라흐마난다의 해설에 따르면, 한쪽 발은 바닥에 그대로 두고 '한쪽 손으로'[55] 시위를 당기듯 반대쪽 발을 귀까지 끌어당기는 것이다. 이것은 앉은 상태에서 취하는 활 체위로서 『게란다상히따』의 방법과는 다르다. 일반적으로 널리 알려진 『게란다상히따』의 활 체위법은 다음과 같다.

> 막대기처럼 두 발을 펴서 바닥에 눕고, [등] 뒤에서 양 손으로 양발을 잡은 후
> 활처럼 사지를 구부리는 그것이 활 체위라고 말해졌다.[56]

『게란다상히따』에 따르면 배를 바닥에 대고 누운 상태에서 두 손을 등 뒤로 보내 두 발을 잡은 후 상체와 하체를 들어 올려 척추를 활처럼 구부리는 것이다.

---

54) pādāṅguṣthau tu pāṇibhyāṃ gṛhītvā śravaṇāvadhi |
dhanurākarṣaṇaṃ kuryād dhanurāsanam ucyate ‖ Hp. I.25.

55) ekaṃ pāṇiṃ prasāriṭaṃ··Hp-Jt. I. 25. (*p.* 17, *p.* 12)

56) prasārya pādau bhuvi daṇḍarūpau karau ca pṛṣṭhe dhṛtapādayugmam |
kṛtvā dhanurvat parivaritāṅgaṃ nigadyate vai dhanurāsanaṃ tat ‖ Ghs. II.18.

『게란다상히따』의 활 체위의 경우, 숨을 마시면서 팔과 다리를 들어 올려서 5초(익숙해지면 10초) 정도 숨을 참는 방법으로 실행되는 경우가 많다.

① 배를 바닥에 대고 누운 다음 두 무릎을 구부리고 양 손으로 발목을 잡는다.
② 숨을 마시면서 상체와 두 발을 함께 들고 숨을 10-15초 정도 참는다.
③ 이 때 의식을 아랫배에 집중한다.
④ 숨을 내쉬면서 자세를 푼다.
⑤ 2번 반복하며 마지막 3번째에는 최대한 참는다.

『게란다상히따』는 활 체위의 효과를 설명하지 않았지만 실제 수련을 통해 경험할 수 있는 효과와 주의사항은 다음과 같다.

① 소화력이 증진된다.
② 장기의 활동이 활발해진다.
③ 뱃심이 생기게 되고 정신적인 안정과 자신감을 가져다준다.
④ 잡념과 번뇌, 우울감, 패배감이 들 때 이 체위를 하는 것이 좋다.
⑤ 피로하거나 우울할 때 심신의 피로를 풀어준다.

주의사항

① 초보자는 절대 무리하지 않으며, 가급적 지도를 받도록 한다.
② 소화력을 증대시켜주므로 체중을 감량하려는 사람은 이 체위를 하기 전이나 후에 등펴기와 쟁기 체위를 하도록 한다.
③ 고혈압, 심장 질환이 있는 사람은 무리하지 않는다.
④ 의식은 아랫배에 집중한다. 초보자는 자극이 가장 많은 곳 또는 아픈 곳에 집중한다.

⑤ 완성된 동작에서 가능한 무릎 사이를 좁힌다.

⑥ 익숙할 경우, 완성된 동작에서 하단전이나 하복부에 살짝 힘을 줘도 좋지만 그때는 괄약근을 조인다.

⑦ 생리 중이거나 임신 기간에는 이 체위를 하지 않는다.

2) 등펴기 체위(Paścimatānāsana)

등펴기 체위의 요지는 두발을 앞으로 가지런히 모은 후 이마가 무릎에 닿을 때까지 상체를 숙이고 두 손가락으로 두 엄지발가락을 잡는 것이다. 『쉬바상히따』는, 이 체위가 생기(生氣)를 수슘나로 끌어올리는 강력한 행법이라는 점에서 '최상'(ugra)이라는 무드라로 명명한다. 등펴기 체위는 쁘라나를 위로 끌어올린다는 점에서, 무력감을 느끼거나 나른할 때 효과적이고 또 하체 비만인 여성에게 유익한 체위라 할 수 있다. 하지만 등펴기 체위를 할 경우 신경이 예민해질 수도 있으므로 뱀 체위나 활 체위를 실행함으로써 부작용을 상쇄시켜야 할 것이다. 여성의 경우 특히 하체 비만일 경우, 숨을 참은 상태에서 괄약근을 조이는 것이 좋지만, 잘 조여지지 않을 경우 괄약근을 조인다고 상상해도 좋으며, 꾸준히 실행함으로써 마침내 괄약근이 잘 조여지게 될 경우 이 체위에 성공했다고 할 수 있다.

『게란다상히따』의 무드라 중 따다기 무드라(tāḍagī, 연못)도 위의 등펴기 체위와 유사한데, 따다기 무드라에 대한 설명 중에서 '복부를 등 쪽으로 당겨라'는 내용이 언급되므로 이 무드라의 방법은 등펴기 체위를 유지한 상태에서 웃디야나 반드하로써 복부를 등 쪽으로 끌어당기는 것으로 볼 수 있다. 『하타(요가)쁘라디삐까』 역시 등펴기 체위의 주요한 효과로 '쁘라나를 수슘나로 흐르게 하는 것으로 말했다는 점'에서 웃디야나 반드하를 병행한다는 것을 알 수 있고 또 웃디야나 반드하가 실행된다는 점에서 등펴기 체위가 '들숨 후 그 숨을 참은 상태'(뿌라까 쁘라나야마,

=꿈브하까)와 병행해서 실행된다는 것을 알 수 있다. 따라서 등펴기를 실제로 수행할 경우, 숨을 참은 상태에서 상체를 숙이는 것이고 그 상태에서 복부를 등 쪽으로 끌어당기는 것이 바람직하다고 할 수 있다.『쉬바상히따』와『게란다상히따』가 등펴기를 무드라로 분류했다는 점에서 알 수 있듯이 꿈브하까(들숨 후 그 숨을 참음)에 숙달되지 않은 초보자에겐 부작용이 있을 수 있으므로 스승의 지도를 받아야 할 것이다.

> 막대기처럼 두 발을 바닥에 편 다음, [상체를 숙여] 두 손으로 두 발끝을 잡고서
> 이마 부분을 무릎 위에 놓고 [그 상태를] 유지해야 한다. 이것을 등펴기라고 말한다.[57]
> 등펴기 체위는 최고의 체위로서 생기(生氣)를 등 쪽으로[58] 흐르게 한다.
> 소화의 불을 증대시키고 복부를 가늘게 하고 인간의 질병을 없앤다.[59]

『하타(요가)쁘라디삐까』는 방법을 간단하게 언급했지만 다음과 같은 방법을 권장할 수 있다.

① 허리와 다리를 곧게 펴고 앉는다.

② 숨을 아랫배로 마시고 참은 상태에서 상체를 앞으로 숙여 양손으로 엄지발가락을 잡고 발가락을 몸 쪽으로 당긴다.

③ 완성된 상태에서 숨을 5-10초 정도 참은 후 내쉬면서 앞으로 더 숙여준다.

④ 숨을 마시면서 1번 자세로 되돌아간다.

---

57) prasārya pādau bhuvi daṇḍarūpau dorbhyāṃ padāgradvitayaṃ gṛhītvā |
jānūpari nyastalalāṭadeśo vased idaṃ paścimatānam āhuḥ || Hp. I.28.

58) paścima의 사전적 의미는 후방, 후에, 마지막, 최종, 서쪽 등이다. 여기서는 등 쪽, 즉 수슘나 나디를 의미한다.

59) iti paścimatānam āsanāgryaṃ pavanaṃ paścima vāhinaṃ karoti |
udayaṃ jaṭharānalasya kūryād udare kārśyam arogatāṃ ca pūsāṃ || Hp. I.29.

전 과정을 3-4회 반복하는 것이 좋으며 주의사항은 다음과 같다.

① 초보자의 경우, 완성된 자세에서 가슴이 답답하거나 열이 올라올 경우엔 휴식을 취한다.

② 종아리가 늘어나도록 무릎을 곧게 펴고 엄지발가락을 몸 쪽으로 당긴다. 하지만 생리, 임신 기간에는 발가락을 당기지 않는다.

③ 이마가 무릎에 닿지 않거나 손이 발끝에 닿지 않을 경우에도 무릎을 구부리지 않는다.

④ 숨을 참은 상태에서 괄약근을 조이되 가슴이 답답할 경우엔 복식호흡을 하거나 자세를 풀어준다.

⑤ 불면증이 있거나 신경이 예민한 사람이나 마른 사람 또는 소화 능력이 떨어지는 사람은 가볍게 한다.

3) 뱀 체위(Bhujaṅgāsana)

뱀 체위는 『게란다상히따』에 언급된 체위 중 가장 인기 있는 체위이다. 뱀체위의 외형은 배를 바닥에 대고 누운 상태에서 두 손을 겨드랑이 옆에 두고 숨을 마시면서 코브라처럼 상체를 들어올리는 것이다.

> 엄지발가락에서 배꼽까지의 [하체를] 바닥에 붙이고
> 양 손바닥을 [땅에] 대고 뱀처럼 머리를 위로 들어올린다.[60)]

실제 수행에서는, 숨을 마시면서 상체를 들어 올리고 자세가 완성된 후 '마신 숨을 참을 수 있을 때까지 참고 난 후' 더 이상 숨을 참기 힘들 때 숨을 내쉬면서 자세를 푸는 것을 2-3회 정도 반복하는 것이 효과적이다.

---

60) aṅguṣthanābhiparyantam adhobhūmau ca vinyaset |
dharāṃ karatalābhyāṃ dhṛtvordhvaśīrṣaḥ phaṇīva hi ‖ GhS. II.42.

뱀 체위를 수련함으로써 신체에 열기가 증대되고 모든 질병이 소멸되고 [잠자고 있는] 뱀의 여신(=꾼달리니)가 깨어난다.[61]

『게란다상히따』가 뱀 체위의 효과로 열기의 생성과 꾼달리니의 각성을 들었다는 점에서 이 체위가 꿈브하까와 병행해서 실행된다는 것을 알 수 있다. 따라서 비록 원전은 꿈브하까를 언급하지 않았지만 실제 수행에서는 다음과 같이 하는 것이 효과적일 것이다.

초급

① 배를 바닥에 대고 엎드린 상태에서 두 발을 가지런히 모으고 두 팔을 겨드랑이에 둔다.
② 숨을 천천히 마시면서 상체와 머리를 들어올린다.
③ 그 상태에서 복식호흡을 10번 한다.
④ 숨을 내쉬면서 자세를 풀어준다.
⑤ 2-3회 반복한다.

중급

① 배를 바닥에 대고 엎드린 상태에서 두 발을 가지런히 모으고 두 팔을 겨드랑이에 둔다.
② 숨을 천천히 마시면서 머리와 상체를 천천히 들어올리고 마신 숨을 참는다.
③ 숨을 참고 있는 동안 가슴이 답답하거나 명치에서 통증이 느껴지면 자세를 풀고 휴식을 취한다.
④ 숨을 참은 상태에서 10-20초가량 자세를 유지한다. 이때 의식은

---

61) dehāgnir vardhate nityaṃ sarvarogavināśam |
jāgarti bhujagī devī bhujaṅgāsanasādhanāt ‖ GhS. II.43.

꼬리뼈 또는 자극이나 통증이 오는 부위에 집중한다.

⑤ 숨을 내쉬면서 천천히 자세를 풀고 휴식을 취한다.

⑥ 3회를 반복하되 마지막 네 번째는 동작④에서 숨을 참을 수 있을 때까지 참는다.

위 방법으로 실행할 경우 머리와 상체를 들면서 숨을 마쉬되 숨이 폐를 지나 하단전까지 쑥 내려간다고 상상하는 것도 좋으며, 완성된 자세에서 고개를 뒤로 젖히고 가슴을 쭉 펴도록 한다. 또한 숨을 참은 상태에서 하단전 또는 배꼽 아랫부분에 가볍게 힘을 줘도 좋지만 그때는 괄약근을 조인다. 초보자는 숨을 참지 말고 복식호흡을 자연스럽게 하는 것이 좋으며, 하수 증세가 있을 경우 및 생리 기간, 임신 기간엔 뱀 체위를 하지 않는다. 뱀 체위는 형태상, 폐와 대장의 기능을 강화시키므로 오전에 더 효과적인 체위로 알려져 있다.

뱀체위의 방법을 단순하지만 호흡이 얕은 초보자는 현기증을 느낄 수 있으므로 가볍게, 천천히 동작을 취해야 한다.

4) 공작 체위(Māyurāsana)

공작 체위가 최초로 언급된 문헌은 13세기의 『요가야갸왈까』(III.15-16)와 『맛첸드라상히따』(III.13)이다. 비갸나빅슈(16세기)의 『요가사라상그라하』에서도 열거되었다는 점에서 알 수 있듯이 공작 체위는 인기 있는 체위이다. 공작 체위의 방법은 대동소이한데 요지는 두 손을 바닥에 대고 상체와 하체를 땅에서 들어올리는 것이다.

17세기 후반에 성립된 『하타라뜨나왈리』는 공작 체위를 Daṇḍamayūra, Pāśvamayūra, Bandhamayūra, Piṇḍamayūra와 같은 네 종류로 설명하는데 그 중에서 첫 번째의 공작 체위가 『하타(요가)쁘라디삐까』와 『게란다상히따』에서 설명된 것이고 나머지는 결가부좌를 한 상태에서 실행되는 것과 같은 변형 동작이다. 『하타(요가)쁘라디삐까』는 공작 체위를 다음과 같이 설명한다.

> 두 손으로 땅을 댄 후 그 팔꿈치를 배꼽 근처에 붙이고
>
> 막대기처럼 [몸이] 위로 허공에 올려진 것이 공작 체위라고 사람들은 말한다.[62)]

이 체위는 꿈브하까에 능통하지 않는 초보자에겐 쉽지 않은 동작이지만 성공적으로 자세를 유지할 경우 소화의 불을 일으켜 나쁜 음식이나 독까지 태우는 것으로 알려져 있다.[63)]

공작 체위의 외형은 두 팔꿈치를 모아 복부에 붙인 후 숨을 마시고 참은 상태에서 상체를 앞으로 조금 밀면서 두 다리를 들어올려 균형을 잡는 것이다. 숨을 참은 상태에서 실행되므로 소화력을 증대시키지만 복압력도 높아지므로 임신, 생리 기간엔 피해야 할 것이다.

공작 체위를 취하는 순서는 사람마다 조금씩 다르지만 대체로 ① 손바닥이 얼굴 쪽을 향하게끔 모으고 무릎을 꿇고 선 상태에서 ② 양 팔꿈치를 배에 붙인 후 ④ 숨을 최대한 마시고 참은 상태에서 ⑤ 상체를 숙이면서 두 팔을 펴서 양 허벅지 사이의 바닥에 손바닥을 대고 ⑥ 손바닥이 바닥에 닿는 순간 상체를 앞으로 내밀면서 ⑦ 두 다리를 들어 균형을 잡는 것으로 파악된다. 완성된 자세에서 공작 체위를 유지하는 시간은 5

---

62) dharām avaṣṭabhya karadvayena tatkūrparasthāpitanābhipārśvaḥ |
uccāsano daṇḍavad utthitaḥ khe māyuram etat pravadanti pīṭham ‖ Hp. I.30.

63) "공작 체위는 비장과 복부의 모든 질병들을 제거하고 도샤를 극복한다.
수많은 해로운 음식을 남김없이 소화시킬 것이다. 소화의 불을 일으켜 독극물을 소화시킬 것이다."
harati sakalarogān āśu gulmodarādīn abhibhavati ca doṣān āsanaṃ śrīmayūram |
bahu kadaśanabhuktaṃ bhasma kuryād aśeṣaṃ janayati jaṭharāgniṃ jārayet kālakūṭam ‖ Hp. I.31.

초에서 10초 정도이다.

공작 체위는 손이나 팔의 힘으로 상체와 하체를 들어올리는 것이 아니라 하단전의 힘으로 들어올리는 것이고 따라서 비교적 단기간에 공작 체위를 성공할 수 있는 조건은 '들숨 후 그 숨을 최대한 참는 호흡'(뿌라까 쁘라나야마, =꿈브하까)에 익숙해지는 것이다.[64]

5) 메뚜기 체위(Śalabhāsana)

메뚜기 체위는 『게란다상히따』에서 처음으로 등장한 아사나인데, 일반적인 형태는 배를 바닥에 대고 누운 상태에서 두 손등이나 손바닥 혹은 주먹으로 배꼽 옆을 압박한 후 두 발을 들어올리는 것이다.

> 누워서 두 손을 가슴에 대고 두 손바닥을 바닥에 대고서
> 두 발을 허공으로 23cm 정도 위로 [들어올리는] 체위를 성자들은 메뚜라라고 말한다.[65]

『게란다상히따』는 손의 모양이나 위치를 언급하지 않았지만 일반적으로 두 손바닥을 허벅지에 대거나 혹은 주먹을 쥐고 골반 안쪽에 붙인 상태에서 실행된다. 원전은 이 체위의 효과를 설명하지 않았지만 메뚜기 체위의 가장 큰 효과는 성력 증강으로 알려져 있다. 또한 두통이나 치통을 경감시키고 흥분된 마음을 진정시키고 인내력을 키우는데도 좋다고 말해진다. 하지만 쁘라나를 아래로 내리는 체위이므로 변비에는 좋지만 하수증이 있거나 생리 및 임신 기간에서 피해야 하고 괄약근이 잘 조여지지 않은 사람

---

64) 공작 체위와 별 상관없어 보이지만 공작 체위에 한 번이라도 성공하게 되면 연화좌가 좀 더 수월해지는 경우가 많다.

65) adhyāsya śete karayugmavakṣa ālambya bhūmiṃ karayos talābhyām
pādau ca śūnye ca vitasti cordhva vadanti pīṭhaṃ śalabhaṃ munīndrāḥ ‖ GhS. II.39

은 가볍게 해야 할 것이다.

방법

① 배를 바닥에 대고 누운 다음 두 손등을 허벅지와 땅바닥 사이에 놓는다.
② 숨을 마시면서 두 발을 천천히 들고 숨은 하복부에 참도록 한다.
③ 완성된 자세에서 이마나 턱을 바닥에 붙이고 10초간 숨을 참고 자세를 유지한 다음 숨을 내쉬면서 자세를 풀어준다.
④ 위의 동작을 2번 반복하고 마지막 3번째는 숨을 참을 수 있을 때까지 참는다.

위의 방법대로 실행할 경우에 주의사항은 다음과 같다.

① 메뚜기 체위는 쁘라나를 하체로 내려보내므로 괄약근이 잘 조여지지 않거나 위하수, 자궁하수일 경우엔 하지 않는다.
② 생리 중이거나 임신 중일 때는 이 체위를 하지 않는다.
③ 여성은 이 체위를 무리하지 않도록 하며 완성된 자세에서 괄약근을 조이도록 한다.
④ 완성된 자세에서는 가급적 무릎을 펴도록 한다.
⑤ 초보자는 무리하게 숨을 참지 않는다.

6) 물고기의 신(Mātsya) 체위(āsana)

물고기 신(Mātsya)의 체위는 『게란다상히따』에서 설명되었는데, 그 형태는 연화좌를 취한 상태에서 뒤고 누워 두 팔로 머리를 감싸는 것이다. 실제 수행에서는 아래에서 언급된 자세로 10-30초 정도 자세를 유지하며 가볍게 호흡을 하는 것 혹은 턱을 들고 정수리를 바닥에 댄 상태에서 10초 정도 자세를 유지하는 것으로도 알려져 있다. 후자의 경우 목뼈에 무리를 줄 수 있으므로 가볍게 하도록 한다.

연화좌를 취한 후 [등을 바닥에 대고] 위쪽으로 눕는다.
두 팔꿈치로써 머리를 감싼다. 물고기 신의 체위는 질병을 치유한다.[66)]

7) 쟁기 체위(Citrakaraṇī)

쟁기 체위는 17세기 후반에 성립된 『하타라뜨나왈리』에서 설명된 체위로 일반적으로 Hālāsana(쟁기 체위)로 불리기도 한다. 쟁기 체위의 방법은 간단한데, 누운 상태에서 두 발을 들어올린 다음 머리 뒤로 넘기는 것이다. 비록 원전은 쟁기 체위의 효과를 설명하지 않았지만 형태상, 이 체위는 척추를 곧게 해주고 또 요통에도 효과적이다. 또한 턱을 당기는 동작이므로 식욕을 억제하고 정서적인 안정에도 도움이 된다는 것을 알 수 있다. 하지만 초보자 혹은 비만일 경우엔 가슴이 답답할 수 있으므로 무리하지 않도록 한다. 흥미로운 것은 쟁기 체위를 할 경우 복식호흡이 저절로 이루어지는 경우가 많다는 점이다.

방법

① 두 팔을 바닥에 대고 둔 상태에서 두발을 툭 차서 머리 뒤쪽으로 넘긴다.
② 완성된 자세에서 무릎을 곧게 펴고 자연스럽게 복식호흡을 한다.
③ 가능한 한 발끝을 머리에서 멀리 떨어지도록 하고 긴장을 푼다.
④ 초급 30초간 자세유지(2-3회 반복)/ 중급: 3분

---

66) muktapadmāsanaṃ kṛtvā uttānaśayanaṃ caret |
kūrparābhyāṃ śiro veṣṭyaṃ rogaghnaṃ mātsyam āsanam ‖ GhS. II.21

위 방법으로 할 경우의 주의사항은 다음과 같다.

① 목뼈가 튀어나온 사람은 아플 수가 있으므로 1분씩 3회를 반복하도록 하고 점차 익숙해지도록 한다.

② 척추의 상태가 좋지 않거나 운동 부족인 사람은 자세를 유지할 때보다 체위를 풀고 난 후에 더 아플 수 있지만 조금씩 시간을 늘려 3분정도 자세를 유지하도록 한다.

③ 발끝이 바닥에 닿지 않을 경우에도 무릎은 펴도록 한다.

④ 식사 등으로 배가 부른 상태에서는 하지 않도록 하고 초보자의 경우, 가슴이 답답하면 곧바로 자세를 풀고 휴식한다.

8) 맛첸드라 체위(Matsyendrāsana)

맛첸드라 체위는 앉은 상태에서 오른발을 구부리고 왼쪽 발을 오른쪽 무릎 바깥으로 보내고 오른손으로 왼쪽 발목을 비틀어 잡는 것이다. 실제로 이 체위를 수련할 때는 위에서 언급한 자세에서 숨을 마시고 참은 상태에서 왼쪽으로 허리를 비틀고 내쉰 후에 원래 상태로 돌아오는 것인데 좌우로 자세를 바꾸어 2-3회 정도 실행하는 것이 권장되고 있다.

> 오른쪽 발을 왼쪽 허벅지 아래에 고정하고 무릎 바깥으로 꼬아진 왼쪽 발을 [오른 손으로] 잡은 후에 [왼쪽으로] 신체를 비트는 것이 성자 맛츠야나타에 의해 설명된 체위이다.[67)]

> 맛첸드라 체위는 소화의 불을 지피고 치명적인 질병덩어리를 파괴하는 무기이다.

---

67) vāmorumūlārpitadakṣapādaṃ jānor bahir veṣṭitavāmapādam |
pragṛhya tiṣthet parivartitāṅgaḥ śrīmatsyanāthoditam āsanaṃ syāt ‖ Hp. I.26

수련을 통해서 꾼달리니가 각성되고 인간에게 달의 안정을 준다.[68]

맛첸드라 체위가 꾼달리니의 각성이 도움이 된다는 설명에서 알 수 있는 것은 이 체위가 꿈브하까와 세 종류의 반드하를 병행한다는 것이다. 따라서 숨을 참은 상태에서 상체를 반대로 비틀고 괄약근을 조이고 턱과 하복부를 최대한 끌어당겨야 할 것이다.

① 앉아서 두 발을 가지런히 모으고 자리에 앉는다.
② 왼발을 들어 오른쪽 무릎 바깥쪽에 둔다.
③ 오른발을 구부려 뒤꿈치를 깔고 앉는다.
④ 오른손을 앞으로 펴서 팔꿈치를 왼쪽 무릎에 댄 다음 오른쪽 손가락으로 발목이나 엄지발가락을 잡는다.
⑤ 왼팔을 등 뒤로 보낸다.
⑥ 숨을 마시고 참은 상태에서 허리와 고개를 왼쪽으로 돌린다.
⑦ 턱을 당기고 숨을 참는다(10초).
⑧ 숨을 참은 상태에서 괄약근을 조이고 턱을 어깨에 붙이고 하복부를 등 쪽으로 끌어 당긴다.
⑨ 숨을 내쉬면서 3반드하(괄약근, 턱, 하복부)를 해제하면서 조금 더 왼쪽으로 비틀어 준다.
⑩ 숨을 마시면서 자세를 바로 한다.
⑪ 동작⑥-⑩을 1회 더 반복한다.
⑫ 자세를 바꾸어서 2회 반복한다.
⑬ 좌-우 중에서 잘 안 되는 동작을 1-2회 더 실행한다.

---

68) matsyendrapīṭhaṃ jaṭharapradīptiṃ pracaṇḍarugmaṇḍalakhaṇḍanāstram |
abhyāsataḥ kuṇḍalinīprabodhaṃ candrasthiratvaṃ ca dadāti puṃsām ‖ Hp. I.27

맛첸드라 체위는 척추를 좌우로 비트는 체위이므로 척추와 골반을 균형을 잡는데 유용한데 좌우 중 잘 안 되는 쪽이 있다면 그 쪽을 몇 회 더 반복하는 것이 효과적이다. 하지만 지나치게 마른 사람이나 소화력이 약한 사람은 가볍게 한다. 맛첸드라 체위의 효과는 다음과 같다.

① 척추를 좌우로 비틀어 줌으로써 신체를 교정해주며 특히 척추의 교정에 효과적이다. 좌우 중 잘 되는 쪽은 약하게 하고 잘 안 되거나 힘든 쪽을 강하게 하거나 한 번 더 하도록 한다.
② 근육이나 내장이 제자리를 찾아가게 해준다.
③ 하복부를 자극함으로써 숙변이나 노폐물을 제거해준다.
④ 군살을 제거하며 허리를 가늘게 해준다.

9) 사자 체위(Siṃhāsana)

사자좌는 『하타(요가)쁘라디삐까』가 중요시하는 4대 아사나 중 하나이다. 하지만 『하타(요가)쁘라디삐까』에 설명된 사자좌는 비록 앉는 자세이지만 연화, 달인, 영웅과 달리 호흡이나 무드라를 수련하기에 적합한 자세는 아니다. 그럼에도 불구하고 사자좌를 주요 아사나에 포함시킨 것은 아마도 사자좌의 효과가 지대하기 때문인 것으로 짐작된다. 사자좌는 『요가야가왈꺄』(9-10송)와 『바시슈타상히따』의 『요가편』(Yogakāṇḍa. II.73-74)에서도 설명되는데 『하타(요가)쁘라디삐까』의 방법과 동일하다.[69] 『게란다상히따』의 경우, 앉는 자세는 약간 다르지만 입을 벌리고 또 코끝을 응시하는 점에서는 『하타(요가)쁘라디삐까』의 방법과 동일하다. 『하타(요가)쁘라디삐까』는 사자좌의 방법을 다음과 같이 설명한다.

69) 세 문헌의 원문도 거의 일치한다.

이제 사자좌를 설하노니,

두 발목을 음낭 아래의 봉합선의 양쪽에 붙인다.

오른쪽 [음낭 부분]에 왼쪽 발목을, 오른쪽 발목을 왼쪽 [음낭 부분]에 [붙인다].[70)]

두 손을 양 무릎에 올려놓은 다음 자신의 손가락들을 펼치고서

입을 벌리고 정신을 통일하고 코끝을 응시한다.[71)]

사자좌는 입을 벌린다는 점에서 일단 호흡과 무드라를 위한 좌법으로 간주될 수는 없다. 그 이유는 하타요가의 호흡법은 입을 다물고(mukhaṃ saṃyamya)[72)] 실행되고 '호흡법과 병행해서 실행되는 무드라' 역시 입을 다물고 실행되기 때문이다.

『하타(요가)쁘라디삐까』와 『게란다상히따』는 공통적으로 사자좌의 방법으로 '입을 벌려라'라고만 언급할 뿐이지만 브라흐마난다의 해설에 따르면 단순히 입을 벌리는 것이 아니라 '입을 벌려 혀를 길게 빼는 것'으로 파악된다.[73)] 『하타(요가)쁘라디삐까』의 설명에 따르면 사자좌의 형태는 '턱을 최대한 끌어당겨 흉골(胸骨)에 붙이는 것'(잘란드하라 반드하)으로 파악된다. 『게란다상히따』 역시 '턱을 당겨 가슴에 붙이는 잘란드하라 반드하를 취해서 코끝을 응시해라'고[74)] 말하므로 사자좌의 외형은 턱을 흉골에 붙이고 입을 크게 벌린 상태에서 혀를 최대한 길게 내미는 것으로 파악된다.

---

70) atha siṃhāsanam
gulphau ca vṛṣaṇasyādhaḥ sīvanyāḥ pārśvayoḥ kṣipet |
dakṣiṇe savyagulphaṃ tu dakṣagulphaṃ tu savyake ‖ Hp. I.50.

71) hastau tu jānvoḥ saṃsthāpya svāṅgulīḥ saṃprasārya ca |
vyāttavaktro nirīkṣeta nāsāgraṃ susamāhitaḥ ‖ Hp. I.51.

72) 웃짜이(승리, ujjāyī kumbhak: Hp. II.51), 브하스뜨리까(풀무, bhastrikā kumbhka: Hp. II.60)를 참조.

73) '펼치고 늘어뜨린 혀'
saṃprasāritalalajjihva. Hp-Jt. I. 51. (*p.* 27, *l.* 20)

74) jalandhreṇa nāsāgram avalokayet | GhS. II.15a

『하타(요가)쁘라디삐까』에 설명된 사자좌의 자세는 달인좌와 유사하지만 발목을 겹쳐 놓는 위치와 각도가 다르다. 『하타(요가)쁘라디삐까』의 방법은 서양인이 취하기에 힘든 동작이므로 현대 요가에서는 대체로 편하게 무릎을 꿇고 앉아 입을 크게 벌리고 혀를 내민 상태 혹은 결가부좌를 한 상태에서 양 무릎을 바닥에 대고 시선을 미간 쪽에 두고 정뇌법을 30회 정도 실행하는 것으로 알려져 있다.

사자 체위는 입과 혀, 침과 관련해서 대단히 효과적인데, 입을 크게 벌림으로써 자신감을 키워주고 혀를 자극함으로써 심장의 기능을 강화하고 또 침샘을 자극해서 많은 침을 분비케 하여 청춘을 유지할 수 있게 하는 것으로 알려져 있다.

10) 소얼굴 체위(Gomukhāsana)

『하타(요가)쁘라디삐까』에서 설명된 소얼굴 체위는 『바시슈타상히따』의 「요가깐다」(Yogakāṇḍa. I.70) 및 『요가야가왈까』(III.6)의 방법과 동일하다.

> 왼쪽(svaye) 대퇴부에 오른쪽 발목을 붙여라
> 그와 같이 오른쪽에도 또한 왼쪽[발목]을 [두는 것]이 소의 얼굴과 닮은 소얼굴 [체위]이다.[75)]

하지만 『하타(요가)쁘라디삐까』를 비롯한 다른 문헌에서도 주석서에서도 양 손의 모양이나 위치는 언급되지 않았다. 일반적으로 왼손을 어깨로 넘기고 오른손을 등 뒤로 보내 양손을 잡는 것으로 알려져 있지만 문헌적 근거가 있는 것은 아니다. 하지만 양손을 편하게 양 무릎에 올려 두

---

75) savye dakṣiṇagulphaṃ tu pṛṣṭhapārśve niyojayet |
dakṣiṇe 'pi tathā savyaṃ gomukhaṃ gomukhākṛti ‖ Hp. I.20.

는 것이 더 수월할 것으로 보인다.

11) 거북이 체위(kūrmāsana)

두 발목을 반대 방향으로 교차시킴으로써 항문을 압박함으로써
유지되는 [자세]가 거북이 체위이다‥[76]

12) 수탉 체위(Kukkuṭāsana)

연화좌를 한 후에 무릎과 종아리 안쪽에 두 손을
넣어서 땅에 붙인 후 공중에 있는 것이 수탉 체위이다.[77]

13) 누운 거북이 체위(Uttānakūrmāsana)

수탉 체위를 한 상태에서 두 팔뚝으로 목을 감싼 후 거북이처럼 뒤로 눕는 이것이 누운 거북이 자세이다.[78]

14) 송장 체위(Śavāsana)

송장 체위는 『하타(요가)쁘라디삐까』와 『게란다상히따』, 『육따브하바데와』 그리고 『요가싯드한따짠드리까』에서 등장하는데 방법은 거의 동일하고 『게란다상히따』의 경우 원문조차 『하타(요가)쁘라디삐까』와 일치한다.

죽은 사람처럼 등을 바닥에 대고 누워 있는 그것이 송장 체위이다.
송장 체위는 피로(śranti)를 제거하고 마음의 안정을 준다.[79]

---

76) gudaṃ nirudhya gulphābhyāṃ vyutkrameṇa samāhitaḥ |
kūrmāsanaṃ bhaved ⋯ ‖ Hp. I.22.

77) padmāsanaṃ tu saṃsthāpya jānūrvor antare karau |
niveśya bhūmau saṃsthāpya vyomasthaṃ kukkuṭāsanam ‖ Hp. I.23.

78) kukkutāsanabandhastho dorbhyāṃ saṃbadhya kandharām |
bhavet kūrmavad uttāna etad uttānakūrmakam ‖ Hp. I.24.

송장 체위의 주요한 효과는 피로 제거와 이완이다. 『하타(요가)쁘라디삐까』에 대한 주석 『월광』에서 브라흐마난다는, 송장 체위를 거의 마지막 아사나로 배정하고 피로할 경우에만 실행하는 것으로 말하고 피로하지 않을 경우엔[80] 곧바로 마지막 아사나인 물구나무서기를 해야 한다고 말한다.[81]

15) 물구나무서기(도립행 무드라)

물구나무서기는 아사나의 왕으로 불릴 만큼 중요시되지만 하타요가 문헌은 물구나무서기를 아사나로 분류하지 않고 무드라로 분류한다. 물구나무서기가 아사나가 아니라 무드라로 분류되었다는 점에서 알 수 있는 것은 이 행법이 스승의 지도를 받아야 하는 것이고 또 그만큼 효과가 강력하고 중요하다는 것이다. 자세한 방법과 효과는 무드라 편에서 다룰 것이다.

---

79) uttānaṃ śavavad bhūmau śayanaṃ tac chavāsanam ǀ
śavāsanaṃ śrāntiharaṃ cittaviśrāntikārakam ǁ Hp. I.32.

80) "그 후에, 아사나들을 수련해야 한다. 피로가 생기면 [아사나를] 끝낼 무렵 그것(송장 체위)을 하되 피로가 없는 [고급 수행자]는 [송장 체위를] 하지 않아도 된다."
tato 'bhyased āsanāni śrame jāte śavāsanam ǀ ante samabhyaset tat tu śramābhāve tu nābhyaste ǁ 5 ǁ Hp-Jt. II.48. (*p.* 57, *ll.* 5-6)

81) 아사나를 끝낸 후에 호흡을 수련하는데, 브라흐마난다는 호흡을 수련하기에 앞서 물구나무서기를 해야 한다고 말한다.
"도립으로 불리는 행법(도립 무드라, 물구나무서기)을 꿈브하까를 하기 전에 수련해야 한다. 이 이유는 잘란드하라[반드하]를 편하게 하기 위해 꿈브하까를 하기 전에 해야 하기 때문이다."
kāraṇīṃ viparītākhyāṃ kumbhakāt pūrvam abhyaset ǀ jālaṃdharaprasādārthaṃ kumbhakāt pūrvayogataḥ ǁ 6 ǁ Hp-Jt. II.48. (*p.* 57, *ll.* 7-8)
따라서 브라흐마난다의 해설에 따르면 물구나무서기가 아사나 중에서 가장 마지막으로 실행된다고 할 수 있다.

16) 전신 체위

물구나무서기와 유사한 효과를 지닌 체위로는 어깨로 서는 체위이다. 이 체위는 흔히 전신 체위라는 의미에서 사르방가-아사나(sarvāṅgāsana)로 명명되지만 하타요가 문헌에서 설명된 체위는 아니다. 하지만 이 체위는 물구나무서기와 거의 유사한 효과가 있을 뿐만 아니라 특히 여성에게 대단히 유익한 동작으로 알려져 있다. 이 체위는 냉증, 어혈, 생리 불순 등 대부분의 부인과 질환을 예방할 뿐만 아니라 임신 중에 특히 좋은 것으로 알려져 있다.

방법은 단순한데, 등을 바닥에 대고 누운 상태에서 두 발을 툭 쳐서 천장으로 보내고 두 손으로 허리를 받치고 약 5-7분간 복식호흡을 편하게 하는 것이다. 턱을 당기므로 머리를 맑게 하지만 소화기계를 압박하므로 이 체위를 하기 전이나 후에는 뱀이나 활 체위와 같이 머리를 뒤로 젖히는 체위를 하는 것이 좋다.

제3부

호흡수련(prāṇāyāma)

하타요가를 구성하는 두 번째 요소이자 수련의 성패를 좌우하는 중요한 수련이 쁘라나야마(Prāṇāyāma, 호흡수련, 조식)이다. "요가의 모든 탐험은 단지 호흡수련은 에너지의 유희일 뿐"이라는 고삐 끄리쉬나의 지적대로 쁘라나의 조절은 요가 수련의 중추를 형성한다. 특히 꾼달리니를 각성시키기 위한 하타요가의 무드라가 모두 호흡수련, 더 정확히는 '들숨 후 그 숨을 최대한 상태'(뿌라까 쁘라나야마 =꿈브하까)에서 실행된다는 점에서 호흡수련의 중요성을 알 수 있다.

『하타(요가)쁘라디삐까』는 호흡법을 설명하는 제II장 첫 번째 게송에서 다음과 같이 말한다.

> 아사나에 통달함으로써 [몸을] 통제한 요가수행자는 영양가 있는 [음식을 취하고] 절식하면서
> [이제] 스승이 알려준 방법대로 올바르게 호흡을 수련해야 한다."[1]

---

1) athāsane dṛḍhe yogī vaśī hitamitāśanaḥ |
gurūpadiṣṭamārgeṇa prāṇāyāmān samabhyaset ‖ Hp. II.1.

이 게송에 알 수 있는 것은 아사나를 통해 피로를 없앤 다음에 호흡을 수련해야 한다는 것이고[2] 또 하나는 충분한 영양소의 섭취와 절식이 중요한 조건이라는 것이다. 하타요가가 음식에 대해서 자세히 규정하고 또 단식이나 고행을 금기시하고 충분한 영양소를 섭취할 것[3]을 강조했던 이유는 호흡수련이 많은 쁘라나를 필요로 하고 또 쁘라나가 충만할 때 호흡수련에 성공할 수 있기 때문으로 파악된다. 물론 과식은 오히려 쁘라나를 소실시키므로 금기시될 수밖에 없다. 위 경문에서 또 한 가지 알 수 있는 것은 호흡수련은 혼자서 하는 것이 아니라 스승의 지도를 받아야 한다는 것이다.

한편 위 게송에 대한 주석에서 브라흐마난다는 'āsane dṛḍdhe'[4]의 또 다른 의미로 '호흡수련을 달인좌와 같은 정좌 자세에서 실행하는 것'으로도 풀이한다.[5] 당연한 것이긴 하지만, 브라흐마난다의 해설에서 호흡수련이 달인좌와 연화좌와 같은 정좌 자세에서 실행된다는 것을 알 수 있다. 『하타(요가)쁘라디삐까』 역시 첫 번째 호흡법(=뿌라까 쁘라나야마)인 수르야브헤다나(sūrayabhedana, 오른쪽 코를 뚫는 꿈브하까)를 설명하면서 다음과 같이 말한다.

> 요가 수행자는 안락한 장소에서 [위에서 말한] 바로 그 아사나를 취하고서[6]

---

2) "그와 같이 아사나를 실행함으로써 피로를 없앤 최고의 요가행자들은 나디정화, 무드라 등, 호흡법을 수련해야 한다."
evam āsanabandheṣu yogīndro vigataśramaḥ |
abhyasen nāḍikāśuddhiṃ mudrādi pavanakriyām ‖ Hp. I.55.

3) 이 점에 대해서는 본서 제1부 1-1의 각주 21-23을 참조

4) '아사나에 통달함으로써'

5) "혹은 [아사나에] 통달하고 몸이 안정되었다면, 수탉[체위] 등 [역동적인 체위]를 그만두고 달인좌 등 [좌법] 상태에서 [호흡수련을] 실행해라는 것]을 의도한 것이다."
| dṛḍhe sthire kukkuṭādivivarjite siddhāsanādāv iti vā yojanā ‖ Hp-Jt. II.1. (*p.* 35, *l.* 8)

여기서 '바로 그 아사나'는 앞에서 호흡과 관련된 정화법을 설명하는 나디정화법의 자세인 연화좌를 의미한다. 하지만 브라흐마난다는 주석에서 다음과 같이 말한다.

> 행운, 영웅, 달인, 연화 등[의 좌법] 중에서 하나 혹은 달인좌가 특별하므로 그것을 취하고서…[7]

브라흐마난다의 해설대로, 하타요가의 모든 호흡법 및 '호흡법과 병행해서 실행되는 무드라'는 거의 대부분 회음을 압박할 때 더 효과적이므로 달인좌 혹은 그것의 변형이라 할 수 있는 해탈좌, 금강좌로 실행하는 것이 유용하다고 할 수 있다. 다만 초보자는 반가부좌(ardhāsana)로 장시간 자세를 유지하는 것부터 익숙해져야 할 것이다.

I. 쁘라나 조절의 중요성

『하타(요가)쁘라디삐까』는 호흡조절의 중요성을 제II장 서두에서 언급한다.

> 숨이 몸 안에 머물고 있는 그 기간을 '삶'이라고 하고
> 숨이 떠난 것이 죽음이라고 말해졌다. 그러므로 숨을 통제해야만 한다.[8]

---

6) āsane sukhade yogī baddhvā caivāsanaṃ tataḥ | Hp. II.48.

7) āsanaṃ svastikavīrasiddhapadmādyanyatamaṃ mukhyatvāt siddhāsanam eva vā baddhvaiva… | Hp-Jt. II.48. (*p.* 51, *ll.* 3-4)

8) yāvad vāyuḥ sthito dehe tāvaj jīvanam ucyate |
maraṇaṃ tasya niṣkrāntistato vāyuṃ nirodhayet ‖ Hp. II.3.

더욱이 쁘라나의 통제는 곧 마음의 통제를 의미하므로 『하타(요가)쁘라디삐까』는 쁘라나야마와 삼매를 직접 연결시키기도 한다.

기(氣, vāta)가 동요하면 마음이 동요하고 [기가] 안정되면 [마음도] 안정될 것이다.
그러므로 氣를 통제해야만 요가 수행자는 부동심(三昧)을 획득할 수 있다.[9)]

기(māruta)가 중앙[=수슘나]으로 흐를 때 마음은 부동 상태가 되고,
마음이 안정된 그 상태가 바로 마논마니 경지이다.[10)]

께왈라 꿈브하까(Kevalakumbhaka)로 원하는 만큼 숨을 유지하는데 성공한 자는
또한 라자요가(=삼매)의 경지에 도달할 것이다. 여기에는 의심의 여지가 없다.[11)]

『고락샤사따까』와 『하타(요가)쁘라디삐까』는 신들조차 죽음에 대한 공포 때문에 있는 호흡을 수련했으므로 인간은 더 말할 것도 없다고 말한 후[12)] 호흡수련의 중요성을 역설한다.

---

9) cale vāte calaṃ cittaṃ niścale niścalaṃ bhavet |
yogī sthāṇutvamāpnoti tato vāyuṃ nirodhayet || Hp. II.2.

10) mārute madhyasaṃcāre manaḥ sthairyaṃ prajāyate |
yo manaḥ susthirībhāvaḥ saivāvasthā manonmanī || Hp. II.42.

11) śaktaḥ kevalakumbhena yatheṣṭaṃ vāyudhāraṇāt ||
rājayogapadaṃ cāpi labhate nātra saṃśayaḥ || Hp. II.74-5.

12) "죽음에 대한 공포로 인해 브라흐마는 쁘라나야마에 전념했다.
따라서 요가수행자와 성자들은 호흡을 통제해야 한다."
ataḥ kālabhayād brahmā prāṇāyāmaparāyaṇaḥ |
yogino munayaś caiva tato vāyuṃ nirodhayet || GoŚ. 93
"브라흐만을 위시한 서른 신들조차 죽음에 대한 공포 때문에 있는 힘을 다해서 호흡을 수

기(氣, māruta)가 몸 안에서 결합되고 또 마음이 동요되지 않고
또 시선이 미간에 집중되는 한 어찌 죽음에 대한 공포가 있겠는가.[13)]

하타요가는 쁘라나야마에 의거한 고도의 수행체계를 갖추고 있지만 쁘라나야마에 대한 연구는 미약한 편이다.[14)] 여기서는 먼저 하타요가의 쁘라나야마의 정의와 종류 등을 논의한 후 구체적인 방법을 다루고자 한다.

II. 쁘라나야마(Prāṇāyāma)의 정의

쁘라나야마는 일반적으로 '호흡수련', '호흡 조절'(調息), '호흡 제어', '호흡법' 등으로 번역된다. 하지만 어떤 것도 원어의 의미를 온전히 전달하지는 못한다.[1)] 일반적으로 '호흡수련' 또는 '호흡법', '호흡 조절'이라는 말엔 '호흡의 멈춤', '호흡의 정지'라는 의미보다 '날숨을 극도로 길게 하거나' 또는 '들숨을 날숨을 적절히 교차한다'는 의미가 강하다. 하지만 『하타(요가)쁘라디삐까』를 비롯한 요가 문헌에서 쁘라나야마는 들숨과 날숨의 '교차 행위'가 아니라 그 반대로 들숨과 날숨의 '멈춤'을 의미

련했다.
그러므로 [인간은] 반드시 호흡을 수련해야 한다."
brahmādayo 'pi tridaśāḥ pavanābhyāsatatparāḥ |
abhūvannantakabhayāt tasmāt pavanamabhyaset ‖ Hp. II.39.

13) yāvad baddho marud dehe yāvaccittaṃ nirākulam |
yāvad dṛṣṭirīrbhruvormadhye tāvat kālabhyaṃ kutaḥ ‖ Hp. II.40.

14) 하타요가의 쁘라나야마에 대한 학계 차원의 연구는 빈약하지만 고전 요가의 경우 주목할 성과가 정승석(2007) 교수에 의해 발표되었다.

1) 정승석(2007), p. 99의 각주 5번을 참조. 정승석 교수는 쁘라나야마의 수행론적 의미를 '숨의 억제'로 보고 일반적 의미를 '호흡 제어'로 파악한다. 정승석 교수의 주장은 『요가경』뿐만 아니라 『하타(요가)쁘라디삐까』에도 적용된다.

한다. 다시 말해서 '들숨이나 날숨을 천천히 통제하거나 리드미컬하게 또는 급격히 조절하는 것'은 어디까지나 '호흡 행위'일 뿐 쁘라나야마를 의미한다고 볼 수 없는데, 그것은 쁘라나야마의 핵심이 '호흡을 멈추는 것'이기 때문이다.

쁘라나야마의 의미는 āyāma를 어떻게 파악하는가에 따라 결정되는데, 특이한 것은 āyāma가 멈춤(止)과 팽창(伸)이라는 상반된 의미를 지닌다는 점이다.

1. 일차적 의미: 호흡(prāna)의 멈춤(āyāma)

prāṇa를 '호흡'으로 파악하고 āyāma를 '멈춤(중지)'로 파악할 경우, prāṇāyāma의 문자적 의미는 '호흡의 멈춤'이 된다. 이것은 후술할 고전요가의 정의와 부합할 뿐만 아니라 하타요가의 실천 수행법과 그리고 '쁘라나야마를 신체 안에서 움직이는 바람(vāyu)의 멈춤으로 정의'한 『월광』의 뜻풀이와도 일치한다.

『하타(요가)쁘라디삐까』에 따르면 호흡의 작용엔 레짜까(recaka, 날숨), 뿌라까(pūraka, 들숨), 꿈브하까(kumbhaka, 지식)[2]가 있고, 쁘라나야마 역시 이 세 가지 작용에 의거해서 레짜까 쁘라나야마(recakaprāṇāyāma, 날숨 후 멈춤), 뿌라까 쁘라나야마(pūrakaprāṇāyāma, 들숨 후 멈춤), 꿈브하까 쁘라나야마(kumbhakaprāṇāyāma, 멈춤에 의한 멈춤)라는 세 종류가 있다.[3] 이 중에서 『하타(요가)쁘라디삐까』에서 설명된 8 종류의 호흡법을 모두 '들숨 후 멈춤'을 핵심으로 하는 뿌라까 쁘라나야마이고 사히따 꿈브하까로 통칭되고 있다.

---

2) 일반적으로 지식(꿈브하까)에는 '숨을 내쉰 후에 멈추는' 외지식(外止息, bāhyakumbhaka)과 '숨을 마신 후에 멈추는' 내지식(內止息, antarkumbhaka)이라는 두 가지로 알려져 있는데, 이 중에서 내지식이 '뿌라까 쁘라나야마'(들숨-멈춤)에 상응한다. 물론 『하타(요가)쁘라디삐까』와 『월광』에서 내지식, 외지식이라는 단어는 발견되지 않는다.

3) 이 점에 대해서는 아래의 'III. 쁘라나야마와 꿈브하까' 항목을 참조.

『요가경』도 쁘라나야마를 "들숨과 날숨의 호흡을 멈추는 것"[4)]으로 정의한다. 뷔야사에 따르면 쁘라나야마는 '단순히 들숨과 날숨을 교차하는 행위'를 의미하는 것이 아니라 그 반대로 '들숨과 날숨의 흐름을 멈추는 것'이다.[5)] 이 부분에 대한 바짜스빠띠 미쉬라의 복주에 따르면 쁘라나야마는 '날숨 → 들숨 → 지식'(recaka → pūraka → kumbhaka)이라는 일련의 반복 과정이 아니라 들숨, 날숨, 멈춤 각각에 있다.[6)] 다시 말해서 바짜스빠띠가 '쁘라나야마의 공통된 특징을 레짜까, 뿌라까, 꿈브하까 [각각]에 들숨과 날숨이라는 두 흐름의 멈춤'으로 말했던 것은 쁘라나야마가 '날숨→들숨→멈춤의 반복 행위'가 아니라 '날숨 후 멈춤'(레짜까 쁘라나야마), '들숨 후 멈춤'(뿌라까 쁘라나야마), '멈춤에 의한 멈춤'(꿈브하까 쁘라나야마)이라는 세 가지 종류임을 의미한다.[7)] 여기서 쁘라나야

4) "쁘라나야마(prāṇāyāma)는 마시는 숨(śvāsa)과 내쉬는 숨(praśvāsa)의 흐름(gati)을 멈추는 것이다." (…śvāsapraśvāsayor gativicchedaḥ prāṇāyāmaḥ). Ys. II.49.

5) 뷔야사는 주석에서 말한다. "아사나에 통달한 후에 외부의 공기를 마시는 들숨, 뱃속의 공기를 내뱉는 날숨, 양자의 흐름이 차단되어 [들숨과 날숨] 두 가지가 없어진 상태가 쁘라나야마이다.
satyāsanajaye bāhyasya vāyorācamanaṃ śvāsaḥ kauṣṭhyasya vāyor niḥsāraṇaṃ praśvāsah tayor gativiccheda ubhayābhāvaḥ prāṇāyāmaḥ | Ybh. II.49.

6) 바짜스빠띠는 다음과 같이 말한다. "'들숨과 날숨이라는 두 흐름의 멈춤'이 레짜까, 뿌라까, 꿈브하까 [각각]에 있다는 것이 쁘라나야마의 공통된 특징이다. 왜냐하면 마치 마심으로써 외부의 공기가 흡입되어 내부에서 있을 때 그때 '들숨과 날숨이라는 두 흐름의 멈춤이' 있고 내쉼으로써 배에서 공기가 방출됨으로써 외부에 있을 때 그때 '날숨과 들숨이라는 두 흐름의 멈춤'이 있는 것처럼 그와 같이 꿈브하까에서도 또한 그렇다. 바로 이것이 주석에서 '아사나에 통달한 후에' [이하의 말로] 말해진 [의미]이다."
recakapūrakakumbhakeṣv asti śvāsapraśvāsayor gativiccheda iti prāṇāyāmasāmānyalakṣaṇam etad iti | tathāhi yatra bāhyo vārurācamyāntardhāryate pūrake tatrāsti śvāsapraśvāsayor gativicchedaḥ | yatrāpi kauṣṭhyo vāyur virecya bāhirdhāryate recake tatrāsti sapraśvāsayor gativicchedaḥ | evaṃ kumbhake 'pīti | tad etad bhāṣyeṇocyate saty āsaneti | Tv. II.49. 바짜스빠띠의 주석이 지닌 가치는 논자가 발견했던 것이 아니라 정승석(2007) 교수가 p. 101-2.에 제시한 내용이다.

7) 『요가경』은 세 가지 작용 외에 '들숨-날숨을 초월한 멈춤'이라는 네 번째 쁘라나야마를 51에서 언급하고 있다.

마의 의미는 '호흡의 멈춤'이고 '호흡의 멈춤'(쁘라나야마)에는 세 종류가 있다. 따라서 쁘라나야마를 호흡의 멈춤으로 파악하는 것은 『요가경』과 『하타(요가)쁘라디삐까』의 기본 입장에 부합하는 것이라 할 수 있다.

2. 이차적 의미

① 기(prāna)의 팽창(āyāma)

āyāma의 의미를 '팽창', '뻗음'으로 파악하고 prāṇa를 '기'(氣), '생기'(生氣)로 파악할 수 있다.[8] 이 경우, 쁘라나야마의 문자적 의미는 '기의 팽창'인데 이것은 하타요가의 주요 행법인 반드하(bandha)와 관련해서 적합한 표현이 될 수 있다. '기를 팽창시킨다는 것'은 들숨을 길게 또는 강하게 끌어들이는 것으로 이해될 수 있지만 '들숨 후 그 숨을 최대한 참는 것'(=뿌라까 쁘라나야마, =꿈브하까)를 강조하는 하타요가의 특징을 고려한다면 들숨으로 기를 끌어들이고 그 숨을 보유한 후, 신체 곳곳으로 퍼트린다는 의미로 보는 것이 더 타당할 것이다. 기를 팽창시키는 행법이라 할 수 있는 3종의 반드하는 '들숨 후에 그 숨을 참은 상태'(뿌라까 쁘라나야마)에서만 행해진다.

② 호흡(prāṇa)의 연장(āyāma)

āyāma의 의미를 '팽창', '연장'으로 파악하고 prāṇa를 '숨' '호흡'으로 파악할 수 있다. 이 경우 Prāṇāyāma의 문자적 의미를 '호흡의 길이를 연장한다'는 의미로 파악할 수 있다. 장수 동물처럼 숨을 길게 하는 것이 건강에 도움 되지만 '마신 숨을 최대한 참는 것을 강조하는 하타요가의 특성'을 염두에 두면 '들숨이나 날숨을 연장한다'는 의미보단 '호흡의 멈춤' 상태 또는 꿈브하까를 오랫동안 연장하는 것으로 파악할 수 있다.

---

8) 『하타(요가)쁘라디삐까』에서 단어 쁘라나(prāṇa)와 기(氣, māruta, vāta)는 혼용되고 있다.

『하타(요가)쁘라디삐까』는 지식(kumbhaka) 상태가 자연스럽게 연장되어 들숨과 날숨이 사라진 상태를 께왈라 꿈브하까(Kevalakumbhaka)로 부르고 있다.[9)]

③ 호흡수련, 호흡 조절(調息), 호흡법

쁘라나야마의 문자적 의미에는 '들숨과 날숨의 교차 행위', 즉 이산화탄소를 내뱉고 산소를 받아들이는 행위보다는 그 반대로 호흡의 멈춤, 호흡의 중지라는 의미가 강하다. 하지만 호흡의 중지라는 측면을 강조할 경우 쁘라나야마가 지닌 실천적 의미가 전달되기 힘들다. 따라서 편의상, '호흡의 중지를 핵심으로 하는 쁘라나야마의 수련 행위'를 호흡수련, 호흡조절(조식)로 통칭하는 것이 더 편리할 수 있다. 물론 여기서 호흡수련, 호흡조절, 조식의 의미는 '들숨과 날숨을 교차하는 행위 또는 들숨과 날숨의 길이나 강도를 조절하는 행위'가 아니라 들숨과 날숨의 진행을 '정지'하는 것이다. 한편, 『하타(요가)쁘라디삐까』에는 호흡조절, 호흡수련에 상응하는 단어로 Prāṇasaṃyāma[10)], Pavanābhyāsa[11)]가 사용되고 있다.

III. 쁘라나야마와 꿈브하까

『하타(요가)쁘라디삐까』에 따르면 쁘라나야마는 '날숨→들숨→멈춤'을 반복하는 행위가 아니라 숨을 멈추는 행위를 의미하는데, 숨을 멈추는

9) "날숨과 들숨을 떠난 께왈라 꿈브하까를 성취한다면"
kubhake kevale siddhe recapūrakavarjite… Hp. II.73.
10) "호흡수련을 통해 나디 전체가 청정해질 때"
prāṇasaṃymair nadīīcakre viśodhite… Hp. II.41.
11) "있는 힘을 다해 호흡을 수련했다."
… pavanābhyāsatatparāḥ ‖ Hp. II.39.

행위, 즉 쁘라나야마엔 '날숨 후 멈춤', '들숨 후 멈춤', '멈춤에 의한 멈춤'이라는 세 종류가 있다. 쁘라나야마의 종류가 언급된 곳은 『하타(요가)쁘라디삐까』 II장 71이다.

> 쁘라나야마는 레짜까(날숨)와 뿌라까(들숨), 꿈브하까(지식)에 의해서 세 종류로 말해졌다. 꿈브하까는 사히따와 께왈라라는 두 종류로 알려져 있다.[1)]

『월광』은 쁘라나야마를 '신체 안에서 움직이는 기(vāyu)의 멈춤'으로 정의하고[2)] 쁘라나야마를 세 종류로 분류한다.

> 그리고 레짜까와 뿌라까 그리고 꿈브하까라는 이 차이들에 의거해서 [쁘라나야마에는] 세 가지, 즉 레짜까 쁘라나야마(날숨 후 멈춤), 뿌라까 쁘라나야마(들숨 후 멈춤) 그리고 꿈브하까 쁘라나야마(멈춤에 의한 멈춤)라는 세 종류가 있다.[3)]

브라흐마난다는 세 종류의 쁘라나야마를 설명하기에 앞서 먼저 레짜까와 뿌라까, 꿈브하까를 정의하고 꿈브하까의 특징을 설명한다.

---

1) prāṇāyāmas tridhā prokto recapūrakakumbhakaiḥ |
sahitaḥ kevalaś ceti kumbhako dvividho mataḥ ‖ Hp. II.71.

2) "쁘라나의, 즉 '신체 안에서 움직이는 바람의' 멈춤, 즉 억제하고 멈추는 것이 쁘라나야마이다. 쁘라나야마의 특징이 고락샤나타에 의해 말해졌다. '쁘라나, 즉 자신의 몸에서 생겨난 바람을 통제하는 것'이라고"
pāṇasya śarīrāntaḥ saṃcārivayor āyamanaṃ nirodhanam āyāmaḥ prāṇāyāmaḥ | prāṇāyāmalakṣaṇam uktaṃ gorakṣanāthena - 'prāṇaḥ svadehajo vāyur āyāmas tannirodhanam' iti | Hp-Jt. II.71. (*p.* 68, *ll.* 3-5)

3) recakaś ca pūrakaś ca kumbhakaś ca tair bhedais tridhā triprakārakaḥ, recakaprāṇāyāmaḥ pūrakaprāṇāyāmaḥ kumbhakaprāṇāyāmaś ceti. Hp-Jt. II.71. (*p.* 69, *ll.* 6-7)

레짜까의 특성을 야갸왈꺄는 말했다. '외적인 것, 즉 공기를 안에서부터 밖으로 내뱉는 것이 레짜까라고 전승되었다'라고[4)]

뿌라까의 특성: '퍼져 있는 공기를 외부에서 안쪽으로 흡입하는 그것이다.'[5)]

꿈브하까의 특성: '꿈브하까는 항아리처럼 공기를 채운 후 유지해야 한다.' 그러나 꿈브하까는 뿌라까 쁘라나야마와 구별되지 않는다.[6)]

여기서 레짜까는 날숨을 의미하고 뿌라까는 들숨 그리고 꿈브하까는 '숨을 채운 후 그것을 유지하는 것'을 의미한다. 레짜까와 뿌라까의 공통점은 들숨과 날숨의 교차 행위 즉, 호흡 행위일 뿐 '두 흐름의 멈춤'을 본질로 하는 쁘라나야마가 아니라는 것이다.

한편, 꿈브하까는 '숨을 채운 후 들숨과 날숨의 흐름을 멈춘 것'이기 때문에 일단 쁘라나야마(=들숨과 날숨이라는 두 흐름의 멈춤, 더 정확히는 들숨 후 그 숨을 멈춤)의 범주에 포함될 수 있다. 그리고 '들숨으로 항아리처럼 공기를 채운 후에 그 숨을 유지한다'는 점에서 꿈브하까는 '들숨 후 그 숨을 보유하는' 뿌라까 쁘라나야(들숨 후 멈춤)과 동일하다. 따라서 브라흐마난다는 일단 꿈브하까를 뿌라까 쁘라나야마와 구별되지 않는다고 말한다.[7)] 그럼에도 불구하고 꿈브하까와 뿌라까 쁘라나야마엔 차이점이 있다.

---

4) recakalakṣaṇam āha yājñavalkyaḥ - 'bahir yad recanaṃ vāyor udarād recakaḥ smṛtaḥ' iti. Hp-Jt. II.71. (*p.* 69, *ll.* 7-8)

5) 'bāhyād āpūraṇaṃ vāyor udare pūrako hi saḥ'. Hp-Jt. II.71. (*p.* 69, *l.* 12)

6) kumbhakalakṣaṇam 'saṃpūrya kumbhavad vāyor dhāraṇaṃ kumbhako bhavet' | ayaṃ kumbhakas tu pūrakaprāṇāyāmād abhinnaḥ. Hp-Jt. II.71. (*p.* 69, *ll.* 15-16)

7) 한편, 고전 요가의 경우 『하타(요가)쁘라디삐까』의 꿈브하까에 상응하는 stambhavṛtti(Ys. 2.50.가 언급되는데, 정승석 교수는 stambhavṛtti를 '날숨 후 중지' 또는 '들숨 후 중지' 중 하나에 주력하는 것으로 분석하고 있다. 자세한 내용은 정승석(2007), pp. 109-110을 참조

하지만 [꿈브하까와 뿌라까 쁘라나야마는] 구별된다. [꿈브하까는] 숨을 내쉬는 것도 아니며 들이마시는 것도 아니다. 여기서는 콧구멍 안에 있는 바로 그 공기를 '어떠한 동요 없이 완전히'(suniścalaṃ) 유지한다.'[8)]

위 인용문에 의거해서 꿈브하까, 쁘라나야마, 뿌라까 쁘라나야마 사이의 미묘한 차이를 정리할 수 있다. 쁘라나야마는 '들숨과 날숨이라는 두 흐름의 멈춤'을 의미하고 뿌라까 쁘라나야마는 '들숨 후 두 흐름을 멈추는 것'이고 꿈브하까는 비록 기본적으론 '들숨 후의 멈춤'이긴 하지만 강조되는 것은 '숨을 마시는 행위'가 아니라 들숨 후, '항아리처럼 채운 상태에서 콧구멍에서부터 숨을 확고히 유지하는 것'이다. 미묘한 차이긴 하지만 쁘라까 쁘라나야마와 달리 꿈브하까는 '호흡'의 측면보다 콧구멍에서부터 '어떠한 동요없이 완전히'(suniścalam) 공기를 유지하는 것 자체가 우선시된다. 그럼에도 불구하고 들숨 후에 숨을 유지한다는 점에서 꿈브하까는 뿌라까 쁘라나야마와 동일하다. 이상을 도표화하면 다음과 같다.

작용	내용	비고
레짜까	공기를 밖으로 배출	날숨
뿌라까	공기를 안으로 마심	들숨
꿈브하까	공기를 채우고 유지함	쁘라나야마 (=뿌라까 쁘라나야마)

쁘라나야마를 레짜까 쁘라나야마, 뿌라까 쁘라나야마, 꿈브하까 쁘라나야마로 분석한 브라흐마난다의 입장은 "'들숨과 날숨이라는 두 흐름의 멈춤'(=쁘라나야마)이 레짜까, 뿌라까, 꿈브하까 각각에 있다는 것이 쁘라나야마의 공통점이다"는 바짜스빠띠 미쉬라의 말과 묘하게 일치한다.

8) bhinnas tu 'na recako naiva ca pūrako' tra nāsāpuṭāntasthitam eva vāyum | suniścalaṃ dhārayate …' Hp-Jt. II.71. (*p.* 69, *ll.* 16-17)

계속해서 브라흐마난다는 세 가지 종류의 쁘라나야마를 설명한다.

레짜까 쁘라나야마의 특징: '콧구멍으로부터 남김 없이 쁘라나를 밖으로 내보냄으로써 마치 진공 상태처럼(śūnyam ivānilena) 호흡하지 않은 채 유지되는 멈춰진 숨, 그것이 레짜까로 불리는 위대한 중지(마하 니로드하)이다.[9]

뿌라까 쁘라나야마의 특성: '외부에 있는 쁘라나를 채우는 방식으로 공기를 조심스럽게 끌어들인 후 바로 그 숨을 조심스럽게 전부 모든 나디에 채워야 하는 그것이 뿌라까로 불리는 위대한 중지(마하 니로드하)이다.'[10]

레짜까(또는 뿌라까)와 레짜까 쁘라나야마(또는 뿌라까 쁘라나야마)의 차이점은 '숨의 멈춤'에 있다. 즉, 숨을 마시고 내쉬는 것이 각각 레짜까와 뿌라까라면 뿌라까 쁘라나야마는 숨을 마신 후의 멈춤을 그리고 레짜까 쁘라나야마는 날숨 후의 멈춤을 의미한다. 『월광』에 따르면 뿌라까 쁘라나야마와 레짜까 쁘라나야마는 모두 꿈브하까, 더 정확히는 후술할 사히따 꿈브하까로 통칭된다. 요약하면 두 쁘라나야마에서 강조되는 것은 '들숨과 날숨의 멈춤'인데, 이 점은 특히 '레짜까로 불리는 위대한 중지', '뿌라까로 불리는 위대한 중지'라는 표현에서 잘 드러난다.

꿈브하까 쁘라나야마가 설명되어야 할 순서이지만 브라흐마난다는 그 전에 『하타(요가)쁘라디삐까』 II.71의 후반부 문장("꿈브하까는 사히따와 께왈라라는 두 종류로 알려져 있다")과 연결시켜 다음과 같이 말한다.

---

9) recakaprāṇāyāmalakṣaṇam- 'niṣkramya nāsāvivarād aśeṣaṃ prāṇaṃ bahiḥ śūnyam ivānilena | nirucchvasaṃs tiṣṭhati ruddhavāyuḥ sa recako nāma mahānirodhaḥ' Jt. II.71. (*p.* 69, *ll.* 8-10)

10) pūrakaprāṇāyāma lakṣṇam 'bāhye sthitaṃ prāṇapuṭena vāyum ākṛṣya tenaiva śanaiḥ samantāt | nāḍīś ca sarvāḥ paripūrayed yaḥ sa pūrako nāma mahānirodhaḥ' Hp-Jt. II.71. (*p.* 69, *ll.* 12-14)

이제 사히따라는 [말의 이하 문장에서] 다른 범주로 쁘라나야마를 구별한다.

꿈브하까는 두 종류이다. 그것은 사히따와 께왈라이다.[11)]

주석서 『월광』은 사히따 꿈브하까를 다시 두 종류로 나누고서 설명한다.

여기서 사히따 [꿈브하까]는 두 종류이다. 레짜까를 먼저 하는 것과 뿌라까를 먼저 하는 것이다.

그것에 대해 말해졌다. '비우거나(내쉼) 혹은 채우고서(마심) 행하는 것 그것은 실로 사히따 꿈브하까이다.'라고.

여기서 레짜까를 먼저 하는 것은 레짜까 쁘라나야마와 다르지 않다.

뿌라까를 먼저 하는 꿈브하까는 뿌라까 쁘라나야마와 다르지 않다.[12)]

사히따 꿈브하까는 들숨 후 또는 날숨 후에 지식하는 것이다. 『월광』에 따르면 레짜까를 먼저 하는 것(날숨 후의 멈춤)은 앞에서 말한 레짜까 쁘라나야마와 다르지 않고 뿌라까를 먼저 하는 것(들숨 후의 멈춤)은 뿌라까 쁘라나야마와 다르지 않다. 하지만 『하타(요가)쁘라디삐까』 그리고 『월광』에서 레짜까 쁘라나야마의 구체적 방법은 전혀 언급되지 않는다.[13)]

---

11) atha prakārāntareṇa prāṇāyāmaṃ vibhajate -sahita iti | kumbhako dvividhaḥ | sahitaḥ kevalaś ceti. Hp-Jt. II.71. (*p.* 69, *ll.* 19-20).

12) tatra sahito dvividhaḥ | recakapūrvakaḥ pūrakapūrvakaś ca | tad uktam- 'ārecyāpūrya vā kuryāt sa vai sahitakumbhakaḥ' | tatra recakapūrvako recakaprāṇāyāmād abhinnaḥ | pūrakapūrvakaḥ kumbhakaḥ pūrakaprāṇāyāmād abhinnaḥ. Hp-Jt. II.71. (*pp.* 69-70, *ll.* 20-2).

13) 고전 요가의 조식을 연구했던 정승석 교수는 kumbhaka를 '날숨-중지' 또는 '들숨-중지' 중 하나에 주력하는 것으로 말하고 있다. 보다 자세한 것은 정승석(2007), p. 112 그리고 p. 111의 <도식 3>을 참조. 한편 『하타(요가)쁘라디삐까』는 kumbhaka의 실천법으로 8가지를 제시하는데 모두 '들숨-중지'에 한정되고 있다. 이 점에서 『하타(요가)쁘라디삐까』와 달리 '구체적인 행법을 제시하지 않은 Ys.'를 토대로 분석한 <도식 3>은 정승석 교수

『하타(요가)쁘라디삐까』에 언급된 실제 수련법인 8종류의 꿈브하까는 모두 뿌라까 쁘라나야마(들숨-멈춤)이다. 『월광』은 바로 이 뿌라까 쁘라나야마를 사히따 꿈브하까에 포함시키지만 양자를 께왈라 꿈브하까(=꿈브하까 쁘라나야마)와 구별한다.

> 께왈라 꿈브하까는 꿈브하까 쁘라나야마와 다르지 않다. 앞에서 설명된 수르야브헤다나 등 [8종의] 뿌라까를 먼저하는 꿈브하까와 [께왈라 꿈브하까]와의 차이를 알아야만 한다.[14)]

위 인용문에 의거하면 수르야브헤다, 웃짜이를 비롯 『하타(요가)쁘라디삐까』에 설명된 8 종류의 실제 수련법은 모두 뿌라까를 먼저하는 꿈브하까(=사히따 꿈브하까)로서 께왈라 꿈브하까와 구별된다. 꿈브하까 쁘라나야마(=께왈라 꿈브하까)를 설명하기 전에 일단 여기까지를 정리하면 다음과 같다.

종류	방법	비고	내용
사히따 꿈브하까	날숨을 먼저 하는 꿈브하까	=레짜까 쁘라나야마	
	들숨을 먼저 하는 꿈브하까	=뿌라까 쁘라나야마	수르야브헤다나 外 8종 꿈브하까
께왈라 꿈브하까	들숨과 날숨 없이 숨을 유지함	=꿈브하까 쁘라나야마	

께왈라 꿈브하까는 『하타(요가)쁘라디삐까』 II.72-23에서 언급된다.

의 혜안으로 판단된다.

14) kevalakumbhakaḥ kumbhakaprāṇāyāmād abhinnaḥ | prāg uktāḥ sūryabhedanādayaḥ pūraka-pūrvakasya kumbhakasya bhedā jñātavyāḥ. Hp-Jt. II.71. (*p.* 70, *ll.* 2-3).

> 께왈라 [꿈브하까]에 성공할 때까지 사히따 [꿈브하까]를 수련해야만 한다.
> 날숨과 들숨에서 자유롭게 되어 편안하게 숨을 유지하는[15]

> 이것이 쁘라나야마라고 말해졌는데, 그것이 바로 께왈라 꿈브하까이다.
> 날숨과 들숨이 사라진 께왈라 꿈브하까를 성취한다면[16]

『하타(요가)쁘라디삐까』는 께왈라 꿈브하까를 들숨과 날숨에서 자유롭게 되어 편안하게 숨을 멈추는 것으로 말하지만 그것은 사히따 꿈브하까, 즉 뿌라까 쁘라나야마에 의해 도달된 경지이므로 '들숨 후 멈춤'에서 멈춤이 지속되는 상태로 파악된다. 앞에서 살펴본 꿈브하까의 의미엔 '호흡'(=들숨과 날숨의 교차)의 측면보다 콧구멍에서부터 '어떠한 동요 없이 완전히'(suniścalam) 공기를 유지하는 것이 강조되므로 께왈라 꿈브하까는 뿌라까 쁘라나야마(들숨 후 그 숨을 멈춤) 상태에서 '숨을 참고 있는 상태'가 자연스럽게 지속되는 것으로 파악된다.

『월광』은 께왈라 꿈브하까의 특징을 다음과 같이 설명한다.

> 께왈라 꿈브하까의 특성이 '레짜까' [이하의 말로] 말해졌다.
> 레짜까와 뿌라까를 '벗어나고서', 즉 버리고서 '편안하게', 즉 노력하지 않는 방식으로, 그와 같이 '호흡을 멈추는', 즉 호흡을 유지하는 그것이다.[17]

---

15) yāvat kevalasiddhiḥ syāt sahitaṃ tāvad abhyaset |
recakaṃ pūrakaṃ muktvā sukhaṃ yad vāyudhāraṇam || Hp. II.72.

16) prāṇāyāmo 'yam ity uktaḥ sa vai kevalakumbhakaḥ |
kumbhake kevale siddhe recapūrakavarjite || Hp. II.73.

17) kevalakumbhakasya lakṣaṇam āha recakam iti | recakaṃ pūrakaṃ muktvā tyaktvā sukham anāyāsaṃ yathā syāt tathā vāyordhāraṇaṃ vāyudhāraṇaṃ yat. Hp-Jt. II.72. (*p.* 70, *ll.* 12-15).

여기서 께왈라 꿈브하까의 특징을 보여주는 것은 '들숨과 날숨의 사라짐', '노력하지 않음' 그리고 '호흡의 유지'라는 표현이다. 이 표현들은 께왈라 꿈브하까가 사히따 꿈브하까에 의해 도달된 경지이므로 '들숨-멈춤(뿌라까 쁘라나야마, =꿈브하까) 단계'에서 멈춤이 연장되어 노력하지 않아도 편안하게 지속적으로 유지되는 상태를 강조하는 것으로 보인다.

이 점에서 께왈라 꿈브하까와 사히따 꿈브하까의 차이를 '시작 시점'에서 찾을 수 있다.[18] 사히따 꿈브하까는 '들숨 후의 멈춤' (뿌라까 쁘라나야마)이므로 그 영역이 '들숨에서 지식까지'를 포함하는 것임에 반해, 께왈라 꿈브하까는 사히따 꿈브하까(들숨→지식) 중에서 '지식'이 시작 시점이므로 들숨과 날숨이 배제된다. 따라서 브라흐마난다가 들숨과 날숨의 영역을 배제하고 지식만 연장된 께왈라 꿈브하까를 꿈브하까 쁘라나야마로 풀이한 것은 정당하다 할 수 있다.

IV. 사히따 꿈브하까의 실천법

『하타(요가)쁘라디삐까』에 호흡과 관련되는 실제 행법은 모두 12가지이다. 이 중에서 ①,②는 각각 나디정화법, 신체 정화법으로 분류되고 ③부터 ⑩까지가 꿈브하까이다. 주석서 『월광』에 따르면 ③에서 ⑩까지의 8종의 꿈브하까는 '들숨 후 그 숨을 참는 꿈브하까'(=뿌라까 쁘라나야마)로 사히따 꿈브하까(sahitakumbhaka)로 통칭되며, 그것을 초월한 것이 ⑫의 께왈라 꿈브하까이다.

18) 한편, 고전 요가의 쁘라나야마를 분석했던 정승석 교수는 제4 쁘라나야마의 범위를 "꿈바카의 성취가 자각된 시점에서 개시"로 말한다. 정승석(2007), p. 122. 도표 참조.

①	Nāḍīśodhana	II.7-11	나디정화법
②	Kapālabhāti	II.36	신체정화법
③	Sūryabheda	II.48-50	뿌라까 쁘라나야마 (=사히따 꿈브하까)
④	Ujjāyī	II.51-3	뿌라까 쁘라나야마 (=사히따 꿈브하까)
⑤	Sītkārī	II.54-6	뿌라까 쁘라나야마 (=사히따 꿈브하까)
⑥	Sītalī	II.57-8	뿌라까 쁘라나야마 (=사히따 꿈브하까)
⑦	Bhastrikā	II.59-67	뿌라까 쁘라나야마 (=사히따 꿈브하까)
⑧	Bhrāmarī	II.68	뿌라까 쁘라나야마 (=사히따 꿈브하까)
⑨	Mūrcchā	II.69	뿌라까 쁘라나야마 (=사히따 꿈브하까)
⑩	Plāvanī	II.70	뿌라까 쁘라나야마 (=사히따 꿈브하까)
⑪	Sahita	II.71-2	= 8종의 뿌라까 쁘라나야마
⑫	Kevala	II.71-5	꿈브하까 쁘라나야마 (께왈라 꿈브하까)

『하타(요가)쁘라디삐까』에 따르면 레짜까, 뿌라까, 꿈브하까라는 세 가지 차이에 의해 쁘라나야마도 세 종류로 나누어진다. 여기서 레짜까는 날숨을 의미하고 뿌라까는 들숨을 의미한다. 꿈브하까는 지식을 의미하는데, 『월광』에 따르면 꿈브하까는 뿌라까 쁘라나야마(들숨 후 멈춤)와 동일시된다. 따라서 꿈브하까를 '들숨 후 멈춤'으로 이해할 수 있다.

쁘라나야마는 '들숨과 날숨의 흐름을 멈추는 것'을 의미이므로 레짜까 쁘라나야마는 '날숨 후 멈춤'을 의미하고 뿌라까 쁘라나야마는 '들숨 후 멈춤'을 의미하는데 바로 이 '들숨 후 멈춤'은 위에서 말한 '꿈브하까'와 동일시된다. 꿈브하까와 뿌라까 쁘라나야마와 동일하므로 꿈브하까 쁘라나야마는 뿌라까 쁘라나야마(들숨 후 멈춤)에서 멈춤이 시작하는 시점에서 멈춤이 계속 연장되는 것을 의미한다. 다시 말해서 꿈브하까 쁘라나야마는 '들숨 후에 그 숨을 멈춘 상태'(=뿌라까 쁘라나야마)에서 '들숨과 날숨없이 멈춤이 지속되는 것'을 의미하는데, 『하타(요가)쁘라디삐까』는 바로 이 꿈브하까 쁘라나야마를 께왈라 꿈브하까로 말하고 있다.

께왈라 꿈브하까에 도달하기 전에 실행되는 두 쁘라나야마, 즉 뿌라까 쁘라나야마와 레짜까 쁘라나야마가 사히따 꿈브하까로 불려지는 실천적 수행법이다. 하지만 『하타(요가)쁘라디삐까』가 구체적으로 설명하는 수행법은 모두 '들숨 후 멈춤'(뿌라까 쁘라나야마)으로서 수르야브헤다나를 비롯한 8종류이고 레짜까 쁘라나야마의 방법은 언급되지 않는다. 다시 말해서 『하타(요가)쁘라디삐까』에 언급된 실제 수행법은 8종류이고 그것은 모두 사히따 꿈브하까로 분류된다.

8종의 사히따 꿈브하까는 모두 뿌라까 쁘라나야마이므로 그 방법은 '들숨 후에 그 숨을 멈춤(유지)하는 것'이다. 하지만 실제 수련에서 '들숨의 멈춤'만 하는 것이 아니라 3종의 반드하와 병행한다. 다시 말해서 '들숨이 끝날 무렵에 잘란드하라 반드하를 하고, 숨을 참은 상태에서 물라 반드하를 하고 내쉬기 전에 웃디야나 반드하를 하고 천천히 내쉬는 과정'을 포함해야 온전한 사히따 꿈브하까(=8종의 뿌라까 쁘라나야마)가 된다고 할 수 있다. 이 점에서 8종의 사히따 꿈브하까의 방법은 기본적으로 동일하다고 할 수 있다. 다만 수르야브헤다나, 웃짜이 등 8종의 꿈브하까의 차이는 '숨을 마시는 방법'에 있다.

1. 사히따 꿈브하까의 원칙

특이한 것은 실제 하타요가에서 중시하는 정뇌(淨腦)가 8종에서 제외되었다는 점이다. 정뇌는 복식호흡(횡경막호흡)에서 한 단계 진보한 것으로 초보자는 흉내낼 수 없는 기법이지만 결정적으론 지식(들숨 후 그 숨을 멈추는 행위)의 과정이 배제되어 있다.[1] 들숨 후 그 숨을 참는 과정이

---

1) "대장장이의 풀무질처럼(bhastrāvat) 들숨과 날숨을 '어지로울 정도로 급격하게 하는 것'이 정뇌라고 알려져 있다…"
bhastrāval lohakārasya recapūrau sasaṃbhramau | kaphālabhātir vikhyātā … ‖ Hp.

배제되었으므로 정뇌는 '급격한 호흡으로 노폐물이나 번뇌를 제거하는 정화법'은 될지라도 꿈브하까에 포함될 수 없을 것이다.

한편, 첫 단계인 나디정화법은 '들숨 후 그 숨을 참는'(=뿌라까 쁘라나야마) 과정을 포함하고 있지만 8종의 꿈브하까에서 배제되어 있는데 그 이유를 살펴보면 꿈브하까의 원칙을 발견할 수 있다.

8가지의 꿈브하까가 나열된 곳은 『하타(요가)쁘라디삐까』II.44이다.[2] II.45 이하는 수르야브헤다나를 비롯한 8가지의 구체적 방법이 설명될 순서이다. 하지만 45, 46, 47은 세 종류의 반드하를 언급한다. 반드하에 대한 구체적인 방법은 III장에서 자세히 설명되므로 여기서 언급될 필요가 없을 뿐만 아니라 오히려 일관성을 해치고 있다. 그럼에도 불구하고 이곳에 언급되었다는 것은 몇 가지 가능성, 즉 후대에 추가되었거나 저자의 과실 또는 저자가 의도적으로 뭔가를 표명하려했을 가능성밖에 없다.

일단 45, 46, 47이 후대에 추가된 부분이라면 문제는 간단해지지만 그 가능성은 희박해 보인다. 그것은 만약 후대의 학자들이 내용을 추가했다면 그 의도는 '원본에 충실하면서도 보다 내용적 일관성을 갖추기 위해서'였겠지만 이 부분은 그 반대로, '추가됨으로써' 일관성을 흐려놓기 때문이다. '저자가 이 부분을 의도적으로 삽입했는지'를 판단하는 기준은 '이 세 곳에서 꿈브하까의 원칙이 암시되는지 여부'일 것이다.

문제시되는 『하타(요가)쁘라디삐까』II.45, 46, 47의 내용은 다음과 같다.

들숨이 끝날 때[3] 잘란드하라로 불리는 반드하를 해야만 하고 지식을 끝낼

II.35.

2) atha kumbhabhedāḥ- sūryabhedanamujjāyī sītakāri śītalī tathā |
bhastrika bhrāmarī mūrcchā plāvinītyaṣṭa kumbhakāḥ || Hp. II.44.

3) 『월광』은 pūrakānte를 "pūrakānantaraṃ jhaṭiti"(들숨에 이어서 즉각적으로)로 풀이한다. Hp-Jt. II.45. (*p.* 54, *l.* 19)

무렵 내쉬기에 앞서 웃디야나를 해야만 한다.[4)]

아랫 부분(會陰)을 강하게(āśu) 조여주고[5)] 목을 끌어당기고서[6)] 가운데(배꼽 주위)를 뒤로 당기면[7)] 쁘라나는 브라흐마 나디로 들어갈 것이다.[8)]

아빠나를 위로 끌어올리고서 쁘라나를 목 아래로 내려야 한다.
[그러면] 요가 수행자는 늙음에서 벗어나고 16살의 젊은이가 될 것이다.[9)]

첫 번째 인용문(『하타(요가)쁘라디삐까』II.45)의 요지는 '들숨 이후와 날숨 이전의 두 타이밍에 실행해야 할 반드하'에 대한 것인데, 그 내용은 '숨을 거의 다 마실 때부터 잘란드하라 반드하를 행하고 내쉬기 전, 즉 뿌라까 쁘라나야마 상태에서 웃디야나 반드하를 행하라'는 것이다. 두 번째 인용문(『하타(요가)쁘라디삐까』II.46)의 요지는 '들숨 후 그 숨을 참은 상태에서 조여야 할 위치(회음, 목, 복부)' 및 '반드하의 순서와 효과'에 대한 것이며, 세 번째 인용문은 물라 반드하와 잘란드하라 반드하의 방법과 효과를 설명한 것이다.

여기서 3종의 반드하와 꿈브하까 사이의 특별한 관계를 발견할 수 있다. 그것은 꿈브하까와 반드하가 별개로 행해지는 것이 아니라 모두 '뿌

---

4) pūrakānte tu kartavyo bandho jālaṃdharābhidhaḥ |
kumbhakānte recakādau kartavyas tūḍḍiyānakaḥ || Hp. II.45.

5) 브라흐마난다는 이것을 물라 반드하로 말한다. "mūlabandhena ity arthaḥ" Hp-Jt. II.46. (*p.* 55, *l.* 7)

6) 브라흐마난다는 이것을 잘란드하라 반드하로 말한다. "jālaṃdharabandhe kṛte satīyarthaḥ." Hp-Jt. II.46. (*p.* 55, *l.* 7)

7) 브라흐마난다는 이것을 웃디야나 반드하로 말한다. "tena uḍḍīyānabandhena ity arthaḥ." Hp-Jt. II.46. (*p.* 55, *l.* 8)

8) adhastāt kuñcanenāśu kaṅṭhasaṃkocane kṛte |
madhye paścimatānena syāt prāṇo brahmanādīgaḥ || Hp. II.46.

9) apānamūrdhvam utthāpya prāṇaṃ kaṇṭhādadho nayet |
yogī jarāvimuktaḥ san ṣoḍaśābdavayā bhevet || Hp. II.47.

라까 쁘라나야마'(pūrakaprāṇāyāma, 들숨 후 그 숨을 최대한 유지함) 상태에서 이루어진다는 것이다.

그렇다면 저자가 이곳에서 3종의 반드하를 설명했던 이유는 분명해진다. 그것은 들숨 후 그 숨을 참은 상태에서 반드하를 병행해야 하는 꿈브하까의 원칙을 공표하기 위해서이다.

이 점을 염두에 두면 나디정화법이 8종의 꿈브하까에서 제외된 이유가 드러난다. 그것은 나디정화법이 '들숨 후 그 숨을 유지하지만' 반드하를 병행하지 않기 때문이다. 더 좋은 예는 『게란다상히따』에서 발견된다. 『게란다상히따』엔 '『하타(요가)쁘라디삐까』의 나디정화법에 상응하는' 사히따 꿈브하까가 언급되고 그것이 꿈브하까로 분류되고 있는데,[10] 그 이유는 『하타(요가)쁘라디삐까』의 나디정화법과 달리 '『게란다상히따』의 사히따 꿈브하까'는 꿈브하까와 반드하를 병행하기 때문이다.

2. 호흡수련의 주의사항

(1) 모든 호흡수련은 입을 다물고 코로 숨을 마시고 내쉰다.

『하타(요가)쁘라디삐까』는 입을 다물고 코로만 호흡을 해라고 말하지 않고 다만 승리호흡(웃짜이), 풀무호흡(브하스뜨리까)와 같이 중요한 호흡법을 설명하면서 '입을 닫고서'(mukhaṃ saṃyamya)라고 언급할 뿐이지만 이것은 나머지 호흡법도 동일한 것으로 파악할 수 있다.[11] 예외적으로 싯까리와 쉬딸리처럼 입을 다물지 않고 실행하는 호흡법도 있지만 싯까리와 쉬딸리의 경우 각각 혀를 입천장에 붙이거나 혀를 말아서 혀로

10) 사히따(Sahita)는 『게란다상히따』와 『하타(요가)쁘라디삐까』에서 언급되고 있지만 그 내용은 다르다. 『게란다상히따』의 사히따는 나디정화(nāḍīśodhana)와 반드하(bandha)를 병행하는 행법인 반면, 『하타(요가)쁘라디삐까』의 사히따는 8종의 꿈브하까(=뿌라까 쁘라나야마)를 통칭하는 개념이다.

11) 코 안에는 점액과 털 등이 있어 생활 먼지를 정화할 수 있지만 입으로 숨을 마시는 것은 오염물을 정화할 수 없다.

숨을 마시므로 사실상 '입을 다무는 것'과 큰 차이가 없다.

(2) 턱을 가슴에 붙인다.

달인좌와 연화좌를 취하고서 호흡을 수련하는데, 두 아사나는 공통적으로 턱을 가슴에 붙일 것을 강조한다. 턱을 당길 경우 척추를 통해 쁘라나를 쉽게 뇌로 공급될 수 있을 뿐만 아니라 잘란드하라 반드하를 수련하기에도 용이하다.

(3) 혀를 입천장에 붙이거나 또는 혀를 말아서 목구멍 안쪽으로 넣는다.

혀를 입천장 혹은 앞니의 뿌리에 붙이는 것은 지흐와반드하(jihvābandha, 혀-붙임)로 불리며 연화좌에서 취해야 할 것으로 알려져 있다. 혀를 입천장에 붙이는 것은 단순하지만 상기병이라는 부작용을 예방할 수 있고 또 쁘라나의 소실을 방지한다는 점에서 중요한 조건이다.

(4) 아사나를 한 후에 수련한다.

『하타(요가)쁘라디삐까』는 아사나에 통달했을 때 호흡을 수련해야 할 것으로 말한다. 아사나를 먼저 수련하는 이유는 두 가지인데 첫 번째는 적당한 운동을 통해 쁘라나의 흐름을 막는 통로를 뚫을 경우 호흡수련이 더 효과적이기 때문이다. 두 번째는 상기증과 같은 호흡수련의 부작용을 예방하기 위해서이다.

『하타(요가)쁘라디삐까』에 대한 브라흐마난다의 주석 『월광』은 아사나를 마무리하는 방법을 별도로 설명하는데 『월광』에 따르면 아사나를 모두 실행한 후 피로를 느끼면 송장 체위를 하고 그렇지 않으면 송장 체위를 생략하고[12] 도립(倒立)으로 불리는 행법, 즉 물구나무서기를 마지막

---

12) "그리고서 아사나를 수련하고 피로해지면 송장 체위를 한다. 그것을 수련해야 한다. 그러나

아사나로 실행해야 한다.[13]

(5) 호흡수련 도중에 통증이 있을 경우엔 중단한다.

호흡 도중 명치끝이나 횡경막에 통증이 있을 경우 그리고 어깨가 결리거나 얼굴에서 열이 날 때는 중단하고 지도를 받도록 한다. 반대로 입안에 침이 고이거나 손과 발이 따뜻해지는 것은 좋은 현상으로 볼 수 있다.

(6) 무리하지 말고 천천히, 꾸준히 수련한다.

모든 수행이 마찬가지겠지만 같은 시간에, 같은 방향으로 앉아 호흡하는 것이 효과적이다. 욕심을 내지 않고 매일매일 수련하는 것이 중요하다.

> 마치 사자, 코끼리, 호랑이를 천천히 조심스럽게 길들이듯이
> 그와 같이 호흡을 수련해야 한다. 그렇지 않으면 수행자가 다친다.[14]

> 그러므로 천천히 숨을 내쉬고 천천히 숨을 마셔야 하며,
> 숨을 참는 것도 조금씩 늘려나가야 한다. 이렇게 할 때 [하타요가의] 목적을 달성할 수 있다.[15]

피로가 없으면 [송장 체위를] 하지 않아도 된다."
tato 'bhyased āsanāni śrame jāte śavāsanam | ante samabhyaset tat tu śramābhāve tu nābhyaste || 5 || Hp-Jt. II.48. (*p.* 57, *ll.* 5-6)

13) "도립으로 불리는 행법(도립 체위)을 꿈브하까를 하기 전에 수련해야 한다. 이 이유는 잘란드하라[반드하]를 편하게 하기 위해 꿈브하까를 하기 전에 해야 하기 때문이다."
kāraṇīṃ viparītākhyāṃ kumbhakāt pūrvam abhyaset | jālaṃdharaprasādārthaṃ kumbhakāt pūrvayogataḥ || 6 || Hp-Jt. II.48. (*p.* 57, *ll.* 7-8)

14) yathā siṃho gajo vyāghro bhaved vaśyaḥ śanaiḥ śanaiḥ |
tathaiva sevito vāyur anyathā hanti sādhakam || Hp. II.15.

15) yuktaṃ yuktaṃ tyajed vāyuṃ yuktaṃ yuktaṃ ca pūrayet |
yuktaṃ yuktaṃ ca badhnīyādevaṃ siddhimavāpnuyāt || Hp. II.18.

(7) 스승의 가르침대로 수련한다.

초보자의 경우, 상기병과 같은 부작용이 있으므로 스승의 지도를 받는 것이 중요하다. 꿈브하까를 통해 만병을 치유할 수 있지만 잘못 수련할 경우엔 만병이 생긴다.

> 올바르게 쁘라나야마를 수련할 때 모든 질병이 사라질 것이다.
> 올바르지 않는 요가 수행으로 인해 만병이 생겨난다.[16)17)]

(8) 수련 직후에 목욕을 하지 않는다.

땀을 흘리는 것은 좋지 않지만 초보자의 경우 혹은 조잡한 음식을 먹었을 경우 땀이 배출될 수 있다. 땀이 흐른다고 호흡 직후에 샤워를 하거나 머리를 감는 것은 쁘라나의 순환에 해로울 뿐만 아니라 심장에 부담을 주므로 반드시 금해야 한다. 그 대신 두 손으로 신체를 마사지해서 땀을 말리는 것이 권장된다.

> 수련에서 생겨난[18)] 땀으로 몸을 마찰해야 한다.
> [그러면] 몸이 건강해지고 가볍게 된다.[19)]

---

16) prāṇāyāmena yuktena sarvarogakṣayo bhavet |
ayuktābhyāsayogena sarvarogasam udbhavaḥ || Hp. II.16.

17) "잘못된 방법으로 호흡을 하면 딸꾹질·천식·기관지·두통·귀와 눈의 통증 등 여러 가지 병이 발생한다."
hikkā śvāsaś ca kāsaś ca śiraḥkarṇākṣivedanāḥ |
bhavanti vividhā rogāḥ pavanasya prakopataḥ || Hp. II.17.

18) "수련으로부터, 즉 쁘라나야마의 수행으로부터 생겨난"
śramāt prāṇayāmābhyāsaśramāj jātaṃ. Hp-Jt. II.13. (*p.* 42, *ll.* 13-14)

19) jalena śramajātena gātramardanam ācaret |
dṛḍhatā laghutā caiva gātrasya jāyate || Hp. II.13.

3. 예비적 호흡법

1) 복식법(횡경막호흡)

한 가지 주목할 점은 '본격적인 쁘라나야마를 하기 전에 반드시 익혀야 할 필수적인 준비 호흡(복식법, 복식 호흡, 횡경막 호흡)'이 『하타(요가)쁘라디삐까』에서 언급되지 않았다는 점이다. 수행자들이 겪었던 수행 초기의 난관이나 부작용은 사실상 '들숨 후 그 숨을 최대한 유지하는 것'(꿈브하까)의 부작용, 다시 말해서 '흉식 호흡 단계를 벗어나지 못한 상태에서 인위적으로 숨을 멈춤으로써 역류한 것'이라 해도 과언이 아닐 것이다. 따라서 복식법에 숙달되지 않은 상태에서 '하타요가 문헌에 언급된 쁘라나야마(kumbhaka + bandha)를 자구적으로 따라할 경우에 심각한 부작용이 초래됨에도 불구하고 준비적인 호흡이 설명되지 않았다는 것은 이해하기 어려운 부분이다.

이 점에 대해서는 두 가지 해석이 가능할 것이다.

먼저 고려할 것은 『하타(요가)쁘라디삐까』가 단순한 입문서가 아니라는 점이다. 무드라는 '만인이 공유하는 매춘부'와 달리 명문가의 처녀처럼 비밀스럽게 감추어져 있고 다만 '스승에서 수제자로 직접 전수(parampara)'될 때만 봉인이 풀림에도 불구하고 『하타(요가)쁘라디삐까』가 공개하고 있다는 것은 '『하타(요가)쁘라디삐까』가 초보자나 입문자를 위한 텍스트의 성격을 넘어서 있다'는 것을 암시한다. 이 점에서 『하타(요가)쁘라디삐까』를 '요가에 문외한인 일반인을 위한 교양서 내지는 초급 입문서'가 아니라 '저자의 문하생 또는 동일 전통 권 내의 고급 수행자를 위한 문헌'이라 할 수 있을 것이다.[20]

---

20) 바꾸어 말해서 『하타(요가)쁘라디삐까』가 복식법(또는 그것에 상응할 만한 예비 호흡)을 언급하지 않았다는 것은 초보자 또는 '『하타(요가)쁘라디삐까』를 통해 요가에 입문하려는 사람을 위한 개설서'가 아님을 역설한다고 할 수 있다. 이 이유에서 '단지 『하타(요가)쁘라디삐까』에 방법이 설명되어 있다는 이유만으로' 초보자가 쁘라나야마와 무드라를 문자적으

두 번째로 고려할 수 있는 것은 복식 호흡이 '꿈브하까(들숨 후 그 숨을 멈추는 것)을 핵심으로 하는' 쁘라나야마의 본질에서 떨어져 있다는 점이다. 복식 호흡은 '올바르게 숨 쉬는 행위'(호흡)일 뿐 '호흡의 멈춤' 이라는 쁘라나야마의 정의에 부합하지 않는다. 또한 하타요가의 모든 쁘라나야마는 꿈브하까를 포함하고 있으므로 '지식을 배제하고 단순히 들숨과 날숨을 교차하는 숨쉬기'가 쁘라나야마에서 배제되는 것은 당연하다고 판단된다. 더 극단적인 예로 정뇌(Kapālabhāti)를 들 수 있다. 비록 정뇌는 복식 호흡에서 한 단계 진보한 것이고 또 '기절할 정도로 급격히 들숨과 날숨을 교차하므로 문외한이 흉내 내기조차 어려운 호흡'이긴 하지만 결정적으론 지식의 과정이 배제되어 있다. 지식이 배제되었으므로 정뇌는 '빠른 숨쉬기' 또는 '노폐물이나 번뇌 망상을 제거하는 정화법'은 될지언정 쁘라나야마의 범주에는 포함될 수 없을 것이다.

하타요가 문헌이 복식 호흡과 같은 예비적인 훈련을 설명하지 않았지만 복식 호흡의 방법은 간단한데, 그것은 숨을 마실 때 아랫배를 내밀고, 숨을 내쉴 때 아랫배를 끌어당기는 것이다. 쟁기 체위를 하게 되면 저절로 복식호흡이 되는 경우가 많고 또 아사나를 끝내고 송장 체위를 할 경우, 대부분 저절로 복식 호흡이 이루어지는 경우가 많으므로 초보자는 이 두 가지로 복식 호흡의 감을 잡을 필요도 있다. 반가부좌와 같은 정좌 자세에서 실행하는 복식 호흡의 경우 초보자는 약간의 훈련이 필요한데 가장 유의할 것은 '힘껏 호흡하는 것이 아니라 최대한 자연스럽고 편하게 하는 것'이다. 숨을 내쉴 때마다 숫자를 세되 초보자는 자신의 나이 곱하기 10배 정도(25살은 250번)가 적합하다. 복식 호흡 도중에 잠이 오는

로 실행하는 것은 위험할 것이다. 『하타(요가)쁘라디삐까』가 서두에서, 스승으로부터 Prāṇāyāma를 배우라고 말했던 것은 다른 이유에서가 아닐 것이다. "gurūpadiṣṭamārgeṇa prāṇāyāmān sambhyaset" Hp. II.1.

것은, 어느 정도 호흡의 흐름이 편안해졌을 때 일어나는 현상이므로 오히려 초보자는 앉아서 조는 것이 필요하다. 복식 호흡을 처음 배울 때의 마음가짐은 '호흡 도중에 잠이 오면 앉아 졸면서 피로를 풀겠다'는 식의 편한 생각을 갖는 것이다.

방법 1.

① 편안한 반가부좌 자세로 앉고 가능한 어깨의 긴장을 풀고 턱을 당기도록 한다.
② 손바닥을 배꼽 주위에 대고 숨을 내쉴 때 배를 살짝 누르고, 마실 때는 배를 앞으로 내밀도록 한다.
③ 숨을 내쉴 때마다 숫자를 센다.
④ 200번까지 숫자를 세고, 중간에 숫자를 잊었다면 다시 하나에서부터 차례로 센다.
⑤ 졸음이 오면 앉아서 졸도록 한다.

방법 2.

① 편안한 반가부좌 자세로 앉고 가능한 어깨의 긴장을 풀고 턱을 당기도록 한다.
② 숨을 마실 때 하복부가 들어가고, 숨을 내쉴 때 하복부가 나온다고 상상을 한다.
③ 숨을 내쉴 때마다 숫자를 센다.
④ 숫자를 1에서 10까지 세고 다시 10에서 1로 세는 것을 반복한다.
* 주의사항: 날숨에 숫자를 붙여 1에서 10까지만 세며 11, 12, 13으로 넘어가지 않도록 한다.

포인트

① 처음 입문하는 초보자에겐 앉는 자세가 중요하다. 자세는 반가부좌를 취하되 허리를 곧게 세우고 가슴을 펴는 것이 좋다.

② 대부분의 직장인과 학생은 책상 쪽으로 상체를 숙이기 때문에 자세가 앞으로 굽어져 복식호흡이 잘 되지 않는 경우가 있는데, 가슴을 펴고 어깨의 긴장을 푸는 것이 중요하다.

③ 복식 호흡은 자연스럽게 이루어지는 것이 좋은데 가급적 내쉬는 숨에 의식을 집중하고 내쉬는 숨을 마시는 숨보다 조금 길게 하도록 한다.

④ 여성의 경우, 그리고 피곤할 경우엔 숨을 마실 때 숫자를 센다.

주의사항

① 입을 다물고 혀를 입천장에 붙이며, 코로만 호흡을 한다.

② 숨을 억지로 또는 강하게 마시지 않는다. 잘 안될 경우에는 숨을 마실 때 배가 나온다고 상상만 해도 좋다.

③ 복식 호흡의 속도는 자신에게 가장 적합한 편한 속도로 하며 억지로 강하게 하지 않는다.

④ 익숙해지면 마시는 숨보다 내쉬는 숨을 더 길게 한다.

⑤ 상당한 양의 산소가 뇌로 흘러가므로 초보자 특히 평소에 호흡이 얕은 사람은 약간의 어지럼을 느낄 수 있지만 크게 걱정할 필요는 없다. 다만 메스꺼움이나 두통이 있을 경우엔 중단하고 휴식하도록 한다.

일반인의 경우 보통 200번 정도 복식 호흡을 하면 몸과 마음이 안정을 찾게 되어 졸음이나 혼침을 경험하기도 한다. 졸음이나 혼침은 호흡이 편해졌기 때문에 혹은 복식 호흡이 몸에 배여 익숙해짐으로써 마음이 안정될 때 일어나는 현상으로 입문자에겐 필수적인 통과의례라 할 수 있다. 오히려 초보자에게 곧잘 발생하는 문제는 500번을 하더라도 긴장이 풀어지지 않거나 또는 가슴 답답함 또는 명치의 통증을 느끼는 경우이다. 이러한 현상은 복식호흡을 정확히 하는지 점검하는 데 신경을 더 쓰거나 또는 숫자를 모두 세어야겠다는 의지가 너무 강해서 비롯된 현상이므로 더 편한 마음을 갖도록 한다.

이 경우 초보자에게 필요한 몇 가지 방법이 있지만 비교적 간단한 방법으로는 다음과 같다.

<누워서 하는 방법>

① 등을 바닥에 대고 편안하게 휴식한다.

② 몸이 땅 속으로 빨려들어 간다고 상상하면서 온몸의 긴장을 푼다.

③ 두 손을 배꼽 위에 가볍게 올려놓고 배의 움직임을 관찰한다. 이미 50분 정도 체위를 수련했기 때문에 이 상태에서는 복식호흡이 저절로 이루어지는 경우가 많다.

④ 또는 숨을 마실 때 배가 위로 올라오고 내쉴 때 아래로 들어간다고 마음속으로 상상한다.

⑤ 마침내 복식호흡이 편하게 이루어지면 숨을 내쉴 때마다 숫자를 하나씩 세도록 한다.

<앉아서 하는 방법>

① 목까지 따뜻한 욕조에 들어가 있다고 상상하고 숨을 마실 때 배가 나오고 내쉴 때 배가 들어간다고 상상한다.

② 이 방법으로도 안정이 되지 않으면 코끝에 의식을 두고 코로 들어가는 숨과 내쉬는 숨을 관찰한다.

③ 계속 관찰하면 숨이 하복부까지 내려가서 마침내 숨을 마실 때 배가 나오고 내쉴 때 배가 들어가는 것이 느껴질 것이다.

④ 이 방법이 익숙해지면 배가 나오고 들어가는 것에 의식을 집중한다. 중요한 것은 마음이 안정되면 호흡은 저절로 이루어진다는 것이다.

복식호흡의 효과

① 호흡이 잘 되었을 때 손과 발에서 열이 나거나 또는 땀이 발생한다. 복식 호흡이 성공적으로 이루어 질 경우 제일 먼저 나타나는 현상은 손발과 하복부가 따뜻해지고 얼굴과 머리는 차갑게 되는 것이다.

② 졸게 된다. 졸음은 경계해야할 현상이지만 초보자에겐 해당되지 않는다. 복식 호흡 도중에 졸음을 겪는 것은 복식 호흡이 편해지고 마음도

안정될 때 일어나는 현상으로 '요가에 입문했다'는 증표이기도 하다. 따라서 졸음의 단계를 겪는 것은 오히려 권장된다. 하지만 꼭 지켜야 할 것은, 졸음이 올 때 눕지 말고 앉아서 조는 것이다. 앉아서 5분을 조는 것은 누워서 3시간 동안 자는 것 이상으로 피로를 회복시키므로 초보자에겐 유익한 것이기도 하다. 하지만 졸음의 단계를 경험한 후에도 조는 경우가 있는데 오전 수련 시간에 졸 경우엔 풀무 호흡이 권장되고 오후 시간에 졸 경우엔 피로 때문인 경우가 많으므로 물구나무 서기와 등펴기 등이 권장된다.

③ 침이 많이 고이게 된다. 침이 많다는 것은 젊음을 유지하는 증표로 보아도 무방한데, 혀를 입천장에 대고 호흡을 할 경우 침샘들을 자극하게 되어 침이 많이 분비되는데, 이때의 침은 달고 향기가 날수록 더 좋다.

④ 상체가 앞뒤로 또는 좌우로 흔들리게 된다.
초보자는 이 단계에서 기를 경험하게 된다. 호흡에 의해 기가 신체 내를 순환하게 되는데, 진동이 오는 것은 평소에 아픈 곳이 있거나 또는 기가 막혀있을 경우에 그것을 뚫기 위함이다.

⑤ 여성의 경우 거의 공통점은 복식 호흡을 매일 30분씩 한 달 정도 복식 호흡만 수련해도 하복부에서 온기를 느낄 수 있으며 생리 주기가 규칙적으로 바뀌고 통증이나 기간도 절반으로 줄어든다.

2) 나디정화(Nāḍīśodhana)

나디정화법[21]은 쁘라나야마에 앞서 행해야 하는 중요한 행법이지만 세 종류의 반드하 무드라를 병행하지 않으므로 쁘라나야마로 분류되지 않고 정화법으로 분류된다.

모든 하타요가 문헌은 나디정화를 호흡수련의 첫 과정으로 말하고 있는데, 그것은 나디에 불순물로 쌓여 있으면 호흡을 수련할지라도 쁘라나

21) Nāḍīśodhana는 '기가 흐르는 통로'인 나디(nāḍī)를 정화(śodhana)한다는 뜻을 가지고 있다.

가 원활하게 순환할 수 없고 또 수슘나로 끌어올리는 것이 불가능하기 때문이다.[22] 『하타(요가)쁘라디삐까』는 나디정화의 방법을 다음과 같이 말한다.

요가 수행자는 연화좌를 취하고 왼쪽 코로(candreṇa) 숨을 마셔야 한다.
참을 수 있을 때까지 [그 숨을 체내에] 유지한 후
다시 오른쪽 코로(sūryeṇa) 내쉬어야 한다.[23]

그리고 숨을 오른쪽 코로 천천히 마시고서 복부까지 채워라.
규정대로 지식한 후 다시 왼쪽 코로(candreṇe) 내쉬어라.[24]

내쉬었던 그 [왼쪽] 코로(yena···tena) 숨을 마신 후 참을 수 있을 때까지
[숨을 체내에] 참아야 한다.
그리고서 다른 쪽(오른쪽)으로 고요히 [숨을] 내쉬어라.
결코 거칠어서는 안 된다.[25]

---

22) "나디들 속에 불순물이 채워져 있다면 기가(mārutas) 가운데(수슘나)로 흘러갈 수 없으니 어떻게 운마니 상태가 가능할 것이며, 어떻게 [요가]수련의 목적(kārya-siddhiḥ)이 달성되겠는가"
malākulāsu nāḍīṣu māruto naiva madhyagaḥ |
kathaṃ syād unmanībhāvaḥ kāryasiddhiḥ kathaṃ bhavet ‖ Hp. II.4.
"불순물로 가득 찬 모든 나디총(總)이 깨끗하게(eti) 될 때
바로 그때부터 요가 수행자[의 몸]은 기를 쌓는 데 적합하게 변모한다."
śuddhimeti yadā sarvaṃ nāḍīcakraṃ malākulam |
tadaiva jāyate yogī prāṇasaṃgrahaṇe kṣamaḥ ‖ Hp. II.5.
"그러므로 언제나 진지하고, 굳은 의지로 호흡 조절을 행해야 한다.
수슘나 나디에 있는 불순물들이 깨끗이 없어질) 때까지."
prāṇāyāmaṃ tataḥ kuryānnityaṃ sāttvikayā dhiyā |
yathā suṣumnānāḍīsthā malāḥ śuddhiṃ prayānti ca ‖ Hp. II.6.
23) baddhapadmāsano yogī prāṇaṃ candreṇa pūrayet |
dhārayitvā yathāśakti bhūyaḥ sūryeṇa recayet ‖ Hp. II.7.
24) prāṇaṃ sūryeṇa cākṛsya pūrayedudaraṃ śanaiḥ |
vidhivad kumbhakaṃ kṛtvā punaś candreṇe recayet ‖ Hp. II.8.

『하타(요가)쁘라디삐까』는 다시 한 번 나디정화법의 방법과 효과를 설명한다.

> 그리고 왼쪽(iḍayā, 왼쪽 코)으로 숨을 마셔서 참고 다시 다른 쪽으로(오른쪽 코) 내쉬어라.
> [다시] 오른쪽 [코]로 숨을 마신 후에 [그 숨을] 멈추고서 왼쪽으로 내쉬어라.
> 이와 같은 방법으로 오른쪽과 왼쪽으로 늘 수련하는 통제된 자들에게 나디들은 3개월 후에 청정해질 것이다.[26]

> 새벽과 한낮, 저녁, 한밤중에 지식을 4번하고 점차적으로
> [늘려서 하루에] 80번에 이르기까지 올바르게 수련해야 한다.[27]

후대의 주석가 브라흐마난다는 나디정화법에서도 세 가지 반드하를 해야 할 것으로 풀이한다.[28]

> "[숨을 참은 상태에서] 잘란드하라 등등의 반드하를 먼저 하고…

브라흐마난다의 해설을 받아들인다면 나디정화법은 중요한 가장 꿈브하까가 될 것이다.

---

25) yena tyajet tena pītvā dhārayed atirodhataḥ |
recayec ca tato 'nyena śanair eva na vegataḥ ‖ Hp. II.9.

26) prāṇaṃ ced iḍayā piben niyamitaṃ bhūyo 'nyayā recayet
pītvā piṅgalayā samīraṇamathe baddhvā tyajet vāmayā |
sūryācandramasor anena vidhinābhyāsaṃ sadā tanvatāṃ
śuddhā nāḍīgaṇā bhavanti yamināṃ māsatrayād ūrdhvataḥ ‖ Hp. II.10.

27) prātarmadhyaṃdine sāyamardharātre ca kumbhakān |
śanairaśītiparyantaṃ caturvāraṃ samabhyaset ‖ Hp. II.11.

28) jālaṃdharādibandhapūrvakam. Hp-Jt. II.7. (*p.* 37, *ll.* 9-10)

한편 『게란다상히따』는 『하타(요가)쁘라디삐까』의 나디정화법에 상응하는 수련법을 사히따 꿈브하까라는 명칭으로 소개한다.[29)]

> 현자는 왼쪽 코(이다)로 숨을 마셔야 한다… 들숨이 끝나고
> 꿈브하까를 시작할 때 웃디야나 반드하를 반드시 행해야만 한다.[30)]

한편, 『게란다상히따』의 위 게송은 오직 웃디야나 반드하만을 언급하고 있지만 잘란드하라와 물라 반드하도 병행되어야 하는 것으로 파악된다. 그것은 현실적으로 두 반드하가 선행되지 않고서는 웃디야나 자체가 불가능하기 때문이다. 반면 물라와 잘란드하라는 독자적으로 실행 가능하다.

초급

초급 수행자는 복식 호흡을 하되 양쪽 코로 교차해서 하는 것을 유념하면 된다.

① 반가부좌나 결가부좌(혹은 연화좌)로 앉고 허리를 곧게 세운 다음 입을 다물고 혀를 입천장에 붙인다.
② 오른손 검지와 중지를 구부려서 엄지손가락으로 오른쪽 코를 막고 약지와 새끼손가락으로 왼쪽 코를 모두 막는다.
④ 약지를 풀어 왼쪽 코로 숨을 내쉰 다음(2초) 왼쪽 코로 숨을 들여 마신다(1초).

---

29) 『하타(요가)쁘라디삐까』에서 사히따 꿈브하까는 께왈라 꿈브하까에 도달하기 전의 8종류의 꿈브하까, 즉 수르야브헤다나, 웃짜이, 브하스뜨라 등 8종류의 꿈브하까를 통칭하는 의미이지만 『게란다상히따』의 사히따 꿈브하까는 『하타(요가)쁘라디삐까』의 나디정화법에 거의 상응하는 독립된 행법이다.

30) iḍayā pūrayed vāyuṃ … sudhiḥ | pūrakānte kumbhakādye kartavyas tūḍḍīyānakaḥ. GhS. V.49.

④ 그 다음에는 약지로 왼쪽 코를 막는다(4초).
⑤ 엄지손가락을 풀어 오른쪽 코로 숨을 내쉰다(2초).
⑥ 오른쪽 코로 숨을 마시고(1초) 엄지손가락으로 오른쪽 코를 막는다(4초).
⑦ 약지를 풀어 왼쪽 코로 숨을 내쉰다(2초).
⑧ 이것을 5분간 반복한다.

중급

중급 수준에서는 숨을 마신 다음 8초간 숨을 참는다.

① 반가부좌나 결가부좌(연화좌)로 앉고 허리를 곧게 세운 다음 입을 다 물고 혀를 입천장에 붙인다.
② 오른손 엄지손가락으로는 오른쪽 코를 막고 오른손 약지로는 왼쪽 코를 모두 막는다.
③ 오른손 약지를 풀어 왼쪽 코로 숨을 천천히 내쉰 다음(4초) 왼쪽 코로 숨을 마시고(1초) 오른손 약지로 왼쪽 코를 막고 그 숨을 참는다(8초).
④ 오른손 엄지손가락을 풀어 오른 쪽 코로 숨을 내쉬고(4초) 다시 오른쪽 코로 숨을 마시고(1초) 오른쪽 코를 막은 다음 그 숨을 참는다(8초).
⑤ 오른손 약지를 풀어 왼쪽 코로 숨을 내쉰 다음(4초) 왼쪽 코로 숨을 마시고(1초) 오른손 약지로 왼쪽 코를 막은 다음 그 숨을 참는다(8초).
⑥ 이 방법을 5분간 반복한다.

고급

중급 수준에서는 숨을 마신 다음 참을 수 있을 때까지 참도록 한다.

① 반가부좌나 결가부좌(연화좌)로 앉고 허리를 곧게 세운 다음 입을 다 물고 혀를 입천장에 붙인다.
② 오른손 엄지손가락으로 오른쪽 코를 막고 오른손 약지로 왼쪽 코를 모두 막는다.

③ 약지를 풀어 왼쪽 코로 숨을 천천히 내쉰 다음(4초) 왼쪽 코로 숨을 단숨에 마시고(1초) 오른손 약지로 왼쪽 코를 막고 그 숨을 최대한 참는다.
④ 엄지손가락을 풀어 오른 쪽 코로 숨을 내쉬고(4초) 다시 오른쪽 코로 단숨에 숨을 마시고(1초) 오른쪽 코를 막은 다음 그 숨을 참을 수 있을 때까지 참는다.
⑤ 약지를 풀어 왼쪽 코로 숨을 내쉰 다음(4초) 왼쪽 코로 숨을 마시고(1초) 약지로 왼쪽 코를 막고 숨을 참을 수 있을 때까지 참는다.
⑥ 이 방법을 5분간 반복한다.

나디정화는 쁘라나의 통로인 나디에 쌓인 불순물을 제거하는 효과 외에 이다와 삥갈라의 기능을 조절하는 생리적 효과도 있다. 오른쪽 코에서 시작하는 삥갈라(piṅgalā)는 교감신경, 좌뇌를 지배하고 태양, 남성, 양으로 상징되며, 왼쪽 코에서 시작하는 이다(iḍā)는 부교감신경, 우뇌를 지배하고 달, 여성, 음으로 상징된다. 『쉬바상히따』가 "바람이 태양에 들어갔을 때 수행자는 식사하라. 바람이 달에 들어갔을 때 수행자는 잠자리에 들라."[31]라고 했던 것은 오른쪽 코(삥갈라)로 호흡하면 교감신경의 작용으로 소화력이 왕성해지고 왼쪽 코(이다)로 호흡하면 부교감신경의 작용으로 마음이 안정된다는 생리적 측면을 고려했던 것으로 보인다.

오른쪽 코와 왼쪽 코는 번갈아가며 활성화되는데 오른쪽 코가 활성화되어 삥갈라의 기능이 항진될 경우엔 투쟁심, 용기가 생기고 분석적이며 이성적이게 되고 왼쪽 코가 활성화되어 이다의 기능이 항진될 경우엔 안정과 평화감, 박애, 직관 등이 생기게 된다. 그 반대로 삥갈라 나디의 흐름이 막힐 때는 식욕부진, 패배감, 자신감 결여로 나타나고, 왼쪽 코가 막혔을 때는 정, 배려 등의 기능이 약해지게 된다. 따라서 피로하거나 우울

---

31) anile 'rkapraveśe ca bhoktavyaṃ yogibhiḥ sadā |
vāyau praviṣṭe śaśini śayanaṃ sādhakottamaiḥ ‖ Śs. III.42ab.

할 때, 감정 조절이 힘들거나 이성적 판단이 필요할 때 나디정화가 유용하다고 할 수 있다.

『하타(요가)쁘라디삐까』은 나디가 정화될 경우의 효과를 다음과 같이 말한다.

나디가 청정해지면 외적인 증표로
몸이 날씬해지고 [피부에] 광택이 분명하게 생겨난다.[32)]

나디가 청정하므로, 원하는 만큼 기를 보유할 때
소화의 불이 [더] 불타게 되고 비음(秘音)이 분명히 들리며 질병이 없어진다.[33)]

3) 정뇌(Kapālabhāti)

까빨라브하띠는 '두개골'을 뜻하는 까빨라(kapāla)와 '빛', '광채'를 뜻하는 브하띠(bhāti)가 결합한 복합어로 두개골을 청소한다는 의미에서 정뇌(淨腦)로 번역할 수 있다. 정뇌는 들숨과 날숨을 급격히 반복하는 것으로 그 과정에는 꿈브하까가 병행되지 않으며 따라서 3종의 반드하도 병행되지 않는다. 따라서 정뇌는 정화법으로 분류되지만 하타요가에서 중요시하는 브하스뜨리까 꿈브하까의 기초가 되므로 대단히 중요하다고 할 수 있다.

『하타(요가)쁘라디삐까』는 정뇌를 다음과 같이 간단히 설명하고 있다.

대장장이의 풀무질처럼 들숨과 날숨을 '어지로울 정도로 급격하게 하는 것'이

---

32) yadā tu nāḍīśuddhiḥ syāt tathā cihnāni bāhyataḥ |
kāyasya kṛśatā kāntis tadā jāyeta niścitam ‖ Hp. II.19.

33) yatheṣṭaṃ dhāraṇaṃ vāyor analasya pradīpanam |
nādābhivyaktir ārogyaṃ jāyate nāḍiśodhanāt ‖ Hp. II.20

정뇌라고 알려져 있다. [정뇌는] 점액질을 건조시킨다.[34]

정뇌는 정화법 중에서도 특히 중요한 것으로 간주될 수 있는데, 그 이유는 쁘라나야마를 수련할 경우 여타의 정화법이 필요하지 않을 뿐만 아니라 특히 쁘라나야마(특히 풀무)의 예비적인 훈련법이기도 하다.

오직 쁘라나야마의 [수련] 만으로도 [나디의] 모든 불순물이 없어지므로 어떤 스승들은 다른 행위(정화법)를 인정하지 않는다.[35]

초급

① 달인좌 또는 반가부좌를 취하고 어깨의 긴장을 푼다.
② 혀를 입천장에 붙인 다음 턱을 당기고 눈을 반쯤 떠서 코끝 또는 자신의 발을 쳐다본다.
③ 복식호흡을 5회 실시한 다음
④ 복식호흡의 속도보다 2-3배 정도 빠르게 호흡을 시작한다. 내쉬는 숨에 숫자를 붙여서 30번까지 한다.
⑤ 위의 과정을 3회에서 5회 반복한다.

중급

③ 복식호흡의 속도보다 2-3배 빠르게 호흡을 시작한다(200-300회).
④ 위의 과정을 3회에서 5회 반복한다.

고급

③ 복식호흡의 속도보다 2-3배 빠르게 호흡을 시작한다(500-1,000회).

---

34) bhastrāval lohakārasya recapūrau sasaṃbhramau |
kaphālabhātirvikhyātā kapadoṣaviśoṣaṇī || Hp. II.35.

35) prāṇāyāmair eva sarve praśuṣyanti malā iti |
ācāryāṇāṃ tu keṣāṃcid anyat karma na saṃmatam || Hp. II.37.

주의사항

① 반드시 복식호흡(횡경막 호흡)에 숙달된 이후에 배운다.
② 내장의 움직임이 활발해지므로 식후 배가 부른 상태에서는 하지 않도록 한다.
③ 가슴이나 명치끝에서 통증이 있을 경우엔 중단한다.
④ 하복부가 리드미컬하게 움직이도록 한다.
⑤ 가급적 마시는 숨보다 내쉬는 숨에 의식을 집중하고 내쉴 때 숫자를 센다.
⑥ 체중 감량이나 체내의 노폐물을 배출하기 위해서는 내쉬는 숨을 더 강하게 해도 좋다.
⑦ 고혈압이나 저혈압 환자, 허약자는 무리하지 않는다.
⑧ 임신 기간과 생리 기간엔 하지 않는다.

4) 꿈브하까(들숨 후 멈춤, Kumbhaka) 연습

하타요가의 호흡법은 다양하지만 기본적으로 '들숨 후 그 숨을 최대한 참는다'는 점에선 동일하다. 쁘라나야마의 정의(호흡의 멈춤 혹은 호흡의 정지)에서 살펴보았듯이 '숨을 천천히 마시고 대단히 천천히 내쉬는 것' 혹은 그 반대로 '들숨과 날숨을 극단적으로 급격하게 실행하는 것'은 어디까지나 호흡 행위 내지는 정화법이지 호흡수련은 아니다. 하타요가의 모든 호흡법은 '들숨 후 그 숨을 최대한 참는 것'(뿌라까 쁘라나야마, 꿈브하까)에 의거한다. 따라서 '숨을 참는 것'에 익숙해져야 하지만 복식호흡과 같은 예비적인 호흡에 익숙하지 않은 상태에서 숨을 참는 것은 해로울 뿐만 아니라 상기병과 같은 부작용을 겪을 수 있다.

'들숨 후 그 숨을 참는 것'이 대단히 인위적이고 생소할 것 같지만 무의식적으로 혹은 저절로 이루어지는 경우도 적지 않다. 예를 들면 화살을 표적에 조준하고 시위를 놓기 직전에도 숨이 멈추어진다. 비록 일시적이긴 하지만 그 순간엔 외부의 잡다한 대상이나 사물은 의식에서 사라지게 된다. 하타요가의 호흡법은 바로 이 '들숨 후 멈춤'만을 특화한 것이라고 할 수 있다. 물론 숨을 참는다는 것은 자연스런 호흡 행위에 거슬리는 인위적인 행위이다. 하지만 복식호흡을 하면서도 '저절로 숨이 멈춰지는 것'을 경험할 수 있다는 점에서 '숨을 멈추는 것'은 결코 자연의 섭리에 반하는 행위가 아니다. 오히려 이것이야 말로 본능적인 행위를 포기하고 신성을 추구하는 행위가 될 것이다.

여기서는 본격적인 쁘라나야마를 다루기에 앞서, 복식호흡을 익힌 초보자를 위하여 예비적인 훈련법으로 1:4:2 비율의 호흡을 간략히 설명하고자 한다. 중요한 것은 호흡을 배우는 것 자체가 아니라 자기 것으로 만드는 것이다.

초급은 들숨: 멈춤: 날숨의 비율을 1: 4: 2의 비율로 하는 데 초점을 두도록 한다.

① 반가부좌 또는 달인좌를 취한다.
② 편한 마음으로 복식호흡을 가볍게 하면서 긴장을 푼다.
③ 숨을 길게 내쉰 다음
④ 숨을 자연스럽게 마시고 그 숨을 참는다.
⑤ 4초 동안 숨을 참으면서 '숨이 배꼽으로 내려간다'고 상상한다.
⑥ 숨을 2초 동안 내쉰다.
⑦ 다시 숨을 자연스럽게 마시고 ⑤,⑥의 과정을 반복한다.

중급

중급은 들숨: 멈춤: 날숨을 1: 4: 2로 유지하면서 숨을 마시면서 회음을 조이는 물라 반드하 그리고 숨을 참은 상태에서 턱을 당기는 잘란드하라 반드하를 한다.

① 반가부좌 또는 달인좌를 취한다.
② 숨을 내쉰 다음
③ 숨을 천천히 마시면서 괄약근을 조이고 마신 숨을 하단전에 참는다.
④ 숨을 참은 상태에서 턱을 당긴다.
⑤ 4초 동안 숨을 참은 후
⑥ 숨을 2초 동안 내쉰다.
⑦ ②에서 ⑤의 과정을 5분간 반복한다.

고급

고급 과정은 숨을 참을 수 있을 때까지 참고 숨을 참고 있는 동안 괄약근을 조이고 풀기를 반복한다.

① 반가부좌 또는 달인좌를 취한다.
② 숨을 천천히 내쉰 다음
③ 숨을 천천히 마시고 그 숨을 하단전에 참는다.
④ 숨을 참은 상태에서 턱을 당긴다.
⑤ 숨을 참을 수 있을 때까지 참도록 하고 괄약근을 조이고 푸는 것을 반복한다.
⑥ 천천히 숨을 내쉰다.
⑦ ②에서 ⑥까지의 과정을 20-30분 반복한다.

주의사항

① 들숨: 멈춤: 날숨의 비율을 1:4:2로 하고 점차 '멈춤'의 비율을 높이다.
② 숨을 최대한 마시려 하거나 억지로 참지 말고 80%로 한다.
③ 숨을 마시고 참은 상태에서 숨이 배꼽으로 내려온다고 상상하는 것이 좋다.
④ 날숨 → 들숨 → 멈춤 → 날숨 … 이 자연스럽고 리드미컬하게끔 조절하도록 한다.

⑤ 무리하게 하지 않으며, 가슴이 답답하거나 명치에 통증이 있을 경우엔 중단한다.

⑥ 배가 부른 상태나 만취 상태에서는 하지 않는다.

4. 주요 꿈브하까

『하타요가쁘라디삐까』에 따르면 꿈브하까는 '숨을 멈추는 것'을 의미하는데, 여기서 숨을 멈추는 방법엔 '들숨 후 그 숨을 최대한 참는 것' 그리고 '날숨 후 호흡을 멈추는 것'과 같은 두 가지가 있다. 이 중에서 전자는 '들숨 후 멈춤'(뿌라까 쁘라나야마)로 불리고 후자는 '날숨 후 멈춤'(레짜까 쁘라나야마)로 불린다. 두 가지는 사히따 꿈브하까로 통칭되는데 『하타요가쁘라디삐까』에서 실제로 설명하는 8종류의 꿈브하까는 모두 '들숨 후 멈춤'을 기본으로 한다.

1) 수르야브헤다나(Sūryabhedana) 꿈브하까

태양을 뜻하는 단어 sūrya는 『하타(요가)쁘라디삐까』에서 '오른쪽 코' 또는 '삥갈라 나디(piṅgalānāḍī)'를 지칭하고 브헤다나(bhedana)는 '뚫음', '펼침', '확장'을 의미한다. 따라서 수르야브헤다나를 태양관통, 즉 '오른쪽 나디를 뚫어주는 것(활성화하는 것)'으로 이해할 수 있다.

『하타(요가)쁘라디삐까』는 수르야브헤다나의 방법을 다음과 같이 말한다.

요가 수행자는 안락한 장소에서 [위에서 말한] 바로 그 아사나를 취하고서[36)]

36) 브라흐마난다는 주석에서 다음과 같이 말한다.
"행운, 영웅, 달인, 연화 등[의 좌법] 중에서 하나 혹은 달인좌가 특별하므로 그것을 취하고서…"

오른쪽 나디로 바깥의 공기를 천천히 끌어 마신 후[37)]

머리카락에서 발톱까지 채워질 때까지 참아야 한다.
그 후에 왼쪽 나디로(savyanāḍyā) 숨을 천천히 부드럽게 내쉬어라.[38)]

『하타(요가)쁘라디삐까』에 설명된 수르야브헤다나의 요지는 오른쪽 코로 숨을 천천히 마셔서 그 숨을 참을 수 있을 때까지 참은 후에 왼쪽으로 내쉬는 것이다. 오른쪽 코로 숨을 마시고 숨을 참은 상태에서 세 종류의 반드하를 실행하라는 말은 없지만 이미 위에서 호흡법의 원칙을 설명했으므로 생략된 것으로 볼 수 있다.

한편, 『게란다상히따』는 보다 구체적인 방법을 제시하고 있다.

모든 [숨을] 수르야(삥갈라, 오른쪽 코)로 [들이 마셔서] 배꼽의 근본 자리(nābhimūla)에까지 모아야 한다.
[그리고] 이다(왼쪽 코)로 내쉬어라.
그 다음에는 한꺼번에 급격히 [숨을] 수르야(오른쪽 코)로 다시 마신 다음
규정대로 꿈브하까를 행한 후 [숨을] 내쉰 후 [이 과정을] 순서대로 계속 반복해라.[39)]

『게란다상히따』 역시 '들숨 후 그 숨을 참은 상태에서 세 가지 반드

āsanaṃ svastikavīrasiddhapadmādyanyatamaṃ mukhyatvāt siddhāsanam eva vā baddhvaiva··· | Hp-Jt. II.48. (*p.* 51, *ll.* 3-4)

37) āsane sukhade yogī baddhvā caivāsanaṃ tataḥ |
dakṣanāḍyā samākṛsya bahihsthaṃ pavanaṃ śanaiḥ || Hp. II.48.

38) ā keśād ā nakhāgrāc ca nirodhāvadhi kumbhayet |
tataḥ śanaiḥ savyanāḍyā recayet pavanaṃ śanaiḥ || Hp. II.49.

39) sarve te sūryasaṃbhinnā nābhimūlāt samuddharet |
iḍayā recayet paścāt dhairyeṇākhaṇḍavegataḥ ||
punaḥ sūryeṇa cākṛṣya kumbhayitvā yathāvidhi |
recayitvā sādhayettu krameṇa ca punaḥ punaḥ. GhS. V.66-7.

하를 하라'고 하지 않았지만 앞의 게송에서 이미 '숨을 참은 상태에서 잘란드하라 반드하를 행하라'[40]고 했으므로, 그 말을 생략된 것으로 볼 수 있다. 하지만 명사 잘란드하라 반드하가 복수형(複數形)이므로 단순히 잘란드하라 반드하만 하는 것이 아니라 앞에서 언급한 다른 호흡법과 마찬가지로 세 종류의 반드하를 병행해서 '오른쪽 코로 숨을 다 마실 즈음에 잘란드하라 반드하를 하고, 숨을 참은 상태에서 물라 반드하를, 내쉬기 전에 웃디야나 반드하를 한 후에 왼쪽 코로 천천히 숨을 내쉬는 것'으로 이해해야 할 것이다.

따라서 수르야브헤다나 꿈브하까의 방법은, '나디정화법에서 설명된 것과 같은 방식으로 손가락으로 왼쪽 코를 막고 오른쪽 코로 숨을 마신 후' 양쪽 코를 막고 숨을 최대한 참은 상태에서 세 종류의 반드하를 실행한 후 숨을 참기 힘들면 '왼쪽 코로 숨을 내쉬는 것'이다. 『게란다상히따』는 수르야브헤다의 효과를 다음과 같이 말한다.

> 수르야브헤다 꿈브하까는 늙음과 죽음을 없앤다.
> 꾼달리니 샤띠를 각성시키고 체내에 열(熱)을 증가시킨다.
> 오 짠다여! 나는 그대에게 수르야브헤다가 최고라고 말했다.[41]

수르야브헤다나는 삥갈라를 활성화시키므로 활력을 주고 소화력을 강화시키고 체내에 열(熱)을 일으킨다. 열을 일으킨다는 점에서 몸이 냉하거나 혹은 추운 겨울에 유용하다고 할 수 있다. 반면, 몸에 열이 많거나 혹은 더운 여름에는 그 반대의 방법[42] 또는 후술할 싯까리, 쉬딸리 꿈브

---

40) …kumbhakena jalandharaiḥ |
yāvat svedaṃ nakhakeśābhyāṃ tāvat kurvantu kumbhakam. GhS. V.59.

41) kumbhakaḥ sūryabhedas tu jarāmṛtyuvināśakaḥ |
bodhayet kuṇḍalīṃ śaktiṃ dehānalaṃ vivarddhayet |
iti te kathitaṃś caṇḍa sūryabhedanam uttamam. GS. V.68.

42) 수르야브헤다나와 반대로 왼쪽 코로 마시고 오른쪽 코로 내쉬는 것은 열을 내려준다. 이것

하까를 하면 될 것이다.

2) 웃짜이(Ujjāyī) 꿈브하까

단어 Ujjāyī는 "상승", "위쪽"의 의미를 가진 접두어 ud와 "정복하다", "승리하다"는 뜻의 동사 어근 √ji에서 파생된 명사로서 '승리', '정복'을 뜻한다. 『하타(요가)쁘라디삐까』는 웃짜이의 방법을 간단하게 언급하고 있다.

> 입을(mukhaṃ) 닫은 다음(saṃyamya) 두 나디로 천천히 공기를 마셔라. [이때] 마치 목구멍에서부터 심장에 이르기까지 소리가 닿듯이 [마셔야 한다]. 앞에서처럼, [마신] 숨을 참아야만 한다. [내쉴 때는] 그와 같이 왼쪽 코(이다)로 내쉬어라.[43)]

『하타(요가)쁘라디삐까』의 요지는 목에서 심장까지 소리를 내면서 두 코로 숨을 마시고 그 숨을 참은 후 왼쪽 코로 내쉬라는 것이다. 앞에서 설명했듯이, 숨을 참은 상태에선 세 가지 반드하를 해야만 할 것이다.

① 달인좌를 취한다.
② 혀를 입천장에 붙이고 턱을 당긴다.
③ 숨을 최대한 마신다.
④ 숨을 참은 상태에서 물라, 잘란드하라, 웃디야나 반드하를 순서대로 행하고 숨을 참을 수 있을 때까지 참는다.
⑤ 오른쪽 코를 막고 왼쪽 코로 숨을 내쉬면서 웃디야나, 잘란드하라, 물라 반드하를 순서대로 해제한다.

을 짠드라브헤다나(달-관통)로 부를 수 있지만 원전적 근거를 지닌 것은 아니다.

43) mukhaṃ saṃyamya nāḍībhyām ākṛṣya pavanaṃ śanaiḥ |
yathā lagati kaṇṭhāt tu hṛdayāvadhi sasvanam ||
pūrvavat kumbhayet prāṇaṃ recayed iḍayā tathā || Hp. II.51.

3) 브하스뜨리까(Bhastrika) 꿈브하까

브라스뜨리까는 대표적인 하타요가의 호흡법이다. 브하스뜨리까와 까빨라브하띠는, 대장장이의 풀무질(bhastra)처럼 복식호흡을 급격히 한다는 점에선 동일하다. 차이점은 브하스뜨리까의 경우 '숨을 최대한 참은 상태'(=뿌라까 쁘라나야마)에서 세 종류의 반드하를 병행한다는 것이다. 『하타(요가)쁘라디삐까』는 브하스뜨리까의 방법을 다음과 같이 설명한다.

① 지혜로운 자는 올바르게 연화좌를 취한 다음 목과 복부를 일치시켜라. 입을 닫고서 코로 힘껏 숨을 내쉬어라.[44]

② [이 때] 마치 심장과 목구멍에서 두개골에 이르기까지 소리가 닿듯이 [내쉬어야 한다]. 그리고서 심장의 연꽃에 이르기까지 숨을 빠르게 마셔라.[45]

③ 다시 내쉬고 내쉰 만큼 마셔야 한다… 이것을 반복해라. 마치 대장장이의 급격한 풀무질처럼[46]

④ 그와 같이 자신의 몸에 있는 氣를(pavanaṃ) 의도적으로 돌려라. 몸에 피로가 생기면 그 때는 오른쪽 코로(sūryeṇa) [숨을] 마셔라.[47]

⑤ 숨이 복부에 가득 채워지면 신속히 가운데와 둘째손가락을 제외한 [나머지 손가락으로] 코를 단단히 막아야 한다."[48]

⑥ 규정대로 지식을 행한 후에 이다(=왼쪽 코)로 숨을 내쉬어라.[49]

---

44) samyak padmāsanaṃ baddhvā samagrīvodaraḥ sudhīḥ |
mukhaṃ saṃyamya yatnena prāṇaṃ ghrāṇena recayet || Hp. II.60.

45) yathā lagati hṛtkaṇṭhe kapālāvadhi sasvanam |
vegena pūrayec cāpi hṛtpadmāvadhi mārutam || Hp. II.61.

46) punar virecayet tadvat pūrayec ca punaḥ punaḥ |
yathaiva lohakāreṇa bhastrā vegena cālyate || Hp. II.62.

47) tathaiva svaśarīrasthaṃ cālayet pavanaṃ dhiyā |
yadā śramo bhaved dehe tadā sūryeṇa pūrayet || Hp. II.63.

48) yathodaraṃ bhavet pūrṇam anilena tathā laghu |
dhārayennāsikāṃ madhyātarjanībhyāṃ vinā dṛḍham || Hp. II.64.

49) vidhivad kumbhakaṃ kṛtvā recayed iḍayānilam… . Hp. II.65.

브하스뜨리까의 방법은 일차적으로 까빨라브하띠(정뇌)와 동일하게 연화좌를 취한 후 입을 닫고 코로 먼저 숨을 내쉰 뒤 숨이 심장에 이르기까지 강하게 숨을 마시고 내쉬는 것을 반복하는 것이다. 이와 같은 방법으로 들숨과 날숨을 대장장이이 풀무질처럼 반복하다 힘이 들 때 오른쪽 코로 숨을 마시고 손가락으로 코를 막고 최대한 참은 후 왼쪽으로 숨을 내쉬는 것이다.

위 인용문에서 '숨을 최대한 참은 상태에서 세 종류의 반드하를 해라'는 언급은 없지만 '들숨 후 그 숨을 참은 상태'에서 세 종류의 반드하를 병행하는 것은 쁘라나야마의 원칙이므로 생략된 것으로 볼 수 있다. 브라흐마난다 역시 그의 주석에서 "규정대로 숨을 참은 후에 이다(왼쪽 코)로 숨을 내쉬어라"의 의미를 설명하면서 "반드하를 먼저 하는 꿈브하까를 행한 후에 이다, 즉 달-나디(왼쪽 나디)로 숨을 내쉬어야 한다"[50]고 풀이하고 있다.

브하스뜨리까의 효과는 다음과 같다.

> [브하스뜨리까는] 신속히 꾼달리니를 각성시키고 정화하고 정렬하고 즐거움을 주며, 브라흐마 나디의 입구에 있는 점액 등의 장애물을 제거한다."[51]

풀무라고 불리는 꿈브하까는 참된 몸[52]에 있는 3개의 결절(granthitraya)[53]을

---

50) bandhapūrvakaṃ kumbhakaṃ kṛtveḍayā candranāḍyānilaṃ vāyuṃ recatet | Hp-Jt. II.65. (*p.* 66. *ll.* 3-4)

51) kuṇḍalībodhakaṃ kṣipraṃ pavanaṃ sukhadaṃ hitam |
brahmanāḍīmukhe saṃsthakaphādyargalanāśanam ‖ Hp. II.66.

52) 브라흐마난다는 '참된 몸'(samyag-gātra)을 수슘나(suṣumnā)로 풀이하고 있다. Hp-Jt. II.67. (*p.* 67, *ll.* 14)

53) 『하타(요가)쁘라디삐까』에서 그란티(granthi)가 언급된 곳은 이곳과 III.2, IV.70-76송이다. "잠들어 있는 꾼달리니가 스승의 은총에 의해서 깨어날 때 그때 모든 연꽃들, 즉 여섯 개(ṣaṭ)의 짜끄라들이(cakrāṇi) 뚫어지게 된다. 또한 브라흐마-그란티, 비쉬누-그란티, 루드라-그란티라는 결절들도 뚫어진다.

파괴하므로 특별히 수행해야만 한다.[54]

특이한 것은 브하스뜨리까는 샥띠짤라나 무드라와 병행해서 실행되기도 한다는 것이다

꾼달리니를 자극한 후에 브하스뜨라를[55] 특별하게 [수련]해야 한다.
항상 이와 같이 수련하는 통제자에게 어찌 죽음의 공포가 있겠는가?[56]

브라흐마난다에 따르면 위 게송의 '꾼달리니를 자극한 후'의 의미는 '삭띠짤라나를 실행한 후에 지체 없이'로 풀이한다.[57]

그리고 요가수행자는 금강좌로 앉아 꾼달리니를 자극한 후
곧바로[58] 브하스뜨라 [꿈브하까]를 행한다면 꾼달리니는 재빠르게(āśu) 각성될 것이다.[59]

---

suptā kuṇḍalī guroḥ prasādena yadā jāgarti budhyate tadā sarvāṇi padmāni ṣaṭ-cakrāṇi bhidyante bhinnāni bhavanti | granthayo 'pi ca brahmagranthi- viṣṇugranhi-rudragrandhayo bhidyante | Hp-Jt. III.2. (*p.* 73, *ll.* 12-14)

54) samyag-gātra-samudbhūta-granthitraya-vibhedakam |
viśeṣeṇaiva kartavyaṃ bhastrākhyaṃ kumbhakaṃ tvidam || Hp. II.67.

55) "브하스뜨라, 즉 '브하스뜨라로 불리는 꿈브하까'를 해야 한다"
bhastrāṃ bhastrākhyaṃ kumbhakaṃ kuryāt. Hp-Jt. III.115. (*p.* 116, *ll.* 20-21)

56) kuṇḍalīṃ cālayitvā tu bhastrāṃ kuryād viśeṣataḥ |
evam abhyasyato nityaṃ yamino yamabhīḥ kutaḥ || Hp. III.122.

57) kuṇḍalīṃ cālayitvā śakticālanaṃ kṛtvā | athānantaram eva. Hp-Jt. III.122. (*p.* 119, *ll.* 1-2)

58) "샥띠짤라나(꾼달리니를 자극하는 것)에 이어서 풀무, 즉 브하스뜨라로 불리는 꿈브하까를 행한다면"
śakticālanāṃ kṛtvā | athānantaraṃ bhastrāṃ bhastrākhyaṃ kumbhakaṃ kuryāt | Hp-Jt. III.122. (*p.* 119, *ll.* 1-2)

59) vrajāsane sthito yogī cālayitvā ca kuṇḍalīm |
kuryād anantaraṃ bhastrāṃ kuṇḍalīm āśu bodhayet || Hp. III.115.

초급

초급 단계에서는 정뇌법을 20회 정도 실시한 후 마지막엔 숨을 마시고 그 숨을 참는 것이다.

① 달인좌 또는 결가부좌 또는 반가부좌를 취해서 허리를 곧게 편 다음 어깨의 긴장을 풀도록 한다.
② 19번 정뇌를 한 후 20번째는 최대한 마신 다음 그 숨을 하단전에 참는다.
③ 숨을 참은 상태에서 혀를 입천장에 붙이고 턱을 당긴다.
④ 숨을 참을 수 있을 때까지 참는다.
⑤ 숨을 천천히 내쉰다.
⑥ 위 과정을 3-5회 반복한다.

중급

중급 과정에서는 숨을 참은 상태에서 물라 반드하와 잘란드하라 반드하를 한다.

① 달인좌를 취하고 허리를 곧게 펴고 두 손 등을 양 무릎 위에 두고 엄지와 집게 손가락을 가볍게 붙인다.
② 정뇌법을 99번 한 후 마지막 100번째에 숨을 최대한 마신 다음 그 숨을 하단전에 참는다.
④ 숨을 참은 상태에서 혀를 입천장에 붙이고 턱을 당긴다.
④ 그 상태에서 물라 반드하와 잘란드하라 반드하를 행하며, 숨을 참을 수 있을 때까지 참는다.
⑤ 숨을 천천히 내쉰다.
⑥ 위 과정을 3-5회 반복한다.

고급

① 달인좌를 취하고 허리를 곧게 펴고 두 손등을 양 무릎에 올려 놓는다.
② 정뇌를 200번 혹은 300번 혹은 자신이 할 수 있을 만큼 실행하고 힘이 들면 오른쪽 코로 숨을 최대한 들이마신 다음 그 숨을 하단전에 참는다.
③ 숨을 참은 상태에서 검지와 중지를 제외한 손가락으로 코를 막은 다음
④ 물라, 잘란드하라, 웃디야나 반드하를 행한다.
⑤ 숨을 참기 어려우면 왼쪽 코로 천천히 숨을 내쉰다.
⑥ 위 과정을 3-5회 반복한다.

주의사항

① 초보자 혹은 숨이 하단전까지 내려오지 않은 상태에서는 브하스뜨리까를 실행하지 않는다.
② 배가 부른 상태나 흥분 상태에서는 하지 않는다.
③ 숨을 참았을 때 가슴이 답답하거나 얼굴에 열이 올라올 때는 중단한다.
④ 심한 현기증이나 구토가 느껴질 때는 즉시 중단하고 휴식한다.
⑤ 생리, 임신 기간에는 하지 않는다.

5. 부수적 꿈브하까

위에서 설명한 호흡 외에 하타요가 문헌에 언급된 호흡은 싯까리, 쉬딸리, 브하라마리, 무르차, 쁘라위니가 있다. 이 여섯 가지는 앞에서 설명한 호흡법에 비해 비교적 중요도가 낮은 것으로 판단된다.[60] 그 이유는 위 호흡들이 특별한 조건 하에서만 하는 호흡으로 보이기 때문이다. 예를

60) 이 부분에 대한 『월광』의 주석 역시 다른 부분에 비해 현저히 적은 분량이다. 일단은 부차적인 것으로 간주하지만, 그럼에도 불구하고 『하타(요가)쁘라디삐까』와 『월광』에서 '부차적 호흡법'이라는 단어가 없으므로 추후 다시 검토하고자 한다.

들어 싯까리와 쉬딸리는 건조한 열대 지역에서 열을 내리고 시원하게 하는 효과를 위한 것이라 할 수 있다.

이 다섯 가지는 웃짜이를 비롯한 다른 호흡법과 마찬가지로 숨을 마시고 그 숨을 참은 상태에서 세 가지 반드하를 병행해야 하지만 원문에서 '숨을 마시고 그 숨을 최대한 참아라' 또는 '반드하를 행하라'는 말이 생략된 경우도 있다. 브라흐마난다는 그 이유를 '들숨 후 그 숨을 참는 것은 이미 확립된 것이므로 따로 말하지 않았을 뿐'이라고 설명한다.[61]

전체적으로 보면, 8종의 호흡은 '들숨이 끝날 무렵에 잘란드하라 반드하를 하고, 숨을 참은 상태에서 물라 반드하를 하고 내쉬기 전에 웃디야나 반드하를 하고 천천히 내쉬는 점'에서는 동일하지만 '숨을 마시는 방법'에서 차이가 있을 뿐이다. 이를테면 수르야브헤다나는 오른쪽 코로 숨을 마시고 왼쪽 코로 숨을 내쉬는 것이고 싯까리는 입으로 '싯'소리를 내면서 마시고 코로 내쉬는 것이며, 쉬딸리는 혀로 숨을 마시고 두 코로 내쉬는 것 등이다.

1) 쉬딸리(Śītalī) 꿈브하까

쉬딸리는 '평화,' '차가움', '고요'를 뜻하는데 여기서는 냉각을 의미한다.[62] 『하타(요가)쁘라디삐까』는 쉬딸리가 비장 비대 등의 질병들, 열병, 담즙, 배고픔, 갈증, 독소를 제거한다고 말하고[63] 그 방법을 다음과 같이 설명하고 있다.

---

61) 아래의 싯까리, 브흐라마리 참조

62) 브라흐마난다는 두 호흡에 대해서 다음과 같이 말한다.
"싯까리와 쉬딸리 양자는 뜨거울 때 적절하게 차갑게 [해주는] 이로움을 준다."
sītkārīśītalyau śītale prāyeṇoṣṇe hite | Hp-Jt. II.66. (*p.* 67, *l.* 2)

63) "쉬딸리로 불리는 이 꿈브하까는 비장 비대(gulma-plīha) 등의 질병들(rogān), 열병(jvaraṃ), 담즙(pittaṃ), 배고픔(kṣuddhām), 갈증(tṛṣām), 독소(viṣāṇi)를 제거한다."
gulmaplīhādikān rogān jvaraṃ pittaṃ kṣudhāṃ tṛṣām |
viṣāṇi śītalī nāma kumbhikeyaṃ nihanti hi ‖ Hp. II.58.

> 혀로 숨을 마시고서 앞에서처럼 숨을 참아라. 지혜로운 자는 부드럽게 두 콧구멍으로 숨을 내쉬어라.[64]

쉬딸리의 요지는 혀로 숨을 마시고 지식한 후 두 코로 숨을 내쉬는 것인데, 구체적인 방법은 설명되지 않았다. 브라흐마난다는 '혀로 숨을 마시는 것'의 의미를 새의 부리처럼 혀를 말아서 밖으로 내민 상태에서 숨을 마시는 것으로 해설한다.

> 새(鳥)의 부리와 유사한 모양으로
> 혀를 양 입술 밖으로 빼냄으로써 천천히 숨을 마시고서, 즉 '숨을 채운 후에'라는 의미이다.[65]

2) 브하라마리(Bhrāmarī) 꿈브하까

브하라마리는 벌(蜂)을 뜻하는데 숨을 마실 때 벌소리를 낸다는 점에서 브하라마리로 불린다. 브하라마리는 벌소리처럼 소리를 내면서 급격하게 숨을 마신다는 점에서 싯까리와 다르다.

> 수벌의 소리처럼 소리를 내고 급격하게 숨을 마시고, 암벌의 소리처럼 천천히 내쉬어라.[66]

브하라마리의 요지는 소리를 내면서 급격하게 숨을 마시고 내쉴 때는 천천히 내쉬는 것인데, 원문에는 지식을 해라는 말이 없지만 브라흐마난

---

64) atha śītalījihvayā vāyumākṛṣya pūrvavat kumbhasādhanam |
śanakair ghrāṇarandhrābhyāṃ recayet pavanaṃ sudhīḥ || Hp. II.57.

65) jihvayā oṣṭhayor bahir nirgatayā vihaṅgam ādharacañcusadṛśyaḥ vāyumākṛṣya śanaiḥ pūrakaṃ kṛtva ity arthaḥ | Hp-Jt. II.57. (*p.* 63, *ll.* 8-9)

66) atha bhrāmarī- vegād ghoṣaṃ pūrakaṃ bhṛṅganādaṃ bhṛṅgīnādaṃ recakaṃ mandamandam … Hp. II.68.

다는 들숨이 끝날 때 숨을 최대한 참을 것을 말하고 있다.

> 브하라마리는 숨을 마시고 곧바로 꿈브하까를 하는 것이다. 꿈브하까를 하는 것엔 차이가 없다는 것이 [이미] 확립되었으므로 [별도로] 언급되지 않았다[67)]

3) 무르차(Mūrcchā) 꿈브하까

무르차라는 단어는 '기절', '실신'을 뜻한다. 『하타(요가)쁘라디삐까』는 다음과 같이 말한다.

> 들숨이 끝날 때(pūrakānte)보다 강하게 잘란드하라 반드하를 행한 다음에 천천히 내쉬어라. 무르차로 불리는 이것은 마음을 소멸시키고 즐거움을 준다.[68)]

『하타(요가)쁘라디삐까』의 요지는 들숨이 끝날 무렵에 숨을 참고 보다 강하게(gāḍhataraṃ) 잘란드하라 반드하를 하는 것이다.

『게란다상히따』는 들숨 후 그 숨을 참은 상태에서 마음을 양 눈썹 사이, 즉 미간에 집중 해라고 말하고 실신할 정도의 즐거움이란 '마음이 대상에서 떠나고 아뜨만과 합일할 때 행복이 생기는 것'으로 말하고 있다.[69)]

---

67) pūrakānantaraṃ kumbhakas tu bharāmaryaḥ | kumbhakatvād eva siddho 'viśeṣāc ca noktaḥ | Hp-Jt. II.68. (*p.* 68, *ll.* 4-5)

68) atha mūrcchā- pūrakānte gāḍhataraṃ baddhvā jālaṃdharaṃ śanaiḥ | recayen mūrchanākhyeyaṃ manomūrcchā sukhapradā || Hp. II.69.

69) "편하게 지식을 행하고서 그리고 마음을 양 눈썹 사이(미간)에 [고정하고], 마음이 모든 대상에 떠남으로써 무르차(mūrcchā), 즉 즐거움이 생긴다. 아뜨만과 마음이 결합함으로써 강력한 환희가 생긴다."
sukhena kumbhakaṃ kṛtvā manaś ca bhruvor-antaram |
santyajya viṣayān sarvān manomūrcchā sukhapradā |
ātmani manaso yogādānando jāyate dhruvam || GhS. V.83.

4) 쁘라위니(plāvinī) 꿈브하까

쁘라위니는 물 위에 떠 있는 부유물을 뜻한다. 『하타(요가)쁘라디삐까』는 방법과 효과를 간단히 말하고 있다.

> 쁘라위니는 [신체]안에 충만한 최상의 기를 복부에 채우는 것이다. [요기는] 연꽃잎처럼 깊은 물에서 조차 가뿐히 뜰 것이다.[70)]

5) 싯까리(Sītkārī) 꿈브하까

싯까리는 숨을 마실 때 싯(sīt)소리를 내기 때문에 싯까리로 불려진다. 『하타(요가)쁘라디삐까』에 따르면 싯까리의 효과는 아름다움을 회복할 뿐만 아니라 배고픔과 목마름, 졸림, 기력 부족을 겪지 않고 또 신체의 활력을 회복하는 것 등이다.[71)] 싯까리의 방법은 『하타(요가)쁘라디삐까』에서만 언급되는데 다음과 같다.

> 입에서 싯(sīt)소리를 내며 [숨을] 마시고, 오직 코로 내쉬어라. 그와 같이 수행하면 두 번째로 사랑의 신이 될 것이다.[72)]

---

70) atha plāvinī : antaḥ pravartitodāramārutāpūritodaraḥ ǀ
payasyagādhe 'pi sukhāt plavate padmapatravat ǁ Hp. II.70.

71) "[그는] 요기니 무리에서 환대받아야 한다.
창조자이고 파괴자이다. 배고픔, 갈증, 졸림, 기력 부족(ālasya)이 생기지 않는다."
yoginīcakrasaṃmānyaḥ sṛṣṭisaṃhārakārakaḥ ǀ
na kṣudhā na tṛṣā nidrā naivālasyaṃ prajāyate ǁ Hp. II.55.
"신체는 활기차게 되고 모든 고통에서 벗어난다.
이와 같이 수행함으로써 진실로 지상 세계에서 요가의 신이 된다."
bhavet sattvaṃ ca dehasya sarvopadravavarjitaḥ ǀ
anena vidhinā satyaṃ yogīndro bhūmimaṇḍale ǁ Hp. II.56.

72) sītkāṃ kuryāt tathā vaktre ghrāṇenaiva vijṛmbhakām ǀ
evam abhyāsayogena kāmadevo dvitīyakaḥ ǁ Hp. II.54.

싯까리의 요지는 '싯'소리를 내면서 입으로 숨을 마시고 내쉴 때는 코로 내쉬는 것이다. 싯소리를 내기 위해서는 혀를 이빨에 붙이는 방법이 일반적으로 알려져 있는데, 주석가인 브라흐마난다는 다음과 같이 해설하고 있다.

> 양 입술 사이에 혀를 붙임으로써
> 싯소리를 내면서 입으로 먼저 숨을 마셔야 한다는 의미이다.[73)]

『하타(요가)쁘라디삐까』는 싯까리에 대해 숨을 마시고 내쉬는 법에 대해서만 언급하고 있고 꿈브하까에 대해서는 언급하지 않는다. 이 점을 고려해서 브라흐마난다는 다음과 같이 덧붙이고 있다.

> 비록 싯까리에 '꿈브하까를 해라'고 말해지지 않았지만
> 꿈브하까를 하는 것엔 [차이]가 없는 것]으로 알아야만 한다.[74)]

싯까리의 방법을 요약하면 입으로 싯소리를 내면서 숨을 마시고, 마시는 숨이 끝날 무렵에 잘란드하라 반드하를 하고, 숨을 참은 상태에서 물라 반드하를 하며, 내쉬기 전에 웃디야나 반드하를 하고, 내쉴 때는 반드시 코로 내쉬는 것이다.

---

73) oṣṭhayor antare saṃlagnayā jijhvayā sītkārapūrvakaṃ mukhena pūrakaṃ kuryād ity arthaḥ | Hp-Jt. II.54. (*p.* 62, *ll.* 5-6)

74) kumbhakas tv anukto 'pi sītkāryāḥ kumbhakatvād evāgantavyaḥ. Hp-Jt. II.54. (*p.* 62, *ll.* 9-10)

제4부

무드라(Mudrā)

I. 무드라의 종류와 유형

아사나, 정화법, 호흡법으로 구성된 하타요가의 인체 연금술 중에서 가장 중요한 수행법이자 하타요가를 완성으로 이끄는 수행법이 무드라(mudrā)이다. 무드라의 의미는 봉인, 도장, 도상, 기호, 표식, 인계(印契), 자궁 등으로 다양한데 일반적으로는 예배나 명상, 무용 그리고 특히 딴뜨라에서 자신의 마음을 표현하는 상징적인 손 모양(手印)으로 알려져 있다. 간다라 불상의 무외인(無畏印, abhayamudrā)에서 알 수 있듯이 수인(手印)의 역사는 기원전으로 거슬러 올라간다.

하지만 하타요가의 무드라는 '봉인'(封印) 혹은 '인가'(認可)라는 의미로, '자격을 갖춘 제자에게 전수되는 일군의 비밀스러운 수행법'을 의미하고 수인과는 무관하다.[1] 수인이 공개된 것이고 또 뭔가를 표현하는 방법이라면 하타요가의 무드라는 그 반대로 비밀로 유지하고 감추고(封印), 자격을 갖춘 이에게 허락된(認可) 수행법이다. 하타요가가 무드라를 비밀

1) 하타요가 문헌에서 수인은 발견되지 않는다.

스럽게 전수하는 이유는, 주요한 무드라들이 '들숨 후 그 숨을 최대한 참은 상태'(=뿌라까 쁘라나야마, =꿈브하까)에서 실행되는 강력한 수행법이고 정신적·신체적 조건을 갖추지 못한 일반인에겐 적지 않은 부작용을 수반하기 때문이다.

하타요가 문헌이 ① 체위 ② 호흡수련 ③ 무드라 순으로 수행법을 설명할 뿐만 아니라 또 실제로 대부분의 무드라들이 아사나와 호흡법에 능통한 수행자를 위한 것이므로 무드라는 '정좌 자세에서 실행되는 호흡수련'을 더 강화한 수행법으로 파악된다. 하지만 하타요가 문헌에 따르면 무드라는 꾼달리니를 각성시키고 상승시키는 기법 외에도 감로의 보존을 위해 '혀'를 이용한 무드라를 비롯해서 바즈롤리와 같이 남녀의 성적 결합과 관련된 무드라 그리고 미간이나 코끝에 의식을 집중하는 명상적인 무드라도 있다. 무드라의 유형 역시 아쉬위니 무드라(aśvinīmudrā), 요니 무드라(yonimudrā)와 같이 회음이나 항문에 자극을 주는 무드라, '거꾸로 서는 것'과 같이 신체를 사용하는 무드라 그리고 복부나 목 등 신체의 특정 부위를 조이는 무드라 등 몇 가지로 나누어진다.

초기 문헌인 『고락샤사따까』는 마하 무드라, 나브호 무드라, 웃디야나, 잘란드하라, 물라 반드하라는 다섯 가지 무드라를 열거하지만[2] 나브호 무드라에 대한 설명에서 '정액의 보존'과 관련된 요니 무드라(yonimudrā, 71송)가 언급되었으므로[3] 모두 여섯 종류이다.

---

2) mahamudrām nabhomudrām uḍḍīyānam jalaṅdharam |
mūlabandham ca yo vetti sayogī muktibhāham ‖ GoŚ. 57.

3) "설사 동요되어 정(精)이 요니만달라에 도달될지라도
요니 무드라로써 고정하고 모으고 위로 끌어올리는 것이 가능하다."
calito 'pi yadā binduḥ saṃprāptaś ca hutāśanam |
brajaty ūrdhvam hṛtaḥ śaktyā niruddho yonimudrayā ‖ GoŚ.71.
이 게송은 『하타(요가)쁘라디삐까』 III.43과 동일하다.

『고락샤사따까』의 6 무드라				
No.	명칭	방법	게송	비고
1	마하 무드라 (Mahāmudrā)	들숨 후 숨을 멈춘 상태에서 실행	58-63	=Hp
2	나브호 무드라 (Nabhomudrā)	혀를 뒤집어 목구멍으로 넣음	64-76	=Hp의 케짜리
3	웃디야나 반드하 무드라 (Uḍḍīyanabandha)	들숨 후 숨을 멈춘 상태에서 실행	77-78	=Hp
4	물라 반드하 무드라 (Mūlabandha)	들숨 후 숨을 멈춘 상태에서 실행	79-80	=Hp
5	잘란드하라 반드하 무드라 (Jālaṃdharabandha)	들숨 후 숨을 멈춘 상태에서 실행	81-83	=Hp
6	요니 무드라 (Yonimudrā)	정액을 환수함	71	=Hp의 Vajrolīmudrā
『고락샤사따까』의 무드라는 『하타(요가)쁘라디삐까』에서 거의 대부분 인용됨				

14세기 문헌인 『쉬바상히따』 IV.22-23송은 10종류의 무드라를 열거하지만 IV.2-20에서 요니 무드라가 설명되므로 무드라는 모두 11종류이다. 『고락샤사따까』와 『하타(요가)쁘라디삐까』에서 요니 무드라는 남근(男根)을 수축함으로써 정액을 환수하는 바즈롤리 무드라의 일종이지만 『쉬바상히따』의 요니 무드라는 회음 수축으로서 물라 반드하와 세트를 이룬다. 그 외의 무드라는 『하타(요가)쁘라디삐까』와 거의 일치한다.

『쉬바상히따』 10 무드라				
No.	명칭	방법	게송	
1	요니 무드라 (Yonimudrā)	회음 수축	IV.2-20	GoŚ, Hp, GhS와 다름
2	마하 무드라 (Mahāmudrā)	들숨 후 숨을 멈춘 상태에서 실행	IV.25-36	=Hp
3	마하반드하 무드라 (Mahābandhamudrā)	들숨 후 숨을 멈춘 상태에서 실행	IV.37-42	=Hp
4	마하베드하 무드라 Mahāvedhamudrā)	들숨 후 숨을 멈춘 상태에서 실행	IV.43-50	=Hp
5	케짜리 무드라	금강좌에서 실행,	IV.51-59	=Hp

	(Khecarīmudra)	시선을 미간에 둠		
6	잘란드하라 반드하 무드라 (Jālaṃdharabandha)	목 수축	IV.60-63	=Hp
7	물라 반드하 무드라 (Mūlabandha)	항문 수축	IV.64-68	=Hp
8	비빠리따끄리띠 무드라 (Viparitakṛtīmudrā)	도립	IV.69-71	=Hp
9	웃디야나 무드라 (Uḍyana)	복부 수축	IV.72-77	=Hp
10	바즈롤리 무드라 (Vajrolīmudrā)	정액을 환수함	IV.78-104	Hp와 일치 암시됨
11	샥띠짤라나 (Śakticālanamudrā)	해탈좌(muktāsana)에서 실행	IV.105-110	=Hp

『하타(요가)쁘라디삐까』는 모두 15개의 무드라를 설명하는데 제III장 제6송은 10개의 무드라를 열거하지만[4] 실제로는 바즈롤리의 변형인 사하졸리와 아마롤리를 포함해서 모두 12개를 설명하고 제IV장에서는 샴브하비, 운마니, 케짜리와 산무키 무드라[5]를 설명한다. 제III장에서 설명된 마하 무드라, 마하반드하, 마하베드하는 독립적으로도 실행되기도 하고 또 하나의 세트처럼 실행되기도 하는데 물라 반드하, 잘란드하라 반드하,

---

4) "마하 무드라, 마하반드하, 마하베드하, 케짜리,
웃디야나와 물라 반드하, 잘란드하라로 불리는 반드하,
거꾸로 행하는 것으로 불리는 [무드라], 바즈롤리, 샥띠짤라나,
이 열 가지 무드라는 늙음과 죽음을 파괴한다."
mahāmudrā mahābandho mahāvedhaś ca khecarī |
uḍyānaṃ mūlabandhaś ca bandho jālaṃdharābhidhaḥ || Hp. III.6.
karaṇī iparītākhyā vajrolī śakticālanam |
idaṃ hi mudrādaśakaṃ jarāmaraṇanāśanam || Hp. III.7.
"이상과 같은 10가지 무드라가 아디나타 샴부(=śiva)에 의해 설해졌다."
iti mudrā daśa proktā ādināthena śaṃbhunā | Hp. III.128a.

5) 『하타(요가)쁘라디삐까』 IV.68송은 이 무드라를 명명하지 않았지만 주석가 브라흐마난다는 산무키 무드라에 의거한 비음 명상법으로 해설한다.
"산무키 무드라에 의거한 비음 명상법에 대해서 말한다."
ṣaṇmukhīmudrayā nādānusaṃdhānam āha ··· Hp-Jt. IV.68. (*p.* 162, *l.* 21)

웃디야나 반드하와 같은 세 종류의 반드하(조임, bandha) 무드라도 동일하다. 케짜리 무드라와 비빠리따까라니 무드라의 경우 외형적으로는 꿈브하까와 무관한 독립적인 무드라이지만 하타요가 수행자가 갖추어야할 중요한 기법으로 소개되고 있다. 바즈롤리, 사하졸리, 아마롤리는 정(精)의 보존과 관련된 비밀스러운 행법이며, 『하타(요가)쁘라디삐까』 제IV장에서 새롭게 설명된 샹브하비, 운마니, 케짜리, 산무키는 명상적인 무드라이다.

『하타요가쁘라디삐까』의 15 무드라			
No.	명칭	방법	게송
1	마하 무드라 (Mahāmudrā)	들숨 후 숨을 멈춘 상태에서 실행	III.11-18
2	마하반드하 무드라 (Mahābandhamudrā)	들숨 후 숨을 멈춘 상태에서 실행	III.19-24
3	마하베드하 무드라 (Mahāvedhamudrā)	들숨 후 숨을 멈춘 상태에서 실행	III.25-31
4	케짜리 무드라 (Khecarīmudrā)	혀를 목구멍으로 넣음	III.32-54
		미간 응시	IV.43-53
5	웃디야나 반드하 무드라 (Uḍḍīyanabandhamudrā)	들숨 후 숨을 멈춘 상태에서 실행	III.55-60
6	물라 반드하 무드라 (Mūlabandhamudrā)	들숨 후 숨을 멈춘 상태에서 실행	III.61-69
7	잘란드하라 반드하 무드라 (Jālaṃdharabandhamudrā)	들숨 후 숨을 멈춘 상태에서 실행	III.70-76
8	까라니 위빠리따캬 무드라 (Karaṇīviparītākhyāmudrā)	거꾸로 서는 것	III.77-82
9	바즈롤리 무드라 (Vajrolīmudrā)	정액의 환수	III.83-91
10	사하졸리 무드라 (Sahajolīmudrā)	정액의 환수	III.92-95
11	아마롤리 무드라 (Amarolīmudrā)	소변을 마심	III.96-103
12	샥띠짤라나 무드라 (Śakticālanamudrā)	들숨 후 숨을 멈춘 상태에서 실행	III.104-127

13	샹브하비 무드라 (Śāṃbhavīmudrā)	짜끄라에 의식을 두고 눈을 깜빡이지 않는 것	IV.35-38
14	운마니 무드라 (Unmanīmudrā)	코끝 응시	IV.39-42
15	산무키 무드라 (Ṣaṇmukhīmudrā)	귀, 눈, 코, 입을 손가락으로 막고 비음(秘音)을 명상함	IV.68

18세기 문헌인 『게란다상히따』는 모두 21개의 무드라를 설명하는데 『하타(요가)쁘라디삐까』 제III장에서 설명된 주요 무드라를 거의 포함한다. 차이점이 있다면 『하타(요가)쁘라디삐까』의 경우 바즈롤리 무드라는 남녀의 성적 결합과 관련되지만 『게란다상히따』의 바즈롤리는 아사나에 가까운 것이고 성적 결합과는 무관하다는 것이다. 『게란다상히따』에서만 발견되는 무드라 중 중요한 것은 아쉬위니 무드라와 따다기 무드라인데, 양자는 각각 물라 반드하와 웃디야나 반드하와 유사한 효과를 지닌다. 한편, 독립적인 무드라 중 나브호 무드라와 만두끼 무드라는 혀와 침과 관련해서 『하타(요가)쁘라디삐까』의 케짜리 무드라를 더 편하게 한 것으로 일상 생활에서도 유용한 무드라이다.

『게란다상히따』(GhS)의 21 무드라				
No.	명칭	방법	게송	비고
1	마하 무드라 (Mahāmudrā)	들숨 후 숨을 멈춘 상태에서 실행	III.4-6	=Hp.
2	나브호 무드라 (Nabhomudrā)	혀를 입천장에 붙이고 숨을 참음	III.7	GhS에서만 언급됨
3	웃디야나 반드하 무드라 (Uḍḍīyanabandhamudrā)	하복부 수축	III.8-9	=Hp.
4	잘란드하라 반드하 무드라 (Jālaṃdharabandhamudrā)	목 수축	III.10-11	=Hp.
5	물라 반드하 무드라 (Mūlabandhamudrā)	괄약근 수축	III.12-13	=Hp.
6	마하반드하 무드라 (Mahābandhamudrā)	들숨 후 숨을 멈춘 상태에서 실행	III.14-16	=Hp.

7	마하베드하 무드라 (Mahāvedhamudrā)	들숨 후 숨을 멈춘 상태에서 실행	III.17-19	=Hp.
8	케짜리 무드라 (Khecarīmudrā)	혀를 목구멍으로 넣음	III.20-28	=Hp.
9	까라니 위빠리따캬 무드라 (Karaṇīviparītākhyāmudrā)	거꾸로 서는 것	III.29-32	=Hp.
10	요니 무드라 (Yonimudrā)	달인좌에서 손가락으로 귀, 눈, 코, 입을 막고 까끼 무드라를 실행함	III.33-38	=Hp.의 산무키와 병행함
	까끼 무드라 (Kākīmudrā)	요니 무드라와 병행.	III.34	GhS에서만 언급됨
11	바즈롤리 무드라 (Vajrolīmudrā)	양 손을 바닥에 대고 하체를 들어 올림	III.39	성적 결합과 무관함
12	샥띠짤라나 무드라 (Śakticālanamudrā)	들숨 후 숨을 멈춘 상태에서 실행	III.40-49	Hp와 다름
	아쉬위니 무드라 (Aśvinīmudrā)	샥띠짤라나를 먼저하고 암말 무드라를 해라는 말이 발견됨	III.48	GhS에서만 언급됨
13	타다기 무드라 (Taḍāgīmudrā)	등펴기 아사나에서 복부를 수축함	III.50	GhS에서만 언급됨
14	개구리 무드라 (Māṇḍukīmudrā)	혀를 뒤집어 넣어 침을 삼킴	III.51-52	GhS에서만 언급됨
15	샹브하비 무드라 (Śāṃbhavīmudrā)	미간 응시	III.53-57a	GhS에서만 언급됨
16	5원소에 대한 응념 무드라 (Pañcadhāraṇāmudrā)	지수화풍공을 염상함	III.57b-63	GhS에서만 언급됨
17	암말 무드라 (Aśvinīmudrā)	괄약근을 조이고 품	III.64	GhS에서만 언급됨
18	새끼줄 무드라 (Pāśinīmudrā)	양발을 꼬아서 어깨에 교차시킴	III.65	GhS에서만 언급됨
19	까마귀 무드라 (Kākīmudrā)	입을 내밀어 숨을 마심	III.66	GhS에서만 언급됨
20	코끼리 무드라 (Mātaṅgīmudrā)	코로 물을 마신 후 입으로 뱉음	III.67-68	GhS에서만 언급됨
21	뱀 무드라 (Bhujaṅgīmudrā)	입을 벌리고 목구멍으로 숨을 마심	III.69	GhS에서만 언급됨

II. 무드라의 수행적 목표

무드라를 수련하는 일차적 목표는 꾼달리니를 각성시키고 또 각성된 꾼달리니를 수슘나로 상승시켜 정수리의 브라흐마란드흐라로 끌어 올리는 것이다. 하지만 아사나와 마찬가지로 무드라의 종류나 개수 역시 처음부터 고정되었던 것은 아니었고 시간이 흐르면서 한두 개씩 늘어나게 되고 무드라의 효과 역시 꾼달리니의 각성과 상승 외에 정의 보존과 감로의 소실 방지, 마음의 소멸 등으로 확대되었다.

하지만 모든 무드라는 꾼달리니의 각성이나 상승과 직·간접적으로 관련된다. 예를 들어 정의 보존을 목표로 하는 무드라는 비록 꾼달리니를 각성시키는데 직접적으로 관여하지 않지만 꾼달리니라는 에너지 자체가 정에서 비롯된 힘이므로 정을 보존하는 무드라는 꾼달리니를 각성시키는데 반드시 필요한 무드라라 할 수 있다. 또한 '마음의 소멸'(삼매)을 목표로 하는 명상적인 무드라는, 각성된 꾼달리니가 수슘나로 진입한 이후 혹은 브라흐마란드흐라에 머물 때 비로소 실행될 수 있는 것이므로 이 무드라 역시 '각성된 꾼달리니'의 상승과 밀접한 관련을 맺는다고 할 수 있다. 그 외에 감로를 보전하는 무드라 역시 '꾼달리니를 각성시키는 데 필요한 만큼의 충만한 쁘라나를 갖춘 신체적 조건을 갖추게 해주는 것'이므로 하타요가에서 필수적인 것이라 할 수 있다. 따라서 각각의 무드라들은 저마다의 고유한 목표가 있지만 궁극적으론 꾼달리니의 각성과 상승에 기여하고 또 꾼달리니의 각성과 상승을 전제로 한다고 할 수 있다.

1. 꾼달리니의 각성

모든 아사나와 호흡법은 무드라를 수련하기 위한 예비적인 수련법이므로 무드라를 하타요가의 핵심 기법으로 파악해도 틀리지 않을 것이다. 무드라를 수련하는 목적은 꾼달리니를 각성시키고 각성된 꾼달리니를 수슘나로 상승시키기 위해서이다. 『하타(요가)쁘라디삐까』는 제 III장 무드라 편 서두에서 모든 요가를 지탱하는 토대가 꾼달리니(kuṇḍalīnī)라는 것을 선언하고 또 무드라를 통해 신체에 잠재된 에너지, 즉 '수슘나 입구에서 잠자고 있는 꾼달리니'를 각성시켜야 할 것을 말한다.

> 마치 산과 나무를 지닌 대지를 뱀 신이 지탱하듯이
> 모든 요가의 가르침을 지탱하는 것이 꾼달리니이다.[1)]

> 그러므로 모든 노력을 다해 올바르게 무드라를 수련해야만
> 브라흐만의 문[2)] 앞에서 잠든 여신[3)]을 완전히 깨울 수 있다.[4)]

후대의 주석가 브라흐마난다는 요가의 모든 가르침이 꾼달리니를 각성시키는 것과 관련된다는 것을 언급하고 따라서 '꾼달리니를 각성시킬 수 없는 요가를 무가치한 것'으로 간주한다.

> 모든 요가의 가르침들이 꾼달리니에 의존하기 때문이라는 의미이다.[5)]

---

1) saśailavanadhātrīṇāṃ yathādhāro 'hināyakaḥ |
sarveṣāṃ yogatantrāṇāṃ tathādhāro hi kuṇḍalī ‖ Hp. III.1.
2) 브라흐마난다는 '브라흐만의 문'을 '수슘나의 입구'로 해설한다.
"'존재-의식-환희를 특성으로 하는' 브라흐만, 그의 문에 도달케 해주는 방편인 수슘나, 그것(수슘나)의 입구에서…"
brahma saccidānandalakṣaṇaṃ tasya dvāraṃ prāpty upāyaḥ suṣumnā, tasya mukhe … Hp-Jt. III.5. (*p.* 74, *ll.* 10-11)
3) 브라흐마난다는 '여신(īśvariṃ)'을 꾼달리니(kuṇḍaliṃ)로 풀이한다.
"잠들어 있는 여신, 즉 꾼달리니를 깨울 수 있다…"
suptām īśvariṃ kuṇḍalaiṃ prabodhayituṃ. Hp-Jt. III.5. (*p.* 75, *l.* 11)
4) tasmāt sarvaprayatnena prabodhayitum īśvarīm |
brahmadvāramukhe suptāṃ mudrābhyāsaṃ samācaret ‖ Hp. III.5.
5) sarveṣāṃ yogatantrāṃ kuṇḍalyāśrayatvād ity arthaḥ ‖ Hp-Jt. III.107. (*p.* 113, *l.* 16)

꾼달리니를 각성시킬 수 없는 '모든 요가의 방법'들은 쓸모없기 때문이다.[6]

꾼달리니는 각성된 후 수슘나로 진입하고 결절(granthi)들을 하나씩 뚫고 상승하면서 여섯 개의 짜끄라를 차례대로 개화시킨다.

잠자고 있던 꾼달리니가 스승의 은총에 의해서 각성될 때
그때 모든 연꽃들은[7] 열리고 결절들[8] 또한 [뚫어진다].[9]

오직 꾼달리니가 각성되어야만 여섯 짜끄라가 뚫어지게 되므로…[10]

하타요가 문헌이 꾼달리니의 각성을 중요시하는 이유는, 각성된 꾼달리니(=쁘라나)가 수슘나로 상승해서 정수리의 브라흐마란드흐라에 도달할 때 하타요가의 궁극적 목적인 라자요가(=삼매)가 성취되기 때문이다.

---

6) kuṇḍalībodhaṃ vinā sarvayogopāyānāṃ vaiyarthyād iti | Hp-Jt. III.1. (*p.* 73, *ll.* 8-9)

7) 브라흐마난다는 '연꽃'을 여섯 짜끄라(ṣaṭ-cakra)로 설명한다.
"잠들어 있는 꾼달리니가 스승의 은총에 의해서 깨어날 때 그때 모든 연꽃들, 즉 여섯 개(ṣaṭ)의 짜끄라들이(cakrāṇi) 뚫린다."
suptā kuṇḍalī guroḥ prasādena yadā jāgarti budhyate tadā sarvāṇi padmāni ṣaṭcakrāṇi bhidyante | Hp-Jt. III.2. (p.73, ll. 12-14)

8) 그란티(granthi)는 꾼달리니의 상승을 가로막는 결절을 의미한다. 브라흐마난다는 다음과 같이 말한다.
"또한 그란티들, 즉 브라흐마 그란티(brahmagranthi), 비쉬누 그란티(viṣṇugranthi), 루드라 그란티(rudragranthi)도 뚫어진다."
granthayo 'pi ca brahmagranthiviṣṇugranthirudragranthayo bhidyante | Hp-Jt. III.2. (*p.*73, *ll.* 14-15)

9) suptā guruprasādena yadā jāgarti kuṇḍalī |
tadā sarvāṇi padmāni bhidyante granthayo 'pi ca || Hp. III.2.

10) yasmāt kuṇḍalībodhenaiva ṣaṭcakrabhedādikaṃ bhavati tasmāt… Hp-Jt. III.5. (*p.* 74, *l.* 9)

꾼달리니가 각성된 후 쁘라나는 수슘나를 타고 브라흐마란드흐라로 가고 그때 비로소 삼매가 성취된다.[11]

위 인용문은 삼매가 심리적 조작 혹은 정신적 훈련에 의해 성취되는 것이 아니라 '꾼달리니가 척추 속의 수슘나로 진입하고 상승해서 정수리의 브라흐마란드흐라에 도달할 때 성취된다'는 하타요가 특유의 방법을 설명하는 대표적인 예이다. 각성된 꾼달리니, 다시 말해서 질적인 변화를 겪은 쁘라나가 수슘나로 진입하고 상승해서 브라흐마란드흐라에 도달할 때 삼매가 성취되므로 '각성된 꾼달리니'가 수슘나로 진입하는 것은 해탈의 문을 여는 것으로 표현된다.

마치 열쇠로 문을 열 수 있듯이
그와 같이 요가 수행자는 하타[요가]를 통해서 [각성된] 꾼달리니로써 해탈의 문(=수슘나)을 열 수 있다.[12]

하지만 꾼달리니가 잠들어 있는 위치는 문헌에 따라 조금씩 다르다. 예를 들어 『게란다상히따』와 『쉬바상히따』는, 꾼달리니가 물라드하라(mūlādhāra: 근본적인 토대) 혹은 아드하라(ādhāra: 토대) 짜끄라, 즉 회음부에 잠들어 있는 것으로 묘사한다.[13] 『쉬바상히따』는 꾼달리니가 잠

11) kuṇḍalinībodhe suṣumnāmārgena prāṇo brahmarandhraṃ gacchati | tatra gate cittasthairyaṃ bhavati | Hp-Jt. I. 48. (*p.* 27. *ll.* 2-3); 『하타(요가)쁘라디삐까』에서 cittastairyam은 삼매와 동의어이다.

12) uddhāṭayet kapāṭaṃ tu yathā kuñcikayā haṭhāt |
kuṇḍalinyā tathā yogī mokṣadvāraṃ vibhedayet || Hp. III.105.
위 게송은 『게란다상히따』 III.42게송과 유사하다.

13) "위대한 신이자 자신의 힘인 꾼달리니는 물라드하라(회음부)에서
뱀처럼 세 바퀴 반을 감은 채 잠들어 있다."
mūlādhāre ātmaśaktiḥ kūṇḍalī paradevatā |
śayitā bhujagākārā sārdhatrivalayānvitā || GhS. III.40.

들어 있는 아드하라(=물라드하라)의 위치를 다음과 같이 설명한다.

항문에서 2앙굴라 위쪽이고 성기에서 2앙굴라 아래쪽에
넓이는 4앙굴라이고 평평한 [그곳이] 아드하라[짜끄라의 위치]이다.[14)]

하지만 이와 달리 『고락샤사따까』[15)]와 『고락사빠드핫띠』[16)] 『비베까마르딴다』[17)] 그리고 『하타(요가)쁘라디삐까』는 꾼달리니가 잠들어 있는 위치를 '깐다 위'(kandordhva), 즉 하단전으로 본다.

깐다 위에서 잠들어 있는 꾼달리니 샥띠는 요가수행자에게는 해탈을,
어리석은 자에게는 속박을 [준다]. 그녀(여신)를 아는 자가 요가를 아는 자이다.[18)]

『하타(요가)쁘라디삐까』는 깐다의 위치와 형태를 다음과 같이 묘사한다.

[깐다의 위치는 회음에서] 위로 12앙굴라이고[19)], 넓이는 4앙굴라이며

"물라드하라 [짜끄라]에서 뱀의 형태로 있는 뱀을"
mūlādhāre kuṇḍalinī bhujagākārarūpiṇī | GhS. VI.16a.
"아드하라 연꽃에서 잠들어 있는 꾼달리니를 완전히 흔들어야 한다."
ādhārakamale sūptāṃ cālayet kuṇḍalīṃ dṛḍham | Śs.IV. 105a

14) guḍāt tu dvyaṅgulād ūrdhvaṃ meḍhrādho dvyaṅgulāt param |
caturaṅgulavistāram adhāraṃ vartate samam | Śs. II.21.
15) "깐다 위에서 뱀처럼 여덟 번 감고 있는 꾼달리니 샥띠는"
kandordhvaṃ kuṇḍalī śaktir aṣṭadhā kuṇḍalākṛtī | GoŚ. 47a
16) kandordhvaṃ kuṇḍalī śaktir aṣṭadhā kuṇḍalākṛtī | GoP. 46a, 55a.
17) kandordhvaṁ kuṇḍalī śaktiraṣṭadhā kuṭilākṛtī | ViM. 53a.
18) kandordhve kuṇḍalī śaktiḥ suptā mokṣāya yogināṃ |
bandhanāya ca mūḍhānāṃ yas tāṃ vetti sa yogavit ‖ Hp. III.107.
19) vitasti는 12앙굴라로 약 23cm이다.

부드럽고(mṛdulaṃ) 희며, 말려진 옷 형태라고 [요가 수행자에 의해] 말해졌다.[20)]

브라흐마난다는 깐다의 위치를 다음과 같이 자세히 해설한다.

깐다를 압박함으로써 샤띠를 자극하는 것을 말하기에 앞서 깐다의 위치와 본성에 대해서 '위쪽으로'라는 말로 시작한다. [깐다의 위치는] 회음부에서 12인치 정도 즉 12인치 크기의 위쪽, 즉 위의 배꼽과 성기의 가운데 [라는] 이 말에 의해서 깐다의 위치가 말해졌다. 그리고 그와 같이 『고락샤사따까』에서 [다음과 같이] 말해졌다. '깐다요니는 성기 위에서 배꼽 아래에 새의 알처럼 있으며 그곳이 7만2천 개의 나디들이 발생하는 곳이다.'라고[21)]

계속해서 브라흐마난다는 『요가야갸왈까』(Yy. Ⅳ.14, 16, 17)을 인용한 후 12앙굴라(vitasti, =약 23cm)에 대해 다음과 같이 말한다.

항문에서 2앙굴라 위에, 1앙굴라 중앙 그곳에서 9앙굴라가 깐다의 위치이다. 결합하면 12앙굴라의 길이인데 그것이 'vitastimātra'이다.[22)]

『하타(요가)쁘라디삐까』에 따르면 꾼달리니가 잠들어 있는 깐다의 위치는 하단전 또는 스와드히스타나 짜끄라(svādhisthānacakra)로 불리는

---

20) ūrdhvaṃ vitastimātraṃ tu vistāraṃ caturaṅgulam |
mṛdulaṃ dhavalaṃ proktaṃ veṣṭitāmbaralakṣaṇam || Hp. Ⅲ.113.

21) kandasaṃpīdanena śakticālanaṃ vivakṣur ādau kandasya sthānaṃ svarūpaṃ cāha - mūlasthānād vitastimātraṃ vitastipramāṇam ūrdhvam upari nābhimeṇḍruyor madhye | etena kandasya sthānam uktam | tathā coktaṃ gorakṣaśatake(16)- "urdhvaṃ meḍhrādho nābheḥ kandayoniḥ khagāṇḍavat | tatra nāḍyaḥ samutpannāḥ sahasrāṇāṃ dvisaptiḥ || " iti. Hp-Jt. Ⅲ.113. (*p.* 115, *ll.* 12-16)

22) gudād dvyaṅgulopary ekāṅgulaṃ madhyaṃ tasmān navāṅgulaṃ kandasthānaṃ, militvā dvādaśāṅgulam pramāṇaṃ vitastimātraṃ jātam | Hp-Jt. Ⅲ.113. (*p.* 116, *ll.* 4-5)

곳이다. 하지만 흥미롭게도 브라흐마난다는 『게란다상히따』와 『쉬바상히따』와 유사하게 꾼달리니가 잠들어 있는 곳을 회음의 물라드하라 짜끄라(mūlādhāracakra)로 해설한다.

> 샥띠의 각성을 통해서, 다시 말해서 샥띠, 아드하라 샥띠, 꾼달리니는…[23]

> 물라드하라에 머물고 있는 '똬리를 튼 것', 즉 뱀 [다시 말해서] 그 꾼달리니를…[24]

> 그 꾼달리니 샥띠의 … '움직임'이란 물라드하라에서 위쪽으로 이끌어지는 것이다.[25]

『하타(요가)쁘라디삐까』는 꾼달리니의 위치를 깐다 위쪽, 즉 하단전으로 규정하지만 주석가인 브라흐마난다가 꾼달리니의 위치를 회음, 즉 물라드하라 짜끄라로 본다는 것은 다소 의외이다. 하지만 이 차이는 관점의 차이이지 상충되는 것은 아니다.

『하타(요가)쁘라디삐까』의 설명대로 쁘라나와 아빠나는 깐다 위, 즉 성기 위쪽의 하단전 또는 스와드히스타나 짜끄라에서 결합하므로 꾼달리니가 있는 곳은 깐다 위쪽이다. 하지만 각성된 꾼달리니가 수슘나로 진입하고 상승하기 위해서는 회음의 물라드하라 짜끄라로 내려와서 이곳에서 질적인 변화를 겪은 후, 다시 말해서 쁘라나로 변한 후에 수슘나로 진입하게 된다. 따라서 잠재된 에너지로서의 꾼달리니는 깐다 위에서 잠들어 있지만 회음에서 질적인 변화를 겪게 되므로 물라드하라 짜끄라에서 첫

---

23) śaktiprabhāvāc chaktir ādhāraśaktiḥ kuṇḍalinī … Hp-Jt. I.48. (*p.* 26, *l.* 21)
24) mūladhārashitā phaṇāvatī bhujaṅgī sā kuṇḍaliṃ… Hp-Jt. III.112. (*p.* 115, *ll.* 5-6)
25) sā kuṇḍalī śaktir yena … cālitā mūlādharād ūrdhvaṃ nītā. Hp-Jt. III.108. (*pp.* 113-114, *ll.* 20-1)

여정을 시작한다고 할 수 있다.[26]

꾼달리니를 각성시키고 상승시키는 것을 목표로 하는 무드라는 잘란드하라 반드하, 물라 반드하, 웃디야나 반드하, 마하 무드라, 마하반드하, 마하베드하, 샤띠짤라나와 같은 7종류이다. 이 일곱 무드라의 공통점은 호흡법(prāṇāyāma)과 별개로 실행되는 것이 아니라 모두 '들숨 후 그 숨을 유지한 상태'(pūrakaprāṇāyāma, =kumbhaka)에서 실행된다는 점이다.

① 마하 무드라

그리고 난 후 천천히 조심스럽게 숨을 내쉬어야만 한다.[27]

『하타(요가)쁘라디삐까』는 마하 무드라를 설명하면서 '들숨 후 그 숨을 참을 것'을 언급하지 않았지만 마지막 설명에 해당하는 위 인용문의 '그리고 난 후에 천천히 조심스럽게 숨을 내쉬어라'는 표현에서 마하 무드라가 '들숨 후 그 숨을 멈춘 상태(=뿌라까 쁘라나야마)에서 실행된다는 것을 알 수 있다

② 마하반드하 무드라

숨을 마신 후 가슴에 턱을 단단히 붙이고[28]

③ 마하베드하 무드라

숨을 마신 다음 목 무드라(잘란드하라 반드하 무드라)로써 숨들의 흐름을 단단히 막은 후[29]

---

26) 이 문제와 관련된 한의학적 설명은 이태영(2004), pp. 52-53을 참조
27) tataḥ śanaiḥ śanair eva recayen naiva vegataḥ | Hp. III.13a.
28) pūrayitvā tato vāyuṃ hṛdaye cubukaṃ dṛḍham | Hp. III.20a.
29) mahābandhasthito yogī kṛtvā pūrakam ekadhīḥ | Hp. III.26a.

④ 웃디야나 반드하, ⑤ 물라 반드하, ⑥ 잘란드하라 반드하

들숨이 끝날 때 잘란드하라로 불리는 반드하를 해야만 하고
꿈브하까를 끝낼 무렵 내쉬기에 앞서 웃디야나 [반드하]를 해야 한다.[30)]

위 인용문에 따르면 세 가지 반드하는 '들숨이 끝날 무렵에 턱을 당기고(잘란드하라 반드하) 회음을 조인 다음(물라 반드하) 마지막으로 복부를 등 쪽으로 끌어당기고(웃디야나 반드하) 숨을 참을 수 있을 때까지 참은 후 내쉬는 것'이다.

⑦ 웃디야나 반드하, 물라 반드하, 잘란드하라 반드하의 동시 실행

제III장 74-76송은 위에서 설명된 잘란드하라 반드하, 물라 반드하, 웃디야나 반드하를 동시에 실행하는 것에 대해서 설명한다.

근본 자리(회음)를 정확히 압박한 후에[31)] 웃디야나 [반드하]를 행하라.
그리고 이다와 삥갈라를 막고서 [쁘라나를] 뒷길(수슘나)로[32)] 흐르게 하라.[33)]

---

30) pūrakānte tu kartavyo bandho jālaṃdharābhidhaḥ |
kumbhakānte recakādau kartavyas tūḍḍiyānakaḥ ‖ Hp. II.45.

31) 『하타(요가)쁘라디삐까』에서 근본 자리(mūlasthāna)는 회음부를 의미하므로 여기서 '회음부를 압박하는 것'은 물라 반드하를 의미한다.

32) paścima는 뒤쪽, 서쪽, 최후 등을 의미하므로 paścime pathi는 뒤쪽의 길, 최후의 통로, 서쪽의 길 등을 의미한다. 이다와 삥갈라는 신체의 앞면에 있는 좌우 콧구멍에서 시작하는 반면 수슘나는 회음에서 시작해서 척추를 지나 두개골로 이어지는 뒤쪽 통로이므로 여기서도 '뒷길'로 번역한다.
한편, 위 게송에서는 수슘나로 상승하는 주체가 언급되지 않았는데 브라흐미난다는 다음과 같이 해설한다.
"쁘라나를 뒤쪽의 길 다시 말해서 '수슘나의 길 속으로 흐르게, 들어가게 해라'는 말이 보충되어야 한다."
paścime pathi suṣumnāmārge vāhayed gamyet prāṇām iti śeṣaḥ | Hp-Jt. III.74. (*p.* 100, *l.* 19)
브라흐미난다의 주석에서 발견되는 흥미로운 표현은 수슘나로 상승하는 주체가 '쁘라나'라는 것이다. 일반적으로 꾼달리니가 각성된 이후 수슘나로 상승하는 것으로 알려져 있지만

소제목과 달리 물라 반드하와 웃디야나 반드하만 언급하고 잘란드하라 반드하를 언급하지 않았다. 하지만 『하타(요가)쁘라디삐까』에서 잘란드하라 반드하의 주요한 효과가 '이다와 삥갈라의 흐름을 막는 것'이므로 위 게송의 "이다와 삥갈라를 막고서"의 의미를 "잘란드하라 반드하를 행한 후"로 이해할 수 있다.[34] 잘란드하라 반드하는 "들숨이 끝날 무렵 그 숨을 참은 상태"에서 실행되는 것이고 웃디야나 반드하 역시 "들숨 후 그 숨을 유지한 상태"에서 실행되는 것이므로 세 종류의 반드하 역시 '들숨 후 그 숨을 유지한 상태'에서 실행된다는 것을 알 수 있다.

⑧ 샥띠짤라나

그리고 요가수행자는 금강좌로 앉아 꾼달리니를 자극한 후
곧바로 브하스뜨라 [꿈브하까]를 행한다면 꾼달리니는 재빠르게(āśu) 각성될 것이다.[35]

위 게송에서 브하스뜨라는 브하스뜨리까 꿈브하까를 의미하는데, 브

『하타(요가)쁘라디삐까』는 물론이고 주석서 『월광』에 따르면 '각성된 꾼달리니'는 쁘라나라는 단어로 대부분 교체되어 있다. 여기서 '각성된 꾼달리니'의 형질이 정액과 같은 액체가 아니라 쁘라나와 같은 무형의 에너지, 즉 기체라는 것을 알 수 있다.

33) mūlasthānaṃ samākuñcya uḍḍiyānaṃ tu kāraret |
iḍām ca piṅgalāṃ baddhvā vāhayet paścime pathi ‖ Hp. III.74.

34) 브라흐마난다 역시 주석에서 '이다와 삥갈라를 막고서'라는 말을 '잘란드하라 반드하의 실행'으로 풀이하고 있다.
"이다인 강가와 삥갈라인 야무나를 막은 후에 [라는 이 말은] '잘란드하라 반드하에 의해서' 라는 [것을] 의미한다. 왜냐하면 "오직 목을 끌어당김으로써만 두 나디는 완전히 통제될 것이다."라고 [이미 III.73송에서] 말해졌기 때문이다."
iḍāṃ gaṅgāṃ piṅgalāṃ yamunāṃ ca baddhvā | jālaṃdharabandhenety arthaḥ | 'kaṇṭhasaṃkocanenaiva dve nāḍyau stambhayed dṛḍham'(III.73) ity ukteḥ | Hp-Jt. III.74. (*p.* 100, *ll.* 17-19)

35) vrajāsane sthito yogī cālayitvā ca kuṇḍalīm |
kuryād anantaraṃ bhastrāṃ kuṇḍalīm āśu bodhayet ‖ Hp. III.115.

하스뜨리까 꿈브하까는 '현기증이 날 정도로 들숨과 날숨을 급격하게 반복한 후' 힘이 들 때 오른쪽 코로 숨을 마신 후 참을 수 있을 때 까지 최대한 숨을 참는 호흡법으로 대표적인 '뿌라까 쁘라나야마'이다.

달인좌와 같은 좌법을 취한 후 '들숨 후 그 숨을 유지한 상태', 즉 뿌라까 쁘라나야마(pūrakaprāṇāyāma, 들숨 후 그 숨을 유지함)와 병행해서 실행되는 무드라는 문자 그대로 강력한(haṭha) 요가(yoga)로서 정신적인 자질은 물론이고 좌법, 호흡수련 등 하타요가가 요구하는 조건을 갖춘 수행자에게 전수된다.

2. 쁘라나와 아빠나의 결합

꾼달리니를 각성시키고 또 '각성된 꾼달리니'를 수슘나 속으로 상승시키는 것이 하타요가의 일차적 목표이지만 그 전에 반드시 선행되어야 할 조건은 쁘라나(prāṇa)와 아빠나(apāna)를 결합시키는 것이다. 그 이유는 쁘라나와 아빠나가 결합된 이후에 비로소 꾼달리니가 각성되기 때문이다.[36)] 『하타(요가)쁘라디삐까』는 쁘라나와 아빠나의 결합 그리고 그 이후 꾼달리니가 각성되는 과정을 다음과 같이 설명한다.

> 아빠나는 상승함으로써[37)] 불꽃의 수레(火輪)[38)]에 도달한다.

---

36) "쁘라나와 아빠나가 결합할 때 꾼달리니가 각성된다. 꾼달리니가 각성된 후 쁘라나는 수슘나의 길을 따라 브라흐마란드흐라로 간다."
prāṇāpānayor aikye kuṇḍalinībodho bhavati | kuṇḍalinībodhe suṣumnāmārgeṇa prāṇo brahmarandhraṃ gacchati | Hp-Jt. I.48. (*p.* 27, *ll.* 1-2)

37) "apāna ūrdhvage jāte"에서 apāna는 apāne의 연성형으로 절대 처격으로 분석된다.
브라흐마난다는 아빠나의 상승에 대해서 다음과 같이 풀이한다.
"물라 반드하[의 수련을] 통해서 아빠나, 즉 아래로 흐르는 성향의 바유가 상승함으로써 다시 말해서 위쪽으로 갈 때"
mūlabandhanād apāne 'dhogamanaśīle vāyau ūrdhvage ūrdhvaṃ gacchatīty··· |

그때 [아빠나] 기에 의해 자극된 불꽃의 화염[39]은 길게 퍼진다.[40]

그로부터 불꽃과 아빠나는 원래 뜨거운 본성의 쁘라나와 합쳐진다.
그것으로 인해 체내에 생긴 불꽃은 극도로 빛난다.[41]

그것으로 인해[42] 잠자고 있던 꾼달리니의 강렬한 불꽃은 완전히 각성된다.
마치 회초리에 맞은 뱀이 쉿소리를 내면서 곧게 일어나고[43]

그리고서 구멍 안으로 [숨어] 들어가듯이, [그와 같이 꾼달리니도] 각성된 후에는
브라흐마 나디 안으로[44] 들어간다.[45]

쁘라나와 아빠나를 결합하기 위해 먼저 해야 할 것은 아빠나(apāna)를 위로 끌어 올리는 것이다. 산스끄리뜨 문헌에서 쁘라나와 아빠나는 문

Hp-Jt. III.66. (*p.* 97, *ll.* 10-11)

38) 브라흐마난다는 불꽃 수레의 위치와 형태를 다음과 같이 해설한다.
"불꽃 수레, 즉 불꽃의 수레는 삼각형으로 배꼽에서 아래 방향에 있다."
vahnimaṇḍalaṃ vahner maṇḍalaṃ trikoṇaṃ nābher adhobhāge 'sti | Hp-Jt. III.66. (*p.* 97, *ll.* 11-12)

39) 브라흐마난다는 불꽃의 화염을 소화의 불꽃으로 풀이한다.
"불꽃의 화염 [즉,] 자타라 아그니(소화의 불)의 화염은 길게 … "
analaśikhā jaṭharāgniśkhā dīrghā. Hp-Jt. III.66. (*p.* 97, *ll.* 17-18)

40) apāna ūrdhvage jāte prayāte vahnimaṇḍalam |
tadānalaśikhā dīrghā jāyate vāyunāhatā || Hp. III.66.

41) tato yāto vahnyapānau prāṇam uṣṇasvarūpakam |
tenātyantapradīptas tu jvalano dehajas tathā || Hp. III.67.

42) "그것으로 인해, 즉 불꽃이 극도로 빛남으로써"
tena jvalanasyātyantapradīpanena. Hp-Jt. III.68. (*p.* 98, *l.* 9)

43) tena kuṇḍalinī suptā saṃtaptā saṃprabudhyate |
daṇḍāhatā bhujaṅgīva niśvasya ṛjutāṃ vrajet || Hp. III.68.

44) "브라흐마 나디, 즉 '수슘나 그것의 안쪽' 다시 말해서 [수슘나] 가운데로 들어갈 것이다"
brahmanāḍī suṣumnā tasyā antaraṃ madhyaṃ vrajet. Hp-Jt. III.68. (*p.* 98, *l.* 16)

45) bilaṃ praviṣṭeva tato brahmanāḍyantaraṃ vrajet | Hp. III.69a.

맥에 따라 각각 들숨과 날숨 혹은 날숨과 들숨으로 이해되지만 하타요가 문헌에 따르면, 쁘라나는 위에서 작용하는 숨 혹은 상승하려는 숨을 의미하고 아빠나는 '아래로 내려가려는 성향의 숨'(하기 성향의 숨)[46]을 의미한다. 아빠나를 위로 끌어올리는 무드라는 '회음을 발꿈치로 압박한 상태에서 항문을 수축시키는 물라 반드하'이다.

발꿈치로 회음을[47] 압박한 후 항문을 수축시켜야 한다.
아빠나를 위로 끌어올리는 것이 물라 반드하로 알려져 있다.[48]

항문을 발꿈치로 압박한 다음 힘껏 기를 수축시켜야 한다.
기가 위쪽으로 상승[49]할 때가지 반복하라.[50]
수축함으로써[51] 아래로 흐르는 [성향의] 아빠나를 강제로 상승하게[52] 만

46) "아빠나, 즉 아래로 흐르는 숨을"
apānam adhogatiṃ vāyum. Hp-Jt. III.61. (*p.* 95, *l.* 16)
"아빠나를 위로 끌어올리고서 쁘라나를 목 아래로 내려야 한다."
apānam ūrdhvam utthāpya prāṇaṃ kaṇṭhādadho nayet. Hp. II.47
"아래로 흐르는 [성향의] 아빠나를 강제로(balāt) 상승하게 만드는 …"
adhogatim apānaṃ vā ūrdhvagaṃ kurute balāt. Hp. III.62.
"잘란드하라 무드라를 통해서 숨들, 즉 '쁘라나' 등등의 흐름 다시 말해서 상승하거나 하강하려는 등등의 [숨을]…" jālaṃdharamudrayā vāyūnāṃ prāṇādīnāṃ gatim ūrdhvādhogamanādi… . Hp-Jt. III.26. (*p.* 81, *ll.* 18-19)
"쁘라나와 아빠나 양자, 즉 상승하려는 숨과 하강하려는 숨 양자는 …"
prāṇāpānāv ūrdhvādhogatī vāyū. Hp-Jt. III.64. (*p.* 96, *ll.* 17-18)
47) 브라흐마난다는 요니(yoni)를 회음부로 풀이하고 있다.
"요니를, 즉 요니 부위(회음부)를 다시 말해서 '항문과 성기 사이의 가운데 부분을'"
yoniṃ yonisthānaṃ gudamedrayor madhyabhāgaṃ. Hp-Jt. III.61. (*p.* 95, *l.* 15)
48) pārṣṇibhāgena saṃpīḍya yonim ākuñcayed gudam |
apānam ūrdhvam ākṛṣya mūlabandho 'bhidhīyate ‖ Hp. III.61.
49) 브라흐마난다의 해설에 따르면 기가 상승하는 통로는 수슘나이다.
"바유가 위쪽으로, 즉 수슘나를 통해 위(上)쪽 지점에…"
vāyur ūrdhva suṣumnāyā uparibhage … Hp-Jt. III.61. (*p.* 96, *l.* 12)
50) gudaṃ pārṣṇyā tu saṃpīḍya vāyum ākuñcayed balāt |
vāraṃ vāraṃ yathā cordhvaṃ samāyāti samīraṇaḥ ‖ Hp. III.64.

드는 것
그것을 물라 반드하라고 요가수행자는 말한다.[53)]

지속적인 물라 반드하로부터 아빠나와 쁘라나는 합일하며[54)]

『하타(요가)쁘라디삐까』는 물라 반드하, 잘란드하라 반드하 그리고 웃디야나 반드하를 동시에 실행하는 것을 언급하는데 세 종류의 반드하 무드라의 주요한 목표 중 하나는 아빠나를 상승시키는 것이다.

[그리고] 목에 반드하를 한 후에 바유를 위쪽으로 올린다면
마치 회초리에 맞은 뱀이 막대기처럼 일어나듯이[55)]

위 인용문의 '바유(vāyu)를 위쪽으로 올린다면'의 의미를 브라흐마난다는 물라 반드하로써 쁘라나를 수슘나 속으로 끌어올리는 것으로 풀이한다.

바유, 즉 기(氣)를 위쪽 방향, 즉 위로, 수슘나 속에서 끌어올려야 한다.'는 이 말에 의해 물라 반드하[가 실행되어야 한다는 것이] 지시된다.[56)]

---

51) "회음을 조임으로써"
mūlādhārasya kaṃkocanena. Hp-Jt. III.62. (*p.* 96, *l.* 2)

52) "위로, 즉 수슘나 속에서 상승하게 만든다"
ūrdhvagaṃ suṣumnāyām ūrdhvagamanaśīlaṃ kurute. Hp-Jt. III.61. (*p.* 96, *l.* 3)

53) adho gatim apānaṃ vā ūrdhvagaṃ kurute balāt |
ākuñcanena taṃ prāhur mūlabandhaṃ hi yoginaḥ || Hp. III.62.

54) apānaprāṇayor aikyaṃ kṣayo mūtrapurīṣayoḥ | Hp. III.65.
브라흐마난다는 이 부분을 다음과 같이 풀이한다.
"지속적인 물라 반드하 수련으로부터, 즉 물라 반드하 무드라의 수련으로 인해 아빠나와 쁘라나 양자는 합일하게 된다." satataṃ mūlabandhanāt mūlabandhamudrākaraṇād apānaprāṇayor aikyaṃ bhavati | Hp-Jt. III.64. (*p.* 97, *ll.* 5-6)

55) kaṇṭhe bandhaṃ samāropya dhārayed vāyum ūrdhvataḥ |
yathā daṇḍahataḥ sarpo daṇḍākāraḥ prajāyate || Hp. III.11.

56) vāyuṃ pavanam ūrdhvata upari suṣumnāyāṃ dhārayet | anena mūlabandhaḥ

3. 쁘라나의 상승

하타요가 수련은 꾼달리니를 각성시키는 것으로 종료되는 것이 아니라 '각성된 꾼달리니'를 수슘나를 통해 정수리의 브라흐마란드흐라로 끌어 올려야 완성된다.[57] 바로 이 꾼달리니 샥띠가 정수리의 브라흐마란드흐라에 도달하는 것이 삼매 혹은 라자요가의 경지이다. 하지만 흥미로운 것은 『하타(요가)쁘라디삐까』에서 '꾼달리니가 브라흐마란드흐라로 상승한다'는 표현 자체가 발견되지 않는다는 점이다. 『하타(요가)쁘라디삐까』는 잠재된 에너지, 다시 말해서 잠들어 있는 상태의 잠재된 에너지를 '둘둘 말려 있다는 의미'에서 꾼달리니로 표현하지만 일단 각성된 후엔 쁘라나로 표현한다. 위에서 언급된 "마치 회초리에 맞은 뱀이 쉿소리를 내면서 곧게 일어나고 그리고서 구멍 안으로 [숨어] 들어가듯이, [그와 같이 꾼달리니도] 각성된 후에는 브라흐마 나디 안으로 들어간다."(Hp. III.68-69)는 내용은 '각성된 꾼달리니'가 수슘나로 진입하는 것을 암시하는 유일한 경우이다. 그 외의 모든 경우 심지어 꾼달리니가 각성된 후, '각성된 꾼달리니가 수슘나로 진입하고 상승한다'는 표현이 예상되는 곳에서조차 수슘나로 진입하고 상승하는 주체는 한결같이 쁘라나로 표현된

---

sūcitaḥ | Hp-Jt. III.11. (*p.* 76, *ll.* 10-11)

57) "쁘라나가 수슘나를 통해 정수리[의 브라흐마란드흐라]로 가기 때문에 '삼매에서 해탈이 획득된다'는 말씀이 있기 때문이다."
suṣumnāyāṃ prāṇasya mūrdhni gamāt 'samādhau mokṣam āpnoti' iti vākyāt··· | Hp-Jt. III.61. (*p.* 95, *ll.* 9-10)
"요가수행자가 연화좌를 유지하고서 나디에 채워진 생기(māruta)를 [수슘나로 끌어 올려] [브라흐마란드흐라에] 유지한다면 그는 해탈한다. 여기엔 의심의 여지가 없다."
padmāsane sthito yogī nāḍīdvāreṇa pūritam |
mārutaṃ dhārayed yas tu sa mukto nātra saṃśayaḥ || Hp. I.49.
브라흐마난다는 '유지한다면'의 의미를 쁘라나를 수슘나로 끌어올려 브라흐마란드흐라에 채우는 것으로 풀이한다.
"바유를 '수슘나를 통해 정수리로 운반하고서' 라는 말이 보충되어야 한다."
vāyuṃ suṣumnāmārgeṇa mūrdhānaṃ nītveti śesaḥ | Hp-Jt. I.49. (*p.* 27, *l.* 7)

다. 이것은 문맥이나 아누쉬툽 운율을 고려한 일회적인 경우가 아니라 『하타(요가)쁘라디삐까』의 일관된 입장이고 주석서 『월광』 역시 철저히 '각성된 꾼달리니'를 쁘라나로 표현한다.

> 쁘라나와 아빠나가 결합될 때 꾼달리니가 각성한다.
> 꾼달리니가 각성된 후 쁘라나는 수슘나의 길을 따라 브라흐마란드흐라로 간다.
> 그곳에 도달할 때 마음의 고정이 이루어진다.[58)]

수슘나는 이다와 삥갈라와 달리 평소에는 활동하지 않지만 꾼달리니가 각성된 이후에 활성화되는 나디이자 꾼달리니가 상승하는 유일한 통로이다. 바로 이 수슘나가 활성화될 때, 즉 꾼달리니가 수슘나로 상승할 때 수슘나를 제외한 모든 나디는 마치 죽은 상태처럼 활동을 정지한다는 점에서[59)] 위 인용문의 쁘라나, 다시 말해서 '수슘나를 통해 브라흐마란드흐라로 상승하고 있는 쁘라나'는 일상적인 의미에서의 쁘라나가 아니다. 여기서의 쁘라나는 기체로 전환된 꾼달리니', 즉 '질적인 변화를 겪은 쁘라나'이다.

> 그것에 의해[60)] 그 꾼달리니는 수슘나의 입구를 완전히 떠난다.
> 그러므로 이 쁘라나는 수슘나 속으로 자연스럽게 들어간다.[61)]

---

58) prāṇāpānayor aikye kuṇḍalinībodho bhavati |
kuṇḍalinībodhe suṣumnāmārgeṇa prāṇo brahmarandhraṃ gacchati |
tatra gate cittasthairyaṃ bhavati | Hp-Jt. I.48. (*p.* 27, *ll.* 1-3)

59) "꾼달리니가 각성됨으로써 쁘라나는 수슘나 속으로 들어가기 때문에 두 통로(이다와 삥갈라)엔 쁘라나가 없기 때문이다."
kuṇḍalībodhe sati suṣumnāyāṃ praviṣṭe prāṇe dvayoḥ puṭayoḥ prāṇaviyogāt |
Hp-Jt. III.12. (*p.* 76, *ll.* 19-20)

60) 앞 게송(III.117)에 따르면 'tena'는 '꾼달리니가 수슘나 속에서 조금씩 위로 올라가는 것'을 의미한다.

위 인용문의 전반부에 언급된 꾼달리니는 후반부에서 쁘라나로 대체되고 있다. 브라흐마난다 역시 주석에서 '각성된 꾼달리니'를 쁘라나로 대치한다.

> 아빠나를 위쪽으로 올림으로써 그 꾼달리니는 잘 알려진 수슘나의 입구를, 즉 입구의 길을 완전히, 단호히 떠난다, 버린다. 그것 때문에, 즉 길을 떠났으므로 이 쁘라나 바유는 저절로, 본능적으로 수슘나로 진입, 즉 들어간다. 꾼달리니에 의해서 지체 없이 수슘나의 입구를 떠난다는 의미이다.[62]

아래의 인용문에서도 각성된 꾼달리니는 쁘라나로 표현된다.

> 축적된 쁘라나는 불과 함께,
> 꾼달리니를 각성시킨 후 걸림 없이 수슘나 속으로 들어갈 것이다.[63]

> 다양한 좌법들과 다양한 꿈브하까들 그리고 무드라들에 의해서
> 위대한 샥띠가 각성될 때[64] 쁘라나는 허공[65]으로 귀멸[66]한다.[67]

---

61) tena kuṇḍalīnī tasyāḥ suṣumnāyā mukhaṃ dhruvam |
jahāti tasmāt prāṇo 'yaṃ susūmnāṃ vrajati svataḥ || Hp. III.118.

62) tenordhavākarṣaṇena kuṇḍalinī tasyāḥ prasiddhāyā suṣumnāyā mukhaṃ praveśamārgaṃ dhruvaṃ niścitaṃ jahāti tyajati | tasmān mārgatyāgād ayaṃ prāṇavāyuḥ svataḥ svayam eva suṣumnāṃ vrajati gacchati | suṣumnāmukāt prāgeva kuṇḍalinyā nirgatatvād iti bhāvaḥ || Hp-Jt. III.118. (*p.* 117, *ll.* 17-20)

63) vāyuḥ paricito yasmād agninā sahā kuṇḍalīm |
bodhayitvā suṣumnāyāṃ praviśed anirodhataḥ || Hp. IV.19.

64) "꾼달리니가 각성될 때"
kuṇḍalinyāṃ prabuddhāyāṃ. Hp-Jt. IV.10. (*p.* 127, *ll.* 19-20)

65) "허공, 즉 브라흐마란드흐라 속으로"
śūnye brahmarandhre pralīyate. Hp-Jt. IV.10. (*p.* 127, *l.* 20)

66) "활동하지 않는 것이 쁘라나의 귀멸이다."
vyāpārābhāvaḥ prāṇasya pralayaḥ || Hp-Jt. IV.10. (*p.* 127, *l.* 21)

67) vividhair āsanaiḥ kumbhair vicitraiḥ karaṇair api |
prabuddhāyāṃ mahāśaktau prāṇaḥ śūnye pralīyate || Hp. IV.10.

언제나 적절한 장소에 머물고서 수슘나를 여는 법을 알고서, 그리고 숨을 가운데(=수슘나)로 흐르게 한 후, 브라흐마란드흐라에 채워야 한다.[68)]

따라서 '각성되기 이전의 잠재된 에너지'는 꾼달리니로 표현되지만 일단 각성된 후엔 쁘라나로 표현되었다고 볼 수 있다. 이것은 '각성된 꾼달리니'의 형질(形質)이 정액과 같은 액체가 아니라 기체, 즉 쁘라나라는 것을 암시한다. 따라서 꾼달리니를 상승시킨다는 것은 '질적인 변화를 겪은 쁘라나'를 상승시킨다는 것과 동일한 의미로 파악된다.

다양한 무드라 중 각성된 꾼달리니, 즉 '질적인 변화를 겪은 쁘라나'를 상승시키는 무드라는 웃디야나 반드하 무드라이다.

웃디야나 반드하를 행한다면 쁘라나가 수슘나로 날아 오른 후 정수리[의 브라흐마란드흐라]로 가기 때문에 '삼매에서 해탈이 획득된다'는 말씀이 있기 때문이다.[69)]

하지만 웃디야나 반드하는 단독으로 실행되는 것이 아니라 물라 반드하, 잘란드하라 반드하를 실행한 상태에서 실행되며 『하타(요가)쁘라디삐까』 역시 세 반드하를 하나의 세트처럼 동시에 실행할 것을 말한다.

아랫부분(회음)을 강하게 조이고서(물라 반드하) 목을 끌어당긴 후(잘란드하라 반드하)

가운데(배꼽 주위)를 뒤로 당기면(웃디야나 반드하) 쁘라나는 브라흐마 나

---

68) jñātvā susūmnā sadbhedaṃ kṛtvā vāyuṃ ca madhyagam |
sthitvā sadaiva susthāne brahmarandhre nirodhayet || Hp. IV.16.

69) uḍḍīyānabandhe kṛte vihaṅgamagatyā suṣumnāyāṃ prāṇasya mūrdhni gamāt "samādhau mokṣam āpnoti" iti vākyāt sahajaiva muktiḥ syād iti bhāvaḥ || Hp-Jt. III.61. (*p.* 95, *ll.* 8-10)

디로 들어갈 것이다.[70]

근본 자리(회음)를 압박한 후에 웃디야나 [반드하]를 행하라.
그리고 이다와 삥갈라를 막고서[71] [쁘라나를] 최후의 길 속[72]으로 흐르게 하라.[73]

오직 이 방법(세 가지 반드하)에 의해서만 기(pavana)는 [브라흐마란드흐라에] 귀멸한다.[74]

4. 정(精, bindu)의 보존

바즈롤리 무드라는 14세기 문헌인『쉬바상히따』와 15세기의『하타(요가)쁘라디삐까』에서 설명되었지만 무드라를 통한 정의 보존은 고락샤의 것으로 귀속된『고락샤사따까』,『비베까마르딴다』(*Vivekamārtaṇḍa*)를 비롯해서 13세기 닷따뜨레야의『요가샤스뜨라』(*Yogaśāstra*) 등에서도

70) adhastāt kuñcanenāśu kaṅṭhasaṃkocane kṛte |
madhye paścimatānena syāt prāṇo brahmanāḍīgaḥ ‖ Hp. II.46.

71) 이 게송은 물라 반드하와 웃디야나 반드하만 언급하고 잘란드하라 반드하를 언급하지 않고 있다. 하지만 브라흐마난다는 '이다와 삥갈라를 막고서'라는 말이 있기 때문에 '잘란드하라 반드하를 해야 하는 것'으로 풀이하고 있다.
"이다인 강가와 삥갈라인 야무나를 막은 후에 [이 말은] '잘란드하라 반드하에 의해서'라는 의미이다. 왜냐하면 '오직 목을 끌어당김으로써만 두 나디는 완전히 통제될 것이다.'라고 [Hp. III.73에서] 말해졌기 때문이다."
iḍāṃ gaṅgāṃ piṅgalāṃ yamunāṃ ca baddhvā | jālaṃdharabandhenety arthaḥ | 'kaṇṭhasaṃkocanenaiva dve nāḍyau stambhayed dṛḍham'(III.73) ity ukteḥ | Hp-Jt. III.74. (*p.* 100, *ll.* 17-19)

72) "쁘라나를 최후의 길, 즉 수슘나의 길 속으로 흐르게, 들어가게 해라는 말을 보충해야 한다."
paścime pathi suṣumnāmārge vāhayed gamyet prāṇām iti śeṣaḥ | Hp-Jt. III.74. (*p.* 100, *l.* 19)

73) mūlasthānaṃ samākuñcya uḍḍiyānaṃ tu kāraret |
iḍām ca piṅgalāṃ baddhvā vāhayet paścime pathi ‖ Hp. III.74.

74) anenaiva vidhānena prayāti pavano layam | Hp. III.75a.

발견된다. 『고락샤사따까』와 『하타(요가)쁘라디삐까』는 다음과 같이 말한다.

> 설사 동요되어 정(精)이 요니 만달라에 도달될지라도
> 요니 무드라로써 고정하고 모으고 위로 끌어올리는 것이 가능하다.[75)]

좌도 딴뜨라에서 가장 중요한 원칙은 '성교하되 정액을 누설(漏泄)하지 않는다'는 접이불루(接而不漏)[76)]이고 정액을 배출하는 것은 실패로 간주된다. 하지만 『하타(요가)쁘라디삐까』는 더 나아가 바즈롤리 무드라와 사하졸리 무드라를 통해 '자궁에 떨어진 정액조차 환수해야 한다'고 말한다. 그러나 마음이 동요하면 기가 동요하고, 기가 동요할 때 정은 정액으로 변하므로 '정액으로 변한 것' 자체가 이미 '소실된 것'이고 따라서 정액은 환수할 수 있는 대상이 아니다. 그럼에도 불구하고 하타요가 문헌이 '이미 동요되어 바뀌어버린 정액'은 물론이고 심지어 자궁에 떨어진 정액조차 환수해야 한다고 말하는데, 그것은 그만큼 '정의 보존'이 중요하다는 것을 역설하는 것으로 파악된다. 하타요가가 정(精, bindu)의 보존을 중요시하는 이유는 정이 생명의 원천이기 때문이다.

---

75) calito 'pi yadā binduḥ saṃprāpto yonimaṇḍalam |
vrajaty ūrdhvaṃ hṛtaḥ śaktyā nibaddho yonimudrayā || Hp. III.43; GoŚ. 71.

76) 엘리아데(Eliade. 1990, p. 267 각주224)에 따르면, 벤달(C. Bendall)이 편집한 *Subhāṣitasaṃgraha*에 인용된 *Guṇavratanirdeśa*에 "음부에 남근을 둘지라도 결코 정액(bodhicittam)을 누설해서는 안 된다."(bhage liṅgaṃ pratiṣṭāpya bodhicittam na cotsṛjet. VI-V.44)는 내용이 발견된다.
엘리아데(Eliade. 1990, p. 267)는 정액을 누설해서는 안 된다는 것을 다음과 같이 말한다. "명심해야 할 것은, 성교(maithuna)가 정액을 배출함으로써 마무리된다는 것을 결코 용납하지 않는다는 것이다. 딴뜨라 문헌은 '정액을 흘려서는 절대로 안 된다'(bodhicittam notsṛtet)는 것을 반복해서 말한다."
엘리아데(Eliade. 1990, p. 266)에 따르면 마이투나(성교)는 길고 험난한 견습기를 거쳐야 하고 또 3개월 동안엔 하인처럼 여성의 시중을 들며 그녀의 왼쪽 편에서 잠만 자야 한다.

그와 같이 정(精)을 올바르게 보존한다면 '요가를 아는 자'는 죽음을 이긴다.
정을 소모함으로써 죽음이 [있고], 정을 보존함으로써 생명이 있다.[77]

정을 보존하므로 요가수행자의 몸에는 향기로운 냄새가 일어난다.
정이 신체에 보존되는 한 어떻게 죽음의 공포 있겠는가?[78]

마음이 고정되면 기(vāyu)가 고정되고 그로 인해 정도 고정된다.
정이 안정된다면 언제나 활력과 신체적 안정을 준다.[79]

인간의 정은 마음에 의존하고, 생명은 정에 의존한다.
그러므로 최선을 다해 정과 마음을 보존해야 한다.[80]

바즈롤리, 사하졸리 무드라에서 알 수 있는 또 한 가지는 정을 보존할 경우엔 재가자도 향락을 누리면서도 하타요가에 성공할 수 있다는 것이다. 『하타(요가)쁘라디삐까』는 다음과 같이 사하졸리를 칭송한다.

이 사하졸리는 요가수행자들에 의해 언제나 신뢰된 것으로 말해졌다.
이것은 탁월한 행위의 요가이고 향락과 결합될지라도 해탈을 준다.[81]

---

77) evaṃ saṃrakṣayed binduṃ mṛtyuṃ jayati yogavit |
maraṇaṃ bindupātena jīvanaṃ bindudhāraṇāt ‖ Hp. III.88.

78) sugandho yogino dehe jāyate bindudhāraṇāt |
yāvad binduḥ sthiro dehe tāvat kālabhyaṃ kutaḥ ‖ Hp. III.89.

79) manaḥ sthairye sthiro vāyus tato binduḥ sthiro bhavet |
bindusthairyāt sadā sattvaṃ piṇḍasthairyaṃ prajāyate ‖ Hp. IV.28.

80) cittāyattaṃ nṛṇāṃ śukraṃ śukrāyattaṃ ca jivitam |
tasmāc chukraṃ manaś caiva rakṣaṇīyaṃ prayatnataḥ ‖ Hp. III.90.

81) sahajolir iyaṃ proktā śraddheyā yogibhiḥ sadā |
ayaṃ śubhakaro yogo bhogayukto 'pi muktidaḥ ‖ Hp. III.94.

브라흐마난다의 주석에 따르면 위 게송의 향락은 "여성과 성적 결합"을 의미하는데 금욕을 기본으로 하는 하타요가의 수행자가 성적인 향락을 누릴지라도 해탈을 성취할 수 있다는 것은[82] '재가 생활 속에서도 하타요가의 이상이 실현 가능하다'는 것을 의미한다. 동일한 내용은 바즈롤리 수련에도 적용된다.

> 바즈롤리 수련의 요가로 부터 신체의 완성을 획득한다.
> 이 요가는 공덕을 주며, 향락을 즐길지라도 해탈을 준다.[83]

수행자가 향락을 즐길지라도 요가를 완성시킬 수 있는 이유는 수행자가 성 에너지, 즉 정을 보존할 수 있기 때문이다. 이 이유에서 『하타(요가)쁘라디삐까』는 '바즈롤리를 아는 수행자의 경우' 권계를 지키지 않고 자신의 의지대로 생활할지라도 요가를 완성할 수 있다고 말한다.[84] 물론 여기서 바즈롤리를 안다는 것은 '독서를 통해 개념적으로 아는 것이 아니라 '자신의 특별한 체험으로 아는 것'[85]을 의미한다.

정액의 환수와 관련해서 또 하나 알 수 있는 것은 남성뿐만 아니라 여성도 하타요가의 목적을 이룰 수 있다는 것이다.

> 올바른 수행에 통달한 여성이 남자의 빈두를 정확히 끌어올린 후

---

82) "향락, 즉 여성과 성적으로 결합할지라도 해탈하게 한다."
bhogena strīsaṅgena yukto 'pi ··· mokṣadaḥ ‖ Hp-Jt. III.94 (*p.* 108, *l.* 17)

83) dehasiddhiṃ ca labhate vajrolyabhyāsayogataḥ |
ayaṃ puṇyakaro yogo bhoge bhukte 'pi muktidaḥ ‖ Hp. III.103.

84) "요가[서]에서 말해진 권계들을 지키지 않고 자신의 의지대로 생활할지라도
바즈롤리를 아는 그 요가수행자는 완성을 이룬다."
svecchayā vartamāno 'pi yogoktair niyamair vinā |
vajrolīṃ yo vijānāti sa yogī siddhi-bhājanam ‖ Hp. III.83.

85) "바즈롤리 무드라를 안다는 것이란 '자신 만의 특별한 체험을 통해 아는 것'으로···."
vajrolīmudrāṃ vijānāti viśeṣena svānubhavena jānīti··· Hp-Jt. III.83. (*p.* 104, *l.* 9)

바즈롤리 [무드라]를 통해서 [자신의] 라자스를 보존한다면 그녀 역시 요기니이다.[86]

남근으로 조심스럽게 [정액을] 올바르게 위로 끌어올리는 것을 수련한다면 남자는 물론이고 여성도 바즈롤리의 완성을 이룰 수 있다.[87]

라자스를 위로 끌어올림으로써 보존할 수 있다면 그녀는 진실로 요기니이다.[88]

5. 감로의 생성과 소실 방지

하타요가를 완성하기 위한 전제 조건은 금강석과 같이 강인한 신체를 갖추는 것이다. 하타요가 문헌이 고행이나 단식을 금기시하고 충분한 영양소를 섭취할 것을 강조했던 이유[89] 역시 하타요가의 기법이 쁘라나라는 생명 에너지를 조절하고 운용하는 데 있기 때문이다. '들숨 후 그 숨을 참은 상태'(=뿌라까 쁘라나야마, 꿈브하까)에서 실행되는 무드라는 정력과 쁘라나로 충만할 때 성공할 수 있다는 점에서 하타요가가 요구하는 건강한 신체란 바디빌더의 나르시즘이 아니라 쁘라나로 충만한 몸이라고 할 수 있다. 하지만 인간은 병들고 죽을 수밖에 없는데 『하타(요가)쁘라디삐까』는 그 이유를 '두개공(頭蓋孔)에서 감로가 흘러내려 소화의 불로 떨어져 소모되기 때문'으로 본다.

달로부터 아름다운 정수가[90] 떨어진다. 그것으로 인해 인간에겐 죽음이

86) pūṃso binduṃ samākuñcya samyagabhyāsapāṭavāt |
yadi narī rajo rakṣed vajrolyā sāpi yoginī ‖ Hp. III.99.
87) mehanena śaniḥ samyag ūrdhvākuñcanam abhyaset |
puruṣo 'py atha vā nārī vajrolīsiddhim āpnuyāt ‖ Hp. III.85.
88) rakṣed ākuṅcanād ūrdhvaṃ yā rajaḥ sā hi yoginī | Hp. III.102a.
89) 이 점에 대해서는 본서 1부 I장의 각주 21, 22, 23번을 참조.

[있다.]

그러므로 탁월한 행법(sukaraṇam)[91]을 해야 한다. 다른 방법으로는 신체의 완성이 불가능하다.[92]

감로가 생성되는 곳은 달(soma)[93]인데, 달의 위치는 구개의 뿌리 부분[94] 혹은 구개의 위쪽 구멍[95], 미간의 왼쪽 편[96]이다. 『하타(요가)쁘라디삐까』는 '감로가 아래로 흘러내리는 것을 방지하는 무드라들'을 설명하는데 대표적인 것은 '도립행으로 불리는 무드라'(도립 무드라), 케짜리, 잘란드하라 반드하이다. 이 중에서 가장 간단한 것은 잘란드하라 반드하 무드라이다. 잘란드하라 반드하의 외형은 턱을 가슴에 단단히 붙이는

90) "달, 즉 소마로부터 아름다운, 신체의 정수가"(candrāt somād vapuṣaḥ śarīrasya sāraḥ). *Hp-Jt*. III.52. (*p*. 92, *l*. 10)

91) "따라서 앞에서 말했던 이유에서 탁월한 행법, 즉 훌륭한 행법인 케짜리 무드라로 일컬어지는 것을 해야만 한다. 탁월한 행법을 행한다면 달의 정수가 흘러내리지 않으므로 죽음은 없을 것이다."
ato hetos tatpūrvoditaṃ sukraṇaṃ śobhanaṃ karaṇaṃ khecarī mudrākhyaṃ badhīyāt | sukaraṇe baddhe candrasārasravaṇābhāvād mṛtyur na syād | Hp-Jt. III.52. (*p*. 92, *ll*. 2-13)

92) yat prāleyaṃ prahitasuṣiraṃ merumūrdhāntarasthaṃ
tasmiṃs tattvaṃ pravadati sudhīs tan mukhaṃ nimnagānām |
candrāt sāraḥ sravati vapuṣas tena mṛtyur narāṇāṃ
tad badhnīyāt sukaraṇam adho nānyathā kāyasiddhiḥ || Hp. III.52.

93) "달, 즉 소마로부터 아름다운, 신체의 정수가.."
candrāt somād vapuṣaḥ śarīrasya sāraḥ··· Hp-Jt. III.52. (*p*. 92, *l*. 10)

94) "신령스럽고 아름다운 달로부터,, 즉 소마로부터 다시 말해서 '구개의 뿌리 부분으로부터'"
divyarūpiṇaś candrāt somāt tālumūlasthād | Hp-Jt. III.77. (*p*. 101, *l*. 14)

95) "소마의, 즉 '구개 윗쪽의 구멍에서 떨어지는 달의 감로의' 마심이 소마를 마시는 것이다."
somasya lambikordhvavivaragalita candrāmṛtasya pānaṃ somapānaṃ | Hp-Jt. III.44. (*p*. 88 *l*. 4)

96) "정수(精髓)는 달로부터, 즉 두 눈썹 사이의(미간) 왼쪽 부분(vāma-bhāga)에 있는 소마로부터 흘러내리는, 즉 떨어지는데, 그것이 아마라 술이다."
yaḥ sāraḥ candrād bhruvor antarvāmabhāgasthāt somāt sravati galati sā amaravāruṇī syād | Hp-Jt. III.49. (*p*. 90, *ll*. 10-11)

것인데, 이 무드라는 감로가 아래로 흘러 소화의 불에 도달하는 것을 막는다.

> 목을 끌어당기는 것을 특징으로 하는 잘란드하라 반드하를 행한다면
> 감로는 불속으로 떨어지지 않고 기도 흐트러지지 않는다.[97]

감로, 즉 불멸의 액체가 소화의 불로 떨어지지 않게끔 하는 또 하나의 간단한 방법은 물구나무서기와 같이 거꾸로 서는 것이다. 『하타(요가)쁘라디삐까』는 도립행 무드라의 필요성과 방법을 다음과 같이 설명한다.

> 신령스럽고 아름다운 달로부터 흘러나오는 감로
> 그것을 태양이 모두 먹는다. 이 이유에서 육체는 늙어간다.[98]
> 여기에 태양의 입을 속이는 신령스런 행법이 있다.[99]
>
> 배꼽이 위로 입천장이 아래로, 태양이[100] 위(上)로, 달이[101] 아래로 가는
> '도립으로 불리는 행법'은 스승의 말씀에 의해 획득되어 진다.[102]

---

97) jālaṃdhare kṛte bandhe kaṇṭhasaṃkocalakṣaṇe |
na pīyūṣaṃ pataty agnau na ca vāyuḥ prakupyati || Hp. III.72.

98) yat kiṃcit sravate candrād amṛtaṃ divyarūpiṇaḥ |
tat sarvaṃ grasate sūryas tena piṇḍo jarāyutaḥ || Hp. III.77.
브라흐마난다는 인간이 늙어가는 이유에 대해 고락샤나타의 말을 인용한 후 다음과 같이 말한다.
"이 이유에서, 즉 태양이 감로(amṛta)를 마심으로써 육체, 즉 신체는 늙게 된다."
tena sūryakartṛkāmṛtagrasanena piṇḍo deho jarāyutaḥ | Hp-Jt. III.77. (*p.* 101, *l.* 20)

99) tatrāsti karaṇaṃ divyaṃ sūryasya mukhavañcanam | Hp. III.78a.

100) "태양, 불(火)을 본성으로 하는 태양"
bhānur dahanātmakaḥ sūryā. Hp-Jt. III.78. (*p.* 102, *l.* 10)

101) "달, 즉 감로(불사)를 본성으로 하는 달"
śaśy amṛtātmā candro··· Hp-Jt. III.78. (*p.* 102, *l.* 11)

102) ūrdhvanābher adhastālor ūrdhvaṃ bhānur adhaḥ śaśī |
karaṇīviparītākhyā guruvākyena labhyate || Hp. III.79.

도립행 무드라는 물구나무서기처럼 머리가 아래로 향하고 발이 하늘을 향하므로 감로가 아래로 떨어지는 것을 막을 수 있다.

마지막으로 다소 비의적인 케짜리 무드라는 혀를 뒤집어 두개공에 붙임으로서 구개 위쪽의 구멍에서 떨어지는 감로를 마시는 것이다.

만약 구개의 구멍에 혀를 지속적으로 대고 있다면
감로가 흘러내리는데, [그 맛은] 짠맛, 매운맛, 신맛, 우유와 같고, 꿀과 같다.[103)]

마치 불이 장작[을 떠나지 않고] 그리고 등불이 기름과 심지[를 떠나지 않듯이]
그와 같이 신체의 주인(생명)은 '소마의 부분'(감로)으로 채운 신체를 떠나지 않는다.[104)]

혀를 위쪽에 고정하고서 소마 마시는 자,
요가를 아는 [바로] 그 사람은 의심할 바 없이 보름 만에 죽음을 극복한다.[105)]

6. 쁘라나의 소멸과 마음의 소멸

『하타(요가)쁘라디삐까』 제III장에서 설명된 무드라들이 꾼달리니의 각성과 상승과 관련된 무드라인데 반해 제IV장에서 설명된 케짜리, 운마니, 샹브하비 무드라는 명상적인 무드라로 라자요가, 즉 삼매를 성취하기

103) cumbantī yadi lambikāgram aniśaṃ jihvārasasyandinī sakṣārā
kaṭukāmladugdhasadṛśī madhvājyatulyā tathā | Hp. III.50.

104) indhanāni yathā vahnis tailavartiṃ ca dīpakaḥ |
tathā somakalāpūrṇaṃ dehī dehaṃ na muñcati || Hp. III.46.

105) ūrdhvajihvaḥ sthiro bhūtvā somapānaṃ karoti yaḥ |
māsārdhena na saṃdeho mṛtyuṃ jayati yogavit || Hp. III.44.

위한 무드라이다. 『하타(요가)쁘라디삐까』에 따르면 삼매, 즉 마음의 소멸은 심리적 조작이나 정신적인 훈련을 통해서 이루어지는 것이 아니라 쁘라나를 소멸시킴으로써 저절로 이루어진다.

> 쁘라나와 마음이 소멸하지 않고서는 해탈이 성취될 수 없다고 말해졌다. 여기서는 쁘라나가 소멸됨으로써 마음 역시 소멸한다는 것을 확정해서 말한다.[106)]

> 쁘라나와 마음 이 두 가지의 소멸을 이루는 자는 해탈을 얻는다. 다른 어떤 방법으로도 불가능하다.[107)]

다시 말해서 하타요가는 심리적 조작이나 정신적 훈련을 통해 마음을 무화시키는 것이 아니라 쁘라나를 소멸시킴으로써 마음을 무화하는 방법을 취한다고 할 수 있다. 하지만 여기서의 쁘라나의 소멸은 말 그대로 쁘라나가 고갈되어 사라지는 것을 의미하는 것이 아니라 모든 쁘라나가 수슘나로 들어가는 것 혹은 더 정확하게는 수슘나를 통해 브라흐마란드흐라에 머무는 것을 의미한다.

> 브라흐마란드흐라에서 움직이지 않고 머무는 것이 쁘라나의 소멸이다.[108)]
> 먼저 [쁘라나의] 흐름이 없어진 후 브라흐마란드흐라에 '머무는 것'(sthita)이 쁘라나의 소멸이다.[109)]

---

106) prāṇamanasor layaṃ vinā mokṣo na sidhyatīty uktam | tatra prāṇalayena manaso 'pi layaḥ sidhyatīti tallayarītim āha. Hp-Jt. IV.16. (*p.* 140, *ll.* 21-22)

107) prāṇo mano dvaym idaṃ vilayaṃ nayed yo mokṣaṃ sa gacchati naro na kathaṃcid anyaḥ || Hp. IV.15b.

108) brahmarandhre nirvyāpārasthitiḥ prāṇasya layaḥ. Hp-Jt. IV.15. (*p.* 130, *ll.* 3-4)

109) gaty abhavapūrvakaṃ brahmarandhre sthitaḥ prāṇasya layaḥ. Hp-Jt. III.75. (*p.* 101, *l.* 2)

뿌라나가 브라흐마란드흐라에 머무는 것이 [쁘라나의] 소멸이다. 쁘라나가 소멸할 때 마음(manas)도 또한 소멸한다… 그때 인간은 살아있으면서 해탈한다.[110)]

따라서 쁘라나가 소멸되는 시점은 각성된 꾼달리니, 즉 질적인 변화를 겪은 쁘라나가 수슘나로 진입하고 상승해서 정수리의 브라흐마란드흐라에 도달할 때이다. 쁘라나가 수슘나로 상승할 때, 수슘나를 제외한 나머지 나디에서 쁘라나는 소멸하고 따라서 이다와 삥갈라는 죽은 상태가 된다고 말해진다.

그와 같이 꾼달리니 샤띠도 재빠르게 꼿꼿이 서게 될 것이다.
그때 [서로] '의지하는 두 통로'(이다와 삥갈라)는 죽은 상태가 된다.[111)]

꾼달리니가 각성됨으로써 쁘라나는 수슘나 속으로 들어가기 때문에 두 통로(이다와 삥갈라)엔 쁘라나가 없기 때문이다.[112)]

반면 '쁘라나가 살아 있다는 것'은 쁘라나가 이다(iḍā)와 삥갈라(paṅgalā)로 순환하는 것을 의미하는데[113)] 쁘라나가 이다와 삥갈라로 순환하는 것은 꾼달리니가 각성되지도 않고 수슘나도 활성화되지 않았다는 것을 의미한다.

---

110) prāṇasya brahmarandhre nirodho layaḥ prāṇālaye jāte mano 'pi līyate | … tadā jīvann eva muktaḥ puruṣo bhavati || Hp-Jt. IV.16. (*p.* 141, *ll.* 4-9)

111) ṛjvībhūtā tathā śaktiḥ kuṇḍalī sahasā bhavet |
tadā sā maraṇāvasthā jāyate dviputāśrayā || Hp. III.12.

112) kuṇḍalībodhe sati suṣumnāyāṃ praviṣṭe prāṇe dvayoḥ puṭayoḥ prānaviyogāt | Hp-Jt. III.12. (*p.* 76, *ll.* 19-20)

113) "쁘라나가 살아 있다는 것은 이다와 삥갈라라는 두 [나디] 속으로 흐르는 것이고, 감각기관들이 스스로의 대상을 취하는 것이 살아 있는 것이고, 마음이 살아 있다는 것은 다양한 대상의 형태로 변형되는 것이며…"
iḍāpiṅgalābhyāṃ vahanaṃ prāṇasya jīvanaṃ, svasvaviṣayagrahaṇam indriyāṇāṃ jīvaṃ, nānāviṣayākāravṛtty utpādanaṃ manaso jīvanaṃ. Hp-Jt. IV.15. (*p.* 129, *ll.* 19-20)

빠라나를 소멸시키는 무드라는 케짜리, 운마니, 샹브하비 무드라인데, 케짜리는 미간에 의식을 집중하는 것이고 운마니는 코끝에 두고 샹브하비는 눈을 반개한 상태에서 심장 혹은 자신이 선호하는 짜끄라에 의식을 집중하는 것이다.

III. 무드라의 수련 기법

1. 세 종류의 조임(bandha) 무드라

대부분의 하타요가 문헌에서 공통적으로 설명된 중요한 무드라 중 하나가 '반드하'(bandha) 무드라이다. 여기서 반드하는 '결합', '수축', '조임' 등을 의미하는데 결합하거나 수축해야 할 대상은 목, 괄약근, 복부와 같은 신체의 특정 부위이다. 이 중에서 '목 근육을 수축시키고 턱을 흉골에 붙이는 것'이 잘란드하라 반드하(jālaṃdharabandha) 무드라이고, 괄약근을 조이는 것이 물라 반드하(mūlabandha) 무드라 그리고 하복부를 등쪽으로 끌어당기는 것이 웃디야나 반드하(uḍḍīyanabandha) 무드라이다.

세 종류의 '조임 무드라'(bandhamudrā)는 개별적으로 실행되기보다는 대부분 나머지 두 무드라와 병행해서 하나의 세트처럼 함께 실행되는데, 순서는 잘란드하라 반드하→물라 반드하→웃디야나 반드하 또는 물라 반드하→잘란드하라 반드하→웃디야나 반드하이다. 이 중에서 잘란드하라 반드하와 물라 반드하는 독립적으로 실행 가능하지만 웃디야나 반드하는 두 반드하가 실행된 상태에서 이루어진다. 중요한 것은 세 무드라가 꿈브하까(들숨 후 그 숨을 참는 것, =뿌라까 쁘라나야마)와 별개로 이루어지는 것이 아니라 꿈브하까 상태에서 순서대로 실행된다는 것이다. 비록 세 무드라를 설명하는 『하타(요가)쁘라디삐까』 III장 무드라 편(篇)이 세 종류의 반드하 무드라와 꿈브하까의 관계를 설명했던 것은 아니지만 그것은 이미 제II장에서 꿈브하까의 원칙을 밝히면서 3종 반드하를 이미 설명했기 때문이다. 꿈브하까의 원칙을 설명하는 제II장의 내용은 다음과 같다.

> 들숨이 끝날 때 잘란드하라로 불리는 반드하를 해야만 하고
> [뿌라까] 꿈브하까를 끝낼 무렵, [숨을] 내쉬기에 앞서 웃디야나를 해야만 한다.[1)]

> 회음부를 강하게 조이고 목을 끌어당긴 후 가운데를 뒤로 당기면
> 쁘라나는 브라흐마 나디로 들어갈 것이다.[2)]

첫 번째 인용문의 '들숨이 끝날 때(pūrakānte)'는 '들숨 후 곧바로'를 의미하므로[3)] 잘란드하라 반드하는 들숨 후 곧바로 그 숨을 참은 상태에서 실행되어야 한다. '꿈브하까를 끝내기 전'에, 즉 숨을 내쉬기에 앞서 웃디야나를 해야 한다'는 내용에서 '숨을 참은 상태'에서 웃디야나 반드하를 실행한다는 것을 알 수 있다. 비록 첫 번째 인용문에서 물라 반드하가 언급된 것은 아니지만 웃디야나 반드하는 물라 반드하와 잘란드하라 반드하를 실행한 상태, 다시 말해서 위쪽의 목을 조이고 턱을 당기고(잘란드하라 반드하) 또 아래쪽의 괄약근을 수축한 상태(물라 반드하)에서만 실행되는 것이므로 물라 반드하도 실행되는 것으로 파악된다. 이 점은 두 번째 인용문에서 드러나는데, 3종 반드하가 실행되는 순서는 물라 반드하, 잘란드하라 반드하, 웃디야나 반드하 순이다.

---

1) pūrakānte tu kartavyo bandho jālaṃdharābhidhaḥ |
kumbhakānte recakādau kartavyas tūḍḍiyānakaḥ || Hp. II.45
2) adhastāt kuñcanenāśu kaṇṭhasaṃkocane kṛte |
madhye paścimatānena syāt prāṇo brahmanāḍīgaḥ || Hp. II.46.
3) "들숨에 이어서 즉각적으로"
pūrakānantaraṃ jhaṭiti. Hp-Jt. II.45. (*p.* 54, *l.* 19)

『하타(요가)쁘라디삐까』 III장 74송은 세 종류의 반드하를 동시에 실행하는 방법[4]을 설명한다.

> 근본 자리(회음)를 압박한 후에 웃디야나 [반드하]를 행하라.
> 그리고 이다와 삥갈라를 막고서 [쁘라나를] 최후의 길(수슘나) 속으로 흐르게 하라.[5]

여기서 근본 자리, 즉 회음을 압박하는 것은 물라 반드하를 의미한다. 잘란드하라 반드하가 언급되지 않았지만 '이다와 삥갈라 나디를 막는 것'이 잘란드하라 반드하의 주요 효과이므로[6] 세 반드하가 함께 실행된다는 것을 알 수 있다. 비록 위 게송에서는 세 반드하의 실행 순서를 물라 반드하→웃디야나 반드하→잘란드하라 반드하로 말하고 있지만 이것은 운율을 고려한 것이고 실제로는 잘란드하라 반드하→물라 반드하→웃디야나 반드하 혹은 물라 반드하→잘란드하라 반드하→웃디야나 반드하 순으로 실행된다. 웃디야나 반드하가 가장 마지막으로 실행되는 것은 '쁘라나를 최후의 길, 즉 수슘나로'[7] 끌어올리는 웃디야나 반드하의 특성상,

---

4) "설명된 세 가지 반드하의 [실제] 적용(upayoga)에 대해 말한다"
uktasya bandhatrayasyopayogam āha- Hp-Jt. III.74. (*p.* 100, *l.* 15)

5) mūlasthānaṃ samākuñcya uḍḍiyānaṃ tu kāraret |
iḍām ca piṅgalāṃ baddhvā vāhayet paścime pathi ‖ Hp. III.74.

6) 브라흐마난다 역시 주석에서 이다와 삥갈라를 막는 것을 잘란드하라 반드하로 설명한다. "이다인 강가와 삥갈라인 야무나를 막은 후에 [이 말은] '잘란드하라 반드하에 의해서' 라는 의미이다. 왜냐하면 '오직 목을 끌어당김으로써만 두 나디는 완전히 통제될 것이다.'라고 [이미 Hp. III.73에서] 말해졌기 때문이다."
iḍāṃ gaṅgāṃ piṅgalāṃ yamunāṃ ca baddhvā | jālaṃdharabandhenety arthaḥ | 'kaṇṭhasaṃkocanenaiva dve nāḍyau stambhayed dṛḍham'(Hp. III.73) ity ukteḥ | Hp-Jt. III.74. (*p.* 100, *ll.* 17-19)

7) "'쁘라나를 최후의 길, 즉 수슘나의 길 속으로 흐르게, 들어가게 해라'는 [말이] 보충되어야 한다."
paścime pathi suṣumnāmārge vāhayed gamyet prāṇām iti śeṣaḥ | Hp-Jt. III.74. (*p.* 100, *l.* 19)

나머지 두 반드하가 실행된 상태에서 가능하기 때문이다. 여기서 세 종류의 반드하 무드라의 효과를 알 수 있는데, 잘란드하라 반드하는 '이다와 삥갈라의 흐름'을 막는 것이고 물라 반드하는 아빠나를 끌어 올림으로써 쁘라나와 아빠나를 결합시키는 것이고 웃디야나 반드하는 쁘라나를 수슘나로 상승시키는 것이다.

세 종류의 반드하는 꿈브하까(들숨 후 멈춤)와 병행해서 실행되는데 꿈브하까 중에서도 풀무-꿈브하까(Bhastrikakumbhaka)와 병행하는 것이 효과적인데, 방법은 다음과 같다.

① 달인좌 자세에서 발꿈치로 회음을 압박한다.
② 300-500번 혹은 '자신이 할 수 있을 만큼' 들숨과 날숨을 강하고 급격하게 교차하는 정뇌를 시작한다.
③ 마지막엔 숨을 길게 내쉰 후
③ 괄약근을 조이면서 고개를 들어 숨을 최대한 들이마시고(물라 반드하),
⑤ 숨을 참은 상태에서 목을 잠그고 턱을 최대한 당겨 흉골에 붙인다(잘란드하라 반드하).
⑥ 그 상태에서 하복부를 등 쪽으로 수축하고 숨을 참을 수 있을 때까지 참는다(꿈브하까).
⑦ 숨을 천천히 내쉬면서 복부, 목, 항문 조임을 해제한다.
⑧ 전체 과정을 반복한다.

세 종류의 반드하 무드라 중 가장 강력한 것은 웃디야나 반드하이다. 물라 반드하와 잘란드하라 반드하는 초급 단계에서도 큰 부작용이 없지만 웃디야나 반드하의 경우 꿈브하까에 익숙지 않은 초보자에겐 상기와 같은 부작용이 있을 수 있으므로 지도를 받아야 한다.

1) 물라반드하(Mūlabandha) 무드라

물라(mūla)는 '근본', '토대'를 의미하므로 물라 반드하의 문자적 의미는 '근본 조임'이다. 하타요가는 인체의 토대를 꾼달리니가 잠들어 있는 회음부로 보므로 이 무드라를 '회음 조임 무드라'로 이해할 수 있다. 회음을 수축시킬 경우엔 괄약근도 저절로 조여지게 되므로 『고락샤사따까』와 『하타(요가)쁘라디삐까』는 수축점을 항문으로 표현한다.

> 발꿈치 부분으로 요니(yoni)를 압박한 후에 항문을 수축시켜야 한다.[8)]

위 인용문의 요니는 자궁이나 여성의 음부를 뜻하지만 문맥상 '회음부'를 의미한다. 주석가 브라흐마난다는 '발꿈치로 압박해야 할 요니의 위치'를 다음과 같이 설명한다.

> 요니를, 즉 요니 부위를 다시 말해서 '항문과 성기 사이의 가운데 부분을.'[9)]

발꿈치로 회음부, 즉 항문과 성기 사이를 압박한다는 점에서 알 수 있는 것은 물라 반드하가 달인좌 자세에서 실행된다는 것이다. 따라서 물라 반드하는 달인좌 혹은 금강좌로 회음을 압박한 후[10)] 괄약근을 수축하

---

8) pārṣṇibhāgena saṃpīḍya yonim ākuñcayed gudam । Hp. III.61a; GoŚ. 81a.
9) yoniṃ yonisthānaṃ gudamedrayor madhbhāgaṃ. Hp-Jt. III.61. (*p.* 95, *l.* 15)
10) 『하타(요가)쁘라디삐까』는, 달인좌가 여러 문헌에서 언급된 금강좌, 해탈좌, 비밀좌와 금강좌와 같다고 말하는데, 브라흐마난다의 주석에 따르면 왼쪽 발을 먼저 구부려 회음부에 고정하고 그 위에 오른쪽 발꿈치를 올려놓는 것이 달인좌이고 금강좌는 그 반대로 오른 발을 먼저 구부려 회음부에 붙이고 그 위에 왼쪽 발꿈치를 올려놓는 것이다.
"왼발 뒤꿈치를 회음부에 고정시키고서 오른발 뒤꿈치를 성기 위에 두는 것이 달인좌이다. 오른쪽 발꿈치를 회음부에 고정시킨 후 왼쪽 발꿈치를 성기 위에 붙이는 것이 금강좌이다."
yatra vāmapādapārṣṇiṃ yonisthāne niyojya dakṣiṇapādaparṣṇir meṇḍrād upari sthāpyate tat siddhāsanam । yatra dakṣiṇapādapārṣṇiṃ yonisthāne niyojya vāmapādapārṣṇir

는 것이라 할 수 있다. 하지만 물라 반드하는 『게란다상히따』에서 설명된 아쉬위니 무드라(aśvinīmudrā)와 달리, 괄약근을 조이고 풀기를 반복하는 것이 아니라 괄약근을 조인 상태를 유지하는 것이다.

물라 반드하의 주요한 효과는 '하기 성향의 아빠나'[11]를 위로 끌어 올리는 것이다.

아빠나를 위로 끌어올리는 것이 물라 반드하로 알려져 있다.[12]

수축함으로써[13] 아래로 흐르는 [성향의] 아빠나를 강제로(balāt) 상승하게[14] 만드는 것 그것을 물라 반드하라고 요가수행자는 말한다.[15]
항문을 발꿈치로 압박한 다음(saṃpīdya) 힘껏 기를 수축시켜야 한다.
기(vāyu)가 위쪽으로 상승할 때가지 반복하라.[16]

물라 반드하에 의해서 쁘라나와 아빠나가 나다(비음)와 빈두(정)와 합일을 이룬 후에 요가가 완성된다.[17]

---

meṇḍrād upari sthāpyate tad vajrāsanam | Hp-Jt. I.37. (*p.* 22, *ll.* 14-17)
일반적으로 여성은 달인좌를 남성은 금강좌를 취하는 것이 유익하지만 양쪽 중 불편한 자세를 취하는 것이 신체의 좌우 균형을 잡는데 유익하다고 말해진다. 여타의 아사나와 마찬가지로 처음엔 불편하지만 곧 신체가 균형을 회복함에 따라 편하고 안락해진다.

11) "아빠나, 즉 아래로 흐르는 기를"
apānam adhogatiṃ vāyum. Hp-Jt. III.61. (*p.* 95, *l.* 16)

12) apānam ūrdhvam ākṛṣya mūlabandho 'bhidhīyate ‖ Hp. III.61b; GoŚ. 81b.

13) "회음을 조임으로써"
mūlādhārasya kaṃkocanena. Hp-Jt. III62. (*p.* 96, *l.* 2)

14) "위로, 즉 수슘나 속에서 상승하게 만든다."
ūrdhvagaṃ suṣumnāyām ūrdhvagamanaśīlaṃ kurute. Hp-Jt. III.61. (*p.* 96, *l.* 3)

15) adho gatim apānaṃ vā ūrdhvagaṃ kurute balāt |
ākuñcanena taṃ prāhur mūlabandhaṃ hi yoginaḥ ‖ Hp. III.62.

16) gudaṃ pārṣṇyā tu saṃpīḍya vāyum ākuñcayed balāt |
vāraṃ vāraṃ yathā cordhvaṃ samāyāti samīraṇaḥ ‖ Hp. III.63.

17) 브라흐마난다는 다음과 같이 해설한다.
"물라 반드하를 통해서 아빠나는 쁘라나와 결합한 후 수슘나 속으로 들어간다. 그로부터

여기엔 의심의 여지가 없다.[18]

지속적인 물라 반드하 [수련]을 통해서 아빠나와 쁘라나가 합일하며,
소변과 대변이 줄어들고, 늙은이조차 젊어진다.[19]

물라 반드하로 '아래쪽의 회음부'를 통제함으로써 '하기 성향의 아빠나 바유'를 위로 끌어 올리는 것으로 하타요가가 완성되는 것은 아니다. '위쪽의 목'을 통제함으로써 '쁘라나를 아래로 내린 후', 양자를 결합시키고 그것을 수슘나로 끌어 올려야 한다. 따라서 물라 반드하를 독립적으로 실행하는 것도 가능하지만 '목을 수축하는 잘란드하라 반드하'와 '복부를 수축하는 웃디야나 반드하'를 병행해야 한다.

2) 잘란드하라 반드하(Jalandharabandha) 무드라[20]

잘란드하라 반드하의 형태는 목을 조이고 턱을 당겨서 흉골에 붙이는 것이다. 『하타(요가)쁘라디삐까』는 잘란드하라 반드하의 효과를 두 가지로 설명하는데 첫 번째는 '아래로(adhas) 흘러내리기 마련인 감로의 통로(sirā-jālam)를 막는 것'이고[21] 두 번째는 이다와 삥갈라로 순환하려는 쁘

나다(비음)가 현현한다. 그 후 쁘라나와 아빠나는 나다(비음)와 함께 심장 위로 올라간 후 나다(비음)는 빈두와 함께 결합한 후에 정수리로 간다. 이것으로 요가는 완성된다."
mūlabandhe kṛte 'pānaḥ prāṇena sahaikībhūya suṣumnāyāṃ praviśati | tato nādābhivyaktir bhavati | tato nādena saha prāṇāpānau hṛdayopari gatvā nādasya bindunā sahaikyam ādhāya mūrdhni gaccahataḥ | tato yogasiddhiḥ || Hp-Jt. III.64. (*pp.* 96-97, *ll.* 22-2)

18) prāṇāpānau nādabindū mūlabandhena caikatām |
gatvā yogasya saṃsiddhiṃ yacchato nātra saṃśayaḥ || Hp. III.64.

19) apānaprāṇayor aikyaṃ kṣayo mūtrapurīṣayoḥ |
yuvā bhavati vṛddho'pi satataṃ mūlabandhanāt || Hp. III.65; GoŚ. 82.

20) 잘란드하라는 목을 끌어당겨 수축하는 것이 외형적인 특징이므로 '목 수축'으로 이해할 수 있다.

21) 『쉬바상히따』와 『게란다상히따』에서 설명된 잘란드하라 반드하의 주요한 효과 역시 턱을

라나의 흐름을 막는 것이다. 『하타(요가)쁘라디삐까』는 잘란드하라 반드하의 방법과 효과를 먼저 다음과 같이 말한다.

> 목을 조인 다음 턱을 가슴에 단단히 붙여야 한다.
> 잘란드하라라고 불리는 이 반드하는 늙음과 죽음을 없앤다.[22)]

> 아래로(adhas) 흘러내리는 감로의 통로를 막는다.
> 이 이유에서 잘란드하라 반드하는 목의 질병을 치료한다.[23)]

브라흐마난다는 감로를 "허공의, 즉 두개골의 구멍의 물, 즉 감로"라고 풀이하는데[24)] 도립 무드라, 케짜리와 마찬가지로 잘란드하라 반드하가 강조하는 것도 감로를 보존하는 것이다. 인간은 직립해서 생활하므로 감로가 아래로 흘러내려 소화의 불에 떨어질 수밖에 없고 이 이유에서 인간은 병들고 죽는다는 것이 하타요가 문헌의 공통적 입장이다. 『고락샤사따까』와 『하타(요가)쁘라디삐까』에 따르면 잘란드하라 반드하의 주요한 효과는 목구멍을 닫고 턱을 가슴에 붙임으로써 감로가 흐르는 통로를 막는 것이다.

> 목을 끌어당기는 것을 특징으로 하는 잘란드흐라 반드하를 행한다면
> 감로는 불속으로 떨어지지 않고 기(vāyu)도 흐트러지지 않는다.[25)]

당겨서 감로가 흘러내려 소화에 불로 떨어지는 것을 방지하는 것이다.

22) kaṇṭham ākuñcya hṛdaye sthāpayec cibukaṃ dṛḍham |
bandho jālaṃdharākhyo 'yaṃ jarāmṛtyu vināśakaḥ || Hp. III.70.

23) badhnāti hi sirājālam adho gāmi nabhojalam |
tato jālaṃdharo bandhaḥ kaṇṭhaduḥkhaughanāśanaḥ || Hp. III.71; GoŚ. 79.

24) nabhasaḥ kapālakuharasya jalam amṛtaṃ. Hp-Jt. III.71. (*p.* 99, *ll.* 10-11); 한편 『쉬바상히따』는 감로가 생성되는 곳을 '천개의 연꽃잎'(sahasrakamala)으로 표현한다. Ss. IV.61.

25) jālaṃdhare kṛte bandhe kaṇṭhasaṃkocalakṣaṇe |

브라흐마난다는 ‘불 속에 떨어지지 않는다’의 의미를 감로가 소화의 불로 흘러가지 않는다[26]로 풀이하고 ‘기가 흐트러지지 않는다’의 의미를 ‘바유가 나디로 흘러 다니지 않는다’[27]로 풀이한다. ‘바유가 나디로 순환하지 않는다’는 말에서 잘란드하라 반드하의 또 다른 효과를 알 수 있는데, 그것은 잘란드하라 반드하가 두 나디의 흐름을 통제한다는 것이다. 쁘라나가 이다와 삥갈라로 흐른다는 것은 들숨과 날숨의 교차 행위, 즉 호흡 행위를 하고 있다는 의미이고, 이다와 삥갈라가 죽었다는 것은 꿈브하까를 유지하는 것 혹은 수슘나가 활성화된 것을 의미한다.[28] 『하타(요가)쁘라디삐까』는 잘란드하라 반드하에 의해서 두 나디가 완전히 통제된다는 것을 재차 다음과 같이 설명한다.

> 오직 목을 끌어당김으로써만[29] 두 나디[30]는 완전히 통제될 것이다.[31]
> 이것을 열여섯의 지탱처[32]를 결합하는 중앙 짜끄라로[33] 알아야 한다.[34]

---

na pīyūṣaṃ pataty agnau na ca vāyuḥ prakupyati || Hp. III.72; GoŚ. 80.

26) “불 속, 즉 소화의 불 속에”
agnau jāṭhare 'nale. Hp-Jt. III.72. (*p.* 99, *l.* 19)

27) “나디 속에서 기가 움직임으로써 동요하는 것 그것이 일어나지 않는다는 의미이다”
nāḍyantareṇa vāyor gamanaṃ prakopas taṃ na karotīy arthaḥ | Hp-Jt. III.72. (*p.* 99, *ll.* 20-21)

28) 하타요가에서 꾼달리니의 각성과 관련된 모든 에너지는 오직 수슘나와 관계하며 에너지가 수슘나와 관계할 때 나머지 두 나디엔 쁘라나가 없으므로 죽음의 상태로 표현되기도 한다.

29) “이것이 잘란드하라 반드하이다”
ayaṃ jālaṃdhara iti | Hp-Jt. III.73. (*p.* 100, *l.* 4)

30) “두 나디, 즉 이다와 삥갈라는…”
dve nāḍyau iḍāpiṅgle. Hp-Jt. III.73. (*p.* 100, *l.* 4)

31) 브라흐마난다에 따르면 ‘이다와 삥갈라의 완전한 통제’는 잘란드하라 반드하에 의해서 이루어진다.

32) 브라흐마난다는 16의 지탱처를 『고락샤삿단따』에 의거해서 설명하고 있다.
“‘엄지 발가락, 발목, 무릎, 허벅지, 항문, 생식기, 배꼽, 심장, 목, 목부분, 입천장, 코, 미간, 이마, 두개골, 브라흐마란드흐라 이들 16 지탱처는 탁월한 요가수행자에 의해 설명되었다.’ … 『고락샤삿단따』로부터 알아야만 한다.”
‘aṅguṣṭhagulphajānūrusīvanīliṅganābhayaḥ | hṛdi grīvā kaṇṭhadeśaś ca lambhikā nāsikā

위쪽의 목과 턱을 조이는 잘란드하라 반드하는 단독으로 실행될 수도 있지만, 아래쪽의 회음과 항문을 통제하는 달인좌와 물라 반드하와 병행해서 '들숨 후 그 숨을 참은 상태'(뿌라까 쁘라나야마, =꿈브하까)에서 실행된다. 잘란드하라 반드하는 물라 반드하를 실행한 상태에서 '숨이 통하지 않게끔 목을 조이고' 턱을 당기는 것인데 턱을 붙이는 위치는 흉골이다. 하타요가의 호흡과 무드라 명상의 자세는 기본적으로 턱을 당겨 하방(下方)하는 것이지만 잘란드하라 반드하는 단순히 턱을 당겨 시선을 아래쪽으로 두게 하는 것이 목을 당겨서 목덜미가 시원해질 정도로 턱을 흉골에 완전히 붙이는 것이다. 이 경우 그리고 특히 숨을 참은 상태에서 하복부를 끌어당기는 웃디야나 반드하와 병행할 경우, 양 손을 펴서 무릎 위에 두는 것이 편하므로 달인좌나 금강좌에서 실행된다.

3) 웃디야나 반드하(Uḍḍīyanabandha) 무드라

웃디야나의 문자적 의미는 '위로 날아 오른다'이다. 이 무드라에 의해 '쁘라나가 수슘나를 통해 위로 올라가게 되므로' 웃디야나 반드하로 불린다.[35] 웃디야나 반드하는 독립적으로 실행되는 것이 아니라 물라 반드하

---

tathā ‖ bhrūmadhyaṃ ca lalāṭaṃ ca mūrdhā ca brahmarandhrakam | ete hi ṣoḍaśādhārāḥ kathitā yogipuṃgavaiḥ ‖ ' … gorakṣasiddhāntād avagantavyaḥ | Hp-Jt. III.73. (*p.* 100, *ll.* 8-11)

33) 브라흐마난다는 이 부분을 다음과 같이 풀이한다.
"목 부분에 위치한 이것을 비슛드히로 불리는 짜끄라, 즉 '중앙 짜끄라', '가운데의 짜끄라'로 알아야 한다. 그것의 특성은 무엇인가? 열여섯 토대(ādhāra)를 결합하는 것이다" (idaṃ kaṇṭhasthāne sthitaṃ viśuddhākhyaṃ cakraṃ madhyacakraṃ madhyamaṃ cakraṃ jñeyam | kīdṛśam? ṣoḍaśādhārabandhanaṃ | Hp-Jt. III.73. (*p.* 100, *ll.* 5-6)

34) kaṇṭhasaṃkocanenaiva dve nāḍyau stambhayed dṛḍham |
madhyacakram idaṃ jñeyaṃ ṣoḍaśādhārabandhanam ‖ Hp. III.73.

35) "이 [반드하의 수련]에 의해 쁘라나(prāṇa)가 묶여 수슘나 속으로 날아오른다는 이유에서 요가수행자들에 의해 웃디야나라는 이름으로 명명되었다."
baddho yena suṣumnāyāṃ prāṇas tūḍḍīyate yataḥ |
tasmād uḍḍīyanākhyo 'yaṃ yogibhiḥ samudāhṛtaḥ ‖ Hp. III.55.

와 잘란드하라 반드하를 실행한 상태에서 실행된다.

> 아랫부분을 강하게(āśu) 조이고 목을 끌어당긴 후,
> 가운데(배꼽 주위)를 뒤로 당기면 쁘라나는 브라흐마 나디로 들어갈 것이다.[36)]

브라흐마난다의 해설대로 '아래 부분을 강하게 조이는 것'은 물라 반드하를 의미하고[37)] '목을 끌어당기는 것'은 잘란드하라 반드하를 의미하고[38)] '가운데, 즉 복부를 뒤쪽(척추 쪽)으로 끌어당기는 것'은 웃디야나 반드하를 의미한다.[39)]

> 배꼽에서 위쪽의 위(胃)까지를 등 쪽으로 수축해야 한다.[40)]

> 배꼽으로부터 위·아래 [부분을] 전력으로 수축해라.[41)]

웃디야나 반드하의 목적은 쁘라나를 수슘나(브라흐마 나디)로 진입시키고 끌어 올리는 것이므로 그 전에 물라 반드하와 잘란드하라 반드하를

---

36) adhastāt kuñcanenāśu kaṅṭhasaṃkocane kṛte |
madhye paścimatānena syāt prāṇo brahmanāḍīgaḥ || Hp. II.46.

37) "'물라 반드하에 의해서'라는 의미이다"
mūlabandhena ity arthaḥ | Hp-Jt. II.46. (*p*. 55, *l*. 7)

38) '목을 끌어당기고서'는 잘란드하라 반드하를 의미한다.
"잘란드하라 반드하를 한 후에 라는 의미이다"
jālaṃdharabandhe kṛte satīyarthaḥ. Hp-Jt. II.46. (*p*. 55, *l*. 7)

39) 여기서 '가운데'는 배꼽 주위를 의미하는데, 배꼽을 척추 쪽으로 끌어당기는 것이 웃디야나 반드하이다. 브라흐마난다 역시 가운데, 즉 배꼽 주위를 등 쪽으로 수축하는 것을 웃디야나 반드하로 파악한다.
tenoḍḍiyānabandhenety arthaḥ. Hp-Jt. II.46. (*p*. 55, *l*. 8)

40) udare paścimaṃ tānaṃ nābher ūrdhvaṃ ca kārayet | Hp. III.57a.

41) nābher ūrdhvavam adhaś cāpi tānaṃ kuryāt prayatnataḥ | Hp. III.59a.

통해 위쪽과 아래쪽 통로를 막은 후에 실행될 수 있다. 이 경우 웃디야나 반드하는 달인좌(혹은 금강좌)를 취한 후 숨을 마시고 참은 상태에서 물라 반드하, 잘란드하라 반드하를 실행하고 곧바로 하복부를 등 쪽으로 수축시켜 하복부가 홀쭉해진 형태라 할 수 있다. 하지만 『하타(요가)쁘라디삐까』가 웃디야나 반드하를 제일 먼저 설명했는데, 그것은 이 무드라가 세 종류의 반드하 무드라 중 가장 중요하기 때문인 것으로 보인다.[42)]

웃디야나 반드하의 주요한 효과는, 수슘나를 통해 쁘라나를 끌어 올리는 것이다.

> 그것(웃디야나 반드하)에 의해 큰 새(쁘라나)가 쉼 없이 [수슘나 속으로] 날아오른다.
> 그것이 바로 웃디야나 [반드하]이다. 여기서 반드하가 설명되었다.[43)]

> 웃디야나 반드하를 행한다면 … 쁘라나가 수슘나를 통해 정수리[의 브라흐마란드흐라]로 가기 때문에 "삼매에서 해탈이 획득된다"는 말씀이 있기 때문이다.[44)]

> 실로 모든 반드하 중에서 웃디야나 반드하가 최고이다.
> 웃디야나 반드하에 숙달되면 해탈은 저절로 일어날 것이다.[45)]

> 스승에 의해 설명된 웃디야나 반드하를 늘 자연스럽게 수련해야 한다.

---

42) 실제 수행에서도 웃디야나 반드하가 가장 강력하며 이 이유에서 물라 반드하와 잘란드하라 반드하와 달리 초보자에겐 가르치지 않는다.

43) uḍḍīnaṃ kurute yasmād aviśrantaṃ mahākhagaḥ |
uḍḍīyānaṃ tad eva syāt tatra bandho 'bhidhīyate ‖ Hp. III.56.

44) uḍḍīyānabandhe kṛte … suṣumnāyāṃ prāṇasya mūrdhni gamāt 'samādhau mokṣam āpnoti' iti vākyāt | Hp-Jt. III.61. (*p.* 95, *ll.* 9-10)

45) sarveṣām eva bandhānām uttamo hy uḍḍiyānakaḥ |
uḍḍiyāne dṛḍhe bandhe muktiḥ svābhāvikī bhavet ‖ Hp. III.60.

언제나 수련하는 자는 비록 노인일지라도 젊어진다.[46]

6개월 동안 수련한다면 죽음을 극복한다. [여기엔] 의심의 여지가 없다."[47]

웃디야나 반드하는 꿈브하까에 익숙하지 않는 초보자에겐 위험하며, 특히 웃디야나 반드하는 쁘라나를 끌어 올리는 것이므로 하복부가 부실한 상태에서 무작정 웃디야나 반드하를 행하는 것은 좋지 않다.

웃디야나 반드하를 실행할 시점은 사실, '자신의 몸이 저절로 안다'고 알 수 있는데 그 이유는 꿈브하까에 익숙해지면 '배우거나 연습하지 않아도' 저절로 웃디야나 반드하가 행해지기 때문이다. 숨은 코에서 폐까지 (아마도 일반인의 경우 폐의 윗부분까지만) 흐르지만 꿈브하까에 익숙해지면 폐 전체에 있던 숨이 쁘라나로 바뀌어 '그 전까지는 자각되지 않았던 자신만의 통로'를 통해 회음까지 내려가고 그 다음에는 '새로운 통로를 따라' 진로를 바꾸어 척추 속으로 상승할 수밖에 없기 때문이다. 쁘라나가 '자신만의 진로를 따라' 상승할 경우 저절로 웃디야나 반드하가 이루어진다는 점에서 여타의 반드하와 달리 웃디야나 반드하는 연습할 필요가 없다고 할 수도 있다. 하지만 웃디야나 반드하를 연습하고자 한다면, 지켜야 할 사항은 '쁘라나가 하복부에 모이지 않은 상태', 즉 '상승해야 할 쁘라나가 아직 없는 상태'에서 억지로 끌어올리려 하지 않는 것이다.

2. 세 종류의 위대한(mahā) 무드라

위에서 언급한 '3종의 조임 무드라'와 비슷하게 마하 무드라, 마하반드하 무드라, 마하베드하 무드라라는 3종의 위대한 무드라도 하나의 세트

---

46) uḍḍīyānaṃ tu sahajaṃ guruṇā kathitaṃ sadā |
abhyaset satataṃ yas tu vṛdddho 'pi taruṇāyate ‖ Hp. III.58.

47) ṣaṇmāsam abhyasen mṛtyuṃ jayaty eva na saṃśayaḥ ‖ Hp. III.59b.

처럼 순서대로 실행된다. 세 종류의 무드라는 꾼달리니를 각성시키는 수행법으로 모두 '들숨 후 그 숨을 참은 상태'(=뿌라까 쁘라나야마, =꿈브하까)에서 실행된다. 제일 먼저 마하 무드라를 한 후에 자세를 달인좌 또는 금강좌로 바꾸어서 마하반드하 무드라를 행하고 마지막으로 마하베드하 무드라를 행한다. 『하타(요가)쁘라디삐까』는 세 무드라의 효과를 다음과 같이 설명한다.

> [세 가지 무드라를] 매일매일 세 시간마다 여덟 번씩 행한다.
> 언제나 공덕의 축적을 이루고 무수한 악업을 파괴한다.
> 초보자는 올바른 가르침에 따라 아주 조금씩 [수련한다].[48)]
> 이 세 가지 [무드라는] 최고의 비밀로 늙음과 죽음을 없애고,
> 소화의 불을 증대시키고 또 몸을 축소하는 등등의 능력을 준다.[49)]

1) 마하 무드라(Mahāmudrā)

마하 무드라는 『고락샤사따까』를 비롯한 대부분의 하타요가 문헌에서 언급된 무드라인데, 방법은 거의 일치한다. 마하 무드라의 효과는 다양하지만 가장 중요한 것은 꾼달리니를 자극해서 각성시킨다는 것이다.

> [그리고] 목을 수축한(=잘란드하라 반드하) 후에 바유(vāyu)를 위쪽으로 올린다면
> 마치 회초리에 맞은 뱀이 막대기처럼 일어나듯이[50)]

---

48) aṣṭadhā kriyate caiva yāme yāme dine dine |
puṇyasaṃbhārasaṃdhāyi pāpaughabhiduraṃ sadā |
samyakśikṣāvatām evaṃ svalpaṃ prathamasādhanam ‖ HP. III.31.

49) etat trayaṃ mahāguhyaṃ jarāmṛtyu vināśanam |
vahnivṛddhikaraṃ caiva hy aṇimādi guṇapradam ‖ Hp. III.30.

50) kaṇṭhe bandhaṃ samāropya dhārayed vāyum ūrdhvataḥ |
yathā daṇḍahataḥ sarpo daṇḍākāraḥ prajāyate ‖ Hp. III.11.

그와 같이 꾼달리니 샥띠도 재빠르게 꼿꼿이 서게 될 것이다.[51]
그때 [서로] '의지하는 두 통로'(이다와 삥갈라)[52]는 죽은 상태가 된다.[53]

위 인용문은 잘란드하라 반드하를 한 후에 물라 반드하를 행할 것을 말하고 있다. '목에 반드하를 한 후에'(samāropya)에서 samārpoya는 절대 분사(Gerund)로서 두 개 이상의 행위 가운데 선행하는 행위를 나타내므로 '잘란드하라 반드하를 한 후에'로 파악되고 '바유를 위로 끌어올리는 것'은 물라 반드하로 파악된다. 브라흐마난다 역시 그의 주석에서 '바유를 위쪽으로 올린다면'의 의미를 물라 반드하로써 기를 수슘나 속으로 끌어올리는 것으로 풀이한다.

바유, 즉 쁘라나를 위쪽 방향, 즉 위로, 수슘나 속에서 끌어올려야 한다. 이 말에 의해 물라 반드하가 지시된다. 그리고 그것(물라 반드하)은 회음을 압박함으로써 그리고 지흐와반드하로써 성취된다고 전통적으로 알려졌다.[54]

브라흐마난다의 주석에 따르면 물라 반드하는 잘란드하라 반드하를 행한 후, 회음을 압박하고 또 혀를 앞니에 붙이는 것과 같은 세 가지 행위로 이루어진다.

---

51) ṛjvībhūtā tathā śaktiḥ kuṇḍalī sahasā bhavet | Hp. III.12a.

52) '[서로] 의지하는 두 통로'는 이다와 삥갈라를 의미하는데, 브라흐마난다는 '이다와 삥갈라가 죽은 상태'로 되는 이유를 다음과 같이 해설한다.
"꾼달리니가 각성될 때 쁘라나는 수슘나 속으로 들어가기 때문에 두 겹(두 나디)엔 쁘라나가 없기 때문이다."
kuṇḍalībodhe sati suṣumnāyāṃ praviṣṭe prāṇe dvayoḥ puṭayoḥ prānaviyogāt. Hp-Jt. III.12. (*p.* 76, *ll.* 19-20)

53) ṛjvībhūtā tathā śaktiḥ kuṇḍalī sahasā bhavet |
tadā sā maraṇāvasthā jāyate dviputāśrayā ‖ Hp. III.12.

54) vāyuṃ pavanam ūrdhvata upari suṣumnāyāṃ dhārayet | anena mūlabandhaḥ sūcitaḥ | sa tu yonisaṃpīḍanena jihvābandhanena ca caritārtha iti sāṃpradāyikāḥ | Hp-Jt. III.11. (*p.* 76, *ll.* 12-14)

마하 무드라는 두 발을 옆으로 벌리고 앉은 상태에서 왼발을 구부려 왼쪽 발꿈치를 회음에 대고 상체를 오른쪽으로 숙여 두 손으로 왼쪽 엄지 발가락을 잡는 형태이다. 이 동작은 등펴기와 같은 아사나로 분류될 수도 있지만 '들숨 후 그 숨을 참은 상태', 즉 꿈브하까(=뿌라까 쁘라나야마)에서 두 종류의 반드하를 병행하는 것이므로 무드라로 분류되고 따라서 쁘라나야마에 익숙지 않는 초보자에겐 위험하다고 할 수 있다.[55)]

『하타(요가)쁘라디삐까』는 마하 무드라를 행하는 횟수나 시간을 규정하지 않고 다만 좌우로 방향을 바꾸어 행하고 좌우의 횟수가 동일할 때까지 행하라고만 말하고 있다. 『하타(요가)쁘라디삐까』는 마하 무드라의 방법을 다음과 같이 간략히 설명한다.

> 왼쪽의 발꿈치로 회음을 압박한 다음, 오른쪽 발을 쭉 펴고서 두 손으로 강하게 잡아야 한다.[56)]

여기서 왼쪽 발꿈치로 압박해야 할 위치는 요니(yoni)인데, 브라흐마난다는 요니를 '항문과 성기의 중간 지점'인 회음부(yonisthāna)로 해설한다.[57)] 따라서 마하 무드라의 첫 자세는 달인좌와 유사하게 먼저 왼발을 구부리고 왼쪽 뒤꿈치를 끌어당겨 회음부에 두는 것이다. 하지만 반대쪽 다리를 옆으로 편다는 점에서 달인좌와 다르고 등펴기와도 다르다. 『하타(요가)쁘라디삐까』는 '두 손'의 모습을 언급하지 않지만 『월광』은 "구

---

55) "이 마하 무드라는 사람에게 위대한 초능력을 주는 것으로 말해졌으니, 성심을 다해 보호해야하며 어느 누구에게도 전수해서는 안 된다."
kathiteyaṃ mahāmudrā mahāsiddhikarī nṛṇām |
gopanīyā prayatnena na deyā yasya kasyacit ‖ Hp. III.18; GoŚ. 63.

56) pādamūlena vāmena yoniṃ saṃpīḍya dakṣiṇam |
prasāritaṃ padaṃ kṛtvā karābhyāṃ dhārayed dṛḍham ‖ Hp. III.10.

57) "요니를, 즉 요니 부위 [다시 말해서] 항문과 성기의 중간 지점을 …"
yoniṃ yonisthānaṃ gudameṇḍrayor madhyabhāgaṃ···). Hp-Jt. III.10. (*p.* 76, *l.* 3)

부린 두 집게 손가락으로"[58]라고 해설하고 또 '두 집게 손가락으로 강하게 잡아야 할 부위'를 '엄지발가락'으로 설명한다.[59] 따라서 마하 무드라의 외형은 허리를 구부려 두 손으로 오른쪽 엄지발가락을 잡는 형태라고 할 수 있다.

> 그리고서 천천히 조심스럽게 [숨을] 내쉬어야 하며 거칠게 해서는 안 된다.
> 실로 이것이 위대한 달인들이 가르친 마하 무드라이다.[60]

위 인용문에서 '숨을 내쉬어야 한다'는 말이 의미하는 것은 마하 무드라가 호흡법과 별개로 실행되는 것이 아니라 '들숨 후 그 숨을 참은 상태', 즉 뿌라까 쁘라나야마(pūrakaprāṇāyāma)에서 실행된다는 것을 의미한다. 따라서 마하 무드라의 방법은 '들숨 후 그 숨을 참은 상태'(뿌라까 쁘라나야마, =꿈브하까)에서 허리를 숙여 두 손으로 오른쪽 엄지발가락을 잡고 잘란드하라 반드하와 물라 반드하를 행하고 또 숨을 오래 참은 후에 천천히 숨을 내쉬고 자세를 푸는 것으로 파악된다. '숨을 천천히 내쉬어라'는 말에서 알 수 있는 것은 '숨을 오랫동안 참는 것이 중요하지만 90% 정도까지 참는 것을 의미한다.[61]

천천히 숨을 내쉰 후에 자세를 풀고 그 다음에는 자세를 바꾸어 행한다.

> 달 쪽으로 정확히 한 후엔 다시 태양 쪽으로 수련해야 하며,

---

58) ākuñcitakaratarjanībhyāṃ. Hp-Jt. III.10. (*p.* 76, *ll.* 5-6)
59) "엄지발가락 부분을 잡아야 한다."
aṅguṣṭhapradeśe gṛhṇīyāt. Hp-Jt. III.10. (*p.* 76, *l.* 6)
60) tataḥ śanaiḥ śanair eva recayen naiva vegataḥ |
iyaṃ khalu mahāmudrā mahāsiddhaiḥ pradarśitā || Hp. III.13.
61) "급격하게 내쉰다면 기력을 상실하기 때문이다."
vegato recane balahāniprasaṅgāt. Hp-Jt. III.13. (*p.* 77, *l.* 2)

[양쪽의] 횟수가 동일해지면 그때 무드라를 끝내야 한다.[62)]

원문의 달(candra)은 왼쪽을 의미하고 태양(sūrya)은 오른쪽을 의미하므로[63)] 마하 무드라는 왼쪽을 먼저하고 그 다음에 오른쪽으로 허리를 구부리는 것으로 이해된다. 위 게송에서 '좌우의 횟수가 동일해지면'이라는 말이 암시하는 것은 마하 무드라가 1회로 끝나는 것이 아니라 좌우로 동일하게 3-4회 실행되어야 한다는 것이다. 주석가는 그 의미를 보다 구체적으로 '꿈브하까 수련의 횟수가 동일하게'로 풀이하는데 여기서 재차 마하 무드라의 수련이 '들숨 후 그 숨을 유지한 상태, 즉 뿌라까 꿈브하까'에서 실행된다는 것을 알 수 있다.

따라서 마하 무드라는 꿈브하까, 즉 '들숨 후 그 숨을 참은 상태'에서 상체를 숙이는 것이라 할 수 있는데, 중요한 것은 꿈브하까 상태에서 반드하를 실행한다는 것이다.

[그리고] 목에 반드하(조임)를 한 후에 바유(vāyum)를 위쪽으로 올린다면 마치 회초리에 맞은 뱀이 막대기처럼 일어나듯이 [꾼달리니도 각성된다].[64)]

위 인용문의 '목 조임'은 잘란드하라 반드하를 의미하고[65)] '바유를 위로 끌어 올리는 것'은 물라 반드하를 의미한다.[66)]

---

62) candrāṅge tu samabhyasya sūryāṅge punar abhyaset |
yāvat tulyā bhavet saṃkhyā tato mudrāṃ visarjayet || Hp. III.15; GoŚ. 60.

63) 주석가 역시 달의 부분(candrāṅge)의 의미를 왼쪽(vāmāṅge)으로 풀이하고 태양쪽(sūryāṅge)을 오른쪽(dakṣāṅge)으로 풀이한다.

64) kaṇṭhe bandhaṃ samāropya dhārayed vāyum ūrdhvataḥ |
yathā daṇḍahataḥ sarpo daṇḍākāraḥ prajāyate || Hp. III.11.

65) "잘란드하라 반드하를 행한 후에(kṛtvā) 라는 의미이다."
jālaṃdharabandhaṃ kṛtvety arthaḥ | Hp-Jt. III.11. (*p.* 76, *l.* 12)

66) 브라흐마난다는 다음과 같이 해설한다.
"기, 즉 쁘라나를 위쪽 방향, 즉 위로, 수슘나 속에서 끌어올려야 한다. 이 말에 의해 물라 이상을 종합하면 마하 무드라의 방법은 다음과 같다.

① 두 발을 옆으로 벌리고 앉은 다음
② 왼발을 구부려 왼쪽 뒤꿈치로 회음을 압박한다.
③ 가슴 앞에 합장을 한 후 숨을 마신 후 숨을 참은 상태에서 턱을 당기고 오른쪽으로 숙여
④ 두 집게 손가락으로 오른쪽 엄지발가락을 몸 쪽으로 끌어당긴다.
⑤ 숨을 참은 상태에서 턱을 당기는 잘란드하라 반드하를 행하고
⑥ 물라 반드하로 괄약근을 조이고 혀를 앞니에 붙인다.
⑥ 숨을 참은 후 천천히 내쉬면서 반드하를 해제하고 상체를 든다
⑦ ③에서 6의 과정을 반복한다.
⑧ 좌우 자세를 바꾸어 반복한다.

2) 마하반드하 무드라(Mahābandhamudrā)

마하반드하 무드라는 왼쪽 발꿈치로 회음을 압박한다는 점에선 마하 무드라와 동일하지만 허리를 구부리지 않은 정좌 자세, 즉 달인좌에서 실행된다.

반드하가 지시된다. 그리고 그것(물라 반드하)은 회음을 압박함으로써 또 지흐와반드하로써 성취된다고 전통적으로 알려진 것이다."
vāyuṃ pavanam ūrdhvata upari suṣumnāyāṃ dhārayet | anena mūlabandhaḥ sūcitaḥ | sa tu yonisaṃpīḍanena jihvābandhanena ca caritārtha iti sāṃpradāyikāḥ | Hp-Jt. III.11. (*p.* 76, *ll.* 12-14)
브라흐마난다의 해설에 따르면 마하 무드라는 잘란드하라 반드하를 행한 후, 회음을 압박하고 또 혀를 앞니에 붙이는 것과 같은 세 가지 행위로 이루어진다. 『하타(요가)쁘라디삐까』는 지흐와반드하(혀 붙임, jihvābandha)라는 명칭 대신에 '혀를 앞니 부분에 붙이는 것'(rājadantasthajihvāyāṃ bandhaḥ)으로 말한다.(Hp. III.22)

이제 마하반드하가 [설해진다].
왼쪽 발의 뒤꿈치를 회음부로 끌어당겨라.
오른발을 왼쪽 허벅지 위에 올려놓고서[67]

그리고서 숨을 마신 후 가슴에 턱을 단단히 붙이고서
회음을 조인 다음 마음을 중앙에[68] 집중해야 한다.[69]

'숨을 마신 후에'가 의미하는 것은 이 무드라 역시 뿌라까 꿈브하까 상태에서 실행된다는 것을 의미하고 '턱을 가슴에 단단히 붙인다는 것'은 잘란드하라 반드하와 병행하고[70] 또 '회음을 조인 다음에'가 의미하는 것은, 이 무드라가 물라 반드하와 병행된다는 것을 의미한다.[71] 마음을 중앙에 집중 해라는 것은 마음을 두 눈썹의 중간인 미간 혹은 이다와 삥갈라의 중간인 수슘나에 집중하는 것을 의미한다.[72]

아래의 인용문에서 '최대한 숨을 참은 후'라는 말이 의미하는 것은 마하반드하 무드라 역시 '들숨 후 그 숨을 참은 상태'에서 실행되고 숨을 참기 어려울 때 숨을 천천히 내쉬고 자세를 풀어야 한다는 것을 알 수

---

67) pārṣṇiṃ vāmasya pādasya yonisthāne niyojayet |
vāmorūpari saṃsthāpya dakṣiṇaṃ caraṇaṃ tathā ‖ Hp. III.19.

68) 『하타(요가)쁘라디삐까』에서 중앙(가운데)은 두 눈썹 가운데(미간) 또는 가운데 나디(수슘나)를 지칭한다.

69) pūrayitvā tato vāyuṃ hṛdaye cubukaṃ dṛḍham |
niṣpīḍya yonim ākuñcya mano madhye niyojayet ‖ Hp. III.20.

70) etena jālaṃdharabandhaḥ proktaḥ. Hp-Jt. III.20. (*p.* 79, *l.* 14)

71) 브라흐마난다는 다음과 같이 해설한다.
"요니를, 즉 '항문과 성기 사이'를 조인 후에[를 의미한다]. 이것에 의해서 물라 반드하[를 해라는 것]이 암시된다."
yoniṃ gudameṇḍrayor antarālam ākuñcya | anena mūlabandhaḥ sūcitaḥ | Hp-Jt. III.20. (*p.* 79, *ll.* 14-15)

72) 브라흐마난다는 미간이 아니라 수슘나에 의식을 집중해야 한다고 말한다.
"중앙, 즉 가운데 나디(수슘나)에 집중해야 한다."
madhye madhyanāḍyāṃ niyojayet | Hp-Jt. III.20. (*p.* 79, *l.* 16)

있다.[73] 또한 좌우로 다리를 바꾸어서 각각 2-3회 실행한다는 점에선 마하 무드라와 동일하다.

최대한 참은 후에 숨을 천천히 내쉬어라.
왼쪽을 정확히 한 후에 오른쪽을 다시 수련해야 한다.[74]

마하반드하는 죽음의 올가미를 벗기고
세 흐름[75]의 결합을 가져다주고 마음을 미간에[76] 도달케 할 것이다.[77]

한편, 『하타(요가)쁘라디삐까』 22송은 또 다른 방법의 마하반드하 무드라를 설명하는데 그것은 3종의 반드하 중에서 잘란드하라 반드하 대신 혀를 앞니에 붙이는 반드하(지흐와반드하)의 방법이다.

그러나 어떤 [스승]은 여기서 목 수축(=잘란드하라 반드하)을 하지 말고 앞니 부분에 혀를 붙이는 것이 탁월할 것이고 한다.[78]
혀를 앞니에 붙이는 것의 효과는 다음과 같다.

---

73) "최대한 참고서, 즉 꿈브하까를 한 후에 조심스럽게 천천히 숨, 즉 바유를 내쉬어야 한다."
yathāśakti dhārayitvā kumbhayitvā, śanair mandaṃ mandam anilaṃ vāyuṃ recayet | Hp-Jt. III.21. (*p.* 79, *ll.* 20-21)

74) dhārayitvā yathāśakti recayed anilaṃ śanaiḥ |
savyāṅge tu samabhyasya dakṣāṅge punar abhyaset ‖ Hp. III.21.

75) 세 흐름은 '이다와 삥갈라와 수슘나 나디(suṣumnā nāḍī)'를 의미한다.
"세 나디의 흐름"(tisṛṇāṃ naḍīnāṃ veṇī). Hp-Jt. III.24. (*p.* 80, *l.* 20)

76) 『월광』에 따르면 께다라(kedāra)의 위치는 미간이다.
"두 눈썹의 가운데 쉬바가 머무는 곳이 께다라라는 말로 지시되어진 것 … "
bhruvor madhye śivasthānaṃ kedāraśabdavācyam. Hp-Jt. III.24. (*p.* 80, *l.* 21)

77) kālapāśamahābandhavimocanavicakṣaṇaḥ |
triveṇīsaṃgamaṃ dhatte kedāraṃ prāpayen manaḥ ‖ Hp. III.24.

78) matam atra tu keṣāṃcit kaṇṭhabandhaṃ vivarjayet |
rājadantasthajihvāyāṃ bandhaḥ śasto bhaved iti ‖ Hp. III.22.

이것은[79] 모든 나디들의[80] 상승 흐름을 억제하는 것이다.
실로 이 마하반드하는 위대한 초능력을 주는 것이다.[81]

3) 마하베드하 무드라(Mahāvedhamudrā)

베드하(vedha)는 '뚫음', '관통'을 의미하므로 이 무드라를 '위대한 관통 무드라'로 번역할 수 있다. 마하베드하 무드라를 통해 '막힌 곳을 뚫어야 할 곳'은 수슘나인데,[82] 이 무드라는 수슘나의 입구인 회음을 압박하고 엉덩이를 들어 올렸다 내려놓음으로써 회음을 자극하는 동작으로 이루어져 있다. 『하타(요가)쁘라디삐까』와 『쉬바상히따』가 마하 무드라, 마하반드하 무드라와 마하베드하 무드라를 하나의 세트처럼 실행할 것을 말한다는 점에선 동일하지만[83] 방법은 조금씩 다르다.

---

79) '이것'은 마하반드하를 의미하는 것으로 파악된다. 하지만 『월광』은 다음과 같이 풀이하고 있다.
"'이것'은 앞니에 혀를 붙이는 것이다."
ayaṃ tu rājadantasthajihvāyāṃ bandhas tu. Hp-Jt. III.23. (*p.* 80, *l.* 11)

80) 브라흐마난다는 '모든 나디'를 '수슘나를 제외한 모든 나디'로 풀이한다.
"모든 나디들이, 즉 7만 2천 개 그 가운데 수슘나를 제외한 [나디]들의 상승을⋯"
sarvaṇāḍyo dvāsaptatisahasrasaṃkhyākās tāsāṃ suṣumnātiriktānām ūrdhavam. Hp-Jt. III.23. (*p.* 80, *l.* 12)

81) ayaṃ tu sarvanāḍīnām ūrdhvagatinirodhakaḥ |
ayaṃ khalu mahābandho mahāsiddhipradāyakaḥ || Hp. III.23.

82) "이 [마하] 브헤다를 수련함으로써 탁월한 요가 수행자는 생기(vāyu)로써 수슘나의 길을 막는 브라흐마 결절을 뚫는다."
vedhenānena saṃvidhya vāyunā yogipiṅgavaḥ |
granthiṃ suṣumnāmārgeṇa brahmagranthiṃ bhinaty asau || Ss. IV.44.

83) "마치 미모와 매력을 갖춘 여성[일지라도] 남편 없이는 [결과를 가질 수 없듯이] [마하] 베드하가 없다면 마하 무드라와 마하반드하도 무용지물이다."
rūpalāvaṇyasaṃpannā yathā strī puruṣaṃ vinā |
mahāmudrāmahābandhau niṣphalau vedhavarjitau || Hp. III.25.
"마하 무드라, 마하반드하는 베드하가 없다면 무용지물이다.
그러므로 요가 수행자는 성심껏 세 가지를 순서대로 행하라."
mahāmudrāmahābandau niṣphalau vedhavarjitau |
tasmāt yogī prayatnena karoti tritayaṃ kramāt || Śs. IV.47.

『게란다상히따』는 마하반드하 무드라의 자세를 취하고 웃디야나 반드하를 실행한 상태에서 숨을 참는 것으로 말하고[84] 『쉬바상히따』는 마하반드하 무드라 자세에서 숨을 마시고 참은 상태에서 엉덩이를 들었다 바닥에 때리는 것[85]으로 설명한다. 『하타(요가)쁘라디삐까』에 따르면 마하베드하는, 마하반드하 무드라와 동일한 자세에서 숨을 들어 마신 후 그 숨을 참은 상태에서 잘란드하라 반드하를 실행한 다음 두 손을 바닥에 대고 엉덩이를 들어 올린 후 바닥에 때리는 것이다.

> 요가수행자는 마하반드하의 자세를 취한 후 일념으로 숨을 마신 다음,
> 목 무드라(잘란드하라 반드하)로써 숨들의 흐름을 단단히 막은 후[86] [87]
> 양손을 펴서 바닥에 대고 땅에 엉덩이로 조심스럽게 때린다면,
> 생기는(vāyuḥ) 두 통로(이다와 삥갈라)를 떠난 후 가운데의 길[88] 안으로 돌진한다.[89]

한편, 『게란다상히따』는 마하베드하를 '물라반드하와 마하반드하와 세트를 이루는 것'으로 본다.
"미모와 젊음과 매력을 갖춘 여인에게 남자가 없는 것은
물라 반드하와 마하반드하가 마하베드하를 결여한 것과 같다."
rūpayauvanalāvaṇyaṃ nārīṇāṃ puruṣaṃ vinā |
mūlabandhamahāvandhau mahāvedhaṃ vinā tathā | GhS. III.17

84) mahābandhaṃ samāsādya cared uḍḍānakumbhakaṃ |
mahābedhaḥ samākhyāto yogināṃ sidhidāyakaḥ || GhS. III.18.

85) mahābandhasthito yogī kukṣi māpūrya vāyunā |
sphicau saṃtāpayed dhīmān vedho 'yaṃ kīrtito mayā || Śs. IV.43.

86) "단단히, 즉 확고히 막고서, 즉 '꿈브하까를 행한 후에' 라는 의미이다."
nibhṛtaṃ niścalaṃ yathā bhavati tathāvṛtya kumbhakaṃ kṛtvety arthaḥ | Hp-Jt. III.26. (*p.* 81, *ll.* 19-20)

87) mahābandhasthito yogī kṛtvā pūrakamekadhīḥ |
vāyūnāṃ gatim āvṛtya nibhṛtaṃ kaṇṭhamudrayā || Hp. III.26.

88) 가운데의 길은 수슘나를 의미한다. 아래의 각주 Hp-Jt. III.27을 참조.

89) samahastayugo bhūmau sphicau saṃtāḍayec chanaiḥ |
puṭadvayam atikramya vāyuḥ sphurati madhyagaḥ || Hp. III.27.

위 게송에서 바유가 두 통로를 떠나서 가운데 길로 들어간다는 것은 바유가 수숨나 속으로 들어간다는 것을 의미한다.[90] 수숨나가 활성화될 때 이다와 삥갈라의 기능은 억제되는데 이다와 삥갈라의 기능이 억제된다는 것은 '들숨 후 그 숨을 유지하고 있는 것'으로도 이해할 수 있다. 『하타(요가)쁘라디삐까』는 숨을 참기 어려울 때 숨을 내쉬면서 끝낼 것을 말한다.

실로 불멸을 위해 소마, 수르야, 아그니가 결합한다.
죽음의 상태가 되면[91] 숨을 내쉬어라.[92]

마하베드하 무드라의 방법은 다음과 같다.

① 마하 무드라와 마하반드하 무드라를 끝낸 후 달인좌 혹은 금강좌를 취한다.
② 숨을 마시고 참은 상태에서 세 종류의 반드하 무드라를 순서대로 실행한다.
③ 발과 엉덩이를 살짝 들어 올리고 내리는 것을 반복한다.

---

90) 브라흐마난다는 후반 게송의 의미를 다음과 같이 풀이한다.
"두 통로란 두 개, 즉 이다와 삥갈라이고, [그] 한 쌍을 초월하고서, 즉 떠나고서(ullaṅghya) 가운데, 즉 '수숨나 속'으로 간다."
puṭayor dvayam iḍāpiṅgalayor yugmam atikramyollaṅghya madhye suṣumnāmadhye gacchatīti | Hp-Jt. III.27. (*p.* 82, *ll.* 7-8)

91) 죽음의 상태가 된다는 것은 '쁘라나가 이다와 삥갈라를 떠나 수숨나로 들어가기 때문에' 두 나디에 숨이 없어진 것을 의미한다.
"죽음의, 즉 '쁘라나가 없어진' 상태인 죽음의 상태가 발생한다. [그 이유는] 이다와 삥갈라에 숨의 움직임이 없기 때문이다." mṛtasya prāṇaviyuktasyāvasthā mṛtāvasthā samutpannā bhavati | iḍāpiṅgalayoḥ prāṇasaṃcārābhāvāt. Hp-Jt. III.28. (*p.* 82, *ll.* 13-14)

92) somasūryāgnisaṃbandho jāyate cāmṛtāya vai |
mṛtāvasthā samutpannā tato vāyuṃ virecayet ‖ Hp. III.28.

④ 숨을 내쉬면서 세 종류의 반드하를 순서대로 해제한다.

⑤ 위의 방법을 반복한다.

마하베드하 무드라의 효과는 수슘나 나디의 입구를 열어서 쁘라나가 상승하게끔 하는 것이다.[93)]

3. 독립적인 무드라

1) 샥띠짤라나 무드라(Śakticālanamudrā)

마하 무드라를 비롯해서 '들숨 후 그 숨을 참은 상태'(뿌라까 쁘라나야마, =꿈브하까)에서 세 가지 반드하와 함께 실행되는 무드라는 모두 꾼달리니를 각성시키는 무드라인데, 샥띠짤라나도 유사한 방법으로 실행된다. 샥띠짤라나(śakticālana)에서 샥띠(śakti)는 꾼달리니를 의미하므로[94)] 이 무드라는 '잠들어 있는 꾼달리니를 지속적으로 잡고 흔드는 무드라'라 할 수 있다.[95)]

---

93) 그 외의 부수적 효과에 대해서 『하타(요가)쁘라디삐까』는 다음과 같이 말한다.
"이 마하베드하를 수련함으로써 위대한 초능력을 얻는다.
주름과 백발, 손 떨림을 없애는 [마하베드하 무드라는] 최상급 수행자들에 의해 칭송되었다."
mahāvedho 'yam abhyāsān mahāsiddhipradāyakaḥ ǀ
valīpalitavepaghnaḥ sevyate sādhakottamaiḥ ǁ Hp. III.29.

94) 『하타(요가)쁘라디삐까』와 『월광』은 '각성되기 전, 잠들어 있는 잠재된 에너지'를 뱀 혹은 '잠들어 있는 뱀', 여신, 꾼달리니, 샥띠 또는 꾼달리니 샥띠로 표현하고 '각성된 꾼달리니'를 쁘라나로 표현한다.
"그와 같이 꾼달리니 샥띠도 재빠르게 꼿꼿이 서게 될 것이다."
ṛjvībhūtā tathā śaktiḥ kuṇḍalī sahasā bhavet ǀ Hp. III.12a.
"깐다 위에서 잠들어 있는 꾼달리 샥띠는…"
kandordhve kuṇḍalī śaktiḥ suptā… ǀ Hp. III.107a.
"꾸띠랑기·꾼달리니·부장기·샥띠·이슈와리·꾼달리·아룬드하띠 라는 이 단어들은 동의어들이다."
kuṭilāṅgī kuṇḍalinī bhujaṅgī śaktir īśvarī ǀ
kuṇḍaly arundhatī caite śabdāḥ paryāyavācakāḥ ǁ Hp. III.104.

샤띠짤라나 무드라는 14세기 문헌인 『쉬바상히따』와 15세기의 『하타(요가)쁘라디삐까』 그리고 17세기 말에 성립된 『게란다상히따』에서도 언급된다. 특히 『하타(요가)쁘라디삐까』는 무려 23개의 게송으로 샤띠짤라나를 설명하는데, 이것은 단일 행법에 대한 설명 중에서 가장 많은 분량이다. 하지만 『하타(요가)쁘라디삐까』와 『게란다상히따』에 설명된 방법은 약간 다르다. 『게란다상히따』의 샤띠짤라나 무드라는, '달인좌를 취한 후 양쪽 코로 숨을 마시고 참은 상태에서' 암말 무드라(Aśvinīmudrā)로써 천천히 항문을 조이고 푸는 것을 반복하는 것이고[96] 『하타(요가)쁘라디삐까』의 경우엔 '금강좌에서[97] 깐다를 압박하고 오른쪽 코로 숨을 마

---

95) 『하타(요가)쁘라디삐까』를 포함한 하타요가 문헌에 따르면 꾼달리니를 각성시켜야 해탈할 수 있다.
"마치 열쇠로(kuñcikayā) 문을(kapāṭam) 열 수 있듯이 그와 같이 요가 수행자는 하타[요가]를 통해서 [각성된] 꾼달리니로써 해탈의 문(=수슘나)을 열 수 있다."
uddhāṭayet kapāṭaṃ tu yathā kuñcikayā haṭhāt |
kuṇḍalinyā tathā yogī mokṣadvāraṃ vibhedayet ‖ Hp. III.105.
"칸다 위에서 잠든 꾼달리니 샥띠는 요가 수행자에게는 해탈을 [주고], 어리석은 자에게는 속박을 [준다]. 그녀(여신)를 아는 자는 아는 자이다."
kandordhve kuṇḍalī śaktiḥ suptā mokṣāya yoginām |
bandhanāya ca mūḍhānāṃ yas tāṃ vetti sa yogavit ‖ Hp. III.107.
"이 [꾼달리니] 샥띠가 [위쪽으로] 움직임으로써 그것에 의해 그 [수행자]는 해탈한다. 여기엔 의심의 여지가 없다."
sā śaktiś cālitā yena sa mukto nātra śaṃśayaḥ ‖ Hp. III.108b.

96) "암말 무드라로서 조심스럽게 항문을 수축해라
바유가 수슘나로 강력하게 상승하는 것이 자각될 때까지"
"tāvad ākuṇcayed guhyam aśvinīmudrayā śanaiḥ |
yāvad gacchet suṣumnāyāṃ haṭhād vāyuḥ prakāśayet ‖ GhS. III.46.

97) 『하타(요가)쁘라디삐까』는 달인좌와 금강좌를 동일한 것으로 본다. 주석가 브라흐마난다에 따르면, 달인좌는 먼저 왼발을 구부려 뒤꿈치를 회음부에 두고 그 위에 오른발을 올려놓는 것이고 금강좌는 오른발을 먼저 구부려 뒤꿈치를 회음부에 두고 그 위에 왼발을 포개는 것이다.
"왼발 뒤꿈치를 회음부에 고정시키고서 오른발 뒤꿈치를 성기 위에 두는 것이 달인좌이다. 오른쪽 발꿈치를 회음부에 고정시킨 후 왼쪽 발꿈치를 성기 위에 붙이는 것이 금강좌이다."
yatra vāmapādapārṣṇiṃ yonisthāne niyojya dakṣiṇapādaparṣṇir meṇḍrād upari sthāpyate tat siddhāsanam |

신 후 참은 상태에서' 웃디야나 반드하를 실행하는 것[98]이다.

『게란다상히따』에 따르면 '괄약근을 조이고 푸는 암말 무드라'가 포인트이고 『하타(요가)쁘라디삐까』에 따르면 '하복부를 등 쪽으로 끌어당기는 웃디야나 반드하 무드라'가 포인트이다. 이 차이는 꾼달리니가 잠들어 있는 위치를 물라드하라(mūlādhāra, 혹은 ādhāra, mūlādhāracakra)로 보는지 혹은 깐다, 즉 하단전으로 보는가에 기인한다. 『게란다상히따』가 항문을 수축하는 암말 무드라를 언급했던 이유는, 꾼달리니를 물라드하라에 있는 것으로 보기 때문이고[99] 『하타(요가)쁘라디삐까』가 웃디야나 반드하 무드라를 언급했던 것은 꾼달리니를 깐다(하단전)에 있는 것으로[100] 보기 때문이다.[101]

『게란다상히따』와 『하타(요가)쁘라디삐까』의 방법은 모두 유효하며 후술하겠지만 양자를 병행해도 무방하다. 『하타(요가)쁘라디삐까』의 방법은 다음과 같다.

태양(오른쪽 코)으로 숨을 마신 후 가르침대로[102] 뱀을 잡고서

---

yatra dakṣiṇapādapārṣṇiṃ yonisthāne niyojya vāmapādapārṣṇir meṇḍrād upari sthāpyate tad vajrāsanam | Hp-Jt. I.37. (*p.* 22, *ll.* 14-17)

98) "태양(bhānu)을 수축한다면 꾼달리니가 움직일 것이다."
bhānor ākuñcanaṃ kuryāt kuṇḍalīṃ cālayet tataḥ | Hp. III.116a.

99) "위대한 신이자 자신의 힘인 꾼달리니는 물라드하라(회음부)에서
뱀처럼 세 바퀴 반을 감은 채 잠들어 있다."
mūlādhāre ātmaśaktiḥ kūṇḍalī paradevatā |
śayitā bhujagākārā sārdhatrivalayānvitā ‖ GhS. III.40.

100) "단전(칸다) 위에서 잠든 꾼달리니 샥띠는"
kandordhve kuṇḍalī śaktiḥ suptā··· Hp. III.107a.

101) 일반적으로 꾼달리니는 물라드하라(회음부, mūlādhāra)에 잠들어 있다고 말하지만, '깐다'(하단전, kanda)를 꾼달리니의 처소로 보는 것도 수행적 근거를 지닌다. 보다 자세한 것은 본서 제4부 I-1. 꾼달리니의 각성 항목을 참조 ; 또한 이태영 (2004), pp.144-146을 참조.

102) 여기서의 'paridhānayuktyā'는 단순히 '스승의 가르침대로'라는 일반적 의미일 수도 있고 또는 '꾼달리니를 쥐고 흔드는 별도의 수행법'일 수도 있다. 브라흐마난다는 '빠리드하

아침(prāśas)과 저녁(sāyam)에 1시간 30분[103] 동안 자극해야 한다.[104]
금강좌를 취한 후 양손으로 양 발목을 단단히 잡고
두 발목 부분으로 깐다를 강하게 압박해야 한다.[105]

요가 수행자가 금강좌로 앉아 꾼달리니를 자극한 후
곧바로 브하스뜨라 [꿈브하까]를 행한다면 꾼달리니는 재빠르게(āśu) 각성될 것이다.[106]

태양(bhānu)을 수축한다면 꾼달리니가 움직일 것이다.[107]
1시간 26분[108] 동안, 두려움 없이 자극할 경우 그녀(꾼달리니)는
수슘나 속으로 들어가고 조금씩 위로 끌려지게 된다.[109]

네 번째 인용문의 '태양 수축'이란 배꼽 주위를 수축하는 것이므로 웃디야나 반드하를 의미한다.[110] 세 번째 인용문에서 알 수 있듯이 브하스뜨리까(풀무) 꿈브하까와 병행할 경우 이 무드라는 좀 더 강력해진다.[111]

나(paridhāna)'를 'deśikād bodhyā'로 해설하는데 그 의미는 '스승을 통해 아는 대로'이다.

103) prahara는 약 3시간이고 그것의 절반(ārdha)은 1시간 30분이다.

104) avasthitā caiva phaṇāvatī sā prātaś ca sāyaṃ praharārdhamātram |
prapūrya sūryat paridhānayuktyā pragṛhya nityaṃ paricālanīyā ‖ Hp. III.112.

105) sati vajrāsane pādau karābhyāṃ dhārayed dṛḍham |
gulphadeśasamīpe ca kandaṃ tatra prapīḍayet ‖ Hp. III.114.

106) vrajāsane sthito yogī cālayitvā ca kuṇḍalīm |
kuryād anantaraṃ bhastrāṃ kuṇḍalīm āśu bodhayet ‖ Hp. III.115.

107) bhānor ākuñcanaṃ kuryāt kuṇḍalīṃ cālayet tataḥ | Hp. III.116.a

108) 1 muhūrta는 48분이고 muhūrta의 두 배(dvaya)는 약 96분이다.

109) muhūrtadvaya-paryantaṃ nirbhayaṃ cālanād asau |
ūrdhvam ākṛṣyate kiṃcit suṣumnāyāṃ samudgatā ‖ Hp. III.117.

110) "태양, 즉 배꼽 부분에 있는 태양의 수축을 행해라. 배꼽을 수축함으로써 이것(태양)의 수축이 이루어진다."
bhānor nabhideśasthasya sūryasyākuñcanam kuryāt | nābher ākuñcanenaivāsya ākuñcanaṃ bhavati | Hp-Jt. III.116. (*p.* 117, *ll.* 5-6)

111) 브라흐마난다는 다음과 같이 말한다.

이 점을 염두에 두고 『하타(요가)쁘라디삐까』의 방법을 설명하면 다음과 같다.

① 금강좌를 취함으로써 오른쪽 발꿈치로 회음을 압박하고 왼쪽 발꿈치로 하복부를 압박한 상태에서, 양 손으로 두 발목을 몸 쪽으로 당겨 더 압박한다.

② 300-500번 혹은 '자신이 할 수 있을 만큼' 들숨과 날숨을 급격히, 강하게 교차하는 정뇌를 시작한다.

③ 마지막엔 숨을 길게 내쉰 후

④ 괄약근을 조이면서 고개를 들어 숨을 최대한 들여 마시고(물라 반드하),

⑤ 숨을 참은 상태에서 목을 잠그고 턱을 최대한 당겨 흉골에 붙인다(잘란드하라 반드하).

⑥ 그 상태에서 하복부를 등 쪽으로 수축하고(웃디야나 반드하) 숨을 참을 수 있을 때까지 참는다(꿈브하까).

⑦ 숨을 천천히 내쉬면서 복부, 목, 항문 조임을 해제한다.

『하타(요가)쁘라디삐까』의 브하스뜨리까(풀무) 꿈브하까의 경우, 숨

"샤띠짤라나(꾼달리니를 자극하는 것)에 이어서 풀무, 즉 브하스뜨라로 불리는 꿈브하까를 행한다면"
śakticālanānantaraṃ bhastrāṃ bhastrākhyaṃ kumbhakaṃ kuryāt. Hp-Jt. III.115. (*p.* 116, *ll.* 20-21)
"꾼달리니를 자극한 후에, 즉 샤띠짤라나를 한 후에는 지체 없이"
kuṇḍalīṃ cālayitvā śakticālanaṃ kṛtvā | athānantaram eva··· Hp-Jt. III.122. (*p.* 119, *l.* 1)
III장 122송에서도 재차 언급된다.
"꾼달리니를 자극한 후에는 브하스뜨라를 특별하게 [수련]해야 한다.
항상 이와 같이 수련하는 통제자에게 어찌 죽음의 공포가 있겠는가?"
kuṇḍalīṃ cālayitvā tu bhastrāṃ kuryād viśeṣataḥ |
evam abhyasyato nityaṃ yamino yamabhīḥ kutaḥ ‖ Hp. III.122.

을 마시는 방법(③)은 '오른쪽 코, 즉 왼쪽 코를 손가락으로 막고 오른쪽 코로 마시는 것'이고 내쉬는 방법(⑦)은 '왼쪽 코로 내쉬는 것'이다. 오른쪽 코로 숨을 마시는 것은 열을 일으키므로 추운 지방 혹은 '하기 성향의 수행자'에게 유용한 것이므로 한국에서는 그 반대로 혹은 양쪽 코로 숨을 마시고 내쉬는 것으로 대체할 수 있다.

『게란다상히따』에 따르면 위의 ①번과 ⑥번을 다음과 같이 실행한다.

① 길이 30cm에 폭이 3cm 정도의 천을 허리끈에 연결한 후 복부에 천을 감고 달인좌를 취해서 두 손등을 양 무릎에 올려놓는다.

⑥ 숨을 참은 상태에서 괄약근을 조이고 푸는 아쉬위니 무드라(암말 무드라)를 실행한다.

샤띠짤라나는 샤띠를 자극하는데 초점이 있으므로 『하타(요가)쁘라디삐까』와 『게란다상히따』의 ⑥번을 합쳐서 웃디야나 반드하를 실행한 상태에서 아쉬위니 무드라를 실행하는 것도 가능하다. 『하타(요가)쁘라디삐까』는 아침과 저녁에 1시간 30분씩 샤띠짤라나 무드라를 실행하라고 하지만 이 무드라는 브하스뜨리까(풀무) 꿈브하까와 웃디야나 반드하 무드라 혹은 아쉬위니 무드라와 병행하는 강력한 수행법이므로 꿈브하까에 익숙히 않을 경우엔 금기시된다.

2) 아쉬위니 무드라(Aśvinīmudrā)

꾼달리니를 각성시키는 또 하나의 무드라가 아쉬위니 무드라이다. 이 무드라는 『게란다상히따』에서만 발견된다.

항문을 조이고 푸는 것을 계속한다.

이것이 샥띠(꾼달리니)를 각성시키는 암말 무드라이다.[112)]

괄약근을 조이고 푸는 것은 하기 성향의 아빠나가 더 이상 내려가지 않게끔 할 뿐만 아니라 쁘라나를 위로 끌어올리는 것과 관련되므로 더운 지방에서 그리고 하기 성향의 여성에게 유용한 방법이라고 할 수 있다. 아쉬위니 무드라는 괄약근을 조이고 푸는 것을 반복하는 비교적 단순한 동작이고 평소에도 실행할 수 있지만, 아사나가 아니라 무드라이므로 꿈브하까에 익숙지 않은 사람에겐 금기시된다.

단독으로 실행할 경우 숨을 마실 때 괄약근을 조이고, 숨을 내쉴 때 괄약근을 푸는 것을 연습하고 익숙해지면 '숨을 참은 상태에서' 괄약근을 조이고 푸는 것을 반복하고 더 익숙해지면 샥띠짤라나 무드라를 하면서 병행하거나 혹은 세 종류의 반드하 무드라와 마하 무드라와 병행할 수도 있다.

3) 도립행으로 불리는 무드라(kāraṇīṃ viparītākhyāṃ mudrā: 물구나무서기)

도립 무드라는 13세기의 닷따뜨레야(Dattatreya)의 『요가샤스뜨라』에서 처음으로 언급되고 15세기의 『하타(요가)쁘라디삐까』를 비롯 브하데와미쉬라(Bhavadeva Miśra)의 『육따브하바데와』(*Yuktabhavadeva*, 1623년), 『게란다상히따』 등에서도 설명되었다. 하지만 『요가샤스뜨라』와 『하타(요가)쁘라디삐까』에서 이 무드라는 '위빠리따까라니'(Viparītakaraṇī)로 표현되지 않고 'kāraṇīṃ viparītākhyāṃ'(도립으로 불리는 행법, 倒立行)으로 표현되었다. 17세기 문헌인 『육따브하바데와』는 이 무드라를 '위빠리따끄리띠'(viparītakṛti: VII.234, 235)로 그리고 『게란다상히따』는 '위빠리따까리'(viparītakarī: GhS. III.1. 30)로 불렀고 『하타(요가)쁘라디삐까』

112) akuñcayed gudadvāraṃ prakāśayet punaḥ punaḥ |
sā bhaved aśvinīmudrā śaktiprabodhakāriṇī || GhS. III.64

에 대한 주석서 『월광』에서 처음으로 '위파리따까라니'는 명칭이 발견된다.[113]

『하타(요가)쁘라디삐까』에 대한 주석 『월광』에서 브라흐마난다는 수르야브헤다나 꿈브하까를 설명하기에 앞서, 출처를 알 수 없는 문헌을 인용하며 아침에 일어난 이후부터의 수련 순서를 설명하면서 다음과 같이 말한다.

> 꿈브하까를 하기 전에 '도립이라 불리는 행법'을 수련해야 한다. 잘란드하라를 편하게 하기 위해서 꿈브하까를 하기 전에 [도립 무드라를 하는] 것이 적절하기 때문이다.[114]

『하타(요가)쁘라디삐까』의 주석가인 브라흐마난다가 '잘란드하라 반드하를 편하게 하기 위해 꿈브하까를 수련하기 전에 도립무드라를 해야 한다'고 말했다는 점에서 도립 무드라는 꿈브하까, 즉 본격적인 호흡수행에 앞서 실행된다는 것을 알 수 있다. 호흡을 수련하기 전에 도립 무드라를 해야 한다는 브라흐마난다의 해설은 현실적으로 상당한 근거를 지니는데 그것은 도립 무드라가 상기병(上氣病)과 같은 호흡수련의 부작용을 예방하는 효과도 있기 때문이다. 하지만 도립 무드라가 아사나로 분류된 것이 아니라 무드라로 분류되었다는 점에서 알 수 있듯이, 꿈브하까에 익숙하지 않거나 혹은 자격을 갖추지 못할 경우 위험할 수 있고 따라서 반드시 스승의 지도를 받아야 한다.

도립 무드라의 일차적 효과는 감로의 소실을 방지하는 것이다.

---

113) viparītakaraṇīṃ sūcitā. Hp-Jt. III.51. (*p.* 91, *l.* 11); viparītakaraṇī viśeṣaṇam. Hp-Jt. III.81. (*p.* 102, *l.* 19); viparītakaraṇy abhyāsina. Hp-Jt. III.80. (*p.* 102, *l.* 20), viparītakaraṇīguṇām āha. Hp-Jt. III.81. (*p.* 103, *l.* 14).

114) kāraṇīṃ viparītākhyāṃ kumbhakāt pūrvam abhyaset |
jālaṃdharaprasādārthaṃ kumbhakāt pūrvayogataḥ ‖ 6 ‖ Hp-Jt. II.48. (*p.* 58, *ll.* 7-8)

신령스럽고 아름다운 달로부터 흘러나오는 감로[115)]

그것을 모두 태양이 먹는다. 이 이유에서 육체는 늙어간다.[116)]

여기에 태양의 입을 속이는 신령스런 행법이 있다.

그러나 [이 무드라는] 스승의 가르침에 의거해서 알려져야 하는 것이지 경전의 의미를 토론함으로써가 아니다.[117)]

주석서에 따르면 여기서 태양은 '복부에 있는 불', '소화의 불'이고[118)] '달'은 '구개의 뿌리 부분'을 의미한다.[119)] 게송에 따르면 달에서 불사의 감로가 생성되지만 인간은 직립해서 생활하므로 감로가 아래로 흘러 내려가 소화의 불로 떨어지고 이 이유에서 신체가 늙게 된다.[120)] 태양의 입을 속이는 방법은 '거꾸로 서는 것'이다.

배꼽이 위쪽으로 입천장이 아래로, 태양이 위(上)로, 달이 아래(下)로 되는 '도립으로 불리는 행법'은 스승의 말씀에 의해 획득된다.[121)]

---

115) "불사, 즉 감로를"
amṛtaṃ pīyūṣaṃ. Hp-Jt. III.77. (*p.* 101, *l.* 14)

116) yat kiṃcit sravate candrād amṛtaṃ divyarūpiṇa |
tat sarvaṃ grasate sūryas tena piṇḍo jarāyutaḥ || Hp. III.77.

117) tatrāsti karaṇaṃ divyaṃ sūryasya mukhavañcanam |
gurūpadeśato jñeyaṃ na tu śāstrārthakoṭibhiḥ || Hp. III.78.

118) "태양, 즉 복부에 있고 불을 본성으로 하는 것"
nābhistho 'nalātmakaḥ. Hp-Jt. III.77. (*p.* 101, *l.* 14)
"태양의, 즉 복부에 있는 불의"
sūryasya nābhisthānalasya. Hp-Jt. III.78. (*p.* 102, *l.* 3)
"불 속, 즉 소화의 불 속에"
agnau jāṭhare 'nale. Hp-Jt. III.72. (*p.* 99, *l.* 19)

119) "신령스럽고 아름다운 달로부터,, 즉 소마로부터 다시 말해서 '구개의 뿌리 부분으로부터'"
divyarūpiṇaś candrāt somāt tālumūlasthād). Hp-Jt. III.77. (*p.* 101, *l.* 14)

120) "이 이유에서, 즉 태양이 감로(amṛta)를 마심으로써 육체, 즉 신체는 늙게 된다."
tena sūryakartṛkāmṛtagrasanena piṇḍo deho jarāyutaḥ. Hp-Jt. III.77. (*p.* 101, *l.* 20)

121) ūrdhvanābher adhastālor ūrdhvaṃ bhānur adhaḥ śaśī |

위 게송에서 태양은 소화의 불을 의미하고[122] 달은 감로를 본성으로 하는 것[123]으로 구개의 뿌리 부분에서 생기는 감로를 의미한다.[124] 따라서 배꼽과 하복부가 위에 있고 입천장이 아래에 있다는 것은 도립 자세를 취하는 것으로 이해할 수 있다. 하지만 정확한 형태는 언급되지 않았고 따라서 이 무드라의 형태가 어떤 것인지는 다소 불명확하다. 『요가샤스뜨라』도 이와 유사하게 "머리를 아래로, 발을 위로"[125]라고 말했을 뿐이다. 도립(viparīta)라는 명칭에서 알 수 있듯이 일반적으로 이 무드라는 물구나무서기로 알려져 있기도 하고 또는 전신 체위, 혹은 전신 체위에서 엉덩이를 뒤로 뺀 반(半)전신 체위로 알려져 있기도 하다.[126] 14세기 문헌인 『쉬바상히따』에서 이 무드라의 방법이 좀 더 구체적으로 언급되는데, 어깨가 아니라 머리를 땅에 댄다는 점에서 이 무드라의 형태를 물구나무서기로 볼 수 있다.

> 땅에 자신의 머리를 대고서 두 발을 공중에 올려라
> 거꾸로 [서는] 이것은 모든 딴뜨라에서 보호된 것이다.[127]

---

karaṇīviparītākhyā guruvākyena labhyate ‖ Hp. III.79.

122) "태양이란 불(火)을 본성으로 하는 태양"
bhānur dahanātmakaḥ sūryā. Hp-Jt. III.78. (*p.* 102, *l.* 10). 여기서의 불은 복부에 있는 소화의 불을 의미한다.

123) "달, 즉 감로(불사)를 본성으로 하는 달"
śaśy amṛtātmā candro .. Hp-Jt. III.78. (*p.* 102, *l.* 11)

124) "신령스럽고 아름다운 달로부터,, 즉 소마로부터 다시 말해서 '구개의 뿌리 부분으로부터'" (divyarūpiṇaś candrāt somāt tālumūlasthād). Hp-Jt. III.77. (*p.* 101, *l.* 14)

125) adhaḥ śiraś cordhvapādaḥ ⋯ YoŚ. 265(Ed. Brahma Mittra Swasthi. 1985, p. 44)

126) 물구나무서기를 뜻하는 Śīrṣāsana 혹은 Sālambhaśīrṣāsana 그리고 전신 체위를 뜻하는 Sarvāṅgāsana 및 반-전신 체위를 의미하는 ardhasarvaṅgāsana는 산스끄리뜨 문헌에서 발견되는 명칭이 아니라 하누만 샤르마를 비롯한 현대 체위요가에서 근래에 만들어진 조어로 추정된다.

127) bhūtale svaśiro datvā khe nayec caraṇadvayaṃ |
viparītakṛtiś caiṣā sarvatantreṣu gopitā ‖ Śs. IV.69.

이와 유사하게 1623년에 성립된 『육따브하바데와』도 "자신의 머리를 바닥에 댄 후에"[128]라고 말했다는 점에서 도립 무드라의 형태는 물구나무 서기로 추정된다. 후대 문헌인 『게란다상히따』도 이와 유사하게 설명한다.

> 머리를 바닥에 두고서 두 손을 고정하고
> 발을 위로 고정하고 유지한다면 도립행으로 간주된다.[129]

도립 무드라와 관련해서 『하타(요가)쁘라디삐까』가 특별하게 언급했던 내용은, 소화의 불이 증대되므로 음식을 충분히 섭취해야 한다는 것이다.

> 항상 수련하는 수행자에겐 소화의 불이 증대된다.
> 그에겐 충분한 음식이 섭취되어야만 한다.[130]
> 만약 음식이 부족하면 [소화의] 불은 곧바로 [신체를] 태운다.[131]

『하타(요가)쁘라디삐까』는 첫 날에서 잠깐만 하되[132] 점차 늘려서 매일 세 시간을 수련해야 한다고 말한다.[133]

---

128) bhūtale svaśiro datvā. YbD. VII.234.

129) bhūmau śiraś ca samsthāpya karayugmaṃ samāhitaḥ |
ūrdhvapādaḥ sthiro bhūtvā viparītakarī matā ‖ GhS. III.31.

130) nityam abhyāsayuktasya jaṭharāgnivivardhinī |
āhāro bahulas tasya saṃpādyaḥ sādhakasya ca ‖ Hp. III.80.

131) alpāhāro yadi bhaved agnir dahati tatkṣaṇāt | Hp. III.81a.
『월광』은 이 부분을 다음과 같이 풀이하고 있다.
"그 때 불, 즉 소화의 불은 신체를 지체 없이, 순식간에 태울 것이다. 단숨에 태운다는 의미이다."
tadāgnir jaṭhānalo dehaṃ tatkṣaṇāt kṣaṇamātrād dahet | śīghraṃ dahety arthaḥ. Hp-Jt. II.81. (*p.* 103, *ll.* 4-5)

132) 머리를 아래로 그리고 발을 위로 하는 [도립 무드라는] 첫 날엔 잠깐만 해야 한다.
adhaḥ śirāś cordhvapādaḥ kṣaṇaṃ syāt prathame dine ‖ Hp. III.81.

머리를 아래로 그리고 발을 위로 하는 [도립 무드라는] 첫 날엔 잠깐만 해야 한다.[134)]

그리고 매일매일 조금씩 늘려 수련한다면
6개월 후에는 주름과 백발이 사라진다.
매일 1야마(약 3시간) 동안 수련한다면 그는 시간(죽음)을 정복한다.[135)]

하타요가 문헌이 도립 무드라의 방법과 조건을 구체적으로 설명했던 것은 아니지만 환자가 아니라면 통상 요가를 시작한 지 3번째부터 또는 5번째 그리고 늦어도 10번째 수련할 때부터 시작한다. 하지만 초보자의 경우 고혈압 환자나 허리와 목이 심하게 아플 경우 및 눈병이 있거나 귀가 아플 때는 하지 않도록 한다.

초급 단계에서는 선생의 지도를 받으며 벽에 기대서 30초 정도 자세를 취하되 불편하면 자세를 풀도록 한다.

중급 단계에서는 5분에서 7분 정도 자세를 유지하고 고급 단계에서는 10분 전후로 자세를 유지한다.

도립 무드라를 끝낸 후 곧바로 일어나면 현기증이 생기므로 이마를 바닥에 대고 엎드려 1-2분 간 휴식을 취한다.

도립 무드라를 조금 더 편하게 하기 위한 방법은 다음과 같다.

① 두 손으로 깍지를 끼로 벽에서 5cm 정도에 둔다. 초보자는 벽에서 멀리 떨어질수록 허리에 부담이 생긴다.

---

133) 동일한 내용은 『쉬바상히따』에서도 발견된다.
"이것을 지속적으로 하루에 세 시간씩 수련하는 자는… "
eṭāṃ yaḥ kurute nityam abhyāsaṃ yāmamātrataḥ··· Śs. IV.70a.

134) adhaḥ śirāś cordhvapādaḥ kṣaṇaṃ syāt prathame dine ‖ Hp. III.81b.

135) kṣaṇāc ca kiṃcid adhikam abhyasec ca dine dine |
valitaṃ palitaṃ caiva ṣaṇmāsordhvaṃ na dṛśyate |
yāmamātraṃ tu yo nityam abhyaset sa tu kālajit ‖ Hp. III.82.

② 두 팔꿈치의 간격은 어깨 넓이 또는 그보다 조금 좁히는 것이 균형을 잡는 데 도움이 된다.
③ 초보자는 이마를 바닥에 대는 것이 수월하다.
④ 여성의 경우, 20일째 또는 30일째부터 벽에서 발을 떼는 연습을 하도록 한다.

도립 무드라는, 직립 생활하는 인간만이 지닌 여러 가지 부작용을 치유하거나 예방하는 데 탁월한 효과가 있으므로 건강을 위해서도 필요하다고 할 수 있다.[136)]

4. 혀와 타액을 이용한 무드라

1) 케짜리 무드라(khecarīmudrā)

복합어 케짜리(khecarī)는 '허공으로 움직이는 자'를 의미한다. 『하타(요가)쁘라디삐까』는, 혀가 두개골로 통하는 공간에서 움직이고 또 마음이 허공에서 움직이기 때문에 '허공으로 움직이는 무드라'로 불린다고 말하며[137)] 무드라 중에서 가장 중요한 것으로 간주한다.[138)] 『하타(요가)쁘라

---

136) 도립 무드라는 네 발을 가진 동물에게는 없는 심장병, 하수, 혈액 순환 장애, 디스크 등 직립 생활하는 인간에서 생기는 질병을 비교적 단기간에 치유하거나 예방하는 효과가 크다. 또한 물구나무서기를 함으로써 다리나 허리 쪽에 과다하게 모여 있던 혈액이나 체액을 머리로 보낼 수 있고 이 이유에서 지적 능력이 향상되고 두통이 없어지고 눈, 귀가 밝아지며 백발을 예방할 수 있다. 하지만 효과가 지대한 것만큼이나 초보자에겐 위험하므로 반드시 지도를 받아야 한다.

137) "마음이 허공에서 움직이고 혀가 허공에서 움직인다.
이 이유에서 이것은 '허공에서(khe) 움직이는 것(carī)'이라는 이름의 무드라라고 성자들에 의해 말해졌다."
cittaṃ carati khe yasmāj jihvā carati khe gatā |
tenaiṣā khecarī nāma mudrā siddhair nirūpitā ‖ Hp. III.41.
마음이 허공에서 움직인다는 의미는 브라흐마난다에 따르면 마음이 미간에서 움직이는 것이다.

디삐까』는 케짜리를 제III장에서 장황하게 설명할 뿐만 아니라 제IV장 명상편에서도 새롭게 설명하는데 제III장의 케짜리가 감로와 정의 보존에 초점을 둔 것이라면 제IV장의 무드라는 미간 명상법으로 설명된다.

『하타(요가)쁘라디삐까』 제III장에서 설명된 케짜리 무드라의 방법은 『고락샤사따까』의 나브호 무드라(Nabhomudrā)를 포함하고[139] 『게란다 상히따』와 『쉬바상히따』와도 거의 일치한다.

이제 케짜리 [무드라]가 [설해진다].
혀를 뒤집어 두개로 향하는 구멍 안에 넣고 양 눈썹 사이(미간)를
응시하는 것이 케짜리 무드라이다.[140]

혀를 뒤집고서 세 개의 통로에 붙여라.
이것이 케짜리 무드라, 즉 허공 짜끄라로 말해졌다.[141]

"허공에, 즉 두 눈썹의 안쪽 공간 즉 [미간]에"
khe bhruvor antaravakāśe. Hp-Jt. III.41. (*p.* 87, *l.* 3)

138) "창조의 종자(씨앗)는 하나이며, 유일한 무드라는 케짜리이다.
의존하지 않는 유일자는 신이며, 유일한 경지는 마논마니이다."
ekaṃ sṛṣṭim ayaṃ bījam ekā mudrā ca khecarī |
eko devo nirālamba ekāvasthā manonmanī ‖ Hp. III.54.
브라흐마난다는 다음과 같이 말한다.
"'종자 가운데서 쁘라나와(옴)가 [최고이다'와 같은 등등의 말씀]과 같이 무드라 가운데 케짜리가 최고라는 의미이다"
bījādiṣu praṇavādivad mudrāsu khecarī mukhyety arthaḥ) | Hp-Jt. III.54. (*p.* 93, *ll.* 7-8)

139) Khecarī의 khe와 nabhas가 모두 허공, 공간을 의미하고 또 혀를 이용한다는 점에선 동일하다.

140) kapālakuhare jihvā praviṣṭā viparītagā |
bhruvor antargatā dṛṣṭir mudrā bhavati khecarī ‖ Hp. III.32; GoŚ. 64; GhS. III.23,

141) kalāṃ parāṅmukhīṃ kṛtvā tripathe pariyojayet |
sā bhavet khecarī mudrā vyomacakraṃ tad ucyate ‖ Hp. III.37.

> 지혜를 생성시키고[142] 다섯 통로가 결합된 동굴,
> 오염물이 없는 그 공동에[143] 케짜리 무드라는 확립된다.[144]

첫 번째 인용문에 따르면 '혀를 뒤집어 넣어야 할 곳은 두개공(頭蓋孔)'[145]인데, 두개공은 두 번째와 세 번째 인용문에서 '세 통로', '다섯 통로'의 합류점'으로 말해진다.[146] 혀를 두개공으로 넣는 것은 혀의 길이가 늘어나야만 가능한데 『쉬바상히따』와 『게란다상히따』는 혀를 늘리는 방법을 설명하지 않지만 『하타(요가)쁘라디삐까』는 다음과 같이 설명한다.

> 자르고 흔들고 짜냄으로써 혀가 점차적으로 늘어나
> 그것(혀)이 눈썹 가운데(=미간)에 닿을 때 그때 케짜리는 완성된다.[147]

위 인용문에서 따르면 혀가 길어지는 방법은 자르고, 흔들고 짜내는 것 세 가지이다. 흔들고 짜내는 것은 혀를 두 손으로 잡고 흔들며 꺼집어

---

142) 여기서의 지혜는 세속적이고 이원적인 앎이 아니라 '아뜨만에 대한 직접적인 자각(주객미분의 인식, 체험)'을 의미한다. 브라흐마난다는 다음과 같이 풀이한다.
"지혜의 생성이란 '초세속적이고 파기되지 않는 아뜨만에 대한 직접적인 지각'의 생성이다"
jñānajanakam alaukikābādhitātmasākṣātkārajanakaṃ. Hp-Jt. III.52. (*p.* 92, *ll.* 19-20)

143) 브라흐마난다는 '그 공동에'(tasmin śūnye)를 '동굴의 공간에'로 풀이한다.
tasmin nirañjane śūnye suṣirāvakāśe.. Hp-Jt III.53. (p. 92, l. 21)

144) suṣiraṃ jñānajanakaṃ pañcasrotaḥ samanvitam |
tiṣṭhate khecarī mudrā tasmin śūnye nirañjane || Hp. III.53.

145) "두개골의 구멍에"
kapālakuhare. Hp-Jt. III.51. (*p.* 91, *l.* 10)

146) "세 나디들의 통로가 세 통로이다. 그 세 통로에, 즉 두개골의 구멍에 붙여야 한다."
(tisṛṇāṃ nāḍīnaṃ panthaḥ tripathas tasmin tripathe kapālakuhare pariyojatet | Hp-Jt. III.37. (*p.* 85, *ll.* 19-20)

147) chedanacālanadohaiḥ kalāṃ krameṇātha vardhayet tāvat |
sā yāvad bhrūmadhyaṃ spṛśati tadā khecarīsiddhiḥ || Hp. III.33.

내는 것이다. '자르는 것'은 대단히 위험한 방법이며 여타의 무드라와 마찬가지로 스승의 가르침으로 실행되어야 할 것이다.

> 스누히 잎사귀[148]와 유사한 이주 날카롭고 윤이 나고 깨끗한 칼을
> 잡고서 머리카락의 넓이만큼 잘라야 한다.[149]

계송에서는 잘라야 하는 위치가 설명되어 있지 않은데 브라흐마난다는 주석에서 그 위치를 '혀뿌리의 앞부분', 즉 설소대의 앞부분이라고 말한다.[150] 『하타(요가)쁘라디삐까』는 설소대의 앞부분을 머리카락 넓이만큼 자르고 그 다음에는 암염(岩鹽)과 심황(pathyā)[151] 두 가지를 혼합해서 마사지하고 그로부터 7일이 지난 후에 다시 같은 부분을 머리카락 넓이만큼 잘라야 할 것을 말하고[152] 또, 이와 같은 순서로 6개월 동안 계속할 경우 혀뿌리 앞부분의 결박이 줄어든다고 언급한다.[153] 하지만 브라흐마난다의 주석에 따르면 요가 수행자는 소금을 소지할 수 없으므로 케짜리

---

148) snuhī는 등대풀의 일종으로 Euphorbia Antiquorum 또는 기린각(麒麟角, Euphorbia nerifolia)으로 말해지는 식물이다. 모니엘의 산스끄리뜨 사전(p. 1268)은 snuhī의 학명을 Euphorbia nerifolia로 보고, 이 잎에서 나온 우유즙 같은 것이 구토제로 사용된다고 밝히고 있다.

149) snuhīpatranibhaṃ śastraṃ sutīkṣṇaṃ snigdhanirmalam |
samādāya tatas tena romamātraṃ samucchinet || Hp. III.34.

150) "'혀뿌리의 앞부분을'이라고 [잘라야 하는] 부분을 보충해야 한다."
rasanāmūlaśirām iti karmādhyāhāraḥ. Hp-Jt. III.34. (*p.* 84, *l.* 19)

151) 브라흐마난다는 빠뜨야(pathyā)를 하리따끼(harītakī)로 해설한다.

152) "그리고서 암염(岩鹽)과 심황(pathyā) 두 가지를 혼합해서 마사지해야 한다.
7일이 지나면 재차 머리카락 넓이만큼 잘라야 한다."
tataḥ saindhavapathyābhyāṃ cūrṇitābhyāṃ pragharṣayet |
punaḥ saptadine prāpte romamātraṃ samucchinet || Hp. III.35.

153) "이와 같은 순서로 6개월 동안 계속해서 규칙적으로 실행한다면
6개월 후 혀뿌리 앞부분의(rasanā-mūla-śirā) 결박은 줄어든다."
evaṃ krameṇa ṣaṇmāsaṃ nityaṃ yuktaḥ samācaret |
ṣaṇmāsād rasanāmūlaśirābandhaḥ praṇaśyati || Hp. III.36.

와 관련된 조건을 하타요가를 수행하기 전에 갖추어야 한다고 말한다.

> 요가 수행자들에겐 소금이 금지되어 있기 때문에 [소금 대신에] 카디라와 빠트야를 혼합해서 마찰하기도 한다. 하지만 이미 게송에서(mūle) 소금이 언급되었다는 것 [자체]는 하타요가를 수행하기 전에 먼저 케짜리의 조건을 갖출 것을 의도한 것이다.[154)]

케짜리를 수련하는 이유는, 도립 무드라와 비슷하게 감로를 보존하기 위해서이다. 직립 생활하므로 감로가 소화의 불로 떨어지고 이것을 막기 위해 도립 무드라를 하듯이, 케짜리는 혀를 뒤집어 넣어 흘러내리는 구멍을 막는 것이라 할 수 있다. 실제로 『하타(요가)쁘라디삐까』는 도립 무드라를 실행한 상태에서 케짜리를 실행하라는 언급도 발견된다.[155)]

『하타(요가)쁘라디삐까』는 감로를 먹는 것을 '술을 마시는 것', '쇠고기를 먹는 것'으로 비유한다.

> 평소에 쇠고기를 먹고 아마라 술을 마신다면,
> 나는 '그를 명문가의 사람'이라고 생각한다. 다른 사람은 가문을 망치는 자들이다.[156)]

---

154) yogābhyāsino lavaṇaviṣedhāt khadirapathyācūrṇa gṛhṇanti | mūle saindhavoktis tu haṭhābhyāsāt pūrvaṃ khecarīsādhanābhiprayeṇa. Hp-Jt. III.35. (*p.* 85, *ll.* 3-5)
* 카디라(khadira)는 치료약으로 쓰이는 송진, 지사제(止瀉劑) 혹은 아카시아로 만든 아선약(阿仙藥)으로도 알려져 있다.

155) "위(上)쪽으로 누운 후 혀를 구멍에(vivare) 붙이고서(niyamya)"
ūrdhvāsyo rasanāṃ niyamya vivare··· Hp. III.51b.
브라흐마난다는 다음과 같이 말한다.
"위쪽으로 눕는다는 이 [말]에 의해서 위빠리따까라니가 암시된다."
ūrdhvāysa ity anena viparītakaraṇīṃ sūcitā | Hp-Jt. III.51. (*p.* 91, *l.* 11)

156) gomāṃsaṃ bhakṣayen nityaṃ pibed amaravāruṇīm |
kulīnaṃ tam ahaṃ manya itare kulaghātakāḥ || Hp. III.47.

[위의 게송에서] go(소)라는 말로 지시된 것은 '혀'(jihvā)이고, 그것이 구개(口蓋)로(tāluni) 들어가는 것이
'쇠고기를 먹는다'[는 의미이다]. 실로 그것은 대죄를 파괴한다.[157)]

혀를 넣어 생겨난 열로 발생된
달로부터 흘러나온 바로 그 정수가 [위에서 말한] 아마라 술이다.[158)]

만약 구개의 구멍에 혀를 지속적으로 대고 있다면 감로가 흘러내린다.[159)]

케짜리의 효과는 독약, 질병, 죽음, 배고픔, 갈증 등을 없애고 시간에 구속받지 않게 된다.

혀를 위로 올린 상태에서 끄샤나의 절반[160)]만이라도 유지하면
요가수행자는 독약, 질병과 죽음과 늙음 등에서 벗어난다.[161)]

케짜리 무드라에 통달한 자에겐 질병, 죽음, 우둔함, 니드라, 배고픔, 갈증, 기절이 없다.[162)]

---

157) gośabdenoditā jihvā tat praveśo hi tāluni |
gomāṃsabhakṣaṇaṃ tat tu mahāpātakanāśanam || Hp. III.48.

158) jihvāpraveśasaṃbhūtavahninotpāditaḥ khalu |
candrāt sravati yaḥ sāraḥ sā syād amara-vāruṇī || Hp. III.49.

159) cumbantī yadi lambikāgram aniśaṃ jihvārasasyandinī sakṣārā. Hp. III.50a.

160) 끄샤나의 절반은 아주 짧은 시간을 의미한다. 하지만 브라흐미난다는 약24분으로 풀이하고 있다.
"끄샤나의 절반이란 끄샤나, 즉 무후르따의 절반이다."
kṣaṇārdhaṃ kṣaṇasya muhūrtasya ardhaṃ). Hp-Jt. III.77. (*p.* 101, *l.* 14)
1 muhūrta는 48분이므로 그것의 절반은 24분에 해당한다.

161) rasanām ūrdhvagāṃ kṛtvā kṣaṇārdham api tiṣṭhati |
viṣair vimucyate yogī vyādhimṛtyujarādibhiḥ || Hp. III.38.

162) na rogo maraṇaṃ tandrā na nidrā na kṣudhā tṛṣā |
na ca mūrcchā bhavet tasya yo mudrāṃ vetti khecarīm || Hp. III.39; GoŚ. 65.

케짜리 무드라에 통달한 사람은 질병에 고통받지 않으며, 업에 물들지 않으며, 시간(죽음)에 구속되지 않는다.[163)]

혀를 위쪽에 고정하고서 소마를[164)] 마시는 자,
요가를 아는 [바로] 그 사람은 보름 만에 죽음을 의심할 바 없이 극복한다.[165)]

항상 '소마의 부분'(감로)으로[166)] 채운 신체를 가진 요가수행자들은
독사에 물릴지라도 독이 그에게 스며들지 않는다.[167)]

마치 불이 장작[을 떠나지 않고] 그리고 등불이 기름과 심지[를 떠나지 않듯이]
그와 같이 신체의 주인(생명)은 '소마의 부분'(감로)으로 채운 신체를 떠나지 않는다.[168)]

『게란다상히따』와 『쉬바상히따』에서 설명된 케짜리 무드라는 감로의 소실 방지에 초점이 있지만 『하타(요가)쁘라디삐까』의 케짜리는 정의 보존이라는 효과가 하나 더 추가되어 있다.

---

163) pīḍyate na sa rogena lipyate na ca karmaṇā |
bādhyate na sa kālena yo mudrāṃ vetti khecarīm || Hp. III.40; GoŚ. 66.

164) "소마의, 즉 '구개 위쪽의 구멍에서 떨어지는 달의 감로의' 마심이 소마를 마시는 것이다."
somasya lambikordhvavivaragalita candrāmṛtasya pānaṃ somapānaṃ. Hp-Jt. III.44. (*p.* 88, *l.* 4)

165) ūrdhvajihvaḥ sthiro bhūtvā somapānaṃ karoti yaḥ |
māsārdhena na saṃdeho mṛtyuṃ jayati yogavit || Hp. III.44.

166) '소마의 부분'에서 소마는 달을 의미한다. 따라서 달의 일부분이라 할 수 있는데, 달의 일부분이 바로 감로이다. 따라서 소마의 부분은 감로를 뜻한다.

167) nityaṃ somakalāpūrṇaṃ śarīraṃ yasya yoginaḥ |
takṣakeṇāpi daṣṭasya viṣaṃ tasya na sarpati || Hp. III.45.

168) indhanāni yathā vahnis tailavartiṃ ca dīpakaḥ |
tathā somakalāpūrṇaṃ dehī dehaṃ na muñcati || Hp. III.46.

케짜리[무드라]로 구개 위쪽의 구멍을 봉인한 자는
사랑스런 여성에게 안겨 있을지라도[169] 그의 정(精)은 흘러내리지 않는다.[170]

설사 동요되어 정(精)이 요니 만달라[171]에 도달될지라도
요니 무드라를 통해[172] 고정하고 모으고 위로 끌어들이는 것이[173] 가능하다.[174]

---

169) 브라흐마난다는 ca의 의미를 '-할지라도'로 해설한다.
"'그리고'라는 말은 '-일지라도'를 의미한다."
ca śabdo 'py arthe. Hp-Jt. III.42. (*p.* 87, *l.* 14)

170) khecaryā mudritaṃ yena vivaraṃ lambikordhvataḥ |
na tasya kṣarate binduḥ kāminyā śleṣitasya ca ‖ Hp. III.42; GoŚ. 69.

171) 브라흐마난다는 요니만달라를 'yonisthāna'로 풀이하고 있다.
"요니만달라, 즉 '회음부'에 도달된, 떨어진 바로(eva) 그때(tadā)"
(yonimaṇḍalaṃ yonisthānaṃ saṃprāptaḥ saṃgatastadaiva). Hp-Jt. III.44. (*p.* 87, *l.* 18)
『월광』에서 'yonisthāna'는 모두 '회음부'를 의미한다. 따라서 '精이 동요되어 떨어진 곳'은 여성의 체내가 아니라 '자신의 회음부'라 할 수 있다. yonisthana가 회음부를 뜻하는 용례는 다음과 같다.
① "요니를, 즉 요니 부위에(yonisthānaṃ) [다시 말해서] 항문과 성기의 중간 지점을 …"
yoniṃ yonisthānaṃ gudameṇḍrayor madhyabhāgaṃ· ·· Hp-Jt. III.10. (*p.* 76, *l.* 3)
② "요니 부위에, 즉 항문과 성기 사이에"
yonisthāne gudameṇḍrayor antarāle. Hp-Jt. III.19. (*p.* 79, *l.* 8)
③ "요니를, 즉 항문과 성기 사이를 조인 후에"
yoniṃ gudameṇḍrayor antarālam ākuñcya. Hp-Jt. III.20. (*p.* 79, *l.* 14)
④ "요니를, 즉 요니 부위를 다시 말해서 항문과 성기 사이의 가운데 부분을"
yoniṃ yonisthānaṃ gudamedrayor madhbhāgaṃ. Hp-Jt. III.61. (*p.* 95, *l.* 15)

172) 브라흐마난다는 요니 무드라를 바즈롤리 무드라로 풀이한다.
"요니 무드라에 의해서, 즉 남근을 조이는 형태에 의해서이다. 이것에 의해 바즈롤리 무드라가 지시된다."
yonimudrayā meḍrākuñcanarūpayā | etena vajrolī mudrā sūcitā | Hp-Jt. III.44. (*p.* 87, *ll.* 18-19)

173) 브라흐마난다는 위로 끌어올린다는 의미를 다음과 같이 설명한다.
"수슘나의 길을 통해 빈두가 있는 곳으로 간다."
suṣumnāmārgeṇa bindusthānaṃ gacchati | *Hp-Jt.* III.43. (*p.* 87 *l.* 20)

174) calito 'pi yadā binduḥ saṃprāpto yonimaṇḍalam |
vrajaty ūrdhvaṃ hṛtaḥ śaktyā nibaddho yonimudrayā ‖ Hp. III.43; GoŚ. 71.

2) 나브호 무드라(Nabhomudrā)

케짜리(khecarī)의 kha와 '나브하스'(nabhas)는 모두 허공, 공중을 의미하므로 두 무드라의 의미는 거의 동일하다. 나브호 무드라가 언급된 문헌은 『고락샤사따까』와 『게란다상히따』인데, 『고락샤사따까』(제56송)는 다섯 개의 무드라를 나열하면서 나브호 무드라를 두 번째로 열거했지만 실제로 이 무드라를 설명하는 64송 이하의 내용은 『하타(요가)쁘라디삐까』의 케짜리와 거의 일치할 뿐만 아니라 '케짜리로써'라는 단어도 사용한다. 『하타(요가)쁘라디삐까』는 다소 비의적인 의미로 케짜리 무드라를 정(精)의 소실 방지, 감로의 소실 방지 그리고 명상적인 무드라로 적극적으로 활용하는 반해 『게란다상히따』의 나브호 무드라는 '간단히 혀를 입천장에 붙임으로써' 일상생활에서도 실행 가능한 편안한 무드라로 설명한다.

> 어떤 곳에서 무슨 일을 할지라도 요가 수행자는 언제나 혀를 위로 올려붙이고서 생기(生氣)를 채워라.
> 이 나브호 무드라는 요가 수행자의 질병을 없앤다.[175]

혀를 입천장에 붙이는 것은 묵언(默言) 이상으로 마음이 동요하는 것을 막을 수 있고 또 에너지가 입으로 빠져나가는 것을 막을 수 있다. 『게란다상히따』의 나브호 무드라는 쉽고 편한 것이지만 고급 수행자는 물론이고 초보자, 일반인에게도 대단히 유용하다고 할 수 있다.

이 게송은 『고락샤사따까』 71송과 동일하다.

175) yatra yatra sthito yogī sarvakāryṣu sarvadā ūrdhvajihvaḥ sthiro bhūtvā dhārayet pavanaṃ sadā |
nabhomudrā bhaved eṣā yogināṃ roganāśni || GhS. III.7.

3) 만두끼 무드라(Māṇḍukīmudrā)

만두끼는 '개구리'를 의미하는데 이 무드라는 『게란다상히따』에서만 발견된다. 나브호 무드라와 마찬가지로 만두끼 무드라는 대단히 단순할 뿐만 아니라 부작용이 없으므로 일상생활에서도 자유롭게 실행할 수 있는 무드라이다. 방법은 입을 다물고 혀로 입안을 문질러 침을 생성시킨 후 그것을 삼키는 것이다.

> 입을 다물고서 혀끝을 움직여라.
> 조심스럽게 그 불멸(감로)을 삼켜라. 이것을 개구리 무드라라고 한다.[176]

대체적으로 꿈브하까를 배울 무렵부터 대단히 향기롭고 꿀처럼 단 침이 많이 분비되는데, 일반적으로 '이 침'은 감로로 비유되고 또 침을 삼을 삼키는 것이 좋은 것으로 알려져 있다.[177] 만두끼 무드라는 평소에도 늘 실행하는 것이 좋으며 각각의 아사나를 끝낸 후, 그리고 호흡 수련이나 무드라를 끝낸 후 혀로 입안을 골고루 닦아 침을 삼키는 것도 좋은 방법으로 알려져 있다.

5. 좌도 딴뜨라적 무드라

『하타(요가)쁘라디삐까』 제III장에서 설명된 무드라 중 바즈롤리(vajrolī) 무드라와 그것의 변형인 사하졸리(sahajolī), 아마롤리(amaloī)는 여타의 무드라와 구별되는데, 그것은 이 무드라들이 남녀의 성적 결합

---

176) mukhaṃ saṃmudritaṃ kṛtvā jihvāmūlaṃ pracālayet ǀ
śanair graset tadamṛtaṃ māṇḍukīṃ mudrikāṃ viduḥ.. GhS. III.51.

177) 긴장하거나 연로해서 육신이 허해지면 침이 잘 분비되지 않고 또 쓰기도 하지만 아이들처럼 생명력이 넘칠수록 침이 많이 분비된다. 혀를 입천장에 붙임으로써 침샘을 자극하는 것은 청춘을 유지하는 것, 노화 방지에 좋은 것으로 알려져 있다.

(maithuna)과 관련되기 때문이다.

『하타(요가)쁘라디삐까』에 따르면 쁘라나와 정(精, bindu)과 마음은 하나의 세트처럼 작용하는데 정이 안정될 때 쁘라나가 안정되고, 쁘라나가 안정될 때 마음도 안정된다. 여기서 정이 안정되었다는 것은 '정이 쁘라나로 바뀌는 것'을 의미하고, 쁘라나가 안정되는 것은 '쁘라나가 수슘나로 진입하고 상승하는 것'을 의미하고, 마음의 고정은 '쁘라나가 정수리의 브라흐마란드흐라에 도달할 때' 이루어진다. 이 세 가지를 안정시키는 것의 중요성은 『하타(요가)쁘라디삐까』 제IV장 마지막 게송에서 언급된다.

> 기(māruta)가 중앙의 길(수슘나)로 흘러 [브라흐만의 동굴 속으로] 들어가지 않는 한,
> 쁘라나의 통제를 통해서 정(精)이 고정되지 않는 한,
> 삼매 속에서 본연의 상태에 대한 진리가 생겨나지 않는 한,
> 그러한 한 [요가의] 지혜를 말하는 자는 위선이고 거짓말이며 헛소리이다.[178)]

반대로 마음이 동요하면 쁘라나가 흔들리고 쁘라나가 흔들릴 때 정은 정액으로 바뀌게 된다. 따라서 정이 정액으로 변한 것 자체가 이미 정의 누설이고 따라서 정액은 환수할 대상이 아니다. 그럼에도 불구하고 『하타(요가)쁘라디삐까』는 정액을 환수하는 방법을 설명하는데 그것이 바즈롤리 무드라이다.

---

178) yāvan naiva praviśati caran māruto madhyamārge
yāvad bindur na bhavati dṛḍhaḥ prāṇavāt prabandhāt |
yāvad dhyāne sahajasadṛśaṃ jāyate naiva tattvaṃ
tāvaj jñānaṃ vadati tadidaṃ dambhamithyāpralāpaḥ || Hp. IV.114.

1) 바즈롤리 무드라(vajrolīmudrā)와 사하졸리 무드라(Sahajolīmudrā)

사하졸리 무드라는 바즈롤리의 변형이고 기본적으로 남근을 조임으로써 정액을 끌어올린다는 점에선 동일하다.『하타(요가)쁘라디삐까』 바즈롤리 무드라를 수행하기 위해서 갖추어야 할 두 가지 조건에 대해서 먼저 언급한다.

> 바즈롤리를 수행하는 데 있어 누구에게나 얻기 어려운 두 가지 대상을 말하고자 하는데
> 첫 번째는 우유이고 두 번째는 의지에 따라 행동하는(vaśavartinī) 여성이다.[179]

여기서 우유는 성교 후에 기력을 보충하기 위해서 마시는 것이고[180] 여성은 파트너[181]이다. 바즈롤리의 수행법은 남근으로 정을 끌어 올리는 것이다. 이 무드라는『하타(요가)쁘라디삐까』와『고락샤사따까』에서 요니 무드라(yonimudrā)로 불리기도 했다.[182] 브라흐마난다는『하타(요가)

---

179) tatra vastudvayaṃ vakṣye durlabhaṃ yasya kasyacit |
kṣīraṃ caikaṃ dvitīyaṃ tu nārī ca vaśavartinī ‖ Hp. III.84.

180) "우유, 즉 수액은 마시기 위한 것이다. 결합 직후에 감관의 기력이 쇠하므로 그것의 강화를 위해 우유를 마시는 것이다. 혹자는 '[바즈롤리] 수행을 할 때 끌어들이기 위해서' 라고 말하지만 그것은 옳지 않다."
kṣīraṃ dugdhaṃ pānārtha, mehanānantaram indriya nairbalyāt tadbalārthaṃ kṣīrapānaṃ yuktam | keccit tu abhyāsakāle ākarṣaṇārtham ity āhuḥ | tad ayuktam | Hp-Jt. III.84. (*p.* 104, *ll.* 19-20)

181) vaśavartinī의 사전적 의미는 '지배 하에 있는', '의지에 순종하는 행위' 외에 '강력한 힘을 지닌', '강력한' 등의 의미가 있다. 브라흐마난다는 vaśavartinī의 동의어로 svādhīnā를 제시하는데 이 단어는 '자기 자신에게 의존하는', '독립적인', '자신의 통제를 받는' 등이다.

182) "설사 동요되어 정(精)이 요니 만달라에 도달될지라도
요니 무드라를 통해 고정하고 모으고 위로 끌어들이는 것이 가능하다."
calito 'pi yadā binduḥ saṃprāpto yonimaṇḍalam |
vrajaty ūrdhvaṃ hṛtaḥ śaktyā nibaddho yonimudrayā ‖ Hp. III.43; GoŚ. 71.

쁘라디삐까』에 대한 주석에서 요니 무드라를 '남근을 수축하는 것'으로 해설하고 이것을 바즈롤리 무드라와 동일시한다.[183)]

바즈롤리의 연습법과 방법은 간단하게 설명되어 있다.

> 정성을 다해서(yatnataḥ) 정밀한 관(管)을 통해 성기 안에 불어넣어
> 천천히 천천히 공기가 움직이도록 하라.[184)]

> 여성의 음문으로[185)] 내려온 빈두를 [바즈롤리의] 수련을 통해 위로 끌어올려야 한다.
> 그리고 떨어진 자신의 빈두를 위로 끌어올리고서(ākṛṣya) 보존해야만 한다.[186)]

사하졸리의 방법은 바즈롤리를 끝낸 후 소똥을 태운 재와 물을 혼합해서 자신의 몸에 바르는 것이다.

> 사하졸리와 아마롤리는 바즈롤리의 한 변형이다.
> '소똥으로 만든 재'를 물에 혼합하고서[187)]

---

183) "요니 무드라에 의해서, 즉 남근을 조이는 형태에 의해서이다. 이것에 의해 바즈롤리 무드라가 지시된다."
yonimudrayā meḍrākuñcanarūpayā | etena vajrolī mudrā sūcitā | Hp-Jt. III.44. (*p.* 87, *ll.* 18-19)

184) yatnataḥ śasta-nālena phūtkāraṃ vajrakandare |
śanaiḥ śanaiḥ prakurvīta vāyu-saṃcāra-kāraṇāt || Hp. III.86.

185) 브라흐마난다는 'nārībhage'를 여성의 자궁으로 풀이한다.
nārībhage strīyonau. Hp-Jt. III.87. (*p.* 106, *l.* 6)

186) nārībhage patad-bindum abhyāsenordhvam āharet |
calitaṃ ca nijaṃ bindum ūrdhvam ākṛṣya rakṣayet || Hp. III.87.

187) sahajoliś cāmarolir vajrolyā bheda ekataḥ |
jale subhasma nikṣipya dagdhagomayasaṃbhavam || Hp. III.92.

바즈롤리에서의 성적 결합을 끝낸 후 여성과 남자는 [자신의] 주요한 몸 부위에[188]에 바른다.
두 사람은 자세를 풀고 편하게 앉은 상태에서 곧바로 [발라야 한다].[189]

바즈롤리와 사하졸리는 떨어진 정을 환수하는 것이지만 이것은 누구나 성공할 수 있는 것이 아니다. 『하타(요가)쁘라디삐까』는 다음의 조건을 갖출 때 바즈롤리 무드라를 성공할 수 있다고 말한다.

마음이 평등성을 획득하고 바유가 가운데로 올라갈 때,
그때 아마롤리, 바즈롤리, 사하졸리가 이루어진다"[190]

주석에 따르면 위 게송의 '마음의 평등성(citte samatva)'은 삼매(samādhi)를 의미하고 '바유가 가운데로 올라가는 것'은 쁘라나가 수슘나 속에서 상승하는 것[191]을 의미한다. 따라서 바즈롤리는 쁘라나야마와 무드라를 통해서 쁘라나를 수슘나로 상승시킬 수 있고 또 삼매에 도달할 때 비로소 성공할 수 있다. 주석에 따르면 쁘라나가 수슘나 속으로 흐르는 것이 삼매의 원인이고 또 삼매가 성취될 때 비로소 바즈롤리 등의 무드라가 완성될 수 있다.[192]

---

188) "'중요한 부위'란 머리, 이마, 눈, 가슴, 어깨, 팔 등이다."
śobhanāny aṅgāni mūrvalalātānetrahṛdayaskandhabhujādini. Hp-Jt. III.93. (*p.* 108, *l.* 9)

189) vajrolīmaithunād ūrdhvaṃ strīpuṃsoḥ svaṅgalepanam |
āsīnayoḥ sukhenaiva muktavyāpārayoḥ kṣaṇāt || Hp. III.93.

190) citte samatvam āpanne vāyau vrajati madhyame |
tadāmalolī vajrolī sahajolī prajāyate || Hp. IV.14

191) madhyame suṣumnāyāṃ. Hp-Jt. IV.14. (*p.* 129, *l.* 10)

192) "숨, 즉 쁘라나가 가운데 [나디] 다시 말해서 수슘나 속으로 흐를 때가 마음 동일성의 원인이다. 바로 그 때 앞에서 말했던 아마롤리, 바즈롤리, 사하졸리가 성취된다. 쁘라나를 통제하기 못하고 또 마음을 정복하지 못했을 경우엔 성취될 수 없다는 의미이다."
vāyau prāṇe madhyame suṣumnāyāṃ vrajati satīti cittasamatve hetuḥ | tadā

2) 아마롤리 무드라(Amarolīmudrā)

아마롤리 무드라는 소변을 마시는 것으로 『하타(요가)쁘라디삐까』는 이것이 까빨리까의 가르침으로 본다. 아마롤리는 무드라이므로 스승의 가르침에 따라 실행되어야 한다.

담즙(pitta)을 증대시키므로 첫 물줄기는 버리고, 마지막 물줄기는 정분이 없으므로 [버려라].
시원한 중간의 물줄기가 사용되어야 한다. 아마롤리는 까빨리까[193)]派의 교의이다.[194)]
매일 아마리를 마시고, 매일 코로 [향기를] 흡입하고
올바르게 바즈롤리를 수련한다면 그는 아마롤리따로 말해진다.[195)]

[아마롤리를] 수련함으로써 유출된 감로를[196)] 재(vibhūti)와 함께 혼합하고
주요한 [신체] 부분에[197)] 문지른다면 천안통이 열린다.[198)]

---

tasmin kāle amarolī vajrolī sahajolī ca pūrvoktāḥ prajāyante | nājitaprāṇasya na cājitacittasya siddhyantīti bhāvaḥ || Hp-Jt. IV.14. (*p.* 129, *ll.* 10-12)

193) 까빨리까(kāpālika)는 문자 그대로 '해골을 들고 다니는 사람'들을 의미한다. 까빨리가 최초로 언급된 문헌은 마이뜨리 우빠니샤드이다. 이점에 대해서는 본서 1부 1-1 '하타요가 전통의 전개' 항목 중 각주25-29와 해당 본문을 참조

194) pittolbaṇatvāt prathamāmbudhārāṃ vihāya niḥsāratayāntya dhārām | niṣevyate śītala-madhya dhārā kāpālike khaṇḍamate 'marolī || Hp. III.96.

195) amarīṃ yaḥ piben nityaṃ nasyaṃ kurvan dine dine | vajrolīm abhyaset samyak sāmarolīta kathyate || Hp. III.97.

196) 브라흐마난다는 다음과 같이 말한다.
"수련을 통해서, 즉 아마롤리의 수련을 통해 흐르는 짠드리, 즉 감로를"
abhyāsād amarolyabhyāsā niḥsṛtāṃ cāndrīṃ … sudhāṃ. Hp-Jt. III.98. (*p.* 110, *ll.* 6-7)

197) "머리, 두개골, 눈, 목, 심장, 어깨, 코 등"
śiraḥ kapālanetraskandhakaṇṭhahṛdayabhujādiṣu… Hp-Jt. III.98. (*p.* 110, *l.* 8)

198) abhyāsān niḥsṛtāṃ cāndrīṃ vibhūtyā saha miśrayet | dhārayed uttamāṅgeṣu divyadṛṣṭiḥ prajāyate || Hp. III.98.

아마롤리 등등[의 무드라]는 오직 삼매(samādhi)가 성취된 후에만 성취된다.[199)]

6. 명상적인 무드라

무드라는 『하타(요가)쁘라디삐까』 제 III장 무드라 편에서 설명되었지만 삼매품으로 불리는 제 IV장에서도[200)] 샹브하비, 운마니, 케짜리와 같은 무드라가 설명된다. 제IV장에서 설명된 무드라는 모두 '마음을 미간이나 심장 혹은 짜끄라 등에 집중하는' 명상적인 무드라인데 이 무드라들은 '마음의 소멸', 즉 삼매를 성취하기 위한 기법이다. 후대의 주석가 브라흐마난다는 샹브하비 무드라를 설명하기에 앞서 다음과 같이 말한다.

> 마음을 소멸시키기 위해서 쁘라나를 소멸시키는 수단인 무드라를 여기서 설하는데 그 중에서 샹브하비 무드라를 [먼저] 말한다.[201)]

브라흐마난다의 짧은 해설에서 샹브하비와 같은 명상적인 무드라가 '마음의 소멸'을 목표로 한다는 것을 알 수 있고 또 마음의 소멸, 즉 삼매가 심리적 조작 혹은 정신적 훈련을 통해서 성취되는 것이 아니라 '쁘라나를 소멸시킴으로써 성취된다'는 하타요가 특유의 입장을 알 수 있다. 쁘라나를 소멸시킴으로써 마음을 소멸시킬 수 있다는 하타요가의 방법론은 쁘라나와 마음을 유기적이고 상호 의존적으로 보는 입장에 의거한다.

---

199) amarolyādikaṃ samādhisiddhāv eva siddhyatīti··· Hp-Jt. IV.71. (*p.* 129, *l.* 8)

200) 『하타(요가)쁘라디삐까』 제IV장의 마지막 콜로폰은 다음과 같다.
iti ··· haṭhayogarpadīpikāyāṃ samādhilakṣaṇaṃ nāma caturthopadeśaḥ.
"이상이 『하타요가쁘라디삐까』에서 '삼매에 대한 정의'로 불리는 제IV장의 가르침이다."

201) cittalayāya prāṇalayasādhanībhūtāṃ mudrāṃ vivakṣus tatra śāṃbhavīṃ mudrām āha. Hp-Jt. IV.36. (*p.* 149, *l.* 8)

기가 고정되면 그로 인해 마음도 고정된다.
그리고 마음이 고정되면 그로 인해 기도 고정된다.[202)]

마음이 [작용하는] 두 가지 원인은 훈습[203)]과 기이다.
둘 중 하나가 소멸한다면 그 두 가지[204)] 모두 소멸한다.[205)]

마음이 사라진다면 기가 소멸하고,
기가 소멸하면 마음도 소멸한다.[206)]
마치 우유와 물처럼 마음과 기는 혼합되어 같이 작용을 한다.
기가 활동할 때 마음이 활동하고 마음이 활동할 때 기가 활동한다.[207)]

그 중에서 하나가 소멸함으로써 다른 것도 소멸하고 하나가 활동함으로써 다른 것도 활동한다.
양자가 활동할 때 모든 감각 기관이 활동하고 양자가 소멸할 때 해탈의 경지가 성취된다.[208)]

---

202) pavano badhyate yena manas tenaiva badhyate |
manaś ca badhyate yena pavanas tena badhyate || Hp. IV.21.

203) 『월광』은 vāsanā와 saṃskāra를 동일시한다.
vāsanā bhāvanākhyaḥ saṃskāraḥ. Hp-Jt. IV.22. (*p.* 143, *l.* 12)

204) "훈습이 소멸되면 기와 마음이 소멸한다. 기가 소멸되면 마음과 훈습이 소멸한다. 마음이 소멸하면 기와 훈습이 소멸한다."
vāsanākṣye samīraṇacitte kṣīṇe bhavataḥ | samīraṇe kṣīṇe cittavāsane kṣīṇe bhavataḥ | citte kṣīṇe samīraṇavāsane kṣīṇe bhavataḥ | Hp-Jt. IV.22. (*p.* 143, *ll.* 14-15)

205) hetudvayaṃ tu cittasya vāsanā ca samīraṇaḥ |
tayor vinaṣṭa ekasmin tau dvāvapi vinaśyataḥ || Hp. IV.22.

206) mono yatra vilīyeta pavanas tatra līyate |
pavano līyate yatra manas tatra vilīyate || Hp. IV.23.

207) dugdhāmbuvat saṃmilitāv ubhau tau tulyakriyau mānasmārutau hi |
yato marut tatra manaḥ pravṛttir yato manas tatra marut pravṛttiḥ || Hp. IV.24.

208) tatraikanāśād aparasya nāśa ekapravṛtter aparapravṛttiḥ |
adhvas tayoś cendrayavarga vṛttiḥ pradhvas tayor mokṣapadasya siddhiḥ || Hp. IV.25.

샹브하비, 운마니, 케짜리 무드라는 쁘라나의 소멸, 다시 말해서 쁘라나를 수슘나로 상승시켜 정수리의 브라흐마란드흐라로 끌어올리는 강력한 수행법이므로 제III장에서 설명된 무드라와 마찬가지로 만인에게 공개된 것이 아니라 자격을 갖춘 제자만이 배울 수 있는 것이고 또 비밀을 지켜야 하는 것이다.[209] 이 이유에서 비록 『하타(요가)쁘라디삐까』는 샹브하비, 케짜리, 운마니 무드라의 방법을 상술했던 것은 아니지만 샥띠짤라나 무드라를 비롯한 무드라 수행의 연장선에서 실행되는 것으로 볼 수 있다.

아래의 방법은 세 무드라에 공통적인 것이라 할 수 있다.

① 달인좌 혹은 금강좌의 자세를 취한다.
② 300-500번 혹은 '자신이 할 수 있을 만큼' 들숨과 날숨을 급격히, 강하게 교차하는 정뇌를 시작한다.
③ 마지막엔 숨을 길게 내쉰 후
③ 괄약근을 조이면서 고개를 들어 숨을 최대한 들이마시고(물라 반드하),
⑤ 숨을 참은 상태에서 목을 잠그고 턱을 최대한 당겨 흉골에 붙인다(잘란드하라 반드하).
⑥ 그 상태에서 하복부를 등 쪽으로 수축하고(웃디야나 반드하) 혀를 뒤집어서 입천장에 붙이거나 목구멍에 넣는다.
⑦ 숨을 최대한 참는다.

이 여섯 과정은 샹브하비, 운마니, 케짜리 무드라에 공통되고 그 다음

---

209) "베다와 샤스뜨라 그리고 뿌라나들은 마치 매춘부처럼 [공유되지만] 오직 하나, 샹브하비 무드라만이 명문가의 처녀처럼 보호되었다."
vedaśāstrapurāṇāni sāmānyagaṇikā iva |
ekaiva śāṃbhavī mudrā guptā kulavadhūr iva ‖ Hp. IV.35.

단계(⑧)에서 집중해야 할 대상은 다르다. 운마니 무드라는 콧등에 의식을 집중하고 케짜리는 미간에 집중하고 샹브하비의 경우 문헌에 따라 심장부, 짜끄라, 미간으로 말해진다.

케짜리, 샹브하비, 운마니 무드라는 쁘라나를 소멸시킴으로써 마음을 소멸시키는 무드라이므로 꾼달리니가 각성된 후 쁘라나가 수슘나로 진입하고 상승할 때 실행하는 것이 원칙이다.

1) 샹브하비 무드라(Śāmbhavīmudrā)

샹브하비 무드라는 『하타(요가)쁘라디삐까』, 『게란다상히따』에서 설명되었지만 방법은 조금씩 다르다. 『게란다상히따』의 샹브하비 무드라는 미간을 응시하면서 아뜨만을 명상하는 것이지만[210)] 『하타(요가)쁘라디삐까』의 샹브하비 무드라는 눈을 뜨고 자신이 좋아하는 짜끄라에 의식을 집중하는 것이다.

『하타(요가)쁘라디삐까』에 따르면 샹브하비 무드라의 방법은 다음과 같다.

> [의식을] 내적 표적에 두고, 시선을 외부로[211)] 향하되 깜빡임(nimeṣa-unmeṣa)을 떠난
> 바로 이것이 베다와 샤스뜨라에서 보호된 샹브하비 무드라이다.[212)]

마음과 쁘라나가 내적 표적(antarlakṣya)에 몰입될 때 요기가

---

210) netrāntaraṃ samālokya cātmārāmaṃ nirīkṣayet | GhS. III.53a.
211) 여기서 '외부'는 신체 외부를 의미한다.
'bahir dehād bahiḥ pradeśe' Hp-Jt. IV.36. (*p*. 149, *l*. 10)
212) antarlakṣyaṃ bahir dṛṣṭir nimeṣonmesavarjitā |
eṣā sā śāṃbhavī mudrā vedaśāstreṣu gopitā ‖ Hp. IV.36.

눈을(dṛṣṭyā) 움직이지 않음으로써 외부의 대상을 볼지라도 보지 못할 때 진실로 샹브하비 무드라가 된다. 이것은 스승의 은총으로 획득된다. 공과 불공을 떠난 진실의 경지인 샹브하비가 드러난다.[213)]

샹브하비 무드라의 요지는 눈을 감지 말고 시선을 외부로 두되 눈을 깜빡이지 않는 것이고 내적 표적에 의식을 집중하는 것이다. 『하타(요가) 쁘라디삐까』는 '내적 표적'이 무엇인지 설명하지 않았지만 브라흐마난다는 내적 표적을 '자신이 가장 좋아하는 짜끄라'로 해설한다.

내부, 즉 아드하라(물라드하라 짜끄라)에서 시작에서 브라흐마란드흐라에 이르기까지의 짜끄라들 가운데 자신이 좋아하는 짜끄라에 …[214)]

따라서 샹브하비는 눈을 깜빡이지 않은 채 시선을 외부로 두고 정신을 신체 안의 짜끄라에 집중하는 것이다. 주석가 브라흐마난다는 '수행자 자신이 좋아하는 짜끄라'에 집중할 것을 말하지만, '심장에 의식을 집중할 것'으로 말하기도 한다.

샹브하비[를 수련할] 때엔 시선을 외부로 고정하는 것이고 케짜리[를 수련할] 땐 눈썹 가운데(미간)에 시선을 둔다는 점에서 양자가 다르기 때문이다. 샹브하비 [무드라]를 할 동안엔 심장이 수련 지점이고 케짜리에서는 미간이 [수련] 지점이다.[215)]

---

213) antarlakṣyavilīnacittapavano yogī yadā vartate
dṛṣṭyā niścalatārayā bahiradhaḥ paśyann apaśyann api |
mudraṃ khalu śāṃbhavī bhavati sā labdhā prasādād guroḥ
śūnyāśūnyavilakṣaṇaṃ sphurati tat tattvaṃ padaṃ śāṃbhavam || Hp. IV.37.

214) antaḥ ādhārādibrahmarandhrānteṣu cakreṣu madhye svābhimate cakre … | Hp-Jt. IV.36. (*p.* 149, *l.* 9)

215) tayor bhedāc chāṃvyāṃ bahir dṛṣṭyā avasthitaḥ khecaryāṃ bhrūmadhyad-ṛṣṭyāvasthitaḥ | śāṃbhavyāṃ hṛdayaṃ bhāvanādeśaḥ, khecaryāṃ bhrūmadhya eva

샹브하비 무드라는 쁘라나를 소멸시킴으로써 마음을 소멸시키는 기법이므로 기본적으로 브하스뜨리까(풀무) 꿈브하까와 같이 '들숨 후 그 숨을 참은 상태'(뿌라까 쁘라나야마, 꿈브하까)에서 세 종류의 반드하 무드라를 취함으로써 쁘라나를 상승시키면서 의식을 특정 짜끄라에 집중하는 것이라 할 수 있다.

> 스리 샹브하비와 케짜리의 상태(avasthā)와 위치(dhāma)는 다르지만 의식과 환희를 본성으로 하는 공에[216] 마음 소멸의 환희가 일어날 것이다.[217]

2) 운마니 무드라(Unmanīmudrā)

운마니 무드라는 샹브하비 무드라와 비슷하지만 시선을 콧등에 둔다는 점에서 다르다.

> 두 눈동자를 빛에 고정한 후 양 눈썹을 약간 치켜 올려라.
> 앞에서 [말해진] 대로 마음을 집중한다면, 곧 운마니 삼매 상태에 도달한다.[218]

브라흐마난다에 따르면 빛은 코끝을 의미하고[219] '앞에서 말해진 대로'란 샹브하비 무드라와 마찬가지로 물라드하라 짜끄라에서 사하스라라

---

deśaḥ | Hp-Jt. IV.38. (*p.* 150, *ll.* 20-22)

216) śūnye deśakālavastuparicchedaśūnye sajātīyavijātīyasvagatabhedaśūnye vā. Hp-Jt. IV.38. (*pp.* 150-151, *ll.* 22-1)

217) śrīśāṃbhavyāś ca khecaryā avasthādhāmabhedataḥ |
bhavec cittalayānandaḥ śūnye citsukharūpiṇi || Hp. IV.38.

218) tāre jyotiṣi saṃyojya kiṃcidunnamayed bhruvau |
pūrvayogaṃ mano yuñjann unmanīkārakaḥ kṣaṇāt || Hp. IV.39.

219) tārayor nāsāgre yojanāt prakāśamāne tejasi saṃyojya saṃyukte kṛtvā. Hp-Jt. IV.39. (*p.* 151, *l.* 7)

짜끄라 중 자신이 선호하는 짜끄라에 의식을 집중하는 것을 의미한다.[220] 『하타(요가)쁘라디삐까』는 운마니 무드라의 방법과 효과를 다음과 같이 말한다.

눈을 반쯤 뜨고 마음을 고정한 후 시선을 콧등에 두고
태양과 달을 소멸시킴으로써 움직이지 않는[221] 자는
빛을 본성으로 하고, 모든 것의 씨앗이고, 일체이고, 빛나는 최고자, 진실, 최고, 진실, 그 경지, 최고의 실재에 도달한다. 여기서 더 이상 말해질 것이 무엇이 있겠는가.[222]

『하타(요가)쁘라디삐까』는 운마니 무드라를 수련하는 시간과 조건을 다음과 같이 말한다.

낮에(divā) 링가를 숭배해서는 안 되며, 밤에(rātri) [링가를] 숭배해서도 안 된다.
언제나 낮과 밤을 제어한 후에 링가를 숭배해야 한다.[223]

---

220) pūrvaḥ pūrvoktaḥ 'antarlakṣyaṃ bahirdṛṣṭiḥ' ity ākārako yogo yuktir yasmin. Hp-Jt. IV.39. (*p.* 151, *ll.* 8-9)

221) 브라흐마난다는 '움직이지 않음으로써'(nispandabhāvena)의 의미를 다음과 같이 풀이한다.
"신체와 감관과 마나스를 확고히 하는 것 그것에 의해서 쁘라나의 동요 역시 그치게 된다는 의미이다."
kāyondriyamanasāṃ niścalatvaṃ tena prāṇasaṃcāramapi stambhayann ity arthaḥ | Hp-Jt. IV.41. (*p.* 152, *l.* 12)

222) ardhonmīlitalocanaḥ sthiramanā nāsāgradattekṣaṇaś
candrārkāv api līnatām upanayan nispandabhāvena yaḥ |
jyotīrūpam aśeṣabījam akhilaṃ dedīpyamānaṃ paraṃ tattvaṃ
tatpadam eti vastu paramaṃ vācyaṃ kim atrādhikam || Hp. IV.41.

223) divā na pūjayel liṅgaṃ rātrau caiva na pūjayet |
sarvadā pūjyel liṅgaṃ divārātrinirodhataḥ || Hp. IV.42.

브라흐마난다에 따르면 여기서의 링가(liṅga)는 아뜨만을 의미하고[224] '낮과 밤'은 각각 '삥갈라와 이다'를 의미한다. '낮'은 쁘라나가 삥갈라로 흐르는 것이고 '밤'은 쁘라나가 이다로 흐르는 것을 의미하는데 쁘라나가 삥갈라와 이다로 흐른다는 것은 수슘나가 활성화되지 않았다는 것, 즉 쁘라나를 통제하지 못한 단계이고 따라서 명상 자체가 불가능하다.[225] 낮과 밤을 제어한다는 것은 숨이 삥갈라와 이다로 흐르지 않는 상태, 다시 말해서 쁘라나가 수슘나로 진입하고 상승할 때를 의미한다.[226] 따라서 샹브하비와 마찬가지로 운마니 무드라 역시 꾼달리니가 각성된 후 쁘라나가 수슘나로 진입하고 상승할 때 실행된다.

운마니 무드라의 중요성을 다음과 같이 말한다.

어떤 사람들은 경전의 그물에 의해서 어떤 사람은 니가마의 번잡함에, 어떤 사람들은 논리에 의해 현혹되어 있다. 그들은 결코 해탈의 수단(tārakam)을 알지 못한다.[227]

---

224) "링가는 모든 것의 원인인 아뜨만이다. '이 아뜨만으로부터 허공이 생겼다'라는 등등으로 [우빠니샤드에] 설해져 있기 때문이다." (liṅgaḥ sarvakāraṇam ātmānaṃ | 'etasmād ātmana ākāśaḥ saṃbhūtaḥ' ity adi śruteḥ). Hp-Jt. IV.42. (*p.* 153, *ll.* 1-2)

225) "태양과 달이 활동할 때는 마음이 고정될 수 없기 때문이다. '기가 움직이면 마음이 움직이다'라고 말해졌기 때문이다."
candrasūryasaṃcāre vittasthairyābhāvāt | 'cale vāte calaṃ cittaṃ'(Hp. II.2) ity uktatvāt | Hp-Jt. IV.42. (*p.* 153, *ll.* 7-8)

226) "태양과 달이 통제될 때 쁘라나가 수슘나 속으로 들어가고 마음이 안정되기 때문이다. 이것에 대해서 '바유가 수슘나 속으로 들어갈 때 마음이 안정되게 된다'라고 말해졌다."
sūryacandrayor nirodhe kṛte suṣumnāntargate prāṇe manaḥ sthairyāt | tad uktaṃ 'suṣumnāntargate vāyau manaḥ sthairyaṃ prajāyate' iti ‖ Hp-Jt. IV.42. (*p.* 153, *ll.* 10-12)

227) kecid āgamajālena kecin nigamasaṃkulaiḥ |
kecit tarkeṇa muhyanti neva jānanti tārakam ‖ Hp. IV.40.

3) 케짜리 무드라(Khecārīmudrā)

운마니 무드라와 마찬가지로 케짜리 무드라 역시 삥갈라와 이다의 흐름을 통제한 상태, 즉 수숨나가 활성화된 이후에 실행할 수 있는 무드라이다.

> 이다와 삥갈라 중간에 있는 수숨나가 생기를 모두 마셔버린다면
> 그곳에서 케짜리 무드라가 확립된다. 이것은 틀림없는 진실이다.[228)]

> 태양과 달 사이의 '의존하는 바가 없는 것(=수숨나) 속에서', 즉
> '허공 짜끄라 속에서'[229)] 머무는 이 무드라가 케짜리라고 불린다.[230)]
> 케짜리 무드라만 수련할지라도 운마니(=삼매)가 일어난다.[231)]

『하타(요가)쁘라디삐까』 제IV장에서 설명된 케짜리 무드라의 방법은 다음과 같다.

> 소마(달)로부터[232)] 생성된 [감로의] 물줄기는 '육체를 지닌 쉬바'가 애호하는 것이다.
> 비견될 수 없고 신령스런 수숨나에 [그 감로를] 뒷문에서 채워야 한다.[233)]

---

228) iḍāpiṅgalayor madhye śūnyaṃ caivānilaṃ graset |
tiṣṭhate khecarī mudrā tatra satyaṃ punaḥ punaḥ || Hp. IV.44.

229) "허공은 공이고 짜끄라는 묶음[을 의미한다]. 눈썹 사이에 모든 공간들이 결합하기 때문이다. 이것이 [III.53에서] '다섯 통로가 결합된 [동굴]'이라고 말해진 것이다."
vyomnāṃ khānāṃ cakre samudāye | bhrūmadhye sarvakhānāṃ samanvayāt | tad uktaṃ 'pañcasrotaḥ samanvitam'(III.53) iti | Hp-Jt. IV.45. (*p.* 154, *ll.* 7-8)

230) sūryācandramasor madhye nirālambāntare punaḥ |
saṃsthitā vyomacakre ya sā mudrā nāma khecarī || Hp. IV.45.

231) abhyastā khecarī mudrāpy unmanī saṃprajāyate || Hp. IV.47b.

232) somācandrād. Hp-Jt. IV.46. (*p.* 154, *l.* 12)

233) somād yatroditā dhārā sākṣāt sā śivavallabhā |
pūrayed atulāṃ divyāṃ suṣumnāṃ paścime mukhe || Hp. IV.46.

> 그리고 앞[문]에서 채울 때 진정한 케짜리가 될 것이다.
> 케짜리 무드라만 수련할지라도 운마니가 일어난다.[234)]

브라흐마난다의 해설에 따르면 수슘나의 뒷문은 목구멍을 의미하고 앞문은 회음부에 있는 수슘나의 입구이다. 뒷문을 채운다는 것은 케짜리 무드라 특유의 행법인 '혀를 뒤집어 목구멍으로 넣는 것'을 의미하고[235)] 앞문을 채운다는 것은 수슘나 속으로 '각성된 꾼달리니, 즉 쁘라나'를 진입시키는 것이다.[236)] 브라흐마난다는 다음과 같이 말한다.

> 하지만 만약 쁘라나로 앞[문]을 채우지 않고 단지 혀로써 뒷[문]만을 채운다면 멍청한 상태가 될 뿐이고 케짜리가 확립되지 않는다는 의미이다.[237)]

따라서 『하타(요가)쁘라디삐까』 제IV장에 설명된 명상적인 케짜리 무드라는 제III장의 케짜리 무드라와 달리 수슘나로 쁘라나(=각성된 꾼달리니)를 끌어올리는 것을 필수 조건으로 한다고 할 수 있다. 수슘나는 여타의 나디들과 달리 평소엔 활동하지 않지만 꾼달리니가 각성된 이후에 활성화되고, 수슘나가 활성화될 때 이다와 삥갈라를 포함한 모든 나디는 활동을 멈추고 죽은 상태처럼 된다.[238)] 바로 이 수슘나가 활성화되어 쁘

---

234) purastāc caiva pūryeta niścitā khecarī bhavet |
abhyastā khecarī mudrāpy unmanī saṃprajāyate || Hp. IV.47.

235) "혀로써 라는 [단어를] 보충해야 한다."
jihvayeti śeṣaḥ. Hp-Jt. IV.46. (*p.* 154, *l.* 15)

236) suṣumnāṃ prāṇeneti śeṣaḥ | Hp-Jt. IV.47. (*p.* 154, *l.* 18)

237) yadī tu purastāt prāṇena na pūryeta jihvāmātreṇa paścimataḥ pūryeta tarhi mūḍhāvasthājanikā na niścitā khecarī syād iti bhāvaḥ | Hp-Jt. IV.47. (*pp.* 154-155, *ll.* 19-1)

238) "그와 같이 꾼달리니 샥띠도 재빠르게 꼿꼿이 서게 될 것이다.
그때 [서로] '의지하는 두 통로'(이다와 삥갈라)는 죽은 상태가 된다."
ṛjvībhūtā tathā śaktiḥ kuṇḍalī sahasā bhavet |
tadā sā maraṇāvasthā jāyate dviputāśrayā || Hp. III.12.

라나가 수슘나로 진입하고 상승할 때, 즉 쁘라나로 '앞문'을 채울 때 케짜리 무드라를 실행해야 한다.

> 왼쪽과 오른쪽 나디에 있던 생기(mārutaḥ)가 가운데(=수슘나)로 흐를 때 그곳(수슘나)에서 케짜리 무드라가 확립된다. 여기에 대해서는 의심의 여지가 없다.[239)]

케짜리를 포함한 하타요가의 명상은, 쁘라나가 수슘나로 진입하고 상승할 때 비로소 시작되는 것이며, 쁘라나가 마침내 정수리의 브라흐마란드흐라에 머물 때(소멸할 때) 그 때 마음도 완전히 소멸된 라자요가의 경지에 도달된다.

『하타(요가)쁘라디삐까』는 케짜리 무드라의 효과를 다음과 같이 말한다.

> 양 눈썹 가운데(미간)에 쉬바는 머문다. 그곳으로 마음은 소멸된다.
> 그것을 목표인 뚜르야로 알아야만 한다. 그 경지에서는 죽음이 없다.[240)]
>
> 요가 니드라[241)]에 들 때까지 케짜리를 수행해야 한다.

"꾼달리니가 각성됨으로써 쁘라나는 수슘나 속으로 들어가기 때문에 두 통로(이다와 삥갈라)엔 쁘라나가 없기 때문이다."
kuṇḍalibodhe sati suṣumnāyāṃ praviṣṭe prāṇe dvayoḥ puṭayoḥ prānaviyogāt | Hp-Jt. III.12. (*p.* 76, *ll.* 19-20)

239) savyadakṣiṇanāḍīstho madhye carati mārutaḥ |
tiṣṭhate khecarī mudrā tasmin sthāne na saṃśayaḥ || Hp. IV.43.

240) bhruvor madhye śivasthānaṃ manas tatra vilīyate |
jñātavyaṃ tatpadaṃ turyaṃ tatra kāle na vidyate || Hp. IV.48.

241) 여기서의 '요가 니드라'는 일반적으로 알려진 '수면', '수면과 같은 휴식이나 이완 상태'를 의미하는 것이 아니라 심작용(cittavṛtti)와 훈습(vāsanā, saṃskara)까지 지멸된 경지이다. 브라흐마난다는 요가니드라를 다음과 같이 풀이한다.
"요가는 모든 것의 지멸이다. 바로 그 니드라가 요가니드라로 알려졌다…"

요가 니드라에 도달한 자에게 죽음은 존재하지 않는다.[242)]

대상이 없는 마음을 얻고서 어떤 것도 생각하지 않는다면
그는 안과 밖이 모두 공[으로 채워진] 항아리처럼 확고히 머문다.[243)]

외부의 호흡이 멈춰지면 의심할 바 없이 내부의 호흡도 멈춰진다.
이 때 기는 마음과 더불어 자기 본래의 자리에서 확고히 머문다.[244)]

이와 같이 수슘나 속에서 밤낮으로 수행하면
기가 사라지는 곳으로 마음도 사라져 간다.[245)]

4) 비음 명상(Nādānusaṃdhana)

『하타(요가)쁘라디삐까』가 마지막으로 가르치는 무드라 명상법이 비음 명상인데, 비음 명상은 하타요가 수행자를 수련하기에 부적합한 사람을 위한 것이다.[246)] 『하타(요가)쁘라디삐까』에 따르면 비음 명상엔 세 가지 방법이 있다. 가장 일반적인 방법은 두 엄지손가락으로 두 귀를 막고

---

yogaḥ sarvavṛttinirodhaḥ saiva nidrā yoganidrāsya saṃjātā iti … Hp-Jt. IV.41. (*p.* 155, *ll.* 13-14)

242) abhyaset khecarīṃ tāvad yāvat syād yoganidritaḥ |
saṃprāptayoganidrasya kālo nāsti kadācana || Hp. IV.49.

243) nirālambaṃ manaḥ kṛtvā na kiṃcidapi cintayet |
sabāhyābhyantare vyomni ghaṭavat tiṣṭhati dhruvam || Hp. IV.50

244) bāhyavāyur yathā līnas tathā madhyo na saṃśayaḥ |
svasthāne sthiratāmeti pavano manasā saha || Hp. IV.51.

245) evam abhyasyatas tasya vāyumārge divāniśam |
abhyāsāñjīryate vāyur manas tatraiva līyate || Hp. IV.52.

246) "참된 실재를 자각할 능력이 없는 어리석은 사람들조차도 할 수 있는, 고락샤나타가 가르친 비음 명상에 대해 설명하겠다."
aśakyatattvavodhānāṃ mūḍhānāmapi saṃmatam |
proktaṃ gorakṣanāthena nādopāsanam ucyate || Hp. IV.65.

심장에서 들리는 소리에 집중하는 것이고[247] 두 번째는 샴브하비 무드라와 병행하는 것이다.

> 요가 수행자는 해탈좌로 앉아 샴브하비 무드라를 실행하고
> 오른쪽 귀로써 일념으로 내면의 비음(秘音)을 들어야 한다.[248]

브라흐마난다는 이 방법을 해탈좌 또는 달인좌를 취한 후 '시선을 외부에 두고 의식을 내적인 표적'에 집중하는 샴브하비 무드라와 병행해서[249] 오른쪽 귀로써 수슘나 나디 속에서 들리는 침묵의 소리를 듣는 것으로 해설한다.[250]

세 번째 방법은 손가락으로 두 귀, 두 눈, 양 코, 입을 막고 수슘나에서 들리는 소리를 명상하는 것이다. 『하타(요가)쁘라디삐까』는 이 명상법의 명칭을 설명하지 않았지만 브라흐마난다는 이 명상을 산무키 무드라와 병행하는 것[251]으로 해설한다.

> 양쪽 귀와 두 눈과 두 코와 입을 손가락으로 막아야 한다.
> 청정하게 된 수슘나의 길에서 분명하고 맑은 소리가 들린다.[252]

---

247) karṇau pidhāya hastābhyāṃ yaṃ śṛṇoti dhvaniṃ muniḥ | Hp. IV.82a.

248) muktāsane sthito yogī mudrāṃ saṃdhāya śāṃbhavīm |
śṛṇuyād dakṣiṇe karṇe nādamantastham ekadhīḥ || Hp. IV.67

249) śāṃbhavīmudrayā nādānusaṃdhānam āha – muktāsana iti | muktāsane siddhāsane sthito yogī śāṃbhavīṃ mudrām 'antarlakṣyaṃ bahirdṛṣṭiḥ'(IV.36) ity ādinoktāṃ saṃdhāya kṛtvā | Hp-Jt. IV.67. (*p.* 162. *ll.* 9-11)

250) dakṣiṇe karṇe 'ntasthaṃ susmnānāḍyāṃ santam eva nādaṃ śṛṇuyāt | Hp-Jt. IV.67. (*p.* 162, *ll.* 11-12)

251) ṣaṇmukhīmudrayā nādānusaṃdhānam āha- śravaṇeti | Hp-Jt. IV.68. (*p.* 162, *l.* 21)

252) śravaṇapuṭanayanayugalaghrāṇamukhānāṃ nirodhanaṃ kāryam |
śuddhasusumnāsaraṇau sphuṭamamalaḥ śruyate nādaḥ || Hp. IV.68.

브라흐마난다는 어떤 문헌을 인용하며 그 방법을 설명하는데 두 엄지 손가락으로 두 귀를 막고 그 다음에는 두 집게 손가락으로 양 눈을 막고 세 번째의 두 손가락으로 양 코를 막고 네 번째 두 손가락으로 입을 막는 것이다.[253]

한편 『게란다상히따』에서 설명된 요니무드라(Yonimudrā)는 『하타(요가)쁘라디삐까』의 산무키 무드라와 병행해서 실행된다.[254]

253) 'aṅguṣṭhābhyām ubhau karṇau tarjanībhyāṃ ca cakṣuṣī | nāsāpuṭau tathānyābhyām pracchādya karaṇāni ca ‖ ' iti | cakārāt tadanyābhyāṃ mukhaṃ pracchādyeti samucchiyate | Hp-Jt. IV.68. (*p.* 163, *ll.* 3-5)

254) "[먼저] 달인좌 자세에서 후 귀와 눈과 코와 입을 엄지, 집게, 중지, 약지, 새끼 순으로 막고[난 후에]"
siddhāsanaṃ samāsādya karṇacakṣurnasāmukham |
aṅguṣṭhatarjanīmadhyānāmādyaiḥ pidadhīta vai ‖ GhS. III.33.

약호와 참고문헌

I. 일차자료

1. 필사본

Haṭhapradīpikā of Svātmārāma.

Hp[1]. MS. No.3066: Punjab University Library.

Hp[2]. MS. No.1204: Punjab University Library.

Hp[3]. MS. No.403: Punjab University Library.

Hp[4]. MS. No.894: Punjab University Library.

Hp[5]. MS. No.6108: Punjab University Library.

Hp[6]. MS. No.399(1895-1902): Bhandarkar Oriental Research Institute Library.

Haṭhapradīpikā Jyotsnā of Brahmānanda.

Hp-Jt. MS. No.615(1887-91): Bhandarkar Oriental Research Institute Library.

Gorakṣaśataka of Gorakṣanātha.

GoŚ. MS. No.5972, 1368: Punjab University Library.

Khecārīvidyā of Ādinātha.

KhV. MS. No. 3065: Punjab University Library.

Mudrākaraṇa.

Mk MS. No.2735: Punjab University Library.

Siddhasiddhāntapaddhati of Gorakhanātha

SsP. Ms. No.2821: Punjab University Library.

Siddhasiddhāntapaddhativyākhyā of Śaṅkaranātha.

MS. No.8193: Punjab University Library.

Śivasaṃhitā.

Śs[1]. MS. No.6103: Punjab University Library.

Śs[2]. MS. No.5021: Punjab University Library.

Yogacintāmaṇi of Śivānanda Sarasvati.

YoC. MS. No.6922: Punjab University Library.

Viniyuktamudrālakṣaṇa.

ViM. MS. No.2384: Punjab University Library.

Virūpākṣapañcāśikāvyākhyā of Vidyācakravartī.

ViVy[1]. MS. No.8059: Punjab University Library.

ViVy[2]. MS. No.8221: Punjab University Library.

2. 출판 원전(영역 포함)

1) 하타요가 문헌

AmY. *Amanaskayoga* of Gorakṣanātha.

1967. Yognātha, Swāmi(Ed.). *Amanaska Yoga.* Poona: Siddha Sahity Samsodhan Prakasan Mandal,.

1986. Michaël, Tara.
Aspect du Yoga. Monaco: Éditions du Rocher. pp. 69-132.

1987. Brahma Mitra Awasthi(Ed. & Hindi Comm.), Singh, Shri Bajaranga (Eng. Tr.), *Amanaska Yoga(Tāraka-amanaska Yoga).* Delhi: Swami Keshawananda Yoga-Samsthan-Prakashana.

2006 Jason Birch(Critical Ed., Tr. & Study), "*The Amanaska Yoga : A Critical Edition, Translation and Study*, Honours Thesis, B.A.(Sanskti), The University of Sydney".

AmŚ. *Amaraughaśāsana* of Gorakṣanātha.

1954. Mallik, Smt. Kalyani(Ed.). *Siddha-siddhānta-paddhati and other works of the nātha yogīs*. Poona: Poona Oriental Book House.
1918 Shāstrī, Paṇḍit Mukund Rām(Ed), *The Amaraugha Shāsan of Goraksha-nātha*. Kashmir Series of Texts and Studies no. XX, Bombay: Nirnaya-Sagar Press.

BGŚbh. *Bhagavatgītābhāṣya* of Śaṅkara
Āpte, Vināyaka Gaṇeśa(Ed.) *Śrīmadbhagavadgītā: Ānandagiri-kṛtaṭīkāsaṃvalitaśāṃkarabhāṣyasametā*. Pune: Ānandāśram, Ānand-āśramasaṃskṛtagranthāvaliḥ 38, Śālivāhanaśakābdāḥ 1858.

GhS. *Gheraṇḍasaṃhitā*
=Mallinson(2004)
1931. Lakṣmīveṃkaṭeśvara(Ed), *Gheraṇḍasaṃhitā(Yogaśāstram)*, Bombai: Khemarāja Śrīkṛṣṇadāsa, saṃvat 1988.
1981. Vasu, Rai Bahadur Srisa Chandra(Tr), *The Gheranda Samhita*, Delhi: Sri Satguru Publication(2nd. 1986).
1992. Papin, Jean(Tr.), *Le Yoga Du Corps La Gherandasamhita*: *Traité du XVe siécle préface -Traduction du sanskrit et texte en translitération- Notes-Commentaires et Lexique* Paris: Dervy.
1993. Thomi, Peter(Ed.), *Gheraṇḍasaṃhitā Sansrkt-deutsch*, Wichtrach: Institut für indologie.
1997. Digambarji, Swami, Manohar L. Gharote(Ed. & Tr.) *Gheraṇḍa Saṃhitā*. Lonavla: Kaivalyadhama S.M.Y.M. Samiti.
2004. Mallinson, James(Tr.). *The Gheraṇḍa Saṃhitā*. New York: YogaVidya.com.

GoP *Gorakṣapaddhati* of Gorakṣanātha.
1989. Śrīkṛṣṇadāsa, Khemarāja(Ed.). *Gorakṣapaddhati: Hindi ṭīkā sahita*. Bombai: Śriveṃkaṭeśvara press.

GoŚ. *Gorakṣaśataka* of Gorakṣanātha.

2006. Kuvalyānanda, Svāmī and S. A. Shukla(Ed. & Tr.). *Gorakṣaśatakam with introduction, text, English translation, notes etc.* Lonavla: Kaivalyadhama S.M.Y.M. Samiti.

GsP. *Siddhasiddhāntapaddhatī* of Gorakṣanātha.

1954. Mallik, Smt. Kalyani(Ed.) *Siddha-siddhānta-paddhati and other works of the nātha yogīs*: Poona: Poona Oriental Book House.

2010. Gharote, M. L., G. K. Pai(Eds). *Siddhasiddhāntapraddhatīḥ: A Treatise on the Nātha Philosophy by Gorakhnātha.* Lonavla: Lonavla Yoga Institute.

GsS. *Gorakṣasiddhāntasaṅgrahaḥ* of Gorakṣanātha.

1954. Smt. Kalyani Mallik(Ed.), *Siddha-siddhānta-paddhati and other works of the nātha yogīs*: Poona: Poona Oriental Book House.

1973. Śrījanādarśanaśāstrī Pāṇḍeya(Ed.), *Gorakṣasiddhāntasaṅgrahaḥ.* Varanasi: Sri Ghana Shayama Upadhyaya.

Hp *Haṭha(yoga)pradīpikā* of Svātmārāma.
= 1975

1975. Tatya, Tookaram(Ed.). *The Haṭhayogapradīpikā of Svātmārāma with the Commentary Jyotsnā of Brahmānanda and English Translation.* Madras: The Adyar Library and Research Centre, 1975(1st. 1893; Adyar 1st. 1933).

1915. Sinh, Pancham (Ed. & Tr.), *The Haṭha Yoga Pradipika*, Allahabad: Apurva Krishna Bose.

2006. *Haṭhapradīpikā* of Svātmārāma(Ed. & Tr.)
Gharote, M. L., Parimal Devnath. *Haṭhapradīpikā (with 10 chapters) of Svātmārama with Yogaprakāśikā A Commentary by Bālakṛṣṇa.* Lonavla: The Lonavla Yoga Institute.

1970. Digambaraji, Swami and Kokaje, Pt. Raghunatha Shastri (Eds. & Trs.),
Haṭhapradīpikā of Svātmārāma. Lonavla: Kaivalyadhama, S.M.Y.M. Samiti, 1998(2nd. editon; 1st.1970).

1974. Michaël, Tara(Tr.)
Haṭha-yoga-pradīpikā: un traité sanskrit de Haṭha-yoga. Paris: Fayard.

1999. Vishnu-devananda, Swami(Tr. and Comm.)
Hatha Yoga Pradipika, Delhi: Motilal Banarsidass Publichers Private Limited(1st. 1987).

1998. Muktibodhananda, Swami(Tr.)
Hatha Yoga Pradipika: Light on Hatha Yoga, Bihar: Yoga Publications Trust(1st. 1985).

Hp-Jt. *Haṭhapradīpikā-Jyotsnā* of Brahmananda.
=Hp. 1975.

1975. Tatya, Tookaram(Ed.). *The Haṭhayogapradīpikā of Svātmārāma with the Commentary Jyotsnā of Brahmānanda and English Translation.*
Madras: The Adyar Library and Research Centre.

1944. Khemarāja Śrīkṛṣṇadāsa(Ed.). *Haṭhayogapradīpikā - Sahajānandasaṃtānacintāmāṇi svātmārāmayogīndraviracitā. Śrīyutabrahmānandaviracitajyotsnābhidha Saṃskṛtatīkayā, Laṃkhagrāmanivāsipaṃḍitamihiracandrakṛta Bhāṣāṭīkayā ca sametā.* Mumbayyām, saṃvat 2001 śake 1874.

HrV. *Haṭharatrnāvalī* of Śrīnivāsa(Ed. & Tr.)
Ghotate, M. L., Parimal Devnath, Vijay Kant Jha.
Haṭharatrnāvalī-A Treatise on Haṭhayoga of Śrīnivāsayogī. Lonavla:

The Lonavla Yoga Institute, 2002.

JoP. *Jogapradīpakā* of Jayatarāma.
= Maheśānanda, Swāmī, B. R. Sharma, G. S. Sahay, R. K. Bodhe(eds.)
Jogapradīpyakā of Jayatarāma. Lonavla: Kaivalyadhama S.M.Y.M Samati, 2006.

KauN *Kaulajnana-nirnaya*
= Bagchi(1986)
Bagchi, P. C(Tr. by Michael Magee), *Kaulajnana-nirnaya of The School of Matsyendranatha -Text Edited with an Exhaustive Introduction.* Varanasi: Prachya Prakashan, 1986 *(1st. 1834)*

KhV. *Khecarīvidyā* of Ādninātha(Ed. & Tr.).
Mallinson, James. *Khecarīvidyā of Ādinātha: A Critical Edition and Annotated Translation.* London: Routledge, 2007.

MaS. *Matsyendrasaṃhitā* of Matsyendra.
1994. Sensharma, Debavrata(Ed.). *Matsyendra Saṃhitā of Matsyendranātha Part 1.* Calcutta: The Asiatic Society.
2009. Kiss, Csaba. "Matsyendranātha's Compendium (*Matsyendrasaṃhitā*): A Critical Edition and Annotated Translation of Matsyendrasaṃhitā 1-13 and 55 with Analysis". Ph.D. Thesis, Oxford University, 2009.

Śs. *Śivasaṃhitā.*
= Śs. 1936
1914. Vasu, Raibahādur Śrīśachandra(Tr.), *Śiva Saṃhitā with English Translation.* Allahabad: Pāṇinī Office.
1923. Vidyarnya, Srisa Chandra(Ed. & Tr.), *Śiva-Samhitā,* contained *Sacred Books of the Hindu,* Allahabad,.

1936. Rāmacandraśarmā, Amṛ. Ku.(Ed. and Hindi Bhāṣāṭikā). *Śivasaṃhitā :mūla āre bhāṣāṭīkā sahita*
saṃvat 1993. Sanātanadharma Presa.

2007. Mallinson, James(Ed. & Tr.). *The Shiva Samhita : A Critical Edition*
and An English Translation. New York: Yogavidyā.com.

2009. Maheśānanda, Swāmī, B. R. Sharma, G. S. Sahay,
R. K. Bodhe, B. K. Jha, C. L. Bhardwaj(Eds, Trs).
Śiva Saṃhitā: A Critical Edition - English Version.
Lonavla: Kaivalyadhama S.M.Y.M Samati.[1]

ṢaN. *Ṣaṭcakranirūpaṇa* of Śrīpurnānanda Yati

1918. Woodroffe, Sir John(Ed. & Tr.). *The Serpernt Power: Being the Ṣaṭ-Cakra-Nirūpaṇa and Pādukā-Pañcaka, Two Works on Laya-Yoga, Translated from the Sanskrit, with Introduction and Commentary*. Madras: Ganesh and Company(1st. 1918), pp. 317-479.

1979. Michaël, Tara(Ed. & Tr.). *Corps Subtil Et Corps Causal: <La Description Des Six "Cakra"> et Quelques Testes Sanscrits Sur Le Kuṇḍalanī Yoga*. Paris: Le Courrier Du Livre.

1981. Motoyama, Hiroshi(tr), *Theories of the Chakras: Bridge to Higher Consciousness.* Theosophical Publishing House.

1988. Giri, Goswami Prahlad(Hindi Comm. & Ed.).
Ṣaṭchakranirūpaṇa of Shree Purananda Yati Ecited with 'Shlkarthaparishkarini' of Kalicharan, 'Shatchakrabhedatippani' of Shankar, 'Shatchakravivritti' of Vishwanath. Sanskrit Commentaries, 'Prahlad Hindi Commentary & Critical Notes'. Varanasi: Krishnadas Academy.

1) 위 판본은 1999년에 출판된 힌디번역본에 대한 영어번역 버전이다.

2004. 遠藤康.
「ヨーガ的身体論の資料：『六輪解説(*Ṣaṭcakranirūpaṇa*)』 試訳(1)」, 『愛知文教大学論叢』 7. 2004.11. pp. 67-90.

SkM. *Saraswati Kundalini Mahayog (Shaktipata Shasra)*
Shastri, Jitendra Chandra Bhartiya and Sahitya Ratna Shityalankar Kavyamanishi. *Saraswati Kundalini Mahayog (Shaktipata Shasra).* Delhi: Ajanta Publications, 1992.

ŚtN. *Śrītattvanidhi.*
Sjoman, Norman E(Ed. & Tr.). *The Yoga Tradition of the Mysore Palace*. Delhi: Abhinav Publications, 1996.

TM. *Titumantiram* of Tirumular.
Natarajan, B & Dr. N. Mahalingam(Ed. & Tr.). *Tirumantiram: A Tamil Scriptual Classic.* Madras: Sri Ramakrishana Math, 1991.

Tv. *Tattvavaiśāradī* of Vācaspati Miśra.
Bodas, Rajaram Shastri. *Yogasūtras of Patañjali with the Scholium of Vyāsa and The Commentary of Vāchaspatimiśra.* Bombay, Government Central Press, 1991.

ViM *Vivekamārtaṇḍa* of Gorakhanātha.
Śrivāsatava, rāmalāla. *Vivekamārtaṇḍa.* Gorakhapur: Gorakhanātha-Mandir, Saṃvat 2040.

YoB *Yogabīja*
M.M. Dr. Brahmanitra Awasthi(Ed. & Tr.) Yogabīja: with English & Hindi Translation. Delhi: Swami Keshwananda Yoga Institute, n.d.

YoC *Yogacintāmaṇi* of Śivānanda Sarasvati
Vidyāvāgīśaḥ, Śrīharidāsa(Ed.), *Yogacintāmaṇiḥ*, Kalikāta(=Kolkata):

Kalikātā Oriyesṭāla Presa, nd.

YoK. *Yogakarṇikā* of Nātha Aghorānanda.
Sharma, Narendra Natha(Ed.). *Yogakarṇikā: An Ancient Treatise on Yoga.* Delhi: Eastern Book Linkers, 1981.

YoŚ. *Yogaśāstra* of Dattatreya.
Awasthi, M. M., Brahma Mitra, Amita Sharma. *Yoga Shastra of Dattatreya.* Delhi: Swami Keshawananda Yoga Institute, 1985.

YoŚh. *Yogaśāstra* of Hemacandra
Quarnström, Olle(Ed. & Tr.). *The Yogaśāstra of Hemacandra: A Twelfth Century Handbook on Śvetāmvara Jainism.* Harvard Oriental Series Vol. Sixty(Edited by Michael Witzel), The Department of Sanskrit and Indian Studied, Harvard University, 2002.

YoV. *Yogavāsiṣṭha*
1918. Paṇsīkar, Śāstrī Wāsudea Laxmaṇa(Ed.), *Yogavāsiṣṭhaḥ: Śrīvāsiṣṭamahārāmāyaṇatatparyaprakāśākhyāvyākhyāsahitaḥ*(2 vols.), Bombay: Nirnaya Sagar Press. (3rd. Ed. 1981. Delhi: Munshiram Manoharlal Publishers Pvt. Ltd.)
1986. Mitra Vihár-Lála(Tr.)
Yoga-Vásishtha-Mahárámáyana of Válmiki – Translated from the original Sanskrit (7vols.), Delhi and Varanasi: Indological Books House.
1993. Venkatesananda, Swami(Tr.)
Vaśiṣṭha's Yoga. Albany: State University of New York Press.

YoY. *Yogayājñavalkya.*
1938. Sastri, K. Sambasiva(Ed.). *The Yoga-yajñavalkya*, Trivandrum Sanskrit Series no. CXXXIV, Śrī Citrodayamajarī no. XXIII,

Tribandrum: The Superintendent, Government Press.

1954. Divanji, Prahlad. C.(Ed.). *Yoga-Yājñavalkya: A Treatise on Yoga as Taught by Yogi Yajñavalkya*. Bombay: Bombay Branch of the Royal Asiatic Society, Monograph no.3.

2000. Geenens, Philippe(Tr.), *Yogayājñavalkyam: Corps et âme, le yoga selon Yājñavalkya, traduit du sanskrit, présenté et annoté par*, Paris: Gallimard.

YuB. *Yuktabhavadeva.*

Gharote, M. L., Vijay Kant Jha(Eds.). *Yuktabhavadeva(A Treatise on Yoga) of Bhavadeva Miśra*. Lonavla: The Lonavla Yoga Institute, 2002.

2) 기타

BG. *Bhagavadgītā*

= Belvalkar, Shripad Krishna(Ed.)

The Bhagavadgītā. Poona: Bhandarkar Oriental Research Institiute, 1968(1st. ed. 1945)

BG-Śbh. *Bhagavadgītābhāṣya* of Śaṅkara

= Āpate, Vināyaka Gaṇeśa(Ed., & Tr.)

Śrīmadbhagavadgītā: Ānandagirikṛtaṭīkāsaṃvalitaśāṃkarabhāṣya-sametā. Bombay: Ānandāśrama. 1936(3rd. ed.)

Up. *Upaniṣad.*

= Radhakrishnan, S. *The Principal Upaniṣads*, London: Geroge Allen & Unvin Ltd. 1953.

Bṛhad *Bṛhadāraṇyaka*

Chānd. *Chāndogya*

Kaṭha *Kaṭha.*

Praś *Praśna.*

Mait. *Maitrī.*

Ys. *Yogasūtra* of Patañjali

(Maas). Philipp André(Ed.), *Samādhipāda: Das erste Kapitel Des Pātañjalayogaśāstra zum ersten Mal kritisch ediert: The First Chapter of the Pātañjalayogaśāstra for the first time Critiallly Edited.* Aachen: Chaker Verlag Gmbh. 2006.

YsBh. *Yogasūtrabhāṣya* of Vyāsa.

(Āraṇya). Swāmi Hariharānanda(Tr.), *Yoga Philosophy of Patañjali: Constaining his yoga aphorisms with Vyāṣa's commentary in sanskrit and a translation with annotations including many suggestions for the practice of yoga.* Albany: State Univ. of New York Press, 1983.

비야사(정승석 역)

2010. 『요가수트라 주석』. 서울: 소명출판.

YsC. *Yogasiddhāntacandrikā* of Srinarayanatirtha.

Karnatak, Vilmala(Ed.) 1971. *Yogasiddhāntacanrikā of Srinarayanatirtha: A Critical Edition.* Varanasi: Chowkhamba Press.

YsS. *Yogasārasaṃgraha* of Vijñānabhikṣu

Jha, Pt. Ganga Nath 2004. *Yogasārasaṅgraha of Vijñānabhikṣu (Vijñanābhikṣupraṇītaḥ yogasārasaṃgraha): Sanskrit Text and English Translation.* Delhi: Parimal Publications.

Yv. *Yogavārttika* of Vijñāna Bhikṣu.

Rukmani, T. S(Tr.). 1983. *Yogavārttika of Vijñānabhukṣu: Text with English Translation and Critical Notes Along with the Text and English Translation of the Pātañlala Yogasūtras and Vyāsabhāṣya. Vol. 2. Sādhanapāda.* New Delhi: Munshiram

Manoharlal Publishers Pvt. Ltd.

II. 이차자료

Ātreya, B. L.

1936. *The Philosophy of the Yoga-Vāsiṣṭha – A Comparative, Critical and Synthetic Survey of The Philosophical Ideas of Vasiṣṭha as Presented in the Yoga-Vāsiṣṭha-Mahā-Rāmāyāṇa*. Madras: The Theosopheical Publishing House.

Bagchi, Prabodh. Chandra(Eng. Tr. by Michael Magee),

1934. *Kaulajñāna-nirṇaya and Some Minor Texts of The School of Matsyendranātha*, Calcutta Sanskrit Series no. 111. Calcutta: Metropolitan Printing & Pub. House.

1986. (Eng. Tr. by Michael Magee) *Kaulajnana-nirnaya of The School of Matsyendranatha -Text Edited with an Exhaustive Introduction*, Varanasi: Prachya Prakashan.

Benerjea, Aksaya Kumar

1988. *Philosophy of Gorakhnath with Goraksa-Vacana-Sangraha*. Delhi: Motilal Banarsidass.

Benerji, Sures Chandra

1995. *Studies in Origin and Development of Yoga: From Vedic Times, in India and Abroad, with Texts and Translations of Pātañjala Yogasūtra and Haṭhayoga-pradīpikā*. Calcutta: Punthi.

Bernard, Theos

1944. *Haṭha Yoga : The Report of a Personal Experience*. New York: Columbia University Press.

Birch, Jason

2011 "The Meaning of haṭha in Early Haṭhayoga", *Journal of the American Oriental Society*. vol.131.4. pp. 527-554.

Bouy, Christian

1994. *Les Nāthayogin et les Upaniṣads*. Collége de France Publications de l'Institut de Civilisation Indienne, Fascicule 62. Paris: De Boccard.

Briggs, Geroge Weston.

2009. *Gorakhnātha and the Kānphaṭa Yogīs*. Delhi: Motilal Banarsidass(1st, 1973 Delhi; 1st Kolkata, 1938).

Brown, George William.

1919. "Prāṇa and Apāna", *Journal of the American Oriental Society*. vol 39, pp. 104-112.

Brunner, H and G. Oberhammer, A. Padoux

2000. *Tāntikābhidhānakośa. Dictionnaire des termes techiques de la littérature hindoue tantrique, A Dictionary of Technical Terms from Hindu Tantric Literautre, Wörterbuch zur Terminology hinduistischer Tantren*(2 vols.). Wien: Verlag, Der Österreichischen Akademie Der Wissenschaften .

Bühnemann, Gudrun

2007. "The Identification of an Illustrated Haṭhayoga Manuscript and Its Significance for Traditions of 84 Āsanas in yoga", *Asain Medicine*. 3. Leiden: Brill, pp. 156-176.

Eliade, Mercia

1990. *Yoga: Immortality and Freedom*. Princeton: Princeton University Press(1st. 1958).

Filiozat, Jean (Eng. Tr. by Maurce Shukla)

1991 *Religion Philosophy Yoga : A Selection of Articles by Jean Filliozat. With Introduction by Pierre-Sylvain Filiozat.* Delhi: Motilal Banarsidass.

Gode, P. K.

1940. "Date of the Haṭhayogapradīpikā of Svātmārāma Muni", *Indian Historical Quarterly.* Vol. XVI, no. 2, pp. 306-313.

Goodal, Dominic

2004. *The Parakhyatantra, A Scripture of Śaiva Siddhānta: A Critical Edition and Annotated Translation.* Pondicherry: Institue Français de Pondichery and Ecolo Française d'Exterême-Orient.

Goudriaan, Teun(Ed.)

1992. *Ritual and Speculation in Early Tantrism: Studies in Honor of André Padoux.* Albany: State University of New York Press.

Heilijers-Seelen, Dory

1990. "The Doctrine of the Ṣaṭcakra according to the Kubjikāmata", *Panels of the VIIth. World Sanskrit Conference.* Vol. 1. *The Sanskrit Tradition And Tantrism.*(Ed. by Teun Gourdriaan), Leiden·New York·København·Köln: E. J. Brill. pp. 51-65.

Jacobsen, Knut A. (Ed.)

2012. *Yoga Powers: Extraodinary Capacities Attained Through Mediation and Concentration.* Leiden·Boston: Brill.

Katre, Sadashiva L.

1961-2. "Ānandasamuccaya: A Rare Work on Haṭha-Yoga", *Journal of the Oriental Institute.* Vol. XI, Baroda, pp. 407-416.

Kaviraj, M. M. Gopinath

1990. *Selected Writings of M. M. Gopinath Kaviraj*. Varanasi, M. M. Gopinath Kaviraj Centerary Celebrations Committee.

Kaul, H. Kumar

1989. *Yoga in Hindu Scriptures*. Delhi: Surjeet Publications.

Khakhar, Dalpatrām Prāṇjivan.

1878. "History of The Kānphāṭās of Kachh", *Indian Antiquary*. Vol. VII. pp. 47-53.

Leonard, G. S.

1878. "Notes on the Kanphaṭā Yogīs", *Indian Antiquary*. Vol. VIII. pp. 298-300.

Lorenzen, David N.

1991. *The Kāpālikas and Kālāmukhas: Two Lost Śaivite Sects*. Delhi: Motilal Banarsidass Publishers Pvt. Ltd. (1st. 1972)

Mallik, Smt. Kalyani

1954. *Siddha-siddhānta-paddhati and other works of the nātha yogīs*: Poona: Poona Oriental Book House.

Mallinson, James(Ed., Tr.).

2004. *The Gheraṇḍa Saṃhitā*. New York: YogaVidya.com.

2007. *Khecarīvidyā of Ādinātha: A Critical Edition and Annotated Translation*. London: Routledge.

2011. "The Original *Gorakṣaśataka*", *Yoga in Practice* (Ed., D.G. White), Princeton: Princeton University Press. pp. 257-272.

2011b. "Haṭhayoga". *Brill Encyclopedia of Hindusim*. vol. III. Leiden: Koninklijke Brill NV.

2011c. "Śāktism and Haṭhayoga". *Brill Encyclopedia of Hindusim*. vol. III.

Leiden: Koninklijke Brill NV.

2011d. "Nāth Sampradāya". *Brill Encyclopedia of Hindusim.* vol. III. Leiden: Koninklijke Brill NV.

2012. "Siddhi and Mahāsiddhi in Early Haṭhayoga", *Yoga Powers: Extraodinary Capacities Attained Through Mediation and Concentration* (Ed., Knut A. Jacobsen), Leiden・Boston: Brill, 327-344,

Michaël, Tara.

1974. *Haṭha-yoga-pradīpikā: un traité sanskrit de Haṭha-yoga.* Paris: Fayard.

1979. *Corps Subtil Et Corps Causal: <La Description Des Six "Cakra"> et Quelques Testes Sanscrits Sur Le Kuṇḍalanī Yoga.* Paris: Le Courrier Du Livre.

1986. Michaël, Tara.
Aspect du Yoga. Monaco: Éditions du Rocher. pp. 69-132.

Michelis, Elizabeth de

2004. *A History of Modern Yoga: Patañjali and Western Esotericism.* London: Continuum.

Mittra, Dharma

2003. *Asanas: 608 Yoga Postures.* California: New World Library.

Muller-Ortega, Paul Eduardo

1989. *The Triadic Heart of Śiva: Kaula Tantricism of Abhinavagupta in the Non-Dual Shaivism of Kashmir.* Albany: State University of New York Press.

Nowotny, Fausta.

1958. *Eine Durch Miniaturen Erläeuterte 'Doctrina Mystica' Aus Srinagar. Indo-Iranian Monographs Vol.3.* Hague: Mouton & Co. -'S-Gravenhage.

1976. *Das Gorakṣaśataka*, Cologne.

Sabharathanam, S. P.

2000 "Siddha Yoga as Mahāyoga", *Meditation Revolution: A History and Theology of the Siddha Yoga Lineage*. Delhi: Motilal Banarsidass, pp. 497-520.

Sanderson, Alexis

1992. "The Doctrines of the *Mālinīvijayottaratantra*", *Ritual and Speculation in Early Tantrism: Studies in Honor of André Padoux*. (Ed. by Teun Goudriaan) Albany: State University of New York Press, pp. 281-312.

2002. "Remarks on the Text of the *Kubjikāmatatantra*", *Indo-Iranian Journal* 45. Leiden: Brill, pp. 1-24.

Sjoman, Norman(Ed. & Tr.).

1996 *The Yoga Tradition of the Mysore Palace*. Delhi: Abhinav Publications.

Silburn, Lilian

1983. *La Kuṇḍalinī ou L'énergie des profoundeurs, étude d'ensemble d'aprés les textes du Śivais,e non dualiste du Kaśmir*. Paris: Lex Deux Océans
[English Tr. by Jacques Gontier. *Kuṇḍalinī: The Energy of the Depths, A Comprehensive Study Based on the Scriptures of Nondualistic Kaśmir Śaivism*. Albany: State University of New York Press, 1988]

Singleton, Mark and Jean Byrne(Eds.)

2008. *Yoga in the Modern World -Contemporary Perspectives*. London: Routledge.

Singh, Mohan

1937. *Gorakhnāth and the Medieval Hindu Mysticism*, Lahore

White, David Gordon

1996. *The Alchemical Body*. Chicago: The University of Chicago Press.

2011. *Yoga in Practice*. Princeton: Princeton University Press.

Whicher, Ian and David Carpenter(Eds.)

2003. *The Yoga : The Indian Tradition*. London: Routledge.

Woodroffe, Sir John(Arthur Avalon)

1918. *The Serpent Power: Being The Ṣaṭ-Cakra-Nirūpaṇa and Pādukā-Pañcaka, Two Work on Laya-Yoga, Translated from Sanskrit, with Introduction and Commentary*. London: Luzac & Co.(2nd. 1928)

Zvelebil, Kamil

1973. *The Poets of the Powers*. London: Rider & Company.

高木訷元

1991. 『古典ヨーガ體系の研究』. 京都: 法藏館

番場裕之

1995. 「ヨーガ行法における<坐法>(āsana)について -坐法から三昧へ」, 『東洋大學大學院紀要』 31. 1995.3. (pp. 252-244)

2000. 「ハタ・ヨーガの一考察」, 『印度學佛教學研究』 49-1. 2000.12. (pp. 34-8)

2001. 「ハタ・ヨーガの初期形態について *Gorakṣaśataka*にみる」, 『東洋學研究』 38. 2001.3. (pp. 135-146)

2003. 「ヨーガ行法による身心の目覺め」, 『東洋思想における心身觀』. 東洋學研究別册, 東洋大學東洋學研究所, 2003.3. (pp. 101-112)

무께르지(Mookerjee, Ajit)
2012. 박영길(역).『꾼달리니: 내재된 에너지의 각성』. 서울: 도서출판 CIR.
[Mookerjee, Ajit. *Kundalini : The Arousal of the Inner Energy.* London: Thames & Hudson Ltd. 1982]

뷔네만(Bühnemann, Gudrun)
2011. 박영길(역).『하타요가의 84가지 체위법 전통: 도해에 의거한 체위 전통에 대한 연구』. 용인: 도서출판 여래.
[Bühnemann, Gudrun. *Eighty-four Āsanas in Yoga: A Survey of Traditions(with Illustrations).* New Delhi: D.K.Printwold (P) Ltd. 2007]

박영길
2010. 「『하타(요가)쁘라디삐까』 *Haṭha(yoga)pradīpikā*의 명칭: 콜로폰과 카탈로그 그리고 표준적 명칭에 대하여」,『요가학연구』3호. 한국요가학회, pp. 65-103.
2011. 「수슘나로의 진입과 상승 주체: 꾼달리니의 형질에 대하여」,『요가학연구』 6호. 한국요가학회, pp. 121-154.
2012. 「『수보드히니』(*Subodhinī*) 필사본 단편(F.35r-v)에 나타난 요가 호흡법: BG의 호흡제의에 대한 쉬리드하라의 해석」,『요가학연구』 8호. 한국요가학회, pp. 31-87.

榊和良
2002. 「ナータ派研究序說」,『印度哲學佛教學』 17. 2002.10. (pp. 165-178)

遠藤康.
2004 「ヨーガ的身体論の資料：『六輪解説(*Ṣaṭcakranirūpaṇa*)』 試訳(1)」,『愛知文教大学論叢』 7. 2004.11. pp. 67-90.
이태영
2004. 『쿤달리니요가』. 서울 : 여래.

정승석
2004a. 『고전 요가 坐法의 다의성』, 『인도철학』 16집. 인도철학회, 247-284.
2004b. 『고전 요가의 부수적 坐法』, 『인도철학』 17집. 인도철학회, 69-90.
2007. 『고전 요가의 호흡법의 원리』, 『인도철학』 22집. 인도철학회, pp. 97-131.

조나단 베이더
2011. 박영길(역). 『샹까라의 베단따 철학과 명상』. 용인: 도서출판 여래.
[Bader, Jonathan. *Meditation in Śaṅkara's Vedāna*. Delhi: 1990]

佐保田鶴治
1973. 『ヨーガ根本經典』. 東京: 平河出版社, 1973
1978. 『續ヨーガ根本經典』. 東京: 平河出版社, 1978.

中村元.
1996. 『ヨーガとサーンキヤの思想』. 東京: 春秋社.

III. 카탈로그, 연구목록, 사전

EnIP *Encyclopedia of Indian Philosophies Volume XII-Yoga*
2008. Larson, Gerald James and Ram Shankar Bhattacharya(Eds.) *Encyclopedia of Indian Philosophies Volume XII - Yoga: India's Philosophy of Meditation*. Delhi: Motilal Banarsidass Publishers.

KDCYM *Descriptive Catalogue of Yoga Manuscripts(updated)*
2005. Philosophico-Literary Research Department(Compiled), *Descriptive Catalogue of Yoga Manuscripts(updated)*. Lonavla: The Kaivalyadhama S.M.Y.M. Samiti. (1st., 1989)

LPU *Catalogue of the Sanskrit Manuscripts in the Panjab University Library*

Catalogue of the Sanskrit Manuscripts in the Panjab University Library. 2 Vols. Lahore: University of the Panjab,(Vol.1, 1932; Vol.2, 1941)

TAK *Tāntrikābhidhānakośa. Dictionnaire des termes techiques de la littérature hindoue tantrique*

Brunner, H and G. Oberhammer, A. Padoux. *Tāntrikābhidhānakośa. Dictionnaire des termes techiques de la littérature hindoue tantrique, A Dictionary of Technical Terms from Hindu Tantric Literautre, Wörterbuch zur Terminology hinduistischer Tantren*(2 vols.). Wien: Verlag, Der Österreichischen Akademie Der Wissenschaften. (Vol.1, 2000; Vol.2, 2004)

KEWA *Kurzgefaßtes Etymoligisches Wörterbuch des Altindischen*

Mayrhoffer, Manfred. *Kurzgefaßtes Etymoligisches Wörterbuch des Altindischen.* Band 1(1956), 2(1963), 3(1976), 4(1980), Heidelberg: Carl Winter, Universitätsverlag.

Yogakośa

Philosophico Literary Research Department of Kaivalyadhama S.M.Y.M. Samiti (Ed.) *Yoga Kośa: Explained with Reference to Context*. Lonavla: Kaivalyadhama S.M.Y.M. Samiti, 1991.

山本智教(譯).

1982. 『インド學大事典』 第2卷. 東京: 金花舍.

[Rouis Renou and Jean Filliozat. *L'inde Calssique manuel Des Études Indiennes*, 2vols.].

찾아보기

ㄴ

ㄷ

ㄹ

238, 239, 240, 241, 261, 262
멈춤에 의한 멈춤 232
메뚜기(Śalabha) 165, 171
메뚜기 체위 211
명상 154, 311, 375
명상법 71
모니에르-윌리엄스 29, 69, 70
모헨조다로(Mohenjo-daro) 126
목 267, 299, 303, 310, 314
목구멍 268
무구정광(無垢淨光, Vimalaprabhā) 12, 17, 65
무드라 5, 6, 8, 9, 20, 24, 26, 27, 28, 56, 67, 71, 72, 79, 81, 82, 83, 86, 88, 90, 93, 94, 98, 99, 100, 101, 103, 104, 105, 106, 114, 118, 124, 125, 128, 129, 130, 151, 182, 183, 185, 186, 189, 193, 206, 217, 225, 248, 253, 279, 280, 282, 286, 287, 293, 296, 298, 302, 303, 304, 308, 309, 310, 311, 314, 323, 327, 329, 331, 335, 346, 347, 350, 351, 353, 358, 359, 361, 363, 364, 365, 368
무드라 송(Mudrākārikā) 57
무드라까리까(Mudrākārikā) 46
무드라의 정의(Mudrālakṣaṇam) 46
무르차 116, 272, 275
무사삼매 25, 86
무상삼매 85, 87
무외인 279
무종삼매(nirbījasamādhi) 25
무종자삼매(無種子三昧, nirbīja samādhi) 85, 86, 87
무화(無化) 88
묵언 358
묶인 거북(Baddhakūrama) 170
문헌학 34, 39, 44, 47
물고기 신(Mātsya) 165, 192, 212
물구나무서기 57, 220, 245, 310, 311, 347, 348, 350
물라 반드하 78, 79, 116, 189, 193, 194, 241, 243, 256, 262, 266, 271, 273, 277, 281, 282, 284, 293, 294, 295, 296, 298, 299, 314, 315, 316, 317, 318, 319, 320, 323, 324, 325, 328, 330, 331, 333
물라 반드하 무드라 2, 281, 282, 283, 284
물라 반드하(Mūlabandha) 117, 192
물라드하라 3, 289, 290, 340
물라드하라 짜끄라 1, 292, 369, 370
물라반드하의 기법(Mūlabandhaprakāra) 57
뮐러-오르테가(Paul Eduardo Muller-Orterga) 43
미간 66, 185, 186, 227, 280, 282, 309, 314, 322, 333, 334, 352, 365, 368, 369, 375
미간 명상법 351
미공개 47, 51, 57
미나(Mīna) 14
미나나타 14, 38, 40, 48
미래의 계승자 20
미셸 59
미카엘 메기(Michael Magee) 36
미켈리스(Michelis) 21, 30, 69

ㅂ

ㅅ

ㅇ

ㅈ

ㅊ

기타

하타요가의 철학과 수행론

초판발행 2013년 3월 25일
초판 2쇄 2020년 11월 30일

저　　자 박영길
펴 낸 이 김성배
펴 낸 곳 도서출판 씨아이알

책임편집 박영지
디 자 인 백정수, 윤미경
제작책임 김문갑

등록번호 제2-3285호
등 록 일 2001년 3월 19일
주　　소 (04626) 서울특별시 중구 필동로8길 43(예장동 1-151)
전화번호 02-2275-8603(대표)
팩스번호 02-2265-9394
홈페이지 www.circom.co.kr

I S B N 978-89-97776-57-3 93150
정　　가 23,000원